KB068910

연세빈곤문제연구총서 ❿

일차보건의료 :

티카풀_{네팔}이 강화_{대한민국}를 만나다!

국제개발과 지역개발의 연계와 성과

김춘배·정무권 대표저자

박은영·이규재·이서현·최정란·Chhabi Lal Ranabhat 공동저자

박영사

참여 공동저자: 연세대학교 빈곤문제국제개발연구원 가나다순

김춘배: 연세대학교 원주의과대학 예방의학교실 교수
        강원도 홍천군 고혈압·당뇨병등록교육센터 센터장
        빈곤문제국제개발연구원 연구위원
        Medical NGO Global Care 감사(kimcb@yonsei.ac.kr)
박은영: 연세대학교 원주의과대학 원주세브란스기독병원 산부인과 임상부교수
        원주세브란스기독병원 로봇수술센터 위원(evenezer@yonsei.ac.kr)
이규재: 연세대학교 원주의과대학 환경의생물학교실 교수
        빈곤문제국제개발연구원 연구위원(medbio@yonsei.ac.kr)
이서현: 연세대학교 정경대학 사회과학부 글로벌행정학과 교수
        연세대학교 보건과학대학 작업치료학과 겸직교수
        빈곤문제국제개발연구원 연구위원(leeesh@yonsei.ac.kr)
정무권: 연세대학교 정경대학 사회과학부 글로벌행정학과 교수
        빈곤문제국제개발연구원 원장(chungmk@yonsei.ac.kr)
최정란: 연세대학교 원주의과대학 유전체코호트연구소 연구교수
        (christinae@yonsei.ac.kr)
Chhabi Lal Ranabhat: Policy Research Institute (Nepal) 연구원
        Manmohan Memorial Institute of Health Science (Nepal) 연구원
        빈곤문제국제개발연구원 연구원(chhabir@gmail.com)

『일차보건의료: 티카풀*네팔*이 강화*대한민국*를 만나다!』는 연세대학교 빈곤문제국제개발연구원(Institute for Poverty Alleviation and International Development, IPAID)이 출간하는 빈곤문제연구총서 중의 하나로서 매우 특별한 의미를 가진다.

67달러와 27,681달러 간의 413배 차이! 이는 6·25전쟁이 끝날 당시인 1953년과 한강의 기적으로 경제부흥을 이룬 2016년 간 우리나라의 1인당 국민총소득(US$)의 차이를 말한다. 56.3세(52.6세, 60.5세)와 81.3세(77.9세, 84.4세) 간의 25년의 차이! 이는 가족계획사업과, 결핵을 위시한 감염병관리에 중점을 두면서 제1차 경제개발 5개년 계획이 시작되었던 1965년과 100세 시대를 앞두고 건강증진을 통한 만성질환관리에 역점을 둔 2015년 간 남한의 전체(남자, 여자) 기대수명의 격차이다. 이렇듯 절대빈곤의 덫과 절망의 늪에서 헤어날 수 없었던 과거의 불가능의 상황에서 오늘날 경제협력개발기구(OECD)와 G20 국가의 일원으로서, 그 무엇보다도 원조 공여국으로서 우뚝 성장한 그 절대 가능성의 이면에는 무엇이 있었을까?

남북 간 평화공존의 시대를 바라보며 오늘날을 살아가는 우리로서는 국제연합(UN)을 위시한 수많은 선진국들의 국제협력과 해외원조의 덕이었다고 할 수 있을까? 아니, 자유를 갈급해 하며 정치적 독립에서 더 나아가 '잘 살아보자'라는 경제적 풍요를 열망하며 전 국민을 한 방향으로 이끌었던 대한민국의 정부와 국민들의 헌신적인 노력이었을까! 물론, 이 모두가 없었다면 지금의 대한민국의 모습은 상상할 수도 없을 것이다. 하지만 무엇보다 더 하나님의 사랑으로 "우리가 선을 행하되 낙심하지 말지니 피곤하지 아니하면 때가 이르매 거두리라 (갈 6:9)"라는 언약을 품고 이 땅을 밟아 생명적, 생명을 건, 생명을 살릴 헌신을 보여준 손요한(John R. Sibley)이나 지희(Dorothea Sich) 등 의사 선교사들과, 척박한 환경에서도 오직 지역사회 중심의 보건의료체계 구축에 기여하다 소천하신 양재모 명예교수뿐만 아니라 이영춘 박사, 강복수 교수, 김기순 교수, 임현술 교수 등 지역보건전문가들의 열정과 유산을 기억할 필요가 있다. 이들의 숭고한 정신과 세계보건기구의 "우리가 함께 한다면, 한 사람도 소외되지 않고 모든 사람들이 건강하고 안녕한 삶을 누리도록 만들 수 있으며, 그렇게 될 것입니다."라는 일차보건의료의 철학은 연세대학교의 정신에 깊게 뿌리내려 있었던 것이다.

연세대학교 원주 미래캠퍼스 구성원들은 21세기를 맞이하면서 급격히 변화하는 국내외 환경에 대응하여 새로운 위상으로서 연구와 교육의 특성화를 어떤 방향으로 전환하고 어떤 사회공헌을 할 수 있을까를 고민하는 가운데 창립 이념인 '섬김의 리더십'으로 한 세기를 넘게 대한민국의 근대화에 기여한 공헌을 다시 글로벌 차원으로 환원하자는 합의를 이루었다. 이에 연세대학교는 10여 년 전 당시 국내 대학으로서는 어디도 선택하지 않았던 특성화 전략으로 '글로벌 빈곤과 국제개발'을 주제로 사회과학에 기반한 융합연구를 지향하는 빈곤문제국제개발연구원을 출범하여 옛 틀을 깨고 새로운 시도를 하게 되었다.

이 책은 올해 8월에 3단계 3년차 한국연구재단 중점연구소사업의 융합연구과정을 종료하면서 IPAID가 성취한 연구 성과들을 정리하는 총서시리즈 기획의 하나이다. 애당초 중점연구소사업의 주제는 지역에 기반하여 보건의료, 농업, 환경, 거버넌스 등 융합적인 접근을 통해 통합적인 지역개발 모형을 개발하는 것이었다. '티카풀네팔이 강화대

*한민국*를 만나다!'라는 이 책의 부제는 어찌 보면 독자들에게는 매우 생소하게 생각될 것이다. 이는 네팔의 티카풀과 한국의 강화는 지리적으로 직선 거리상 약 3,900km 정도 매우 멀리 떨어진 서로 관계가 없는 지역이기 때문이지만, 역사적 시간에서는 우연을 넘어선 깊은 연관성을 가진다는 것을 발견할 수 있다. 즉, 네팔의 티카풀은 연세대학교 빈곤문제국제개발연구원이 2011년부터 5년간 한국국제협력단의 지원을 받아 지역보건사업으로서 국제개발을 처음 수행한 지역이다. 그리고 강화는 1960년대 이후 한국이 세계보건기구나 외국의 여러 나라로부터 공적 또는 민간 원조를 받아 의료취약지역에서 지역보건사업을 한창 시행하고 있었을 때, 연세대학교 의과대학이 독일과 미국의 민간원조자금으로 지역보건사업을 성공적으로 수행하였던 지역이다.

IPAID는 티카풀지역에 보건의료사업을 직접 수행하면서 이룩한 연구 성과들을 정리하는 과정에서 매우 흥미로운 사실을 발견하였다. 이는 45년 전 강화지역에서 연세대학교가 경험했던 지역보건사업의 실적이나 연구 성과와, 최근에 IPAID가 수행한 티카풀지역의 사업 실적과 연구 성과가 많은 유사성과 연속성을 지니고 있다는 것이다. 비록 두 지역의 시간적, 공간적 특성이 다르기 때문에 성과의 정도와 지속가능성의 맥락에서 차이가 있지만, 양 지역 모두 대학이 주체가 되어 국제개발사업을 수행했고, 지역보건의료와 지역개발을 연계하여 그 나름의 성과를 이루어낸 것은 한국이 수원국으로서 일차보건의료 원조사업을 수행했던 역사적 경험이 현재는 공여국으로서 원조사업을 추진하는 과정에 의식적이든 무의식적이든 투영되고 있는 것이라고 할 수 있다. 그리고 두 사업의 추진 과정과 성과는 국제보건에서 1978년 알마아타 선언의 정신과도 맥을 같이 하고 있어서 일차보건의료 관련 국내 학계에도 큰 의미를 지닌다. 또한 단지 한 지역(국가) 내 빈곤과 질병뿐만 아니라 여러 지역(국가) 간 격차를 해결하기 위해 공중보건학, 지역사회의학이나 지역사회보건, 건강증진학, 국제보건학, 보건정책학, 사회복지학, 국제개발학, 역사학, 지리학 등의 학문적 측면에서 행하는 융합적 사고와 그 실천이 오늘날 약 76억 명이 살아가는 이 지구상의 미래사회에서도 연이어 도전되기를 소망한다.

본 총서는 이러한 함의를 도출하기 위해 티카풀과 강화지역에서 그동안 이루어진 일차보건사업들의 기존 연구들을 문헌을 통하여 분석하였고, 여기에 수집된 방대한 연구 자료들은 앞으로 지역보건사업을 수행하거나 연구하는 사람들에게 큰 기반이 될 것으로 믿는다. 하지만 한국과 네팔에서 시행된 모든 지역보건사업 관련 기존 문헌 수집 과정에서 혹 누락되거나 그 연구 결과에 대한 분류나 해석상 오류도 발생할 수 있음을 밝히면서 이 책을 읽을 독자들의 예리한 판단과 고견을 기대해 본다.

이 책이 나오기까지 수고해 준 모든 분들에게 깊은 감사를 드린다. 우선 지역보건사업이 시행되었던 티카풀과 강화지역에 당시 거주하면서 각종 세부 사업이나 조사에 참여한 지역주민, 현장에서 사업을 직접 수행한 실무진, 사업을 통해 모아진 각종 자료나 코호트 데이터베이스를 활용하여 논문으로 발표한 연구진 그리고 이 사업이 가능하도록 다양한 재정을 지원한 독일, 미국, 한국의 보이지 않는 손길들이나 기관에 감사드린다. 본 총서의 준비 과정에서 과거의 수많은 문헌들을 마다하지 않고 일일이 검색하여 찾아준 연세대학교 원주의학도서관 김보경, 이고은 사서, 이 논문들의 체계적 고찰과 분석을 담당한 연세대학교 원주의과대학 예방의학교실 김연희, 이현주 조교, 그림이나 표 작성 등 원고 정리를 도와준 현대성, 이영주, 최윤정 선생 그리고 총서 작업의 지난한 집필 과정에 기꺼이 참여한 공동저자 이외에도 티카풀 사업을 행정적으로 지원하였을 뿐만 아니라 IPAID 의 모든 행정을 책임졌던 김영제 박사와 이 책의 출간을 위해 아낌없이 행정적 지원을 해 준 안나연 선생에도 감사드린다. 특히나 졸고의 국문감수를 끝까지 맡아준 국립국어원 이수연 연구원뿐만 아니라 강화지역보건사업의 산증인으로 자문에 응해주신 김일순 명예교수와 유승흠 명예교수를 포함한 연세대학교 의과대학 예방의학교실원들에게 깊은 감사를 드린다. 또한 책이 출간되는 데에 물심양면으로 도와주신 박영사 안종만 대표와 전채린 과장 등 편집 관계자분들에게 감사드린다.

2019년 8월 20일
치악산 기슭에서 김춘배, 정무권 대표저자

『일차보건의료: 티카풀_{네팔}이 강화_{대한민국}를 만나다!』 보건총서의 완성 및 출판을 크게 축하하며, 한때의 강화지역사회의학 시범사업을 역사적인 기록으로 남겨 그 가치를 후학들에게 알리는 데 큰 공헌을 세운 저자들의 노고에 힘찬 박수를 보낸다.

앞으로 이 보건총서는 우리나라의 경제 및 사회 발전 과정에서 지역보건의료체계가 형성되지 않아 지역사회 주민들의 건강이 방임된 상태에서 어떻게 현실에 맞게 일차보건의료 전달체계를 조직, 구성하였는가에 대한 우리의 노력과 경험을 정리하여, 아직도 사회 및 경제 발전 도상에서 대부분의 주민들이 보건의료서비스의 도움을 받지 못하고 있는 지역사회에서 현실적이고 그 지역사회의 경제 및 문화 수준에 알맞은 효과적인 의료전달체계를 수립하는 데 크게 도움이 될 수 있을 것으로 믿는다.

강화지역사회 시범보건사업은 연세대학교 의과대학 예방의학교실이 주관한 것으로, 시작부터 몇몇 지역을 표본으로 하여 사업지역 내 인구, 질병 그리고 인구구조 등을 정확하게 조사하여 후에 평가 자료로 활용한, 학문적으로 거의 완벽한 시범사업이었다는 특징을 지닌다.

지금으로부터 약 50여 년 전 1970년대 초 시범사업을 시작할 때의 우리나라 모습을 이해하는 데 도움을 주기 위해 당시의 여러 지표들을 잠시 회상해 본다. 당시 우리나라의 일인당 국민총소득은 약 200달러 정도밖에 되지 않았고, 교육 수준도 극히 낮아 무학(無學)층이 전체 국민의 약 60%를 차지하고 있었다. 또한, 취약한 산업 구조로 전체 국민의 60~70%가 주로 농경산업에 종사하고 있었다. 또한 의료시설이나 의료인력의 절대 수가 부족하고, 병의원 개설이 일부 대도시나 중도시에 편중되어 있었다.

강화도는 경기도에 속하는 하나의 섬이면서 군(郡)이었다. 인구는 약 10만 명 정도였다. 행정 중심은 읍(邑) 그리고 그 산하 8개면(面)으로 구성되어 있었고, 면 산하에는 여러 부락(部落, village)들이 존재하는 형태로 행정구역이 조직되어 있었다. 읍에는 공공보건 지원기관으로 유일하게 보건소가 있었을 뿐이고, 읍에만 두 의원(醫院)이 개설되어 있어서 전체 군민의 의료를 담당하고 있었다. 그러나 대다수 군민은 경제적인 어려움과 취약한 대중교통시설로 심각한 큰 병이 발생해도 읍에 있는 의원은 물론 대도시의 병원으로 갈 능력이 없어 집에 머무를 수밖에 없었다.

이러한 상황에서 보건소에는 의사 보건소장, 각 면단위에 있는 보건지소에는 간호사로 특별히 간단한 질병 치료를 담당하는 보건간호사(nursing practitioner) 그리고 각 부락에는 가정건강요원(village health workers)을 두는 시범 의료전달체계를 조직하였다. 우리가 가장 공들인 대체 보건의료인력은 각 부락에 한 명씩 배치한 30여 명의 가정건강요원이었으며, 이들의 역할과 업무를 정하고 교육을 담당하였다. 물론 이들은 정식 보건의료분야 교육을 받지 않은 일반 가정주부들이었다.

가정건강요원의 주 업무는 모자보건, 결핵관리, 가족계획 및 환자를 보건지소와 읍에 있는 의원이나 보건소로 이송하는 것 등이다. 모자보건으로는 출산 시 소독된 보자기, 가위 그리고 태반을 묶는 소독된 실 등을 포함한 키트를 출산모에게 공급하는 일이며, 또한 때에 맞추어 어린이들이 예방접종을 받도록 독려하는 일이었다. 이러한 단순 업무만으로도 산모와 신생아의 사망률을 극적으로 줄일 수 있었으며, 어린이들에 대한 각종 예방접종의 완전한 실시로 수많은 전염병을 예방하고, 또한 원치 않는 임신 등을 막는 데 크게 기여할 수 있었다.

충분한 기간의 전문교육을 받지 못한 인력이지만, 이러한 지역사회 보건활동만으로도 그 지역주민들의 건강증진에 크게 기여할 수 있었음을 확증할 수 있었다. 비록 경제적으로 어렵고 교육받은 전문 의료인이 없더라도 제한된 범위 내에서 지역사회 주민들의 적극 참여로 그 지역주민들의 건강증진에 크게 기여할 수 있다는 것을 보여 주었으며, 이러한 그 지역의 현실에 맞는 보건의료사업을 지역사회 보건의료사업(community health project)으로 칭했다.

특히 독일의 기독교단체인 EZE에서 지역사회의학의 시범사업에 필요한 재정적인 지원을 해 준 것에 감사를 드린다. 또한, 마지막 단계에서 강화읍에 지역의료 전달체계의 최종 후송 의료기관이 될 50병상의 강화병원 설립에 강화읍 내 두 의원이 대지를 제공해 주고, EZE에서 건립비를 제공해 준 것에도 크게 감사를 드린다.

이 사업을 위해서 독일의 Dorothea Sich(池姬) 박사가 연세대학교 예방의학교실 조교수로 임명받고 참여하여 중요한 역할을 하였다. 또한 이 사업을 진행하는 동안 우리가 중심이 되어 Asia Community Health Consortium도 결성하였는데, 말레이시아, 인도네시아, 인도, 대만, 홍콩 등에서 참여하였고 매년 한 번씩 각 지역별 프로젝트를 방문하기도 하였다.

강화지역사회 보건의료 시범사업이 끝날 무렵인 1970년도 말경부터 대한민국은 급속한 경제 발전, 의료전문인력의 급속하고 충분한 배출, 지역적으로 고른 의료시설의 설립과 더불어 도로의 확충과 대중교통시설의 발전 등과 무엇보다 건강보험의 설립으로 거의 대부분의 의료서비스는 누구나 쉽게 접근할 수 있게 되어 지역사회의학의 실천의 필요성이 사라졌다. 지역사회의학의 건의로 정부가 1차, 2차 3차 의료전달체계를 수립하여 집행하려고 했지만, 이러한 체계에 불편을 느낀 국민들과 의료계의 반발에 따라 정부가 이 의료전달체계의 도입을 포기함으로써 현재의, 자유스럽기는 하나 상대적으로 고가의 의료비를 부담해야 하는 의료제도로 고정되었다.

아직 지구상에는 네팔의 티카풀지역에서와 같이 지역사회의학적인 개념의 도입과 실천이 크게 도움이 될 곳이 많을 것으로 생각한다. 이번 보건총서가 그러한 지역사회 건강증진에 크게 도움이 되기를 바란다. 이러한 우리의 시범사업을 잘 정리하여 연구총서를 만든 것에 다시 감사를 드린다.

2019년 8월 28일
연세대학교 명예교수 김일순

| CONTENTS | 차례 |

부록

Part

1

들어가기

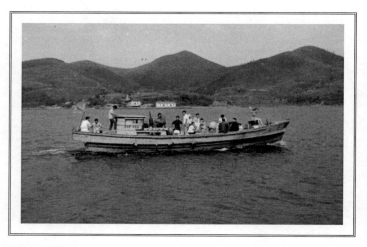

▌거제지역사회개발 보건사업: 손요한 박사 거제도 입도
(유승흠 명예교수 소장 사진)

한국에서 지역사회의학의 기본 철학을 처음 도입하고, 거제도 현장에서 실천한 손요한
의사선교사의 국경을 뛰어넘어 또 하나의 보이지 않는 사랑의 손길을 기리는 뜻에서
이 책을 구성하는 4개 섹션과 연계하여 사진들을 부첨하였다.

01 | 서론: 강화와 티카풀
지역보건사업의 국제개발과
지역보건의 의미를 찾아서

1.1 우리나라의 국제개발: 그 발자취를 따라서

(1) 공적개발원조 수원국에서 공여국으로

한국은 1945년 일본의 식민지 지배로부터 해방되어 1948년 제헌
헌법의 제정으로 현대국가로서 출범하였다. 그러나 건국 후 1960년대
에 본격적인 경제개발이 시작되기 전까지 한국은 식민지 지배에 의한 경
제적 수탈과 경제구조의 왜곡, 해방 후 귀국한 수많은 재외동포의 유입
그리고 우리의 정치·경제가 제대로 재정비도 되기 전에 이어진 1950년
6.25전쟁으로 인한 대거 피난민의 발생과 경제적·물적 기반의 파괴
로 절대빈곤(extreme poverty)의 시대를 살았다고 해도 과언이 아니다.

해방 직후 미군정이 실시되면서 식민지 체제의 붕괴에 따른 생산
기반의 공백이 발생하고, 재외동포가 대거 귀국함에 따라 미국이 점
령지역에 대한 긴급구호형식으로 원조를 지원하였고, 1950년 6.25
전쟁이 발발하면서 미국과 UN의 국제연합한국재건단(United Nations
Korean Reconstruction Agency, UNKRA)을 중심으로 본격적인 국제원조가
시작되었다. 1950년대 말부터 구호 형식의 미국의 무상원조가 줄어들
고, 1960년대 개발 시대가 열리면서 원조의 형식은 유상원조의 형식

으로 본격적인 경제개발의 목적에 집중되었다. 원조국가는 미국을 비롯해 독일, 일본 등 기타 공여국가로 많아졌으며, 아시아개발은행(Asia Development Bank, ADB), 국제개발협회(International Development Association, IDA) 등 다자기구로부터도 원조를 받기 시작했다. 원조의 영역 또한 산업개발에서부터 보건의료, 직업훈련 등까지 그 범위가 확장되었다.

이로부터 한국은 국가 주도의 경제개발계획하에 지난 60년 동안 '한강의 기적'이라 불리는, 눈부신 경제발전을 이룩한 동아시아의 신생 산업화 국가가 되었으며, 2016년에는 GDP 세계 11위를 기록하였다. 대한민국이 소위 '제3세계 개발국가'라는 범주로 분류되었던 1960년대와 1970년대는 개발(development) 격변기라고 해도 과언이 아닐 것이다. 1950년 6.25전쟁 이후부터 본격적으로 외국 공여기관으로부터 해외원조를 받은 우리나라는 약 20여 년에 걸쳐 보건, 공공행정, 교육, 지역개발 등 각 분야의 발전을 꾀했으며, 1970년대 중반 즈음에는 "원조 졸업생"이라는 평가를 받기까지 하였으니 매우 짧은 시간에 이룬 쾌거라 할 수 있겠다. 1945년부터 1999년까지 우리나라는 약 127억 달러의 원조를 받았으며, 1995년에는 세계은행(World Bank)의 '차관 졸업국'이 되어 수원국에서 공여국으로 발돋움하는 계기를 마련하게 되었다(KOICA ODA 정보포털, 2019). 또한 2010년에는 경제협력개발기구 개발원조위원회(Organisation for Economic Cooperation and Development Assistance Committee, OECD DAC) 회원국으로 활동하기 시작하여 본격적으로 공적개발원조(Official Development Assistance, ODA)의 수원국에서 공여국으로 그 위상이 바뀌었다.

Box 1 '국제연합한국재건단(United Nations Korean Reconstruction Agency, UNKRA)

1950.6.25. 한국전쟁이 발발하자 전시 상황에 따른 긴급 구호문제가 국제사회에 중요한 문제로 부각되었다. 국제연합(United Nations, UN)은 1950.7.7. 안전보장이사회를 통해 남한에 대한 군사경제적 원조를 제공하기로 결의하였다. 이어 7월 31일에는 UN 경제사회이사회가 한국인이 직면하고 있는 극심한 가난과 재해에 깊은 동정심을 가지고 회원국 정부와 민간기관에 한국 전재민(戰災民) 구호를 호소하였다. 이러한 UN의 노력의 결과로, 미국을 위시한 서방진영의 정부 및 민간단체로 이루어진 민간구호원조(Civilian Relief in Korea, CRIK)가 한국에 들어오기 시작하였다. 한편 1950년 12월에는 한국에서 전재민 구호사업을 담당하던 UN 군사령부 산하 보건후생과가 국제연합주한민사처(United Nations Civil Assistance Command in Korea, UNCACK)로 개편되어 교전지역을 제외한 전 지역에 대한 민간원조를 담당하게 되었다. 이러한 일련의 조치에 이어 UN은 전쟁으로 붕괴된 한국경제를 전쟁 전 수준으로 회복시키는 재건사업을 추진하려 하였는데, 이를 위해 1950.12.1. UN 총회 결의 410(V)호에 의거, 동경과 부산에 소수의 인원으로 유엔한국재건단(UNKRA)을 창설하게 되었다. 본래 UNKRA가 설립되고 나면 UNCACK이 수행해 오던 긴급 구호업무가 이 기구로 전환될 것으로 기대되었다. 그러나 그렇지 못했던 이유는 UNKRA가 공식적으로 활동을 개시한 1951년 2월에 이들이 사용할 수 있는 항구와 운송시설은 남한 내에 거의 존재하지 않았고, 당시 전선 상황으로 인해 군수물자 운송을 우선시할 수밖에 없었기 때문이었다. 결국 UNKRA의 초기 활동은 민간인에 대한 최소한의 긴급 구호로 제한된 채 이마저도 유엔군을 통해서만 이루어질 수 있었다. 1953년 휴전 이후 UNKRA는 각국으로부터의 자금 각출이 어느 정도 실현되고 전세가 완화되자 7,000만 달러의 기금으로 부흥사업에 착수하였다. 1958.7.1. 공식적으로 활동을 종료할 때까지 UNKRA는 총 1억 2천 208만 4천 달러의 계획된 물자를 한국에 지원하였다. UNKRA는 식량을

비롯한 민수물자를 들여와서 민생안정을 꾀하는 데 주력하였고, 파괴된 산업·교통·통신시설의 복구와 주택·의료·교육시설 재건에 힘썼다. 비록 활동기간 동안에 책임과 관할권의 소재, 관료주의, 파벌주의 등으로 인해 유엔군사령부 및 미국경제원조처와 마찰을 빚기도 했지만, UNKRA의 원조는 탄광의 개발, 인천판유리공장, 문경시멘트공장, 국립의료원의 설립과 같이 주요 산업시설과 의료시설들을 발전시키는 데 기여하였다. 8년의 기간 동안 이 UNKRA를 이끈 사람은 전쟁기간 동안 미 제1군단장과 제9군단장을 역임하고 퇴역한 쿨터(John Coulter) 장군이었다.

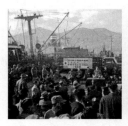 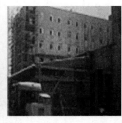 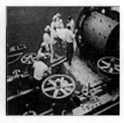

출처: 행정안전부 국가기록원. 기록으로 만나는 대한민국: 국제연합한국재건단 – 기브 미 초콜릿(Give me chocolate)에서 한강의 기적으로. 홈페이지(http://theme.archives.go.kr/next/koreaOfRecord/unitedKoreaInc.do)에 접속함(2019. 8. 3.)

수원국으로서의 역사를 거슬러 올라가 1950~60년대 우리나라의 모습을 보면, 극심한 결핍상태와 함께 발전을 위한 기반들이 시작되는 풍경을 동시에 그려 볼 수 있다. 주한 미군을 졸졸 따라다니며 '기브 미 초콜릿'을 외치던 우리 아이들의 일화는 이미 잘 알려져 있다. 반면에 당시 파병된 주한 미군이 찍었다고 알려진 사진들을 몇 장만 훑어보면, 우리나라가 지금의 산업화 국가로서 발전하기 위한 민초들의 경제활동이 시작됐던 때가 바로 이때 즈음이었음을 알 수 있다. <그림 1-1>은 부품과 조립의 상징이었던 청계천 상가의 모습이다.

그림 1-1 1960년대 서울 청계천 입정동 기계부품 상가

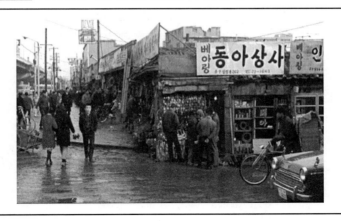

　쉽게 말해, 1960년대 초까지 계속된 보릿고개를 이겨내고 절대적 빈곤의 상태에서 벗어나기 위해서는 어떠한 형태로든 우리는 자원이 필요했다. 사회적, 경제적 기반 시설을 제대로 갖추기 위한 자원을 적극적으로 활용할 의지가 우리나라 정부를 비롯해 일반 국민들 사이에 널리 퍼져 있었다고 할 수 있다. 여기서 의지라는 표현보다는 사실 여타 선택의 여지가 없는 상태에서의 선택이라는 표현이 더 정확할지도 모른다. 여하튼 당시 우리나라의 경제상황은 2018년 현재 세계은행 기준에 따라 저소득 국가로 분류된 국가들의 소득과 비슷한 수준이었으며, <그림 1-2>에서 볼 수 있듯이, 아프리카 콩고민주공화국 1인당 국민총생산의 절반에도 미치지 못하는 수준이었다. 전후 폐허가 되다시피 한 우리나라 사회 전반은 국제사회의 원조를 받는 수원국이 될 수밖에 없었다.

그림 1-2 1960년대 1인당 국민총생산(GDP per capita, Current USD) 추이
- 대한민국과 2018년 세계은행 기준 일부 저소득국가와의 비교 -

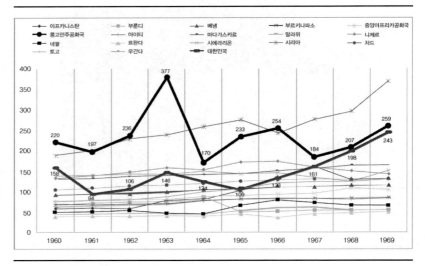

출처: World Bank. https://data.worldbank.org/indicator/NY.GDP.PCAP.CD

한국전쟁으로 모든 기반시설들이 파괴되었고, 자원과 자본이 없었던 우리나라는 1960∼70년대의 산업화와 여러 개발목표들을 원조 및 외자 도입을 통해 추진할 수밖에 없었다. 실제로 이러한 외부자원들을 효과적으로 사용함으로써 매우 짧은 시간 동안 전례 없는 경제성장률을 기록하면서 산업화와 경제발전에 성공하였다.

한국이 수원국이라는 타이틀에서 벗어나 공여국이라는 타이틀을 달게 된 것은 전 세계적으로 보면 매우 이례적인 사례라고 할 수 있다. 수원국에서 공여국으로 본격적으로 탈바꿈하기 위한 정부 차원의 제도적 준비로 1987년 대외경제협력기금(Economic Development Cooperation Fund, EDCF) 및 1991년 한국국제협력단(Korea International Cooperation Agency, KOICA) 설립을 들 수 있다. 대외경제협력기금은 양

자 간 유상 ODA, 한국국제협력단은 무상 ODA의 집행을 주로 담당한다. 우리나라가 공여국으로서 국제사회에서 활동하기 위한 제도적 기틀을 마련하게 된 것이다. 그리고 2009년 OECD의 DAC에 공식적으로 가입함으로써 명실공히 국제사회에서 원조 공여국가가 되었다. 그리고 지금까지 원조 수원국에서 공여국가가 된 것은 한국이 유일하다.

이와 같이 우리나라가 수원국에서 공여국이 되었다는 사실은 우리 원조의 방향에 영향을 미치는 중요한 역사적 경험과 제도적 유산으로서의 의미를 지닌다. 대부분의 선진국 원조 공여국가들은 한국처럼 식민지 경험이나 저개발국가로서의, 또 원조 수원국으로서의 경험을 하지 않았다. 그들은 식민지 지배자 또는 주는 자의 관점에서 원조를 해왔다. 이와는 대조적으로 우리나라는 수원국으로서 원조를 통해 성공적인 경제발전을 이룩하여 이제는 공여국으로서 원조를 제공하고 있다는 역사적 경험을 보유함으로써 다른 원조 공여국가들과 원조정책의 내용이나 방향성에서 차별성을 가질 수 있는 중요한 경험적 유산을 갖게 되었다. 이러한 역사적 경험을 잘 살리면 우리는 미래의 원조국가로서의 새로운 역할과 원조 모델을 만들어 낼 수 있는 중요한 잠재력을 가지고 있다고 볼 수 있다. 이 책에서 소개하고자 하는 네팔과 강화의 지역보건의료사업이 그 단초를 제공할 수 있을 것으로 기대한다.

(2) 지역보건사업과 국제개발의 관점

원조(ODA) 또는 국제개발(International Development)이라는 개념을 일반 시민들에게 설명한다고 가정할 때, 가장 쉽게 이해시키기 위해서는 어떻게 정리할 수 있을까? '우리나라보다 어려운 나라를 도와주

는 것' 정도로 말할 수 있겠지만, 충분히 구체적으로 원조가 무엇인
지 설명한다는 것이 생각보다 쉽지는 않다. 여기서는 원조를 통한 국
제개발과 지역보건의 연계 및 그 성과의 한 사례인 우리나라 강화와
네팔 티카풀의 이야기를 논하기에 앞서, 앞으로 이 책에서 다룰 원조
에 대하여 왜(why) 그리고 어떻게(how)라는 측면에 대해 살펴보고자
한다.

먼저, 왜(why) 원조를 하는가에 대하여 생각해 보면 다양한 대답을
예상할 수 있을 것이다. 원조, 특히 "국가적 차원에서의 원조를 왜 해
야 하는가"라는 질문에 대해 인도주의의 실천에서부터 외교적, 정치
적, 경제적 목적의 달성 등 상식적인 관점에서부터 이론적인 관점까
지 다양한 이유들을 제시할 수 있다. 여러 의견들 가운데에서도 특히
수원국에서 공여국으로 전환한 우리나라의 경우, 국제사회에 대한 보
답에 관한 이야기가 가장 많이 인용되곤 한다. 과거 수원국으로서의
경험이 강조되면서 호혜주의의 원칙에 따라 원조를 시행해야 한다는
주장이다. 한마디로 말해, 우리나라가 국제사회로부터 도움을 받았으
니, 우리도 다른 어려운 나라를 도와야 한다는 규범적인 논리이다. 여
기에 덧붙여, 우리나라는 사회, 경제적 결핍의 상태라는 과거의 경험
을 수원국들과 공유한다는 공감의 정서, 그리고 짧은 시간 안에 경제
발전을 이룬 성공사례라는 일종의 훈장까지 보유한 몇 안 되는 국가
로 여겨지며 공여국으로서의 정당성이 부여되곤 한다.

이 책에서 풀어나갈 한국의 강화지역 그리고 네팔 티카풀지역의
지역보건사업 이야기는 국제개발 맥락에서 호혜주의의 원칙에 따른
대한민국 원조 경험의 소개를 넘어서서 우리의 국제개발 방향과 내용
을 형성하는 역사적, 경험적 의미를 부여할 수 있을 것으로 기대된다.
물론, 우리가 해외 원조를 기반으로 강화지역에서 수행했던 지역보건

사업과, 우리가 지원하여 네팔 티카풀지역에서 수행했던 보건의료 환경개선사업에 대한 일대일 대응관계를 찾고자 하는 것은 아니다. 대부분의 원조 사례에서 그렇듯 호혜성의 원칙만으로는 원조의 정당성을 설명하기 힘들다는 한계를 차치하고서라도, 굳이 대한민국 강화와 네팔 티카풀을 엮고자 하는 것은, 이 둘의 만남이 결코 우연한 것만은 아니었다는 것을 이야기하고자 함이다. 즉, 1970~80년대 수원국으로서 우리의 성공적인 지역보건사업의 경험이 20년이 지난 현재의 공여국으로서의 국제개발원조 지역보건사업에 어떻게 투영되고 연계되었는가를 밝혀보고, 강화와 네팔 티카풀의 이야기가 공여국으로서 대한민국의 원조와 국제개발정책에 어떤 교훈을 줄 수 있는지 탐색해 보고자 한다.

왜(why)라는 질문에 이어 원조를 어떻게(how) 지원할 것인가에 대한 질문 역시 답하기가 간단하지 않다. 실제로 원조는 유상－무상 원조, 다자－양자 간 원조 등 매우 다양한 형태를 띠고 있으며, 점점 그 수행 주체 및 내용도 다원화되고 있고, 목적에 따라 다양한 선택을 할 수 있다. 여기서는 원조에 대한 기본적인 이론을 제공하는 것이 목적이 아니다. 다양한 원조 영역들 중에서 보건의료분야 원조에 초점을 두고, 어떤 방식의 원조가 지역보건의료 개선에 지속가능하며 효과적인가를 두 사례를 통해서 탐색해 보고자 한다. 보건의료분야의 원조는 다양한 방식이 있을 수 있다. 원조자금으로 의료시설을 지을 수도 있고, 수원국 당국의 보건의료재정을 확충할 수도 있으며, 의약품을 조달할 수도 있고, 보건의료인력 지원을 할 수도 있다. 이외에도 여러 가지 선택이 가능하지만, 한정된 자원을 가지고 가장 효율적이고 효과적으로 사용하기 위한 방법을 수원국 및 공여국 모두 고민하게 되기 마련이다.

이 책에서 소개하는 대한민국 강화와 네팔 티카풀의 지역보건사업, 즉 국제개발 사례는 눈으로 보이는 소비재나 시설재 형태의 원조가 한계가 있다는 것을 직시하고 수원국 스스로 역량을 강화하는 전략이 중요하다는 것을 중요한 교훈으로 제시한다. 이 두 지역의 경험은 ─비록 시차는 20년 이상이 나지만─ 1978년 알마아타(Alma-Ata) 선언으로 대표되는 일차보건의료 및 보건의료체계 강화 접근법 전략을 잘 실천한 사례라고 할 수 있다. 이 책의 주요 목적은 대한민국이 수원국으로서의 경험과 이후에 공여국으로서의 경험을 통해 어떻게 지역사회에 일차보건의료 체계를 수립해 나갔는지 구조, 과정, 성과라는 분석 틀에서 비교하고, 그로부터 통찰을 이끌어 내고자 하는 것이다. 강화와 티카풀의 지역보건사업의 중요한 공통적 특징은 지역보건의료체계의 지속가능성을 위해 지역주민의 역량 강화를 강조하였고, 원조자금과 지역주민의 보건역량 강화의 매개자로서 대학이 중심적인 역할을 했다는 점이다. 일찍이 우리가 수원국일 때, 연세대학교는 지역보건의료 개선을 위해 해외원조자금을 받아 강화지역에 조사, 연구, 보건의료사업 등을 실시함으로써, 우리 스스로의 지역보건의료의 역량 강화를 시도했고 성공적인 성과를 도출해 냈다. 그리고 대한민국이 공여국가가 되었을 때, KOICA로부터 지원을 받아 이와 유사한 접근방식으로 네팔의 티카풀지역의 지역보건사업을 수행하였다. 이와 같이 강화와 티카풀의 만남은 먼 시차를 두고 서로 다른 나라에서 시행된 지역보건사업이지만, 우리가 수원국이었을 때 축적된 경험과 지식, 아이디어가 제도적 유산으로 남아 우리가 공여국이 되어 수원국가를 지원할 때에 중심이 되는 접근법, 아이디어로 재창조되고 있다는 것이다.

(3) 수원국으로서의 경험담 – 미네소타 프로젝트

　대한민국 강화지역의 지역보건 개선사업을 소개하기에 앞서 수원국
으로서 대한민국이 보건의료분야 지원을 받았던 사례를 한 가지 더 소
개하고자 한다. 일명 '미네소타 프로젝트(정식 명칭은 The Seoul National
University Cooperative Project)'라고 알려진 이 사업은 1950~60년대 서
울대학교 의과대학 및 관련 분야 소속 젊은이들을 미국 미네소타 주
립대학교 의과대학에 파견하여 연수를 받도록 지원한 사업이다. 당시
연수생으로 파견되었던 임상의료 및 연구 분야 전문가들은 기초적인
지식부터 고도화된 의술까지 폭넓은 기술을 습득하여 본국으로 돌아
와 우리나라 보건의료분야 발전에 기여한 것으로 알려져 있다. 당시
를 기억하는 현지인들의 이야기에 따르면, 연수생들의 방에 불이 꺼
질 날이 없었다고 하니 그 열의가 대단하였음을 알 수 있다. 미네소
타 프로젝트 연수생으로서 국내에 심도자법을 최초로 도입했던 홍창
의 박사는 연수시절 카테터삽입 실습을 했던 경험을 회고하며, 한국
에서는 의과대학 교과과정 중에 해본 적이 없는 기술이라 놀랐다고
한다.

　이 사례를 소개한 것은 앞으로 이 책에서 다룰 대한민국 강화의
지역보건 개선사업과도 무관하지 않다. 일차적으로는 우리나라가 해
외 원조를 받아 보건의료분야의 발전을 이루고자 했던 공통점을 찾을
수 있을 것이다. 물론 강화 프로젝트는 독일 해외 중앙선교부나 미국
연합재단(United Board)과 같은 민간기관의 재정 지원을 기반으로 지역
사회의학 교육을 정착시키고, 지역보건체계를 개선하기 위한 사업인
반면에 미네소타 프로젝트는 미국 정부기관인 국제협력국(International
Cooperation Administration, ICA)의 교육 원조를 통한 지원이었다는 점에
서 기원이 다르다고 할 수 있겠으나, 국내 교육기관을 매개로 한국의

보건의료분야의 중대한 변화를 이끌어 냈다는 점에서 연결점을 찾을 수 있지 않을까 한다. 강화 지역보건사업과 미네소타 프로젝트는 수원국으로서의 대한민국이 개발의 주체로서 역할을 할 수 있는 장을 마련했다는 데에서 그 의의를 찾을 수 있다. 특히 두 사업은 대학의 역량강화를 통해 각각 지역보건의료체계와 의학교육의 기틀을 재정비하고, 제도를 형성(institution building)하는 데 기여하였다. 교육기관을 대상으로 원조를 실시하여 수원국이 공여국의 지식, 제도, 문화를 직·간접적으로 전달받은 형태에서 그친 것이 아니라 수원국의 맥락과 현실에 따라 그것을 조율하고 적용하는 과정을 거쳐 발전시켜 나갔다는 것이다. 두 사업은 단기간의 재정적 지원에 대응하는 일회적인 성과를 보여주고 종료하는 식의 원조가 아니라 수원국의 발전을 재창조해 내는 장기간의 프로젝트로 전환되었다. 강화 지역보건 시범사업의 연장선상에서 우리나라 지역보건의료체계 형성의 경험이 풍성해졌으며, 미네소타 프로젝트는 100명이 채 안 되는 연수생의 지식 및 기술의 습득에서 그치지 않고 고도화된 의학기술을 선도하는 역량을 계승하였다. 77명의 연수생 중 4명을 제외하고 모두 본국에 돌아온 미네소타 프로젝트의 사례는 미국의 아시아지역 대상 교육 원조사업에서도 이례적인 일이라 평가받고 있다(Kim OJ et al., 2000).

나아가 강화의 지역보건 개선사업은 미국으로의 파견이 주를 이룬 미네소타 프로젝트와는 다른 측면도 있지만, 두 사업 모두 단순히 병원 건물을 짓거나 의약품을 보급하는 물질적인 측면이 아닌 수원국의 보건의료체계 역량을 강화하는 데 이바지하고자 했다는 점에서 그 맥락을 같이한다. 강화 지역보건사업에도 지역병원의 건립 등 하드웨어형 사업 요소가 포함되었고, 미네소타 프로젝트 역시 미국의 의학교재, 실험자재 등의 보급 등 물질적 유형의 지원이 수반되기는 하였지만, 그것이 일차적인 목표는 아니었다. 두 사업은 원조를 하나의 도구로 활용하여 지역보건체계 및 의학교육체계의 기틀을 마련한다는 궁극적인 목표를 달성한 것이다.

(4) 공여국으로서의 경험담 – KOICA의 보건의료분야 ODA 지원사업

앞서 언급한 것과 같이 우리나라는 1991년 무상원조를 전담하는 한국국제협력단(이하 KOICA)을 설립하면서 교육, 보건의료, 공공행정, 농림수산, 기술환경, 에너지 등 다양한 분야에 걸친 원조사업을 실시하기 시작하였다. 그중 보건의료분야는 KOICA의 중점사업분야 중 하나로 사업의 규모가 꽤나 큰 편이다. 이 책에서 소개하려는 네팔 티카풀지역의 보건의료환경개선사업 역시 KOICA의 프로젝트 사업 중 하나이다. 2011년부터 2016년까지 약 583만 달러가 투입된 이 사업은 보건의료분야 기반 시설을 개선하고, 지역보건의료인력의 역량을 강화하며, 지역주민들의 보건의료 관련 인식을 개선하는 것 등을 주요 목표로 진행되었다.

주목할 만한 점은 네팔 티카풀지역 보건의료 환경개선사업, 일명 HIT사업(The Project for Health Services Improvement in Tikapur, HIT Project)이 기존의 인프라 구축의 하드웨어형 사업과 최근 강조되고 있는 소프트웨어형 사업의 구성요소를 결합한 형태라는 것이다. 예를 들면 티카풀병원 모자보건센터와 보건지소 7개 신증축이나 필수 의료기자재 공급 등은 하드웨어형 사업의 구성요소라 할 수 있으며, 보건의료인력의 역량 강화 및 지역주민의 인식 증진은 소프트웨어형 사업의 구성요소라 할 수 있다.

실제로 지난 2008년부터 2017년까지 10년간 KOICA가 지원한 보건의료분야 지원사업을 살펴보면, 하드웨어형 사업보다는 소프트웨어형이나 그 둘을 결합한 형태의 사업 비중이 높아짐을 알 수 있다. KOICA의 보건의료분야 지원사업들도 이러한 경향에 발맞추어 가려는 추세이며, '병원 건립 및 보건의료시스템 강화사업', '보건의료센터 건립 및 의료인력 역량 강화사업' 등의 사업명에서 알 수 있듯 하드웨어와 소프트웨어사업 구성요소 간의 조화를 꾀하고 있다. 또한 공여국으로서 대한민국이 보건의료분야에 지원하는 사업들은 단순히 물질적인, 혹은 일회성 지원에 그치지 않기 위한 전략을 고민하기 시작하였다. 소위 출구전략(exit strategy)에 대한 담론이 제기되면서 물고기를 주는 것보다 물고기를 잡는 법을 알려주는 원조가 각광을 받게 되었다. 예를 들면 병원보다는 지역사회 중심의 보건소 혹은 기초 보건센터를 건립하는 사업이나 보건의료인력 양성을 위한 교육기관 설립 등 보건의료체계 개선을 위한 사업 구상이 도입되기 시작한 것이다. 아래 <그림 1-3>은 최근 10여 년간 KOICA의 보건의료분야 사업 목

그림 1-3 '건립' 혹은 '설립' 중심의 KOICA 보건의료분야의 ODA사업 추이

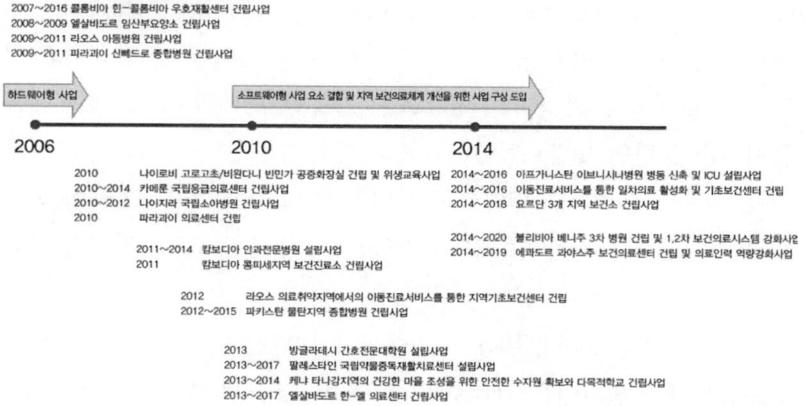

2006~2008 한 네팔 친선병원 건립사업
2006~2008 현소 친선병원 건립사업
2006~2012 베트남 중부지역 종합병원 건립사업
2007~2008 한밀 카비네주 친선병원 외래병동 건립사업
2007~2016 콜롬비아 한-콜롬비아 우호재활센터 건립사업
2008~2009 엘살바도르 임산부요양소 건립사업
2009~2011 라오스 아동병원 건립사업
2009~2011 파라과이 산베드로 종합병원 건립사업

하드웨어형 사업 →   소프트웨어형 사업 요소 결합 및 지역 보건의료체계 개선을 위한 사업 구성 도입

2006   2010   2014

2010   나이로비 고로고초/비원다니 빈민가 공중화장실 건립 및 위생교육사업
2010~2014 카메룬 국립응급의료센터 건립사업
2010~2012 나이지라 국립소아병원 건립사업
2010   파라과이 의료센터 건립

2014~2016 아프가니스탄 이브니시나병원 병동 신축 및 ICU 설립사업
2014~2016 이동진료서비스를 통한 일차의료 활성화 및 기초보건센터 건립
2014~2018 요르단 3개 지역 보건소 건립사업

2011~2014 캄보디아 인과전문병원 설립사업
2011   캄보디아 롱피세지역 보건진료소 건립사업

2014~2020 볼리비아 베니주 3차 병원 건립 및 1,2차 보건의료시스템 강화사업
2014~2019 에콰도르 과야스주 보건의료센터 건립 및 의료인력 역량강화사업

2012   라오스 의료취약지역에서의 이동진료서비스를 통한 지역기초보건센터 건립
2012~2015 파키스탄 물탄지역 종합병원 건립사업

2013   방글라데시 간호전문대학원 설립사업
2013~2017 팔레스타인 국립약물중독재활치료센터 설립사업
2013~2014 케냐 타나강지역의 건강한 마을 조성을 위한 안전한 수자원 확보와 다목적학교 건립사업
2013~2017 엘살바도르 한-엘 의료센터 건립사업

록 중 "건립" 혹은 "설립"이라는 키워드를 가진 사업명들을 분류한
것이다. 그림에서 알 수 있듯 하드웨어형 사업이 주류를 이루던 초기
사업 모형에서 나아가 최근에는 보건의료체계를 강화하고 사업 이후
에도 지역사회를 중심으로 건강 관련 목표를 달성하기 위한 접근법이
점차 증가하고 있는 추세이다.

1.2 강화(대한민국)와 티카풀(네팔) 지역보건사업의 연결고리

(1) 강화와 티카풀과의 연결 짓기

대한민국 강화 땅을 이역만리 네팔 티카풀까지 연결짓고자 하는
것은 다소 무리한 시도로 보일 수도 있으나, 이 책에서는 다음과 같
은 두 가지에 중점을 두고 이야기를 풀어가고자 한다. 첫째, 우리나라
개발 도약기였던 1970~80년대에 수행된 지역보건사업에서 얻은 교
훈들을 되짚어 보고, 그로부터 30~40여 년이 지나 우리나라의 지원
으로 네팔에서 수행한 지역보건사업이 과거의 경험들과 어떻게 연결
될 수 있는지 탐색해 보고자 한다. 강화에서의 시범사업은 독일 EZE
와 미국의 연합재단(United Board)의 국제 비정부기관을 통한 원조 예
산을 주축으로 출범하게 되었으며, 네팔 HIT사업에서는 KOICA를 중
심으로 양자 간의 협의를 통해 우리나라가 공여국으로서 역할을 하였
다. 즉, 수원국으로서의 경험과 공여국으로서의 경험을 함께 살펴봄
으로써 비교, 분석하고 중저소득국가 지역사회 보건의료사업이 나아
가야 할 방향을 모색해 볼 것이다.

둘째, 대한민국 강화와 네팔 티카풀에서 지역보건사업을 주도하였
던 연세대학교의 발자취를 따라가며 사회 발전을 위한 대학의 역할에
대해 고민해 보고자 한다. 지역사회를 중심으로 보건의료체계를 강화

하고자 하는 시도는 물론 여러 이해당사자들의 역할이 매우 중요하다. 다양한 이해당사자들 중 대학이 우수한 인재와 축적된 연구결과를 활용하여 지역사회의 건강증진에 어떻게 기여할 수 있는지 살펴보고자 한다.

(2) 지역사회 중심의 보건의료체계 강화 접근법

강화와 티카풀에서의 지역보건사업의 가장 핵심적인 공통점을 꼽아보자면, 지역사회를 중심으로 보건의료체계를 강화하고자 하는 시도였다는 것이다. 보건의료체계 강화 접근법은 1978년 발표된 알마아타선언에서 그 역사적 기원을 찾아볼 수 있다. 알마아타선언에서 언급한 일차보건의료(Primary Health Care, PHC)는 보건의료에 대한 사고를 하나의 정책 프레임워크 안에서 통합하고자 하는 첫 번째 시도였다. PHC는 보편적 접근성, 형평성, 참여, 범분야적 활동, 건강증진 및 적절한 기술 활용 등 보건의료체계라는 개념을 이해하기 위한 중요한 가치들을 강조한다. PHC에 대한 논의에서부터 출발한 보건의료체계 강화 접근법은 보건의료서비스와 건강결과에 대해 형평성과 지속가능성을 고려하는 방향으로 보건의료체계를 구성하고 있는 요소들을 개선하고, 그 요소들 간 상호작용을 관리하는 것을 가리키는 개념이다. 세계보건기구(WHO)가 2010년 『보건체계의 구성요소의 구축에 대한 모니터링(Monitoring the Building Blocks of Health Systems)』이라는 보고서에서 설명한 보건의료체계 필수 구성요소 6가지는 <그림 1-4>에서 보여주는 것과 같이 보건의료서비스 전달, 보건의료인력, 보건의료정보시스템, 필수의약품에 대한 접근성, 재원조달, 리더십/거버넌스이다. 강화와 티카풀의 지역사회보건사업은 이러한 보건의료체계 강화 접근법과 그 맥락을 같이하는 것이라 할 수 있다.

그림 1-4 보건의료체계의 여섯 가지 구성요소

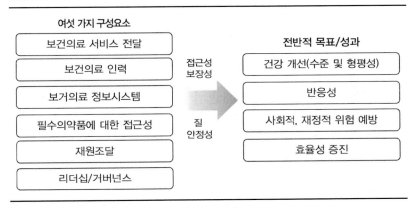

출처: WHO. Monitoring the Building Blocks of Health Systems. 2010

    가령, 강화 지역보건사업에서 연세대학교 의과대학이 보건의료인력의 양과 질을 향상하기 위해 우수한 인재들을 양성하여 적극적으로 지원한 것은 보건의료체계의 한 구성요소를 개선하고자 하는 시도로 평가할 수 있다. 한편 네팔 티카풀 지역보건사업에서는 한국인 산부인과 및 소아청소년과 전문의, 수술실 간호사 등을 단기로 파견하여 현지 의료인력 및 지역보건요원의 교육을 담당하였는데, 이 또한 보건의료체계의 필수 구성요소인 보건의료인력 개발에 대한 시도였다. 여기서 주목할 부분은 강화와 네팔사업 모두 보건의료인력이라는 한 가지 구성요소에만 집중한 것이 아니라, 보건의료체계를 개선하고자 하는 통합적 접근법을 취했다는 것이다. 예를 들면, 보건의료서비스 전달(강화지역: 보건소-보건지소-마을보건지소-지역사회병원으로 구성하여 예방과 진료를 구분하도록 한 강화 지역보건의료전달체계 구축/티카풀지역: 보건진료소 일부를 보건지소로 재구성하는 등 서비스 전달체계 개선)을 강화하려는 시도 등 보건의료체계를 강화하고자 하는 접근법을 기반으로 사업이 수행되었다는 점에서 두 사업을 연결지어 볼 수 있다. 이와 같은 내용은 <표 1-1>에 정리되어 있다.

표 1-1 보건의료체계 강화 접근법의 구체적 내용 예시

구성요소	사업지역	보건의료체계 강화 접근법의 주요 내용
보건의료서비스 전달	강화지역	• 보건소-보건지소-마을보건지소-지역사회병원으로 구성하여 예방과 진료를 구분하도록 한 강화 보건의료전달체계 구축 • 일명 '마을 보건지소 프로젝트(health post project)'
	티카풀지역	• 보건진료소(Sub-health post) 일부를 보건지소(health post)로 재개편하는 등 서비스 전달체계 개선
보건의료인력	강화지역	• 소개, 공채, 연고가 있는 사람들을 중심으로 한 희망자 선발 등 다양한 경로를 통한 보건의료 전문인력 확보 후 직무교육 실시 • 미확보 시 세브란스병원 3년차 전공의 파견
	티카풀지역	• 한국인 보건의료인력 파견을 통한 현지 인력 교육
정보시스템 구축	강화지역	• 사업지역 가구 및 인구 파악을 위한 가정건강기록부, 가구원 상황표, 사망조사표, 인구동태 현황 조사표 및 지도 작성 • 보건소-보건지소-보건진료소를 연계하는 (공공)보건의료정보망 구축과 보건소업무 전산화를 위한 보건관리정보체계 개발 • 각종 코호트 구축을 통한 Big Data 활용
	티카풀지역	• 임산부 및 영유아 등록관리사업

(3) 참여적 지역보건사업

강화와 티카풀에서의 보건의료사업은 지역주민의 참여를 이끌어 내고자 했다는 점에서 또 다른 연결점을 찾을 수 있다. 사업의 참여적 요소들 중 가장 대표적인 사례를 꼽자면 강화의 경우, 가정건강요원을 들 수 있다. 지역사회의 주민의 대표로서 지역사회 주민이 직접 선발한 가정건강요원은 자신이 속한 지역사회의 보건문제를 조사, 발견하고 적절한 보건의료기관과 연계하도록 하는 가교 역할을 하였다. 가정건강요원의 선발 조건은 다음 사항(표 1-2)을 따라 지역주민들의 자발적인 참여를 이끌어 내었다.

표 1-2 가정건강요원의 선발 조건

1. 마을에 오래 살았기 때문에, 마을의 특성과 주민에 대하여 잘 아는 사람
2. 마을 주민으로부터 신임받는, 지도력과 활동력이 있는 사람
3. 초등학교나 중학교 졸업 이상의 학력을 지녀, 활동에 필요한 훈련을 받아 이해하고, 업무에 적절히 응용할 수 있는 능력이 있는 사람

출처: 김일순 외. 강화지역사회보건 연구 및 교육사업 - 10년의 성과와 교훈. 1985

네팔의 경우에도, 프로그램을 개발하고 운영하는 데에 지역주민이 적극적으로 참여하여 의견을 제시하도록 독려하여 참여적 지역보건사업을 수행하고자 하였다. 예를 들면 기존의 지역 인적자원인 여성지역보건자원봉사요원(Female Community Health Volunteers, FCHV) 조직을 대상으로 교육 및 훈련을 제공하여 지역보건의료체계를 강화하는 것을 목표로 하는 본 사업의 중요한 구성원으로서 지속적으로 참여하도록 하였다.

1.3 이 책의 구성

이 책은 연세대학교가 주도적으로 참여한 1970~80년대 대한민국 강화 그리고 2010년대 네팔 티카풀의 지역보건사업을 되돌아보고, 그 의의를 찾아보기 위해 쓰였다. 제1부 서론에 이어 제2부에서는 국제개발과 일차보건의료 개념을 각각 살펴보고, 국제개발 원조를 기반으로 수행된 두 지역보건사업을 일차보건의료라는 개념적 틀에서 논하고자 한다. 제3부에서는 국제개발과 지역보건을 연계하여 강화와 티카풀의 지역보건사업을 비교, 분석하고자 한다. 효과적인 비교, 분석을 위해 두 사업의 내용을 구조, 과정, 성과의 측면에서 살펴봄으로써 향후 국제개발 원조사업을 개발하고 수행하는 데에 도움이 될 만한 요점들을 짚어볼 것이다. 특별히 강화에서의 지역보건 사업의 성과를 평가하는 데 있어 보건의료체계 강화 전략(Health Systems Strengthening, HSS)의 구성 요소를 개념적 틀로 적용하는 시도를 함으로써 일차보건의료 확충을 위한 주요 접근법이 어떻게 이행되었는지 살펴볼 것이다. 또한 두 지역에서 수행된 전체 사업 중 주요 사업인 모자보건과 시대적, 지역적 특성에 따른 감염병관리에 대한 내용을 심도 있게 다루고자 한다. 특히, 강화의 경우 지역사회 단위의 코호트가 구축되어 여러 연구가 진행되어 왔는데, 이 내용도 함께 살펴볼 것이다. 마지막으로 제4부에서는 강화와 티카풀에서의 지역보건사업의 의의를 정리하고, 이 두 사업이 국제보건사업 및 지역사회개발에 어떤 함의를 주는지 논의하며 마무리하고자 한다.

참고문헌

1. 김일순, 유승흠, 박태근, 김한중, 오희철, 이용호, 조우현, 서일, 손명세, 이
   영두. 강화 지역사회보건 연구 및 교육사업 −10년의 성과와 교훈−. 연
   세대학교 의과대학 예방의학교실. 1985.
2. 김창엽. 한국의 보건분야 국제개발 협력 −현황과 과제−. 보건학논집
   2014;51(1):13−19.
3. [네이버 지식백과, 한국민족문화대백과, 한국학중앙연구원]. 국제연합한국
   재건단(United Nations Korean Reconstruction Agency, UNKRA).
   (2019.6 정보 접속)
4. 이규재, 김판석, 남은우. 네팔의 보건의료 환경개선사업의 효과적 추진을
   위한 정치경제 및 사회환경 분석. 지역발전연구 2012;21(2):167−197.
5. 이현진, 제1공화국기 미국의 대한경제원조정책 연구. 이화여자대학교 대학
   원 박사학위논문, 2005.
6. 전주 MBC. 전주MBC 특집다큐멘터리 미네소타 아리랑 1부 미네소타 프
   로젝트 2017. https://www.youtube.com/watch?v=hQsICL66z−M
7. 한국역사연구회 1950년대반(역). 한미관계 20년사(1945∼1965년): 해방
   에서 자립까지. 한울. 2001. (도널드 스턴 맥도널드 저).
8. 행정안전부 국가기록원. http://theme.archives.go.kr/next/pages/new_newsletter
   /2017/html/vol_67/sub03_2.html
9. 행정안전부 국가기록원. 기록으로 만나는 대한민국: 국제연합한국재건단
   −기브 미 초콜릿(Give me chocolate)에서 한강의 기적으로. http://theme.
   archives.go.kr/next/koreaOfRecord/unitedKoreaInc.do
10. De Maeseneer J, Twagirumukiza M. The contribution of primary
    health care to global health. Br J Gen Pract 2010;60(581):875−876.

11. Kim OJ, Hwang SI. The Minnesota Project—the influence of American Medicine on the development of medical education and medical research in Post—War Korea. Korean J Med Hist 2000;9 : 112—123.

12. KOICA. 네팔 티까풀지역 보건의료 환경개선사업 실시협의 결과보고서(2차 사전타당성조사 결과). 2011.

13. KOICA. 사업기획을 위한 경제적 타당성 평가 사례연구. 2016.11.

14. KOICA 통계조회 서비스. http://stat.koica.go.kr/ipm/os/acms/smrizeAreaList.do?lang=ko

15. WHO. Monitoring the Building Blocks of Health Systems. 2010

16. World Bank. https://data.worldbank.org/indicator/NY.GDP.PCAP.CD

Part

2

국제개발과 일차보건의료의 연계

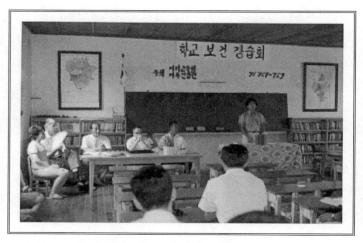

┃ 거제지역사회개발 보건사업: 학교보건 강습회
  (유승흠 명예교수 소장 사진)

02 | 국제개발의 과거, 현재 그리고 미래

2.1 국제개발

(1) 국제개발을 정의하기

이 책에서 주로 다루고자 하는 강화 지역보건사업과 티카풀 보건의료 환경개선사업은 국제개발의 요소와 일차보건의료의 요소를 포괄하는 사업이다. 두 사업 모두 저소득 국가의 개발을 목적으로 해외개발재원이 투입되었다는 점에서 국제개발 사업이며, 개인, 가족, 지역사회의 질병 예방, 치료 및 건강증진을 목표로 하였다는 점에서 일차보건의료를 중심으로 한 보건의료체계 강화사업이라 할 수 있다. 국제개발과 일차보건의료가 접목되는 지점이 어디인지 구체적으로 살펴보기 위해서는 먼저 국제개발의 역사적 흐름을 되짚어 보는 것이 필요하다.[1] 여기서는 국제개발의 의미가 시대적으로 어떻게 변모하였는지 알아보고자 한다. 물론 동시대라 하더라도 개인 혹은 국가마다 국제개발의 정의가 다를 수 있지만 여기서는 자주 인용되는 논의들을 따라가 볼 것이다. 국제개발이 가리키는 바가 무엇인지 알아보는 것은 국제개발의 실현에 정당성을 부여할 수 있으며, 향후 정책 형성의

---

1) 일차보건의료의 개념에 대해서는 다음 장에서 자세히 살펴볼 것이다.

기틀을 마련할 것이다(Haslam P, et al., 2017 재인용).

국제개발을 '국제'와 '개발'로 나누어 생각해 보면 어떨까. 먼저 '국제'라는 것을 생각해 보면, 말 그대로 국경 너머의 일을 지칭하는 수식어다. 즉, 국제개발에서의 '국제'라는 표현은 개발의 대상을 우리나라가 아닌 다른 나라로 규정한다. 여기서 다른 나라라는 것은 우리나라 외의 다른 모든 나라를 가리키기보다는 개발의 대상이 되는 국가들에 한정되는 경향이 많다고 볼 수 있다. 어떤 나라를 개발의 대상이라고 판단할지는 어느 정도 주관적이며 임의적이다. 따라서 국제개발에서의 '국제'를 정의하는 주요 기준은 시대의 흐름에 따라 가변적이다.

그렇다면 국제개발에서 '개발'이란 무엇인가? 이 질문에 대해 버터필드 박사는 "인간 삶의 질을 향상하는 과정"이라고 답하며, 아래와 같이 세 가지 중요한 측면을 제시한다(Butterfield SH, 2004).

표 2-1 개발의 세 가지 측면

①	*경제적 성장과정*을 통해 인간의 삶의 수준을 높이는 것 – 수입, 식량, 보건의료서비스, 교육 등
②	사회적, 정치적, 경제적 체계를 수립함으로써 인간의 *자존감*을 성장시키며, 인간의 존엄성을 증진할 *제도*를 수립하도록 하는 조건을 형성하는 것
③	재화와 서비스를 다양화하여 선택의 범위를 확장함으로써 인간의 *자유*를 증진하는 것

출처: Butterfield SH. U.S. Development Aid - An Historic First. 2004.

Box 2 '개발'과 '발전'의 개념과 용어의 사용

우리나라를 비롯해 일본이나 중국 등 한자를 쓰는 아시아권에서는 영어의 'development'를 '개발(開發)' 또는 '발전(發展)'이라는 두 가지 용어로 번역하여 사용하고 있어 우리에게 혼돈을 주고 있다.

국제적으로 국제개발학(international development cooperation) 또는 발전론(development study) 학계나 현장에서 'development'의 개념과 범위에 대하여 오래전부터 논쟁이 있어 왔다. 이와 유사 개념으로 '근대화(modernization)', '성장(growth)' 또는 '변화(change)' 등이 있다. 근대화는 빈곤국가들이 이미 산업화된 서구국가들의 모습으로 수렴된다는 서구화(westernization)와 유사한 개념으로 사용되어 왔다. 이는 개별국가들의 문화와 발전의 다양성을 무시한 서구 중심적인 발전의 개념이라는 비판을 많이 받았다. 성장은 경제성장(economic growth)과 연계되어 GNP/GDP라는 한 국가의 경제적인 양적 성장을 강조함으로써 사회적, 정치적, 문화적 차원의 다양한 균형발전이나 불평등의 문제를 경시하는 것으로 비판을 받아왔다. 이에 따라 국제사회에서는 'development'의 개념을 1970년대에 노벨경제학상을 수상한 스웨덴의 군나르 뮈르달(Karl Gunnar Myrdal)이 정의한 '사회체제의 총체적이고 지속적인 상향운동'이라는 개념을 많이 따르고 있다. 이와 유사한 맥락으로서 1998년에 노벨경제학상을 수상한 아마르티아 센(Amartya Sen)은 단순히 경제의 양적 성장이 아니라 '인간 개개인의 자유의 영역을 확대'하는 것을 진정한 의미의 'development'라고 정의하였다. 현재 UN의 발전/개발의 개념은 뮈르달과 센의 개념을 따르면서, 경제적인 성장뿐만 아니라 인간의 자유와 권리, 삶의 질 향상을 포괄하는 더 총체적인 개념으로의 변화를 강조하고 있다. 우리 사회에서는 이러한 논쟁을 의식했든 하지 않았든 간에 'development'를 '개발'이라고 번역하여 경제개발, 사회개발, 국제개발, 개발도상국가 등과 같이 자연스럽게 사용해 왔다. 그중에서 가장 대표적인 예가 우리나라 경제발전의 중요한 요인인 6차에 걸친 정부의 경제발전계획을 '경제개발 5개년계획'이라고 한 것이다. 그런데 비판적인 시각에서 보면, '개발'은 특정한 기획에 의한 미시적이며 도구적인 성취로서의 의미가 강하다는 점에서 많은 지적을 받아왔다. 이에 따라 '발전'이라는 용어를, 정치·경제·사회를 아우르는 총체적인 차원에서의 역량과 질의 상향적 향상을 의미하는 것으로 사용하고 있다.

최근에 UN이 선진국과 개도국 모두가 협력하여 이행해야 할 지구촌 전체의 총체적인 발전목표로서 'Sustainable Development Goals'를 선언하였다. 이를 현재에도 우리 정부, 학계, 시민사회에서는 '지속가능한개발목표' 또는 '지속가능한발전목표'로 혼용하여 사용하고 있다. 따라서 여기에서는 두 의미를 구별하지 않고, 우리 사회에 이미 관행화된 국제개발의 용어를 사용하면서 개발의 개념을, 발전의 개념인 총체적인 역량과 질의 향상을 의미하는 개념으로 사용하고자 한다.

물론 이렇게 정의한 개발에 대해 경제적 성장, 자존감, 제도, 자유 등 그 정도를 어떻게 측정할 것인가는 또 다른 다양한 선택지를 제공하게 된다. 예를 들어 경제적 성장의 정도를 측정한다면 국민의 소득을 계산해서 그것을 지표로 삼을 것인지, 혹은 한 국가 안에서 생산된 것들을 돈으로 환산한 것을 그 척도로 볼 것인지, 국민들이 실질적으로 생활하는 데 필요한 주요 생필품들의 물가변동을 반영하여 경제적 성장의 정도를 평가할 것인지 여부 등등 그 측정 방법은 얼마든지 다양하게 생각해 볼 수 있다. 특히 경제적 성장의 정도를 여러 국가들 사이에서 비교하고자 할 때에는 일관되고 체계적인 측정방법을 사용해야 의미가 있을 것이다. 예를 들면 각 나라의 화폐가치가 다름을 어떻게 반영할 수 있을지 등을 고민해야 하니 더욱 복잡해진다. 또 다른 시각으로 생각해 보면, 경제적 성장만이 개발의 척도는 아니라는 비판의 여지도 있다. 사회 발전을 가능하게 하는 다양한 요소들을 논하지 않고서는 개발을 정의하기 힘들다. 결국 국제개발에서 '국제'라는 수식어와 마찬가지로 '개발' 역시 시대적, 사회적 흐름에 따라 그 의미가 변화한다. 사실 개발이라는 개념은 그와 대비되는 미(未)개발 혹은 저(低)개발을 나누는 기준점이 존재함을 내포한다. 앞서 설명한 것과 같이 '개발'과 '개발되지 않음' 혹은 '덜 개발됨'을 나누는 기준이 매우 다양하기 때문에 자연스레 개발의 대상이 되는 국가들도 변화하게 된다.

정리하면, 국제개발의 정의는 매우 다양하지만, 한마디로 국경 너머의 국가들 중 개발의 수준이 상대적으로 낮은 국가들의 개발 수준을 향상하기 위한 노력이라고 정의할 수 있겠다.

(2) 국제개발의 시대적 흐름

국제개발의 역사를 논할 때 어디까지 거슬러 올라갈 것인가에 대하여서도 각자 다양한 생각을 가질 수 있겠다. 여기서는 제2차 세계대전이 끝난 후 붕괴된 유럽의 재건과 냉전체제하에 자본주의와 사회주의 간의 경쟁 도구로서 국제개발이 활용되던 때로부터 그 논의를 시작할 것이다. 시대별로 국제개발의 주요 의미를 살펴보기 위해 앞 절의 논의를 이어받아 '국제'와 '개발'의 개념이 어떻게 정의되는지 그 흐름을 따라가 보고자 한다.

1) 1940~50년대의 국제개발

1945년 제2차 세계대전이 종료된 후 본격적으로 국제개발이 활발해지기 시작한 것은 전후 독립국들에 대한 역사적 책임과 더불어 국제개발의 정치·외교적, 경제적 이익에 대한 인식에서부터 출발한다고 할 수 있다. 이 시기에는 국제연합(United Nations, UN)의 설립으로 대표되는 다자간 협력과 더불어 국가 대 국가로 지원하는 형태의 원조가 태동하기 시작하였다. 국제사회에서 주도권을 갖고 국제개발의 규모를 점차 확장해 가고자 했던 미국은 1949년 트루먼 대통령이 취임 연설 중 언급한 '개발도상국에의 지원'을 계기로 식량, 보건의료, 교육 등 다양한 분야에서 국제개발 활동을 전개하였다. 소위 '포인트 포(Point Four)'라고 알려진 트루먼의 기조는 1940년대 이전부터 이미 이루어지던 민간 혹은 종교적 차원의 국제적 지원과는 차별되는 국가 외교정책이었다는 점에서 당시로서는 대담한 아이디어라 평가되곤 한다.

물론 이 시기의 국제개발은 자본주의-사회주의 간 팽팽한 경쟁 관계 및 국제무역과 투자에서의 우위를 선점하고자 하는 목적이 일차적인 동기가 되는 경우가 많았다. 이와 관련하여 국제개발에서의 '국제', 즉 개발의 대상이 되는 나라들을 지칭하는 말로 제3세계라는 표현이 널리 사용되었다. 서구 자본주의로 대표되는 제1세계 그리고 소비에트 연합 사회주의로 대표되는 제2세계와 대비되는 개념으로 사용되기 시작한 제3세계라는 표현은 이 당시 개발의 주 타깃이 되는 국가들을 범주화하는 개념으로 인용되곤 하였다. 제3세계 국가라는 용어는 점차 빈곤과 연결되는 개념으로 사용되기 시작하였으며, 다소 모호한 측면과 비판의 여지가 있기는 하지만 국제개발의 맥락에서 널리 쓰이곤 했다.

이 시기 국제개발에서의 '개발'은 원시적인 경제, 절대적 빈곤, 질병, 기아로 대표되는 저개발의 상태를 개발의 상태로 끌어올리는 것을 지칭하곤 했다. 또한 제2차 세계대전 이후 유럽을 재건하는 목적과 경제 부흥, 자본주의 및 공산주의 각 진영의 공동안보 확보 등이 개발의 화두가 되었다.

2) 1960~70년대의 국제개발

1960~70년대는 다자간, 양자 간 국제개발의 목표들이 점차 구체화되기 시작한 시기이다. UN이 1961년 세계식량계획(World Food

Programme, WFP), 1965년 UN개발계획(United Nations Development Program, UNDP) 등 개발 활동을 전담하는 기구들을 출범시켜 다자간 원조(multilateral aid)가 가능해졌다. 주로 유럽의 재건을 목표로 활동하던 세계은행의 경우, 활동 범위를 확장하여 저개발국가의 빈곤 감소를 목표로 정책의 틀을 전환하였다. 1960년에는 OECD 개발원조위원회(OECD DAC)의 전신인 개발원조그룹(Development Assistance Group, DAG)이 설립되어 선진국들이 국제개발에 참여하는 공식적인 채널이 확보되었다. 또한 이 시기에는 각 국가별 양자 원조 전담기구가 설립되기 시작하면서 양자 간 원조(bilateral aid)의 기틀이 다져지기 시작했다.

이 시기 국제개발의 주요 주체들은 '국제', 즉 개발의 대상을 가르는 기준으로 소득 수준과 같은 경제적 지표를 주로 활용하였다. 왜냐하면 개발을 가능하게 하는 가장 중요한 요소가 경제 성장이라는 이념이 가장 일반적으로 인식되었기 때문이다. 세계은행이 소득 기준에 따라 국가들을 분류하는 기준을 제시하기 시작한 것도 바로 이 시기이다. 1987년 『세계개발보고서(World Development Report)』를 통해 세계은행은 각 국가들을 '저소득', '중소득' 등으로 범주화하여 제시하였다.

이에 따라 국제개발에서의 '개발' 역시 경제적 성장의 가시적 성과를 나타낼 수 있는 거대 자본과 도로나 항만 등 인프라 구축을 위한 투자가 주를 이루었다. 또한 UN은 저소득국가들이 경제성장을 이룰 수 있도록 원조 자금의 총량이 일정 수준 이상 되어야 한다는 기준을 제시하기도 하였다. 당시 개발의 주요 목표를 요약하자면, 산업화를 통한 국가 소득의 증대라고 할 수 있다.

3) 1980~90년대의 국제개발

1989년 베를린 장벽의 붕괴를 기점으로 이어지는 1980~90년대는 미국식 시장경제와 국제금융자본을 주축으로 하는 워싱턴 컨센서스(Washington Consensus)를 키워드로 하는 시기이다. 이 기조 아래 민영화, 작은 정부, 무역 자유화를 강조하며 저개발국가들의 구조조정 정책이 추진되었지만, 이는 개발의 주요 목표들을 달성하지 못한 정책으로 비판받게 된다. 이러한 경험은 거버넌스(governance), 제도의 건전성, 인적자원의 확보 등이 전제되지 않을 경우 국제개발을 통해 국제적 차원의 빈곤이 근본적으로 해결될 수 없다는 역사적 교훈을 남기게 되었다. 이 시기 국제개발의 또 다른 특징들은 경기 침체로 인한 원조의 감소, NGO의 역할 증대, 젠더(gender)나 환경(environment)과 같은 범분야 이슈의 대두 등이다.

이 시기 국제개발의 대상이 되는 국가들은 선진국(developed country)과 대조되어 주로 개발도상국(developing country)이라 일컬어졌다. 개발도상국 혹은 개도국이라는 표현은 국제개발의 담론에서 현재까지도 널리 사용되는 개념 중 하나이다. 개도국과 선진국을 나누는 기준으로 주로 국가별 GDP 등 경제적 지표가 사용되는데, 이 기준은 절대적인 것이 아니며 어떠한 일관된 개념이 존재하는 것은 아니다. 가령 1990년 UN개발계획이 제시한 인간개발지수(Human Development Index, HDI)를 보면, 경제적 지표인 국민총소득(Gross National Income, GNI)[2]뿐만 아니라 기대수명이나 교육수준 등을 종합하여 개발의 수준

---

2) 국민총소득(GNI)은 한 나라의 국민이 국내외 생산 활동에 참가하거나 생산에 필요한 자산을 제공한 대가로 받은 소득의 합계로서 이 지표에는 자국민(거주자)이 국외로부터 받은 소득(국외수취요소소득)은 포함되는 반면, 국내총생산 중에서 외국인(비거주자)에게 지급한 소득(국외지급요소소득)은 제외된다. 국내총생산

을 계산한다. 따라서 이 시기 개발의 이슈 또한 소득의 증대를 통한 빈곤 퇴치를 넘어 성평등, 환경과 개발의 조화, 교육수준의 향상, 건강증진 등으로 다원화되기 시작하였다.

4) 2000년대 이후의 국제개발

2000년대 이후 국제개발에 대한 논의는 더욱 확장되었다. 2000년 9월 새천년정상회의(Millennium Summit)를 계기로 모든 UN 회원국들은 2015년까지 8개로 축약된 국제개발 목표를 달성하는 데 총력을 다하기로 합의하였는데, 이것이 바로 잘 알려진 새천년개발목표(Millennium Development Goals, MDGs)이다. 국제사회가 합의를 통해 도출한 개발 의제로서 MDGs를 채택한 것은 국제개발 역사의 한 획을 긋는 중요한 사건이었다. MDGs 이전에도 물론 빈곤 퇴치, 건강, 환경, 교육 및 성평등과 같은 국제개발의 목표들을 달성하기 위한 노력들이 이루어지고 있었지만, MDGs는 비교적 짧은 시간 동안 거시적인 의제들을 해결할 수 있게 하기 위하여 8개 각 목표하에 구체적 지표를 이정표로 제시했다는 점에서 큰 의미를 가진다. 이 지표들은 개발의 성과를 국제적으로 비교할 수 있게 하는 계량적 측정을 시도하였으며, 실제로 MDGs의 이행 경과를 모니터링하고 평가하는 데에 활용되었다. 여러 비판적인 시각들이 제기되기도 하였지만, MDGs는 국제적 차원에서 해결해야 할 수많은 문제들의 우선순위를 제시하고

(GDP)은 한 나라의 경제규모를 파악하는 데 유용하나, 국민들의 평균적인 생활수준을 알아보는 데는 적합하지 못하다. 왜냐하면 국민들의 생활수준은 전체 국민소득의 크기보다는 1인당 국민소득의 크기와 더욱 밀접한 관계가 있기 때문이다. 따라서 국민들의 생활수준을 알아보기 위하여 일반적으로 사용되는 것이 1인당 GNI이다. 1인당 GNI는 명목 GNI를 한 나라의 인구수로 나누어 구하며, 국제비교를 위하여 보통 시장환율로 환산하여 미달러($)화로 표시하고 있다(통계용어 · 지표의 이해, 2015).

국제사회의 합의를 이끌어 내고자 한 매우 중요한 시도였다.

MDGs가 종료되는 시점인 2015년에는 지난 15년간 얻은 교훈을 바탕으로 또 다른 15년을 준비하며 국제사회는 지속가능발전목표(Sustainable Development Goals, SDGs)에 합의하였다. 17가지의 개발 목표들로 구성된 SDGs는 MDGs에서의 한계점을 극복하고 개발도상국뿐만 아니라 전 지구적 차원의 개발 목표를 천명하고자 하였다. MDGs에서 SDGs로 전환기를 맞게 되면서 개발이라는 것이 단지 개발도상국의 목표가 아닌 전 세계 인류 및 미래세대 그리고 인류가 살아가는 환경까지 포괄하는 개념이라는 인식이 널리 받아들여지게 되었다.

2000년대 이후로 국제개발 원조의 효과성에 대한 논의가 활발히 진행되었고, 책무성 있는 원조의 이행이 강조되었다. 2005년 프랑스 파리, 2008년 가나 아크라에서 열린 원조효과성 고위급 포럼에서는 파리선언(Paris Declaration for Aid Effectiveness)과 아크라 행동계획(Accra Agenda for Action, AAA)이 각각 채택되어 수원국과 공여국의 공고한 파트너십과 효과적인 원조를 위한 원칙을 수립하게 되었다.

또한 국제개발 원조의 규모가 확대됨에 따라 각 분야에서 중요한 역할을 하는 주체들도 다양해졌다. 국제기구의 다양한 활동이나 국가 단위의 ODA뿐만 아니라 NGO, 민간재단, 기업 등이 국제개발을 위한 역할을 확대해 감으로써 국제개발의 지평이 확장되었다고 할 수 있다.

1940년대부터 2000년대까지 국제개발에 대한 논의를 여기서 마치고 다음 절에서 새롭게 논의를 이어가고자 한다. 물론 새천년을 맞이하였다는 점에서 2000년은 상징적인 해이기도 하지만, 국제개발 및 일차보건의료의 교차점이라는 측면에서 2000년대는 새로운 국면을 맞게 되었다고 평가할 수 있기에 따로 논의할 필요가 있다.

2.2 국제개발 의제로서의 건강

2000년대에 들어서며 국제개발은 새천년개발목표(MDGs)라는 슬로건하에 국제사회가 합의한 구체적이고 담대한 8가지 개발 의제로부터 출발한다고 해도 과언이 아닐 것이다. 새천년개발목표는 빈곤, 교육, 성평등, 건강, 환경, 파트너십 등을 8가지 목표로 요약하여 국제사회가 약 15년간 달성하고자 채택한 공통의 국제개발 계획이다. 주목할 만한 점은 8가지 목표 중 4번, 5번, 6번이 건강의 증진과 직접적인 관련이 있는 목표라는 것이다. 국제개발이라는 어렵고 다소 추상적인 과업을 위해 추려낸 8가지 목표 중 무려 3가지가 건강과 직접적으로 관련된 목표라는 것은 건강이 개발과 필수불가결의 관계라는 점을 시사한다.

MDGs의 채택과 함께 2000년대에 들어 건강은 국제개발의 주요 의제로 인정받는 계기를 마련하였으며, 그 정당성을 확보하게 되었다. 따라서 국제개발을 위한 원조 프로그램이나 정책 역시 건강증진의 목표가 공식적으로 표명되는 경우가 늘어났다.

2015년에는 MDGs의 종료와 함께 더 포괄적이고 지속적인 개발 의제가 채택되었는데, 이를 지속가능발전목표(SDGs)라고 한다. SDGs는 총 17가지의 개발 목표를 제시하였는데, 이 중 건강과 직접적으로 관련된 목표인 "건강하고 질 좋은 삶"은 3번 목표로 설정되었다.

MDGs와 SDGs의 의의를 요약하자면 첫째, 국제개발을 달성하기 위해서는 개발도상국을 대상화하기보다는 전 세계적 차원의 파트너십이 전제되어야 한다는 것이다. 표면적으로는 MDGs와 SDGs 모두 각각 8번과 17번 목표에 파트너십을 제시하였으며, 근본적으로는 MDGs와 SDGs에서 제시하는 개발 목표들은 개발도상국에만 국한되는 것이 아니라 보편적이기 때문이다. 여기서 보편적이라는 것은, 전

그림 2-1 새천년개발목표와 지속가능발전목표

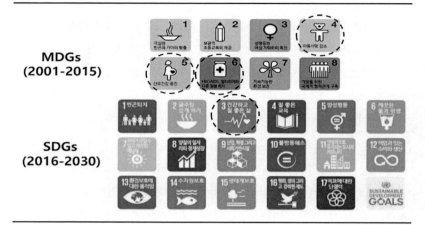

* 점선으로 된 원 표시는 건강과 직접적으로 관련된 목표임.

세계 모든 국가들 —그 출발점은 다를지언정— 모두가 달성해 나가야 할 목표라는 것이며, 그 목표를 달성하기 위해서는 독주하는 것이 아니라 손을 맞잡고 뛰어야 한다는 의미이다.

둘째, 개발의 다양한 의제 중 우선순위가 되는 것들을 대략 10여 개 정도로 추렸을 때 건강은 꽤 높은 우선순위를 차지한다는 것이다. MDGs에서는 아동사망, 산모건강, HIV/AIDS, 말라리아 등의 주요 질병 퇴치라는 구체적인 목표를 제시하였고, SDGs에서는 건강과 삶의 질 향상이라는 포괄적인 목표를 제시하였다는 점에서 차이가 있을 수 있지만, 건강이 교육이나 경제 성장과 같은 다른 개발 목표들을 가능하게 하는 역량이라는 데는 반론의 여지가 없을 것이다.

앞에서 국제개발을 정의하기 위해 '국제'와 '개발'을 나누어 생각해 보았다. MDGs와 SDGs의 논의로 이어지는 국제개발의 최근 논의에 따르면, 국제개발에서의 '국제'란 국경을 넘어선 정부, 시민사회, 민간기관 등 다양한 주체들의 파트너십이며, '개발'이란 경제적인 성장뿐만 아니라 건강, 지속 가능한 환경, 평등, 양질의 교육 등 사회 전반의 통합적인 성장이라고 할 수 있겠다.

참고문헌

1. 손혁상, 엄은희, 이영민, 허남혁. 개발도상국과 국제개발: 변화하는 세계와 새로운 발전론. 푸른길. 2016. [Williams G., Meth P., Willis K.. Geographies of Developing Areas: The Global South in a Changing World. 2ndedition, London and New York, Routledge. 2014.]
2. 지속가능발전포털. http://ncsd.go.kr/app/index.do
3. Butterfield SH. U.S. Development Aid — An Historic First: Achievements and Failures in the Twentieth Century. Westport, Praeger. 2004.
4. Haslam P, Schafer J, Beaudet P. Introduction to International Development: Approaches, Actors, Issues, and Practice. 3rd edition. Oxford University Press. 2016.
5. KOICA ODA교육원. 국제개발협력: 입문편 - 더불어 사는 세상을 위한 소중한 첫걸음. 시공미디어. 2016.
6. Ruger JP. The changing role of the World Bank in global health. Am J Public Health 2005;95(1):60−70.
7. Stanton EA. The Human Development Index: A History. 2007.
8. WHO. Primary Health Care Key Facts. https://www.who.int/news−room/fact−sheets/detail/primary−health−care
9. Wikipedia, The Free Encyclopedia. Gross National Income (GNI) per capita. https://en.wikipedia.org/wiki/Per_capita_income

Chapter 03

일차보건의료의 과거, 현재, 미래: 알마아타 선언에서 아스타나 선언까지

1978년 소비에트사회주의공화국연방 알마아타에서 '일차보건의료에 대한 국제회의'가 개최되었다. 회의 마지막 날인 1978년 9월 12일에 세계보건기구는 전 세계 인류의 건강을 보호하고 증진하기 위해 모든 정부, 보건의료 및 국제개발 종사자들, 세계 지역사회의 긴급한 행동이 필요함을 언급하면서 알마아타 선언(Alma-Ata Declaration)을 채택하였다. 즉, 국가 간의 건강불평등 문제를 해결하기 위해서는 모든 사람들이 참여해야 할 의무가 있다는 점을 강조하며, 향후 수십 년간 정부, 국제기구 및 지역사회의 주요한 목표로서 '2000년까지 모든 인류의 건강(Health for All by the Year 2000, HFA)'이라는 표어를 정하였다. 2000년에는 모든 사람들의 건강수준을 가능한 최고로 달성하자는 뜻으로, 알마아타 선언의 핵심 정책으로 일차보건의료(primary health care, PHC)를 내세웠으며, "일차보건의료는 지역사회 내의 주요 건강문제를 다루며, 건강증진, 예방, 치료, 재활 서비스를 제공한다." 라고 명시하였다(WHO, 1979; Apel H, 1979). 특히 지역사회의 경제적, 사회문화적, 정치적 특징을 반영한다는 점에서 의미가 매우 크며, 개발도상국 보건체계에서의 일차보건의료 개념과 지역사회의 전반적인 사회경제적 발전의 중요성을 강조하였다(Roemer MI, 1986). 따라서 일차보건의료는 오늘날에도 건강문제와 보건시스템의 문제를 지속적으로 해결하는 가장 효과적인 방법으로 활용되고 있다.

3.1 일차보건의료: 알마아타 선언

알마아타 선언과 일차보건의료의 구체적인 내용은 다음과 같다.

첫째, 일차보건의료에 대한 국제회의에서는 단순히 질병이나 허약 상태가 없는 것이 아니라 완전한 신체적, 정신적, 사회적 안녕 상태인 건강은 기본적인 인권이며, 가능한 최고 수준의 건강에 도달하는 것은 가장 중요한 전 세계 차원의 사회적 목표이고, 이를 실현하기 위해서는 보건의료 부문과 더불어 다른 많은 사회경제 부문의 행동이 필요하다는 것을 강력히 재확인한다.

둘째, 한 국가 내에서뿐 아니라 특히 선진국과 저개발국 국민 사이에 건강 수준의 불평등이 존재한다는 사실은 정치적, 사회적, 경제적으로 받아들여질 수 없다. 그러므로 이는 모든 국가의 공통 관심사이다.

셋째, 신국제경제질서(New International Economic Order)에 기초한 경제, 사회 발전은 모든 사람이 충분한 수준의 건강에 도달하는 것과 선진국과 저개발국 간의 건강수준 격차 감소에 기본적인 중요성을 부여하고 있다. 인류의 건강보호와 건강증진은 지속 가능한 경제, 사회 발전에 필수적인 것이며, 더 나은 삶의 질과 세계평화를 보장한다.

넷째, 국민은 보건의료에 대한 계획과 실행에 개인적으로나 집단적으로 참여할 권리와 의무가 있다.

다섯째, 정부는 자국민의 건강에 대해 책임이 있다. 그런데 이는 오직 적절한 보건의료서비스와 사회적 수단을 제공함으로써 성취될 수 있다. 향후 수십 년간 정부, 국제기구, 전 세계 지역사회의 주요한 사회적 목표는 2000년까지 전 세계의 모든 사람들이 사회경제적으로 생산적인 삶을 영위할 수 있는 건강수준에 도달하는 것이다. 사회정의 정신에 입각한 발전의 한 부분으로서 일차보건의료는 이러한 목표를 달성하기 위한 핵심 요소이다.

여섯째, 일차보건의료는 필수적인 보건의료서비스이다. 이는 실제적이고 과학적으로 유효하며 사회적으로 받아들여질 수 있는 방법과 기술에 기초한다. 이러한 방법과 기술은 자기신뢰와 자기결정의 정신에 의거해 발전의 매 단계마다 지속적으로 지불할 수 있는 비용으로 개인과 지역사회 가정이 충분히 참여함으로써 보편적인 접근이 가능한 것이다. 일차보건의료는 국가 보건의료체계(국가 보건의료체계에서 일차보건의료는 중심적인 기능을 수행하는 핵심 요소이다)와 지역사회의 전반적 사회경제적 발전에 필수적인 구성 요소이다. 일차보건의료는 개인, 가족, 지역사회가 사람들이 생활하고 일하는 곳에서 가능한 한 가까운 곳에서 보건의료 서비스를 제공하는 국가 보건의료체계를 접하는 첫 접촉점이다. 그리고 일차보건의료는 그 이후로 지속되는 보건의료서비스 과정의 첫 단계이다.

일곱째, 일차보건의료는 한 국가와 지역사회의 경제적 상태와 사회문화적, 정치적 특징을 반영하고, 이로부터 서서히 발전한다. 그리고 사회학, 생의학, 보건의료서비스에 대한 타당한 연구결과와 공중보건의 경험을 적용하는 것에 기초한다. 또한, 일차보건의료는 지역사회의 주요 건강문제를 다루며, 건강증진, 예방, 치료, 재활서비스를 제공한다.

따라서 일차보건의료에는 ① 주요한 건강문제와 이러한 문제를 예방, 관리하는 방법에 대한 교육, ② 음식 공급과 적절한 영양의 증진, ③ 안전한 물과 기본적인 위생시설의 충분한 공급, ④ 가족계획을 포함한 모성보호와 아동건강관리, ⑤ 주요 감염성질환에 대한 예방접종, ⑥ 지역 유행 질병에 대한 예방과 관리, ⑦ 흔한 질병과 외상에 대한 적절한 치료, ⑧ 필수 의약품 제공 등의 내용을 최소한 포함하여야 한다.

이러한 보건의료 부문에 더하여 특히 농업, 축산업, 식품, 산업, 교육, 주택, 공공사업, 통신 등과 같은 국가와 지역사회 발전의 모든 관련된 부문과 양상을 포함하고, 이 모든 부문의 조화로운 노력이 요구된다. 지역사회, 국가, 혹은 다른 사용 가능한 자원을 최대한 활용하기 위해 일차보건의료의 계획, 조직, 운영, 관리에 대해 지역사회와 개인의 자기신뢰와 참여가 극대화될 것이 요구된다. 그리고 이러한 목표를 위해 적절한 교육을 통해 지역사회의 참여 능력을 발전시킨다. 또한, 통합적이고 기능적이며 상호 보완적인 전달체계에 의해 유지되어야 한다. 이는 모든 이들을 위한 포괄적인 보건의료서비스를 점진적으로 향상하여야 하고, 가장 필요한 사람에게 우선순위를 두어야 한다. 특히 지역과 의뢰 수준에서는 필요하다면 전통의료 시술자를 포함하여 의사, 간호사, 조산사, 의료보조원 등의 보건의료종사자와 사회사업가에 의존한다. 이들은 보건의료조직으로 일하고 지역사회의 보건의료 요구에 반응하도록 사회적으로나 기술적으로 충분히 훈련되어야 한다.

여덟째, 모든 정부는 포괄적인 국가 보건의료체계의 한 부분으로서 다른 부문과 조화를 이루면서, 일차보건의료를 적용하고 유지하기 위한 국가 정책, 전략, 행동계획을 작성해야 한다. 이것을 위해 정치적인 의지의 행사, 국가 자원의 동원, 사용 가능한 외부자원의 합리적 사용 등이 필요할 수도 있다.

아홉째, 한 국가 국민의 건강 달성은 직접적으로 다른 모든 나라와 관련되고 이득이 되므로 모든 나라는 모든 이들을 위한 일차의료를 보장하기 위해 협력과 서비스 정신에 입각하여 협동하여야 한다. 이러한 맥락에서 일차보건의료에 대한 세계보건기구(WHO)/유엔아동기금(UNICEF) 협력 보고서는 전 세계적 차원에서 일차보건의료의 심화 발전과 실행을 위한 확고한 기초를 구축한다.

열째, 2000년까지 전 세계 모든 이들이 수용 가능한 건강수준에 도달하는 것은 현재는 군비 확장과 군사적 갈등에 대부분이 낭비되고 있는 전 세계의 자원을 더 충분히, 더 잘 사용함으로써 가능하다. 독립, 평화, 긴장 완화, 군비 축소에 대한 진정성 있는 정책은 추가적인 자원을 제공할 수 있고 제공하여야 한다. 이는 평화적인 목적으로 쓰일 수 있고, 특히 일차보건의료가 핵심적인 부분으로서 적절한 몫을 담당할 수 있는 사회경제적 발전의 가속화 등에 쓰일 수 있다. 이러한 자원은 적절히 배분되어야 한다.

이렇게 일차보건의료를 위한 국제회의는 기술협력 정신과 신국제경제질서에 의거해 전 세계적으로, 특히 저개발국에 일차보건의료를 개발하고 적용하기 위해 긴급하고 효과적인 국가적, 국제적 행동을 요청한다. 일차보건의료를 위한 국제회의는 각국 정부, 세계보건기구와 유엔아동기금, 국제기구, 다자간 혹은 양자 간 기구, 비정부조직, 기금조직, 모든 보건의료종사자와 전 세계의 지역사회가 일차보건의료에 대한 국가적, 국제적 실행을 지원하고, 특히 저개발국에서 일차보건의료에 대한 기술적, 재정적인 지원을 증가시킬 길을 열 것을 재촉한다. 이 회의는 위에서 언급한 모든 주체들이 이 선언의 정신과 내용에 부합하는 일차보건의료를 도입, 개발, 유지하는 것에 협력하길 요청한다.

3.2 국제사회에서의 일차보건의료에 대한 접근 및 지역의료체계

이러한 국제사회의 요청에 따라, 즉 1978년 알마아타 선언 이후에 전 세계 일차보건의료사업에 대한 투자가 증가하였다. 그러한 예로 인도네시아(Williams G et al., 1980), 필리핀(Romualdez A, 1980), 라틴아메리카(Muller F, 1980), 중국(Chen PC et al., 1983),[1] 영국(Walton HJ, 1983), 벨기에(Foets M, 1985) 등에서 일차보건의료(PHC)를 적용하면서 다양한 관련 프로젝트들을 폭넓게 수행한 것을 들 수 있다. 하지만 중국을 제외한 어떤 국가 프로젝트도 지역 자원으로 만성적인 빈곤 상태에서 장기적인 종합적 일차보건의료를 제공할 수 있는 능력을 입증하지 못했다. 중국, 쿠바, 탄자니아의 PHC 사업들은 인구 100%에 대한 일차보건의료의 혜택을 달성하였다. 이들 나라들에는 공통적으로 보건체계의 급진적인 변화를 시행할 수 있는 강력한 정부가 있었다. 이들 사회에서 개인의 자유는 건강증진을 위해 철저히 제한되어 왔다. 나이지리아, 인도, 아프가니스탄의 PHC 사업들은 정부의 강력한 지원에도 불구하고 외부 재정을 사용하는 프로젝트에서 약간의 진전이 있었지만 덜 성공적이었다. 보건의료체계를 재정비하려는 노력에 필요한 정치적 힘이 부족하였다. 현재, 이러한 체계로는 결국 완전한 보장을 할 수 없어서 영아사망률, 기대수명 및 순인구증가의 허용 가능한 수준을 달성하지 못한 채 머물러 있다. 예를 들어, 국가 (보건) 안보나 전통적 의료행위들이 일차보건의료의 100% 제공을 달성하기 위해 맞교환되었기 때문에 경제적, 정치적, 문화적 비용이 높아지기

---

[1] 중국에서는 모택동(마오쩌둥, Mao Zedong) 이후 특정 지역사회를 중심으로 일차보건의료가 활발하게 적용되어 농촌 보건체계의 구축과 전문화가 달성되었다.

도 하였다(Cumper G, 1984; Saint - Yves IF, 1984).

세계보건기구는 운영정책을 변경하여 아직 해결되지 않은 몇 가지 문제들에 접근할 수 있는 글로벌 전략을 고안하였다. 여기에는 다음의 사항들이 포함될 수 있다. 종합적인 일차보건의료의 목표가 현재까지 진행되지 않고 있는 점을 감안할 때 정당화되지 않을 수도 있으며, 영양, 예방접종, 풍토병 통제 및 보건교육에 초점을 맞춘 효과적이고 선별적인 일차보건의료가 더 현실적인 목표일 수 있고, 또한 국제 사회보장체계가 아마도 최빈국들에 (보건)의료의 제공을 보장하는 효과적인 수단일 수 있다는 점이다. 더 나아가, 지역적으로 결코 재원을 조달할 수 없는 프로그램에 지속적인 외부자금 지원, 무료진료체계하의 전통적인 보건의료인(치료자)의 역할, 기본 의약품의 공급, 감사시스템의 필요성, 비용에 대한 현실적인 기대, 국제기관의 역할, 선진국과 저개발국 간의 자원 분포에 관해 심각히 우려되는 질문들을 재고할 필요가 있다(Boland RG et al., 1982).

이렇듯 여러 국가들에서의 일차보건의료에 대한 경험과 학문적 노력의 과정을 거쳐 세계보건기구는 1986년 제39차 세계보건총회(World Health Assembly)에서 "2000년까지 모든 인류의 건강(HFA)"이라는 목표를 달성하기 위한 전략으로서 "일차보건의료에 기초한 지역의료체계(District Health Systems Based on Primary Health Care)"라는 개념을 채택하였다(WHO, 1986; WHO, 1986). 그 주요 내용을 보면 다음과 같다.

"일차보건의료에 기초한 지역의료체계는 상당한 수준까지 자체 충족적인 국가 보건의료체계의 한 부분으로서 도시·농어촌지역을 막론하고 명확히 구분되는 행정적, 지리적 지역 내에 거주하는 뚜렷이 한정된 인구집단으로 구성되어야 한다. 이에는 지역 내에서 의료를 제공하는 기관과 개인이 전부 다 해당되는데, 정부, 사회보장단체, 비정

그림 3-1 일차보건의료 개념에 기초한 포괄적인 보건의료체계의 개념적 모형

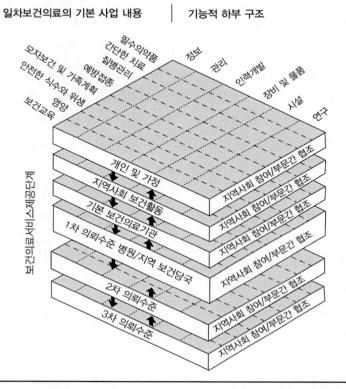

출처: WHO. Hospitals and Health for All, Report of a WHO Expert Committee on the Role of Hospitals at the First Referral Level, Technical Report Series, No.744. 1987

부단체, 민간 부문의 의료제공자 및 전통의료까지도 포괄한다. 즉, 지역의료체계는 보건 및 기타 관련 부문을 통하여 가정, 학교, 직장 및 지역사회의 건강에 기여하는 서로 연관된 수많은 요소들로 구성된다. 따라서 지역의료체계에는 자가치료, 모든 종류의 보건의료인력과 보건의료시설로부터 제1차 의뢰병원에 이르기까지 제공되는 적절한 보

건의료서비스와 기타 진단적 뒷받침, 의약(물)품 공급 등의 보조서비스까지 포함된다. 이렇게 한 지역사회를 기반으로 건강증진부터 예방, 치료 및 재활까지의 포괄적 범위의 보건활동들이 수행될 수 있도록 (지방)보건조직은 이 모든 구성요소들을 조정할 수 있어야 한다."(김용익, 1987; 강복수, 1988). 이는 "세계보건기구 제1차 의뢰병원의 역할에 관한 전문위원회(WHO Expert Committee on the Role of Hospital at the First Referral Level)"가 알마아타 선언에서 제시한 일차보건의료의 개념과 의료서비스 제공 단계를 그동안의 이론적 발전을 반영하여 <그림 3 – 1>[2]과 같이 제시(WHO, 1987)하면서 개발도상국에서의 그 실현 가능성을 높였다고 판단된다.

3.3 한국에서의 일차보건의료에 대한 접근

해방 이후 한국은 1960년대까지 해외원조에 전적으로 의지하여 일차의료 영역에 대한 보건소 신축 등의 보건인프라가 구축되었다. 그러니 당시 보건사업은 고식적인 보조행정의 영역을 벗어나지 못하는 상황으로 더군다나 농촌지역은 그나마 보건의료자원의 턱없는 부족으로 미충족 상태에 빠져 있었다. 1958년 9월부터 1959년 8월까지만 1년 동안 전국 농가 약 14,000세대를 대상으로 하여 시행한 면접조사 결과에 따르면, 의료비의 지역적 분포로 경기도, 충청남도, 제주도, 경상남도의 총의료비는 비교적 많았으며, 전라남도, 전라북도의 총의료비는 적은 편이었다. 농가 세대주의 교육 정도가 낮은 계층일

---

2) 대한예방의학회에서 2015년에 출간한 『예방의학과 공중보건학(제2판 수정증보판)』(서울, 계축문화사)에서 한글로 번역된 그림을 인용(p.861)하였다.

수록 의료비의 지출은 적었고, 한의원과 한약방이나 약국과 약방에서의 지출이 상대적으로 증가하였다. 이러한 경향은 농가 주부의 교육 정도와 더 밀접한 경향을 보였고, 특히 전 농가의 1/3 이상이 질병구제를 위하여 굿, 맞이풀이나 고사를 시행하기도 하였다(許程, 1962).

이러한 배경에는 (어찌 보면 당연할는지도 모르겠지만) 1960년대 초에 들어선 정부가 그동안 침체된 경제를 회복하기 위해 경제개발 5개년 계획을 수립하면서 초반 10년 동안 제조업을 비롯한 산업화, 공업화의 축적에 집중한 나머지 농촌경제나 보건의료 부문의 요구를 도외시하였고 그에 대한 투자도 시도할 수가 없었다. 결국 이 당시 경제성장에서 얻게 된 부의 분배는 농어촌과 도시 빈민지역에는 미처 미치지 못하였다. 또한 보건의료 부문에 대한 국가의 조정능력의 약화 속에 사립병원과 의원이 대부분 도시에만 집중되어 급속하게 증가한 반면 공립병원은 쇠퇴하였다. 그 가운데 보건의료인력의 수급에서도 의사 아닌 다른 의약업자들이 급격히 늘어남으로써 보건의료서비스 시장은 완전히 자유경쟁의 상태로 변화하였다. 더욱이나 농어촌 등 취약지역에서의 각종 약방은 일차적으로 지역사회 주민들과 밀착되어 있는 데에다가 의사의 처방 없이 약을 조제할 뿐만 아니라 질병에 대한 의료상담까지 가능하였기 때문에 환자들은 비용이 적게 드는 의사 아닌 의약업자들에게 의존하는 비중이 점점 더 커지게 되었다(韓相福, 1990). 1960~70년대 농어민들의 의료이용행태를 한 마디로 요약하면, 경제적 제약과 (보건)의료기관과의 지리적 접근성의 낮아 위급한 지경에 이를 때까지 증상이 심해져도 병의원을 잘 찾지 않았던 질병에 대한 낮은 인식 등이 복합적으로 영향을 미쳐 미충족 필요(unmet need) 영역인 사각지대에 빠져 이들의 미치료율이 높을 수밖에 없었다(Johnson KG, 1970; Kim MH, 1974).

하지만 1978년 알마아타 선언 이전에 이런 열악한 환경에 처한 한국에 외국인으로서뿐만 아니라 의사로서 내한한 (개신교) 선교사들[3]이 대도시에서의 서양식 (기독)병원 설립뿐만 아니라 농어촌지역에서의 (일차보건의료의 정신과 맥을 같이하는) 지역사회보건, 의료사회사업, 무의촌 진료 등의 특수 사업에도 결정적인 역할을 담당하였다(심재두 외, 2018). 그 대표적인 선각자가 어려웠던 시절 거제도민을 구휼했던 파란 눈의 손요한(Dr. John R. Sibley) 선교사이다. 정형외과 의사 시블리 박사는 1960년에 한국에 첫발을 내딛게 된 후 대구 동산기독병원을 거쳐 1969년 거제시 하청면(실전리)에서 '거제지역사회개발 보건사업'을 이끌었다. 경상남도 거제시 실전병원(거제건강원)[4]이 있었던 그 자리에 지역주민들이 세운 손요한 원장 기념비가 있다(그림 3-2). 이후 거제지역보건사업은 국내 전주예수병원(1970년), 서울대학교(보건대학원)(1972년), 이화여자대학교(1972년), 연세대학교(의과대학)(1974년)로 확산되는 전환점이 되었다.

---

3) 1884년부터 1984년까지 100년 동안 '내한 활동 선교사' 총수는 1,061명으로 의료선교사(의사 134명, 의사 겸 목사 9명, 치과의사 7명, 간호사 76명, 기타 37명)의 비율은 24.7%(263명)에 해당하였다. 이들 중 거의 절반(49.1%)이 15년 이상 의료선교사로 한국 땅에서 사역하였다(한국기독교역사연구소, 1994; 마서 헌트리, 1995; 최제창, 1996).

4) 의료선교활동의 모태로 시작된 실전병원은 독일연방공화국 개신교 중앙개발원조처(EZE), 화란 기독교 원조계획협의회(ICCO)를 비롯한 CMC, BFDW, UK AID, SIDA 등 많은 국제기구들의 원조와 거제시민의 정성이 모아져 1973년에 종합병원으로 성장하였으며, 1999년 의료법인 거붕백병원으로 거듭나 숭고한 병원 역사를 계승, 발전시켜 오늘에 이르고 있다(http://www.gbh.or.kr/intro/intro01.html).

그림 3-2 손요한 원장 기념비

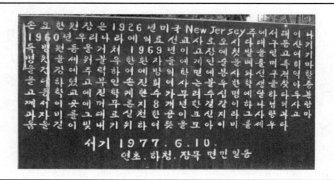

한편, 1975년 한미 양국 정부 간의 차관 협정에 의해서 우리나라 일차보건의료사업이 제안되었다. 1976년 한국보건개발연구원의 설립으로 정부는 일차보건의료 기본계획을 수립하여 1977년부터 1980년까지 3년 동안 홍천군, 군위군, 옥구군에서 시범사업을 실시하였다. 일차보건의료계획의 특징은 군보건소와 면보건지소의 보건의료서비스를 마을건강사업까지 유기적으로 연결시키고, (부족한 의사의 대체인력으로) 정식으로 훈련받은 보건요원들로 하여금 저소득 농어민들에게 값싼 비용(거의 무료)으로 통합보건의료서비스를 제공한다는 거제지역 사회개발 보건사업의 운영방침이나 세계보건기구의 일차보건의료의 기본 원칙과 일치되는 것이다(Yeon HC, 1981; 韓相福, 1990).

3.4 UN 새천년개발목표와 지속가능발전목표

(1) UN 새천년개발목표(MDGs)

일차보건의료를 포함한 국제보건 분야에 대한 이러한 국제사회의 노력에도 불구하고 여전히 전 세계인의 약 50%가 여전히 필수 보건의료서비스를 제때에, 어디에서나 이용할 수 없는 형편이 지속되었다. 1996년 OECD/DAC는 국제개발협력의 역사상 최초로 원조 지원에 대한 공여국 공동의 로드맵인 '21세기 개발협력 전략'을 제시하였는데, 그 전략에 포함된 7대 국제개발 목표가 UN의 2000년 MDGs 수립 과정에 그대로 반영되었다. 이렇게 글로벌 파트너십이 더해진 총 8개의 새천년개발목표(<그림 2-1> 참조)는 국제개발협력의 역사적 배경을 반영하여 구축된 글로벌 목표로서 그 의의를 갖게 되었다.

MDGs는 빈곤 타파에 관한 범세계적인 의제를 중점적으로 논의한 2000년 9월 뉴욕 UN 총회에서 147명의 국가원수 등 189개국이 서명한 밀레니엄 선언에서 비롯됐다(http://www.un.org/millennium/declaration/ares552e.htm). 당시에 참가하였던 모든 국가들은 2015년까지 빈곤의 감소, 보건, 교육의 개선, 환경보호에 관해 합의한 8가지 목표와 21개의 세부목표의 실천에 동의하였다. 2001년 수립 당시 18개였던 세부목표는 2007년 UN총회에서 21개로 확정되었고, 60개 평가지표가 개발되었다(부록 1: 부표 1-1). 이후 2005년 세계 정상회의(총회)에서 회원국들이 추가 합의(http://www.un.org/Docs/journal/asp/ws.asp?m=A/RES/60/1)한 바, 목표와 목표는 상호 연관성이 있으므로 총괄적으로 보아야 한다. MDGs는 "국가적, 세계적 수준 모두 발전하고 빈곤 해소에 도움이 되는 환경을 조성하기 위해서" 선진국과 개발도상국 사이의 협력관계를 대표한다. MDGs 채택 당시 절대빈곤선(extreme poverty line)이었던 1일 소득 $1(PPP) 미만의 인구비율 반감이라는 세부목표 1은 2009년 세계은행에 의하여 1일 소득 $1.25(PPP)로 변경되었다.

UN은 세계 모든 개발도상국들의 이행 현황을 파악하기 위해 UNDP를 통해 매년 'UN MDGs 보고서'를 발간하고 있다. 2015년 보고서에 의하면, ① 약 10억 명이 절대빈곤 상태를 벗어났고 ② 여아의 초등학교 입학률이 크게 증가하였고 ③ 개발협력을 위한 새로운 혁신적 파트너십이 구축되었고 ④ 전 세계 공동 가치에 대한 인식이 증가하여 MDGs의 총괄적인 효과는 긍정적으로 평가되었다.

(2) UN 지속가능발전목표(SDGs)

UN 총회가 2015년 만료된 MDGs의 후속 접근방안으로 전 세계적인 목표로 지속가능한 발전을 위해 SDGs를 채택하였다. 슬로건은 '단 한 사람도 소외되지 않는 것'으로, 2016년부터 2030년까지 선진국과 개발도상국이 함께 이행하기로 합의하였다. '2030 지속가능발전의제(우리의 세상을 변화시키기: Transforming our world)'라고도 한다.

SDGs는 17개 목표(<그림 2−1> 참조, 부록 1: 부표 1−2−1) 및 169개 세부목표로 구성되어 있다. SDGs 17개 목표 중 '건강과 웰빙(Good Health and Well - being): 모든 연령의 사람들에게 건강한 삶을 보장하며 웰빙 장려'라는 보건분야의 목표에 대한 세부목표는 <부록 1: 부표 1−2−2>에 제시하였다(https://www.un.org/sustainabledevelopment/health/).

3.5 알마아타 선언 30주년과 일차보건의료에 대한 재평가

2008년 알마아타 선언 30주년을 맞이하면서 WHO를 위시한 국제사회에서는 일차보건의료의 성과에 대한 기념행사(Pillay Y, 2008)와 함께 재평가들이 진행되었다. 그 일환으로 스웨덴(Sjönell G, 1986), 영국(Okoro C, 2008)을 포함한 유럽(Carelli F, 2008) 그리고 호주(McIntyre E et al., 2008), 네팔(Karkee R et al., 2010) 등 개별 국가 차원에서의 성과 평가뿐만 아니라 정신보건(Ivbijaro G et al., 2008), 가정의학(Hixon AL et al., 2008), 일차예방 및 행태중재(Green LW, 2008) 등의 개별 의학 영역에서의 평가도 이어졌다. 또한 알마아타 선언 30주년에 대한 다양한 재조명(Gillam S, 2008; Greenhalgh T, 2008; Gunn JM et al., 2008; Rawaf S et al., 2008; Waterston T, 2008; Rifkin SB, 2009)을 통해 일차보건의료의 나아갈 방향을 새로이 모색하였다.

이 절에서는 국제보건 전문학술지(Lancet)에서 운영한 알마아타전문분과위원회(Lancet Alma-Ata Working Group)에서 알마아타 선언 (1978년)—MDGs(2000년)를 연계하여 일차보건의료의 성과에 대한 체계적 고찰 결과(Alma-Ata: Rebirth and Revision)를 2008년도에 시리즈로 발표한 8편의 논문을 약술하였다. 이들 논문의 기본적인 핵심 연구주제나 내용은 〈표 3-1〉과 같다.

첫 번째 시리즈 논문에서는 건강과 일차보건의료를 위한 역사적 사건이었던 1978년 알마아타 선언에 의해 제기된 혁명적 원칙인 평등, 사회적 정의, 모든 사람을 위한 건강; 지역사회 참여; 건강증진; 자원의 적절한 사용; 그리고 부문 간 행동들을 다시 살펴보았다. 알마아타의 원칙과 확실하게 관련 있는 오래된 보건문제들이 여전히 남아 있으며, 반면에 새로운 우선순위들(예 HIV/AIDS, 만성질환, 정신보건)도 생겨났다. 우리는 30년간의 세계정책 변화를 검토하여 오늘날, 특히 "모든 사람을 위한 건강(HFA)" 목표의 최신판인 새천년개발목표(MDGs)를 달성하는 데 필요한 일차보건의료 서비스의 신속한 확산과 관련하여 배울 교훈을 확인하였다(그림 3-3). 국제보건 이슈는 과소투자에서 단일 질병 중심으로, 이제는 그 재정 규모와 다양한 새로운 국제기구들의 범람으로 옮겨졌다. 일차보건의료의 경우, 지난 20년간의 논쟁은 선택적(또는 수직적) 대 포괄적(수평적) 전달에 초점이 맞춰졌지만(Rifkin SB et al., 1986), 현재는 보건체계의 두 접근방식의 장점을 결합하는

표 3-1 "알마아타: 부활 및 재조명"에 대한 체계적 고찰 논문

저자 (2008)	Rebirth and Revision 시리즈	주요 연구내용(논문 제목)
Lawn JE et al.	1	Alma－Ata 30 years on: revolutionary, relevant, and time to revitalise.
Lewin S et al.	2	Supporting the delivery of cost－effective interventions in primary health－care systems in low－income and middle－income countries: an overview of systematic reviews.
Beaglehole R et al.	3	Improving the prevention and management of chronic disease in low－income and middle－income countries: a priority for primary health care.
Rohde J et al.	4	30 years after Alma－Ata: has primary health care worked in countries?
Rosato M et al.	5	Community participation: lessons for maternal, newborn, and child health.
Bhutta ZA et al.	6	Alma－Ata: Rebirth and Revision 6 Interventions to address maternal, newborn, and child survival: what difference can integrated primary health care strategies make?
Ekman B et al.	7	Integrating health interventions for women, newborn babies, and children: a framework for action.
Walley J et al.	8	Primary health care: making Alma－Ata a reality.

쪽으로 이동하고 있다. 지역사회 대 (의료)시설 기반 보건의료에 대한 논쟁이 통합보건시스템 구축으로 옮겨가고 있다. 통합 일차보건의료

서비스의 더 공평한 보장을 달성하려면, 일관성 있는 정치적 및 재정적 헌신, 지역 역학에 기반한 점진적 구현, 특히 지역 수준에서 직접 우선순위를 정하고 진행 상황을 평가하기 위한 데이터 사용 그리고 지역사회 및 비보건 부문과의 효과적인 연계가 필요하다. 지역사회 참여와 부문 간 협력은 일차보건의료에서 가장 취약한 것으로 보인다. 일차보건의료 전문가들을 위해 급증하는 과업 목록은 장기적인 인적자원 기획, 더 나은 훈련과 지원 감독을 필요로 한다. 필수 의약품 정책은 일차보건의료에 중요한 기여를 했지만, 다른 적절한 기술은 뒤쳐져 있다. 알마아타 부흥과 30년간의 경험으로부터 배우는 것은 부유한 국가와 가난한 국가의 모두를 위한 건강이라는 야심찬 목표에 도달하기 위해 필수적이다(Lawn JE et al., 2008).

한편, 알마아타 선언 이후 수많은 국가들에서 일차보건의료의 진전을 평가하였다. 먼저 우리는 초과 달성 및 미달 국가들을 식별하기 위해 국민소득과 HIV 유병률에 따른 기대수명을 분석하였다. 그런 다음, 5세 미만 아동 중 연평균 사망률 감소가 가장 높았던 30개 저소득 및 중산층 국가에 초점을 맞추었으며, 일차보건의료의 적용 범위와 형평성, 보건 이외 타 분야의 조치를 기술하였다. 이들 30개국은 선별적 일차보건의료(예 예방접종, 가족계획)의 규모를 늘렸으며, 14개국은 분만 시 숙련된 의료인력의 높은 참여로 특징지어지는 포괄적인 일차보건의료로 발전하였다. 비보건 분야에서의 양호한 거버넌스와 발전은 포괄적인 일차보건의료 체계로 확인된 거의 모든 14개 국가에서 볼 수 있었다. 이 30개국은 국민 1인당 매우 낮은 소득, 정치적 불안, 높은 HIV/AIDS 유병률에도 불구하고 진전을 보이고 있는 나라들이다(표 3-2). 태국은 5세 미만 아동 중 연평균 사망률이 가장 많이 감소하였으며(8.5%), 불평등이 적은 상태로 마을건강요원에 의한 예

그림 3-3 알마아타 선언 이후 30년: 세계보건, 일차보건의료 및 모자보건 통합으로의 전환

Maternal, newborn and child health	Oral rehydration is invented Family planning is main focus of maternal and child health programmes	Expanded programme on immunisation modelled on smallpox campaigns Child survival revolution (1982) with leadership from Jim Grant of UNICEF and focus on selected interventions (GOBI)	Safe motherhood launched (1988) to address 500,000 maternal deaths, initially calling for a comprehensive approach with empowerment as well as health care	World Summit for Children (1990) with 26 goals focusing on selective and measurable interventions	Limited funding and interest in maternal and child health–even immunisation funding reduced markedly Safe motherhood Initiative and WHO focus on skilled attendance, and reject training of traditional birth attendants	Lancet Child Survival Series (2003) calls for second child survival revolution, refocusing on selective interventions and reaching all children First Countdown to 2015 focused on child survival (2005)	Lancet Neonatal Survival Series (2005), shift of maternal and child health to maternal, newborn, and child health to save 4 million neonatal deaths and calling for community and facility interventions in a continuum of care "Make every mother and child count", World Health Report 2005, emphasis on continuum of care	Lancet Maternal Survival Series (2006) calls for facility birth strategy Second Countdown to 2015, with wider focus on maternal, newborn, and child health and reproductive health and continuum of care with community and facility care
	From child only, to mother vs child programmes towards mothers, newborn, and children integration						
Primary health care	National innovations such as China's barefoot doctors inspire interest Non-governmental organisation innovations in community activities	Some countries initiate major change to primary health care Training of traditional birth attendants and community health workers is promoted as major strategy, often using volunteers WHO produces district health management tools	Limited global focus on primary health care and community mobilisation or community based care Some countries persist especially in Latin America and the Caribbean and southeast Asia, or with socialist governments Some organisations persist especially NGOs either national such as BRAC or international such as Save and CARE, but mainly smaller scale implementation		Statement regarding skilled attendance for delivery and discouraging training of traditional birth attendants	"Human resource crisis" (WHR 2006), plus more evidence of effect brings attention back to community health workers Lancet Mexico Series proposes the "diagonal" approach–a compromise between vertical and horizontal approaches	Alma–Ata 30 year celebration, reinvigorate interest in primary health care More focus on health systems strengthening especially for maternal health care and care of childhood illness
	From comprehensive vs selective, community vs facility towards integrated delivery in the continuum of care, health system building, and human resource investment						
Global health	Smallpox eradication	HIV/AIDS emerges	HIV/AIDS all becomes major issue especially in some African countries	Health for all goals set World Bank report on health implementation of user fees particularly in many African countries	Leadership vacuum for global health, particularly in the UN system	New funding for HIV, tuberculosis, malaria, and immunisation (GAVI, Global Fund, President's Emergency Plan for AIDS)	President's Malaria Initiative Partnership for Maternal, Newborn and Child Health formed Bird flu investments Increasing rhetoric regarding health systems building	Health 8 formed with more united UN leadership for global health More global leaders and personalities giving attention and funds for global health
	From limited global health focus, to increasing funding for special issues, to multiple maternal, newborn, and child health initiatives and more attention to the link of health with development						
World	African and Asian countries gain Independence	Cold War with influence of super powers in some nations	End of Cold War	Structural readjustment Africa hit by debt and HIV/AIDS Globalisation		Heavily indebted poor country initiative United Nations reform Rise of major new philanthropic foundations		
Time	1980		1990		2000		2010

Alma–Ata declaration | World Summit for Children goals set | Cairo reproductive health | Millennium Development Goals set

2015: Millennium Development Goals target

출처: Lawn JE et al. Alma-Ata 30 years on: revolutionary, relevant, and time to revitalise. Lancet 2008;372(9642):917-927.

표 3-2 5세 미만 아동의 연평균 사망률이 가장 많이 감소한 상위 30개 저소득
국가(1990~2006)

	Counties and territories*	Total population in thousands (2006)	Average yearly reduction in mortality (1990~2006)	Mortality rate for children ⟨5 years+ (2006)	Number of deaths for children ⟨5 years (2006)	Estimated maternal mortality ratio (2005)‡
1	Thailand	63,444	8.5%	8	7,000	110
2	Vietnam	86,206	7.1%	17	28,000	150
3	Peru	27,589	7.1%	25	15,000	240
4	Brazil	189,323	6.5%	20	74,000	110
5	Indonesia	228,864	6.2%	34	151,000	410
6	Syria	19,408	6.2%	14	7,000	130
7	Egypt	74,166	6.0%	35	64,000	130
8	Sri Lanka	19,207	5.6%	13	4,000	58
9	Nepal	27,641	5.5%	59	47,000	830
10	Morocco	30,853	5.5%	37	23,000	240
11	El Salvador	6,762	5.5%	25	4,000	170
12	Ecuador	13,202	5.4%	24	7,000	210
13	Tunisia	10,215	5.1%	23	4,000	100
14	Dominican Republic	9,615	5.0%	29	7,000	150
15	Laos	5,759	4.9%	75	12,000	660
16	Bangladesh	155,991	4.8%	69	277,000	570
17	Honduras	6,969	4.8%	27	5,000	280
18	Iran	70,270	4.7%	34	48,000	140
19	Bolivia	9,354	4.5%	61	16,000	290
20	Kazakhstan	15,314	4.5%	29	8,000	140
21	Eritrea	4,692	4.3%	74	14,000	450
22	Guatemala	13,029	4.3%	41	18,000	290
23	Philippienes	86,264	4.1%	32	73,000	230
24	Turkmenistan	4,899	4.1%	51	6,000	130
25	Haiti	9,446	4.0%	80	22,000	670
26	Nicaragua	5,532	4.0%	36	5,000	170
27	Paraguay	6,016	3.9%	22	3,000	150
28	China	1,320,864	3.9%	24	415,000	45
29	Cuba	11,267	3.9%	7	1,000	45
30	Malawi	13,571	3.8%	120	68,000	1,100
	Total	2,545,732			1,433,000	

Countries are ranked according to progress for Millennium Development Goal 4.
*Countries with Gross National Income greater than US$5,000 per person and less
than 100,000 births per year were excluded.
+ Per 1,000
‡ Per 100,000
출처: Rohde J et al.. 30 years after Alma-Ata: has primary health care worked in
     countries? Lancet 2008;372(9642):950-961.

방접종 제공(Bender DE et al., 1987), 숙련된 보건인력에 의한 분만서비스의 보편적 보장을 달성하였다. 이러한 모든 국가에서 배울 수 있는 교훈은 모든 이해당사자들이 실행에 전념해 온 일차보건의료에 최우선 순위를 두되 단계별로 (국가 차원에서 동의한) 패키지의 필요성, 지역 관리체계에 대한 세심한 주의 그리고 보건체계와 연계된 일차보건의료의 역량을 갖춘 보건의료인력에 대한 일관성 있는 투자를 포함한다. 국가 내 및 국가 간의 더 상세한 분석과 평가는 일차보건의료 투자를 유도하고, MDGs와 "모든 사람의 건강"을 향한 진전을 촉진하는 데에 매우 귀중한 것이다(Rohde J et al., 2008).

더욱이 이들 국가에서 만성질환으로 인한 이중부담(double burden)을 감소하기 위해 <그림 3-4>와 같은 혁신적 관리체계의 적극적인 중재방안도 제안하였다(Beaglehole R et al., 2008).

30년 전 알마아타에서 합의한 원칙은 오늘날에도 그때와 똑같이 적용된다. 하지만 2000년까지의 "모든 사람의 건강(HFA)" 목표는 달성되지 못했고, 더욱이 2015년의 UN 새천년개발목표(MDG)도 일차보건의료의 실질적인 활성화 없이는 대부분의 저소득 국가에서는 충족되지 못할 것이다. 건강에 대한 정치적 우선순위의 결정 결여, 구조적 조정정책, 잘못된 거버넌스, 인구 증가, 부적절한 보건체계, 일차보건의료에 대한 부족한 연구와 평가가 그 요인에 포함되었다. 우리는 일차보건의료의 활성화를 위해 다음과 같은 우선순위를 제안한다. 인적자원 및 필수의약품을 포함한 보건서비스 기반시설은 강화가 필요하며, 일차보건의료 서비스에 대해서는 비용(이용료)을 없애야 그 이용률을 높일 수 있다. 가족계획을 포함한 산모, 신생아, 아동 보건 서비스에 대한 지속적인 관리가 필요하다(표 3-3). 지역사회와 1차 의료 및 예방서비스를 포괄하는 근거기반 통합 패키지는 각 국가 상황에 맞게

그림 3-4 만성질환의 혁신적 관리체계

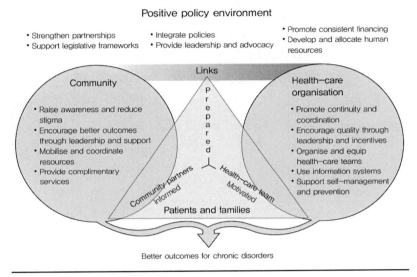

출처: Beaglehole R et al.. Improving the prevention and management of chronic disease in low-income and middle-income countries: a priority for primary health care. Lancet 2008;372(9642):940-949.

조정되고 평가되고 확장되어야 한다. 1차 의료시설과 후송의료기관 간의 서비스가 연계되도록 지역사회 참여와 지역사회 보건인력들의 역량 강화도 필요하다. 게다가, 더 나은 물, 위생, 영양, 식품 안전 그리고 HIV관리를 위해 보건과 개발을 연결하는 부문 간 조치가 필요하다. 만성질환, 정신건강, 아동발달 등도 다뤄져야 한다. 개선 정도를 측정하고 책임감을 보장해야 한다. 우리는 이러한 연구 질문의 우선순위를 정하고 일차보건의료를 활성화하기 위해 필요한 국내 및 전 세계 이해관계자에 대한 행동강령과 조치를 제안한다(Walley J et al., 2008).

이렇듯 수많은 국가들이 1차 의료를 실천에 옮기려 노력하였지만,

"모든 사람을 위한 건강(HFA)"이라는 알마아타 선언의 목표는 아직도 달성되지 못했다. 따라서 일차보건의료에 대한 국제사회의 재평가에 힘입어 세계보건기구(WHO)는 2008년 10월 14일, 『일차보건의료: 그 어느 때보다도 지금(Primary Health Care: Now More Than Ever)』이라는 2008년 세계보건보고서(World Health Report for 2008)를 1978년 WHO 일차보건의료 선언으로 잘 알려진, 이전 도시명 알마아타라고 불렸던 알마티(Almaty)에서 소개하였다(Rawaf S et al., 2008).

표 3-3 일차보건의료 연계: 근거기반 지역사회 중심 통합모자보건 중재 및 전달체계 전략

	Reasons for selection			Potential delivery strategies and platforms						
	Evidence of effect on morbidity or mortality*	Cost-effectiveness+	Evidence and potential for delivery and inclusion in primary care programmes #	Mass media (including social marketing strategies, health days, etc)	Facilitated community support and advocacy groups	Community health workers with limited training	Trained community health workers (outreach workers)	Community-based trained midwives	Other cadres of health workers (EPI vaccinators, dispensers)	Medical or nursing staff in first-level facilities (IMCI trained)
Promotional interventions										
Promotion of reproductive health and family planning	1	B	1	++	+	+	++	++	–	+v
Promotion of appropriate care seeking and antenatal care during pregnancy	2	A	1	++	++	++	++	++	+	++
Promotion of skilled care for childbirth	1	B	1	++	++	++	++	++	+	++
Exclusive breastfeeding advice and support	1	A	1	+	+	++	++	++	+	++
Preventive interventions										
Provision/availability of contraceptives for birth spacing and safe sex	1	A	1	–	–	+	++	+	–	+

Intervention										
Cord care and clean delivery kits	1	A	1	-	+	++	++	++	+	++
Iron folate or multiple micronutrient supplementation during pregnancy	2	A	2	-	-	+	+	+	+	++
Balanced protein−energy supplements ducring pregnancy in food−insecure populations	1	C	2	-	+	+	-	-	-	+
Calcium supplementation for PIH	2	A	2	-	-	+	++	++	-	++
Low−dose aspirin in pregnancy for at−risk women	1	A	2	-	-	+	++	++	-	++
Antiretrovirals in HIV−infected individuals and PMTCT	1	B	1	-	-	-	+	+	-	++
Antibiotics for preterm rupture of membranes	1	C	2	-	-	++	++	++	+	++
Antenatal steroids in preterm labour	1	C	2	-	-	+	++	++	-	++

Intervention									
EPI(including additional new vaccines Hib, pneumococcal and rotavirus vaccines)	1	B	1	+	−	−	−	++	+
Vitamin A supplementation in children	1	A	1	+	+	+	++	+	++
Preventive zinc supplementation in children	1	B	1	+	+	+	++	+	++
Insecticide−treated bednets for the family	1	A	1	+	+	+	++	+	+
IPT for prevention of malaria in pregnancy and children with IPT	1	A	1	+	+	+	++	+	++
Treatment interventions									
Promotion and use of skilled birth attendants in first−level and second−level facilities	2	A	2	+	+	+	++	+	++
Interventions for prevention of post−partum haemorrhage and use of oxytocic agents	1	B	2	+	+	+	+	...	+

Basic newborn resuscitation with self inflatable bag and mask	2	A	2	⋮	+	+	++	⋮	++
Improved diarrhoea management(zinc and ORT etc)	1	B	1	+	+	++	+	++	++
Community detection and management of pneumonia with short course amoxicillin	1	B	1	+	+	++	+	++	++
Improved case management of malaria including ACTs	1	B	1	+	+	++	+	++	++
Recognition, triage and treatment of severe acute malnutrition in affected children in community settings	1	C	1	+	+	++	+	++	++

*1=strong evidence of benefit in efficacy and effectiveness settings and recommended; 2=moderate level of evidence of impact but need recommended for inclusion in health systems; 3=low level of evidence but recommended for further evaluation in health systems on additional criteria and plausibility. +A=international US$15-47 per DALY averted; B=international US$48-1,000 per DALY averted; C=international > US$1,000 per DALY averted; NA=not available. ¶1=strong evidence of benefit in efficacy and effectiveness settings; 2=plausible and promising evidence of impact but need evaluation in health systems at scale; 3=promising interventions that need further assessment in primary care sttings. ‡++=principal repponsibility or delivery platform for the intervention; +=additional task(utility of opportunity). PIH=pregnancy-induced hypertension. PMTCT=prevention of mother to child transmission. EPI=expanded programme for immunisation. IPT=intermittent preventive treatment for malaria. ORT=oral rehydration therapy. ACT=artemesin combination therapy.

그림 3-5 일차보건의료: 그 어느 때보다도 지금

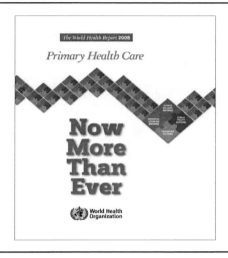

출처: Rawaf S et al., From Alma-Ata to Almaty: a new start for primary health care. Lancet 2008;372(9647):1365-1367.

3.6 일차보건의료: 2018년 아스타나 선언

1978년, 알마아타 선언은 모두에게 더 나은 건강 보장 그리고 사회적 정의, 건강의 형평성 및 건강의 사회적 결정요인의 가치에 대한 핵심으로서 일차보건의료의 중요성을 바탕으로 보건지도자들이 단합할 수 있었던 획기적인 역사적 전환점이었다. 알마아타 선언으로 인해 각국이 일차보건의료에 관심을 가지고 나라마다 관련 정책을 내놓았고 그 정책들을 이행하면서 세계의 보건의료 환경이 많이 향상되었다. 그러나 이 선언이 공포된 지 40년이 지난 지금, MDGs의 달성 성과에도 불구하고, 일차보건의료는 여전히 위기에 처해 있다. 많은 국가들 사이에서 일차보건의료는 저개발되어 있고, 어떠한 나라들에선

재정이 부족하고, 또한 보건의료인력 채용 및 근속과 관련하여 심각한 문제에 직면해 있다. 또한 세계 인구의 절반은 여전히 필수 보건 서비스를 완전히 제공받지 못하고 있어 그 비전이 여전히 실현되지 않은 채 그 대신 다양한 결과를 낳는 개개인의 질환에 초점이 맞춰져 왔다. 이제 지속가능발전목표(SDGs)는 일차보건의료의 강화를 통한 보편적 의료보장(universal health coverage, UHC)[5]에 도달하기 위한 새로운 자극을 제공한다. 2018년 알마아타 선언 40주년을 계기로 국제사회는 WHO 중심으로 많은 회의들을 개최하면서 또 한 번 일차보건의료를 재강조한 바 있다(Friedrich MJ, 2018; Park S et al., 2018; Wass V, 2018; Walraven G, 2019).

2018년에도 일차보건의료에 관한 국제회의가 카자흐스탄 정부, WHO 및 UNICEF 공동 주최로 개최되었다. (국가 원수; 보건, 재정, 교육 및 사회복지 장관; 비정부기구; 연구자; 보건전문가; 청소년 지도자를 포함한) 1,200명의 관계자들이 카자흐스탄 아스타나(그림 3-6)에서 만나 아스타나 선언(Astana declaration)을 지지하였다. "우리 모두는 어디에서나 모든 사람들이 건강 관련 자신의 기본권리를 실현할 수 있도록 일차보건의료에 대한 오늘의 선언을 확실히 해야 할 엄숙한 책임이 있다"(https://www.unicef.org/press-releases/new-globalcommitment-primary-health-care-all-astanaconference). 그 목적은 알마아타 선언의 원칙을 토대로 구축된 주민-중심의 일차보건의료 개발에 대한 회원국과 국제기구로부터 정치적 약속을 새롭게 도출하는 것이다.

---

5) 보편적 의료보장은 모든 사람들이 재정적인 어려움 없이 시간과 장소에 구애되지 않고 양질의 보건서비스를 이용할 수 있도록 보장하는 것이다. 알마아타 선언에서 보편적 의료보장의 개념을 알리는 중요한 역할을 하였으며, 이번 아스타나 선언을 통해 보편적 의료보장은 선언문 이행과 효과를 극대화하는 필수 요소가 될 것이다.

그림 3-6 카자흐스탄 아스타나시 전경

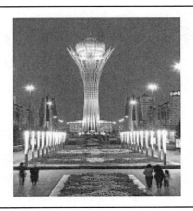

가장 취약한 사람들을 포함한 모든 사람들에게 건강을 제공하기 위해서는 일차보건의료의 르네상스가 필수적이다. 한 예로 파키스탄을 들 수 있는데, 보편적인 일차보건의료 제공이 그 나라의 최악의 보건지표를 개선하는 유일한 길일 가능성이 있다. 2018년 탈린헌장(Tallinn Charter)의 주제인 3I(Include, Invest, Innovate; 내포, 투자, 혁신)는 지속가능한 보건체계의 중심에 일차보건의료를 두었다.

'지역사회-기반 케어, 보건소, 1단계 병원 및 인구-기반 중재'의 4개 유형의 의료전달 플랫폼을 통한 일차보건의료에 대한 투자는 란셋 보건투자위원회(*Lancet* Commission on Investing in Health)에서 제시한 메시지 중 하나이다. 이 위원회가 제안한 일차보건의료 중재 패키지는 각 플랫폼에서 이용할 수 있어야 하는 내용에 대한 청사진을 제공한다. 에티오피아에서는 대각선 투자 접근법이 일차보건의료 역량을 강화하고 건강상태를 개선하였다. 중국에서의 란셋 일차보건의료 위원회(*Lancet* Commission on Primary Health Care in China)는 중국 정부의 일차보건의료와 공중보건서비스의 통합 등의 개선 사례를 아스타나와

베이징에서 동시에 발표하였다.

국민 건강 필요의 80~90% 정도가 그들의 일생 동안에, 즉 모성보건과 예방접종을 통한 감염병 예방부터 만성질환관리 및 완화의료까지 일차보건의료체계 내에서 제공될 수 있다. 인구가 노령화되면서 복합이환(multimorbidity)이 일상화되어 일차보건의료 종사자의 역할이 훨씬 더 중요해지고 있어서 전문 보건의료인력은 일차보건의료에 못지않게 보건체계의 성과와 지속가능성에 중요한 기여요소이다. 세계가정의사회(World Organization of Family Doctors, WONCA)는 개발도상국에서 의사 양성을 위한 노력을 강화하였지만, 지난 30년간 일차보건의료 종사자에 대해 불충분한 투자에 머물렀다고 평가하였다. 환자의 요구에 초점을 맞춘 전문가 간 팀은 혁신을 도입하는 한 가지 중요한 방법이다. 건강증진과 비감염성 질환의 관리를 포함하여 많은 의료를 제공하는 간호사들로 구성된 팀은 하나의 가능한 모델이다.

지역보건 종사자, 간호사, 의사의 채용과 근속은 세계 대부분의 지역에서 개선되어야 한다. 일차보건의료를 더 매력적인 근무 환경으로 만드는 것은 최고의 전문가를 채용하고 지속 근무를 하는 데에 아주 중대하다. 지난 2018년 10월 오스트리아 가스타인에서 개최된 유럽보건포럼(European Health Forum Gastein)에서 제시된 증거는 새로운 커리큘럼, 다중 전문가적 세팅 및 더 조직적인 지원의 필요성을 문서화했다. 대부분의 유럽 국가에서는 일반의사(가정의)가 부족하며, 특히 농촌에서는 더욱 그러하다. 일반적인 진료는 종종 낮은 지위로 여겨지고, 의사들에 대한 위신도 낮으며, 많은 행정업무와 연관되어 있고, 동료들의 지원이 부족하다. 일차의료에서 간호사와 약사를 위한 새로운 역할과 같은 일부 혁신에도 불구하고, 기술 혁신을 포함한 더 많은 전문가적 개발과 더 많은 인프라 지원을 제공할 필요가 있다. 일차의료 실습과 학생들을 농촌에서의 근무에 노출시키는 것은 가장 외

딴 지역으로의 채용에 도움을 줄 수 있다.

2018년의 아스타나 선언은 일차보건의료를 위한 더 나은 미래의 시작을 의미한다. 아스타나회의 이후의 리더십은 일차보건의료의 모든 측면을 회복하고 활성화하기 위해 필수적이다(Friedrich MJ, 2018).

3.7 일차보건의료 운동으로 무엇을 배울 수 있었는가?

일차보건의료는 가장 기본적인 수준의 보건의료라는 측면에서 가난한 국가 사람에 대한 2급 해결방법이라고 간주되기도 한다. 하지만 아동들의 예방접종과 가족계획, 결핵, HIV 같은 중재는 국가적 프로그램에 의해 제공되지만, 지역사회의 일차보건의료 사업으로 더 빠르고, 측정 가능하며, 덜 위험하게 시행될 수 있었다. 이제는 일차보건의료가 더 이상 불완전하게 이해되지 않는다. 일차보건의료를 강조한 태국, 베트남, 페루, 네팔, 방글라데시 등과 같은 국가들이 낮은 비용으로 높은 결과를 얻었다는 증거가 강력하고, 국가의 보건지표에서 의미 있는 향상을 이루었다. 이러한 국가들의 공통된 특징은 책임 있는 리더십, 숙련된 보건의료인력의 훈련과 소유이다.

일차보건의료가 새롭게 등장한 의료기술의 개발보다 덜 중요하게 생각될 수 있지만, 질병에 대한 부담을 줄이는 데는 그 기여도를 무시할 수 없다. 말라리아 처치를 위한 살충제 처리가 된 침대용 모기장 공급, 집에서의 분만 시 산후출혈 예방을 위한 구강용 자궁수축제 제공, 폐렴, 간염 및 HPV 예방접종에 의한 심각한 아동과 여성의 유병률 감소, 어린아이와 산모에 대한 비타민A와 아연 보충제 공급, 결핵 치료를 위한 직접복약확인(directly observed treatment, short-course, DOTS),[6] 심혈관계질환(cardiovascular diseases, CVD)를 막기 위한 항고혈

압제, 항콜레스테롤제제 등은 새로운 의료기술이 예측할 수 있는 것
보다 더 많은 아동과 산모들의 목숨을 구할 수 있었음을 보여주었기
때문이다.

여기에 휴대폰과 같은 통신의 개발이, 시내지역 종합병원 의사가
멀리 떨어진 시외에서 환자를 진단하고, 현지의 훈련된 보건의료인에
의해 환자가 일차적 응급처치를 받은 후 이송되어 상급기관에서 적
절한 치료를 받게 함으로써 체계적인 의료전달체계의 확립을 가능하
게 해준다. 따라서 응급 및 만성질환자들이 발생할 수 있는 학교, 사
업장, 가정에서 일차보건의료에 대한 접근성을 향상하는 데에 인력과
기술을 집중할 수 있도록 행정력과 혁신적인 지역보건 전문가들이
필요하다.

---

6) WHO가 발표한 결핵박멸전략으로, 가래도말 양성 환자의 복약 상황을 제3자가
확인하여 치료 중단, 결핵균 내성화를 방지함으로써 확실한 치유를 달성하고 새
로운 결핵 발병률을 저하시켜 결핵 박멸을 목표로 하는 것이다.

참고문헌

1. 강복수. 일차보건의료에 기초한 지역보건의료체계. 영남의대학술지 1988;5 (1):1-8.

2. 김용익. 지역의료체계의 개념에 의한 우리나라 의료조직체계 개편 방안에 관한 연구. 병원연구 1987;11:45-58.

3. 대한예방의학회. 예방의학과 공중보건학(제2판 수정증보판). 서울, 계축문화사. 2015. p.861.

4. 마서 헌트리. 한국 개신교 초기의 선교와 교회의 성장. 1995.

5. 심재두 외 56명. 현대 의료 선교학. 미래사 CROSS. 서울. 2018.

6. 최제창. 한미의학사. 1996.

7. 김승태, 박혜진. 내한 선교사 총람: 1884-1984. 한국기독교역사연구소. (제18집). 1994.

8. 한국기독교역사연구소. 내한 선교사 총람(제18집). 1994.

9. 韓相福. 한국농촌의 社會經濟的 변화와 保健醫療體系. 韓國農村醫學會誌 1990;15(1):21-27.

10. 許程. 우리나라 農村醫療에 關한 社會醫學的 硏究. 서울의대잡지 1962; 3(4):21-40.

11. Apel H. The WHO/UNICEF Conference on Primary Health Care, Alma-Ata, September 6-12, 1978. Z Gesamte Hyg 1979;25(6):498-504.

12. Beaglehole R, Epping-Jordan J, Patel V, Chopra M, Ebrahim S, Kidd M, Haines A. Improving the prevention and management of chronic disease in low-income and middle-income countries: a

priority for primary health care. Lancet 2008;372(9642):940−949.

13. Bender DE, Pitkin K. Bridging the gap: the village health worker as the cornerstone of the primary health care model. Soc Sci Med 1987;24(6):515−528.

14. Bhutta ZA, Ali S, Cousens S, Ali TM, Haider BA, Rizvi A, Okong P, Bhutta SZ, Black RE. Interventions to address maternal, newborn, and child survival: what difference can integrated primary health care strategies make? Lancet 2008;372(9642):972−989.

15. Boland RG, Young ME. The strategy, cost, and progress of primary health care. Bull Pan Am Health Organ 1982;16(3):233−241.

16. Carelli F. The spirit of Alma Ata in Europe today. London J Prim Care (Abingdon) 2008;1(2):112−113.

17. Chen PC, Tuan CH. Primary health care in rural China: post−1978 development. Soc Sci Med 1983;17(19):1411−1417.

18. Cumper G. The costs of primary health care. Trop Doct 1984; 14(1):19−22.

19. Ekman B, Pathmanathan I, Liljestrand J. Integrating health interventions for women, newborn babies, and children: a framework for action. Lancet 2008;372(9642):990−1000.

20. Foets M, Berghmans F, Janssens L. The Primary Health Care Project in Belgium: a survey on the utilization of health services. Soc Sci Med 1985;20(3):181−190.

21. Friedrich MJ. Declaration of Astana emphasizes primary care as key to world health. JAMA 2018;320(23):2412.

22. Gillam S. Is the declaration of Alma Ata still relevant to primary health care? BMJ 2008;336(7643):536−538.

23. Greenhalgh T. Thirty years on from Alma−Ata: Where have we come from? Where are we going? Br J Gen Pract 2008;58(556):798

−804.

24. Green LW. From Alma Ata to prescription for health: correcting 30 years of drift in primary care prevention and behavioral interventions. Am J Prev Med 2008;35(5 Suppl):S434−436.

25. Gunn JM, Palmer VJ, Naccarella L, Kokanovic R, Pope CJ, Lathlean J, Stange KC. The promise and pitfalls of generalism in achieving the Alma−Ata vision of health for all. Med J Aust 2008;189(2):110 −112.

26. Hixon AL, Maskarinec GG. The Declaration of Alma Ata on its 30th anniversary: relevance for family medicine today. Fam Med 2008;40(8):585−588.

27. Ivbijaro G, Kolkiewicz L, Lionis C, Svab I, Cohen A, Sartorius N. Primary care mental health and Alma−Ata: from evidence to action. Ment Health Fam Med 2008;5(2):67−69.

28. Johnson KG. Analyzing your health delivery system. Yonsei Med J 1970;11(2):208−219.

29. Karkee R, Jha N. Primary health care development: where is Nepal after 30 years of Alma Ata Declaration? JNMA J Nepal Med Assoc 2010;49(178):178−184.

30. Kim MH. An approach to promote the rural health care. Yonsei Med J 1974;15(2):58−73.

31. Lawn JE, Rohde J, Rifkin S, Were M, Paul VK, Chopra M. Alma− Ata 30 years on: revolutionary, relevant, and time to revitalise. Lancet 2008;372(9642):917−927.

32. Lewin S, Lavis JN, Oxman AD, Bastías G, Chopra M, Ciapponi A, Flottorp S, Martí SG, Pantoja T, Rada G, Souza N, Treweek S, Wiysonge CS, Haines A. Supporting the delivery of cost−effective interventions in primary health−care systems in low−income and

middle—income countries: an overview of systematic reviews. Lancet 2008;372(9642):928—939.

33. McIntyre E, Eckermann S. PHC RIS: health for all or health for some? Remembering Alma Ata. Aust J Rural Health 2008;16(5):321—322.

34. Muller F. Primary health care programs in Latin America. Rev Sanid Hig Publica (Madr). 1980;54(11—12):1277—1289.

35. Okoro C. Primary Health Care in London: onwards from Alma Ata. London J Prim Care (Abingdon) 2008;1(2):61—65.

36. Park S, Abrams R. Alma—Ata 40th birthday celebrations and the Astana Declaration on Primary Health Care 2018. Br J Gen Pract 2019;69(682):220—221.

37. Pillay Y. Alma—Ata Declaration on Primary Health Care: 30th anniversary. S Afr Med J 2008;98(9):702.

38. Rawaf S, De Maeseneer J, Starfield B. From Alma—Ata to Almaty: a new start for primary health care. Lancet 2008;372(9647):1365—1367.

39. Rifkin SB. Lessons from community participation in health programmes: a review of the post Alma—Ata experience. Int Health 2009;1(1):31—36.

40. Rifkin SB, Walt G. Why health improves: defining the issues concerning 'comprehensive primary health care' and 'selective primary health care'. Soc Sci Med 1986;23(6):559—566.

41. Roemer MI. Priority for primary health care: its development and problems. Health Policy Plan 1986;1(1):58—66.

42. Rohde J, Cousens S, Chopra M, Tangcharoensathien V, Black R, Bhutta ZA, Lawn JE. 30 years after Alma—Ata: has primary health care worked in countries? Lancet 2008;372(9642):950—961.

43. Romualdez A. Primary health care. Maghreb Med 1980;20(4):3−4.

44. Rosato M, Laverack G, Grabman LH, Tripathy P, Nair N, Mwansambo C, Azad K, Morrison J, Bhutta Z, Perry H, Rifkin S, Costello A. Community participation: lessons for maternal, newborn, and child health. Lancet 2008;372(9642):962−971.

45. Saint−Yves IF. Staffing costs in primary health care. J R Soc Health 1984;104(3):108−110.

46. Sjönell G. Effect of establishing a primary health care centre on the utilization of primary health care and other out−patient care in a Swedish urban area. Fam Pract 1986;3(3):148−154.

47. The Lancet Infectious Diseases. The Astana Declaration: time to focus on primary health care. Lancet Infect Dis 2018;18(12):1289.

48. The Lancet. The Astana Declaration: the future of primary health care? Lancet 2018;392(10156):1369.

49. The Official United Nations site for the MDG Indicators. Millennium Development Goals Indicators. 2008. http://mdgs.un.org/unsd/mdg/Host.aspx?Content=Indicators/OfficialList.htm

50. UN Sustainable Development Goals. Goal 3: Ensure healthy lives and promote well−being for all at all ages. 2015. https://www.un.org /sustainabledevelopment/health/

51. Walley J, Lawn JE, Tinker A, de Francisco A, Chopra M, Rudan I, Bhutta ZA, Black RE; Lancet Alma−Ata Working Group. Primary health care: making Alma−Ata a reality. Lancet 2008;372(9642):1001−1007.

52. Walraven G. The 2018 Astana Declaration on Primary Health Care, is it useful? J Glob Health 2019;9(1):010313.

53. Walton HJ. The place of primary health care in medical education in the United Kingdom: a survey. Med Educ 1983;17(3):141−147.

54. Wass V. The Astana Declaration 2018. Educ Prim Care 2018; 29(6):321.

55. Waterston T. A new direction for primary health care: 30 yrs after Alma Ata? J Trop Pediatr 2008;54(6):357 − 360.

56. WHO. District Health Systems Based on Primary Health Care. Mimeograph. 1986.

57. WHO. Hospitals and Health for All, Report of a WHO Expert Committee on the Role of Hospitals at the First Referral Level, Technical Report Series, No.744. 1987.

58. WHO. Making It Work: Organizing and Managing District Health Systems. Mimeograph. 1986.

59. WHO. Primary health care: International Conference on Primary Health Care, Alma − Ata, USSR, 6 − 12 September 1978. Nurs J India 1979;70(11):285 − 295.

60. Williams G, Satoto. Socio − political constraints on primary health care: a case study from Java. Dev Dialogue 1980;1:85 − 101.

61. Yeon HC. Primary Health Care in Korea: An Approach to Evaluation. Seoul. Korea Development Institute. 1981.

04 국제개발과 일차보건의료의 연계: 한국과 네팔의 지역보건 사업을 중심으로

'한강의 기적'이라 불린 경제성장과 함께 일차보건의료의 기반 조성과 확충을 위한 지역보건(시범)사업에 대한 해외원조 사례는 보건의료 부문 발전에 크게 기여하였다. 한국의 지역보건 및 국제개발 차원에서 최근 국내외에서 각각 발간된, 지역보건의료 발전을 위한 모임과 인제대학교 국제보건연구소의 『지역보건 60년 2: 지역보건 60년의 발자취』(2012년), 『1957∼1960 한국의 보건사업』(2013년), 세계보건기구 서태평양사무처의 『건강을 위한 70년의 동반 협력: 세계보건기구와 대한민국』(2016년) 보고서에서 지역보건사업을 재조명하였다. 우선 우리나라의 경우 상기 3개 발간 보고서의 연대기적 분류에 의한 지역보건사업 사례 등을 중심으로 다음 예와 같이 "지역보건(시범)사업"과 "강화, Ganghwa, Korea"의 국내 주요 시범사업 지역명(거제, 옥구, 완주, 강화, 춘성, 여주, 연천 등)의 핵심단어(영어, 한국어)로 PubMed (https://www.ncbi.nlm.nih.gov/pubmed?holding=ikrywmlib&otool=ikrywmlib) 및 MedRic(http://kmbase.medric.or.kr/Main.aspx?menu=01&d=SEARCH&s =ADVANCE), KoreaMed(https://koreamed.org/article/0140AD/2011.23.2.144), RISS(http://www.riss.kr/index.do) 등의 검색엔진[1]을 통해 출판연도에는

---

1) DBpia(http://www.dbpia.co.kr/), KiSS(http://www.kiss.kstudy.com/#), MEDLIS

제한을 두지 않고 국내외 전문 학술지에 발표된 연구 성과물인 논문들을 1차 수집하였다.

한편, 네팔의 경우는 "Nepal, Tikapur", "far-western Nepal", "official development aid(ODA)"뿐만 아니라 "Nepal"과 "primary health care"의 중심단어(영어)로 PubMed에서 검색하면서 한국과 동일하게 초록을 중심으로 1차 확인 후 해당 논문들을 수집하였다.

이렇게 수집된 한국과 네팔의 지역보건(시범)사업 개별 논문의 참고문헌을 추가로 검증하면서 관련 논문들을 2차로 각각 수집하여 질적 체계적 고찰(qualitative systematic review)을 시도하였으며, 구체적인 고찰과정을 생략하고 단지 이 장에 그 일부 결과만을 약술하였다.

4.1 한국에 대한 국제개발 원조: 일차보건의료를 향하여

(1) 한국에 대한 국제 원조와 지역보건 개발

1) 한국의 공공보건 인프라 구축을 위한 국제 원조

1945년 일본 식민지로부터 해방 이후 남한은 1960년까지 1인당 국민총소득 US$ 80 이하로 절대빈곤(extreme poverty)의 극한 시대에 직면하였다. 당시 나병, 결핵, 말라리아 및 기생충 등의 '감염병(communicable diseases)'이 만연하였기에 정부는 이를 관리하기 위해 미군정하에 위생국(후에 보건후생부로 승격)을 설치하고 미군정법 제1호(1945년 9월 24일)를 공포하여 종래 치료 위주에서 예방보건사업 위주로의 보건정책을 전환하였다. 그 조치의 일환으로 1946년 10월 서울에서 최초의 시범보건소(추후 1948년 국립중앙보건소로 전환됨)가 설립되었고, 이어 부산, 대구, 대전

USER(http://www.medlis.kr/), RISS(http://www.riss.kr/), NDSL(http://www.ndsl.kr/)

등 전국 주요 거점도시에 10개의 국립, 시·도립, 시립보건소가 각각 설치되어 보건요원 훈련 등의 주된 역할을 감당하였다. 하지만 1950년 한국전쟁으로 보건소를 위시한 일제 강점기에 건립되었던 시·도립병원들이 모두 파괴되었기 때문에 남한에서는 대규모 복구작업뿐만 아니라 피난민들에 대한 구호사업이 시작되었다(표 4-1).

표 4-1 세계보건기구의 한국 보건부문에 대한 개발원조 현황

시대		제I기	제II기	제III기	제IV기
기간		1946~1960	1961~1979	1980~1996	1997~2016
중점 국가 목표	경제	절대빈곤 극복	경제 도약	경제 성장	경제 부흥
	보건	감염병관리	모자보건	일차보건의료	건강증진
1인당 국민총소득 (US$)		67(1953)~80	85~1,709	1,686~13,077	12,059~27,681
보건인프라 구축 및 보건의료 체계 강화		• 미국재건대표단 (USOM) 31개 보건소, 932개 의원 신축 ('53-'55) • 국립보건원 신설('59)	• 충남 지역보건 시범 사업('63), 용인군 보 건개발시범사업('71)	완주군('82-'92), 곡 성군('83-'87), 연천 군('89-'98), 대명동 ('89-'96) 일차보건 의료 강화시범사업	
보건의료 전문인력의 육성 및 역량강화 교육		• WHO 펠로우십프로그 램 운영('51년부터 매 년 2~14명 선발) • 감염병관리과정 ('55-'57) • 서울대 보건대학원 학 위과정('59)	• 보건간호사 교육과정 ('67) • 호주 RTTC 전문의학 교육 연수('73-'75) • 한국보건개발연구원 ('76): 보건의료인력 ToT 교육 • 한국역학회 회원교육 ('79) • 국립보건원 주관 보 건소직원/모자보건요 원 교육 • 식품위생 강화('74- '77) 및 약품 질관리 교육('75)	• 환경보건분야의 전문 인력 양성을 위한 WHO 장학금 —서울대('82-'87) 및 기타 보건대학원 ('88-'03) • 보건진원 교육 ('81-'85) • 학교 보건간호사 교육('85-'89) • WHO/UNDP 국립환 경연구원의 교육훈련 사업('80-'90년대)	
감 염 병 관 리	나병 (한센병)	• 치료제 dapsone (DDS) 처방('52) • 의학교육/연구비 US$2,400 승인('60)	• 나병관리사업 ('61-'70) • Damien재단 소록도 병원 전문관/간호사 파견('64)	• Dapsone + 병합요법 확대 적용 • 나병 유병률 추적조 사(만명당 '82년 1.14, '95년 0.09)	• '04년 나병 퇴치 국가 로 인증

감염병관리					
			• 5년간 이동진료소/성형외과센터 운영 • 병합요법 (rifampicin, clofazimine) 적용('78) • 나병 유병률 추적조사(만명당 '71년 2.3, '75년 1.9, '78년 1.4)	• 소록도병원 호주 수녀원(2명) 파견('94)	
	결핵	• Church World Service 치료용 Chest clinics 운영 • WHO/UNKRA 결핵관리 5개년 계획 (BCG접종) 수립('54) • TB진료소 설립	• 대한결핵연구원 (KNTA) TB검사소 운영('62) • WHO 연계 결핵관리를 위한 해외연수 • 영아/초등학생 BCG 예방접종('62-'74)		• 결핵 퇴치를 위한 집중관리: 발생률 감소('50-'10) • '10년 이후 결핵 환자 발생 증가 • '11년 WHO 연합 2단계 결핵관리사업 핵심목표 설정 및 2020 결핵퇴치계획 수립
	말라리아	• 말라리아 감염실태조사('59)	• 전국 말라리아박멸집중사업('62-'73)		
	기생충	• US/NIH 연합 대변검사: 회충(란) 양성률 추정('49) • 간흡충/폐흡충증관리 교육('58-'60) • SUNFED/WHO 간흡충관리사업(단기전문가 파견)	• USARF 사상충유충 역학조사 및 집단 화학요법 제공('68-'70) • 질병 매개체 및 설치류 관리를 위한 국가예방계획 수립('74)		
	홍역		• 홍역백신 도입('65)	• 국가필수예방접종 추가('83)	• 홍역 5만여명 감염('00-'01): 대규모 예방접종 전개 및 초등학교 입학 전 접종 의무화 • '06년 질병관리본부 홍역 퇴치 선언 • '14년 WHO WPRO 홍역퇴치 국가로 인증
	콜레라		• 전북 군산/고창 콜레라 유행조사('69) – WHO WPRO 역학조사관 파견		
	B형 간염				• '08년 B형간염 관리 국가로 인증
	MERS				• 중동지역 방문자 MERS 감염, '15년 유행으로 한국-WHO 합동평가단 활동 • 질병관리본부-WPRO 역학조사관 파견업무 협약('16)

모자보건 (MCH) 역량 강화		• MCH 전문가/간호사 파견('50) • 조산사–분만용 세트 공급('55–'56) • USICA 조산사교육 ('56–'60) • USOM 시카고간호대학교수(개정보건원) 파견	• MCH사업 자문 ('68–'73) • WCC CMC–거제도 MCH사업 운영('69) • 보건지소 간호사/조산사–분만용 세트 공급('70–'79) • ('72년 이후) 포괄적인 MCH & 가족계획 사업 수행		
환경보건 및 환경오염 실태조사			• 환경보건사업 ('66–'68) • WHO/UNDP/FAO 낙동강유역 사전 투자조사('69–'70) • 대기오염/수질오염관리 자문('75) • 대도시 하수 및 쓰레기 처리를 위한 종합계획 수립	• 환경청 설립('80)으로 ADB/WHO 한강 수질 오염에 대한 대규모 조사연구	
비감염병 (암)관리 및 정보통계 기반 구축			• 암환자실태조사('77) • 국가암등록통계사업 ('80) 기관 설립	• 암 병리검사, 암세포 생물학 및 암관리 프로젝트를 위한 교육훈련사업('80–'82) • 국가보건통계체계 개발을 위한 시범사업 연장('81–'82)	• 국립재활원 "장애인의 성재활 국제세미나"('03) • 호스피스완화의료 간호사 교육과정 개발 워크샵('03) • 국민건강보험공단 담배회사 상대 손해배상 청구소송('14)으로 WHO WPRO와 MOU 체결 • '15년 담배값 인상으로 담뱃갑에 흡연 경고그림 도입, WHO로부터 보건복지부 'World No Tobacco Day' 수상

출처: 세계보건기구. 건강을 위한 70년의 동반 협력: 세계보건기구와 대한민국. 2016
박웅섭 엮음. 학습목표에 맞춘 보건관리. 보문각. 2017. pp.333–340
한국은행. 국민계정: 연간 1인당 국민총소득(명목, 달러)(1953–2016). (http://kosis.kr/statHtml/statHtml.do?orgId=301&tblId=DT_102Y002&vw_cd=MT_ZTITLE&list_id=301_A_A05_B01&seqNo=&lang_mode=ko&language=kor&obj_var_id=&itm_id=&conn_path=MT_ZTITLE).

　　정부는 1951년 국민의료법의 제정으로 공의와 공의진료소라는 보건기관의 설치와 함께 급성전염병 관리와 의료구호사업에 주력하였다. 물론 1953년부터 3년 동안 국제연합한국재건단(UNKRA)과 미국재건사업대표단(United States Operations Mission, USOM)으로부터 집중적인 국제 원조를 받게 되었는데, 보건소의 신·개축(1953년 15개소, 1959년 68개소, 1960년 80개소), 보건진료소의 개설(1953년 49개소, 1958년 499개소)과 지역사회 의원(932개)의 신축 등 공공보건 인프라 구축을 위한 재정이 투입되었다. 1956년 보건소법 제정, 1962년 보건소법의 전면 개정으로 도시에 인구 10만 명당 1개의 보건소를, 농촌 군단위에 1개 보건소를, 1969년 읍·면에 보건지소를 각각 설치하도록 하였지만, 대부분 개발도상국들의 공통 문제인 경제적 여건상 보건계획뿐이었지 턱없는 예산 부족으로 우리나라도 지역보건시설을 제대로 갖추지 못하였고 전문 보건의료인력을 확보하지 못한 점도 큰 장애요소였다.

이 당시 세계보건기구를 포함한 국제기구들의 개발원조 방향의 특성은 지원 초기의 공공보건 인프라 구축과는 별개로 크게 두 가지로 축약해 볼 수 있다.

첫째, 모든 시대를 통틀어 각 시대마다 여러 다양한 보건의료 문제들 중 철저하게 우선순위를 두고 1~2개의 최상위 중점과제를 선정하여 집중 지원하는 방식을 선호하였다. 즉, 1인당 국민총소득 US$ 1,000에 도달한 1970년 중반 이전까지는 기생충, 나병(한센병), 결핵, 말라리아 등 감염병관리 및 모자보건(MCH) 역량 강화를 위한 지원에 힘썼다. 감염병관리에서는 우선 건강 수준 파악을 위한 대규모의 감염실태/역학조사(회충, 간·폐흡충증 또는 말라리아 등)를 시행하였고, 그 조사결과에 따라 장·단기 박멸/퇴치사업계획(나병/결핵관리사업, 말라리아 박멸집중사업 등) 수립과 전반적인 수행의 과정을 모두 지원하였다. 이 감염병 박멸/퇴치과정에는 구체적인 감염병 관리목표(발생률이나 유병률 기준)를 설정하고 각종 의약품(Dapsone, 사상충유충 화학치료제, BCG 백신 등) 공급과 공공보건의료기관(소록도병원, 대한결핵연구원 등)의 운영 지원뿐만 아니라 각 분야별로 장·단기 전문 보건의료인력(감염병전문관, 간호사)의 파견이 반드시 포함되었다. 이런 개발원조 기조는 모자보건 영역에서도 동일하였는데, 조산사를 위한 분만용 세트 공급과 함께 MCH전문가와 간호사, 간호대학 교수 등을 해당 기관에 파견하였다.

둘째, 각종 (공중)보건사업의 지속적인 운영을 위한 전문 보건의료인력의 육성 및 역량 강화교육을 국제 원조 초기부터 병행하였다는 점이다. 이는 두 가지 트랙으로 동시에 진행되었는데, 그 하나는 매년 해당 분야별 적정인력을 선발하여 세계보건기구나 ODA 원조 공여국(미국, 호주 등)의 전문교육기관(대학교 등)의 연수교육과정에 참여시켜 최신 전문지식과 보건의료 술기를 훈련받도록 하였다. 다른 하나는 한국보건개발연구원, 국립보건원이나 일부 보건대학원의 훈련·교육(학위)과정(장학금 지원 포함)을 통한 전문인력 육성에 지원하였다. 이는 대부분의 공중보건사업이나 지역보건사업이 ODA 공여국 주도가 아닌 수원국(한국)의 전문인력에 의해 자립적으로 운영되는 데 밑거름 역할을 한 것으로 보인다.

이렇게 세계보건기구의 국제협력 전략에 기반한 개발원조는 한국의 질병발생 양상이 감염병에서 만성질환(non-communicable diseases, NCD)으로 변화되었던 경제 도약기(1961~1979)와 경제 성장기(1980~1996)에 이르기까지 지속되었다.

2) 한국의 경제개발 5개년 계획에 따른 보건의료정책 변화

1960년 5.16 군사혁명 이후 사회적 혼란과 경제적 후진성을 탈피하고 도탄에 빠진 국민의 의식주 문제를 해결하기 위하여 한국은 중앙정부의 리더십하에 경제개발 5개년 계획을 수립하여 1970년대의 새마을운동과 함께 강력히 추진하였다. 경제개발 5개년 계획에 따른 보건의료부문의 핵심 정책목표를 <표 4-2>에 제시하였다.

표 4-2 한국의 경제개발 5개년 계획과 보건의료부문의 핵심 정책목표

경제 개발	계획 기간	보건의료정책 목표	1인당 국민총소득 (US$)
제1차	1962~ 1966	가족계획사업: 인구조절, 모자보건 장려	91~131
제2차	1967~ 1971	① 결핵을 위시한 감염병의 예방과 관리 ② 모자보건의 향상 ③ 보건의료망의 확충	150~292
제3차	1972~ 1976	① 보건의료시설 확대와 요원 확보(보건지소 의사 배치) ② 질병 예방 및 관리 강화 ③ 모자보건의 향상	324~826
제4차	1977~ 1981	① 저렴한 보건의료제도의 개발 ② 공중보건사업의 강화 ③ 보건인력 양성제도의 개선 ④ 의료보험제도의 시행 ⑤ 공적부조의 충실화	1,047~ 1,842
제5차	1982~ 1986	① 보건의료체계의 확립과 의료자원의 확충 ② 일차보건의료의 강화 ③ 공중보건관리의 강화 ④ 의료보험제도 정착 기반 조성 ⑤ 저소득자 자립 지원 강화	1,957~ 2,742
제6차	1987~ 1991	① 전국민 의료보험의 확대 ② 농어촌 보건기관의 활성화와 의사 확보 ③ 국민의료비 절감을 위한 의료제도의 개선 ④ 공중보건관리의 강화 ⑤ 영세민 지원 시책의 강화	3,467~ 7,508
제7차	1992~ 1996	① 질병예방관리 및 보건교육 강화 ② 의료보장제도의 안정적 정착 ③ 의료이용의 적정화 및 형평화 ④ 식품, 음용수, 생활용품 등의 안전수준 향상 ⑤ 의약산업 진흥 및 의약품 안전대책 ⑥ 국민의료비의 적정 수준 유지 ⑦ 건강 및 의료에 대한 소비자 기능의 강화	7,983~ 13,077

출처: 한국은행. 국민계정: 연간 1인당 국민총소득(명목, 달러)(1953-2016). (http://kosis.kr/
statHtml/statHtml.do?orgId = 301&tblId = DT_102Y002&vw_cd = MT_ZTITLE&list_id =
301_A_A05_B01&seqNo = &lang_mode = ko&language = kor&obj_var_id = &itm_id =
&conn_path = MT_ZTITLE).

제1차 경제개발 5개년 계획의 보건부문 핵심사항은 1차적 목표인 인구조절과 모자보건을 장려한 가족계획사업의 실시였다. 또한 1963년 의료보험법(법률 제1623호)의 제정으로 나주의료보험조합(1965년), 부산 청십자의료보험조합(1969년) 등의 임의의료보험이 실시되었으나, 임의 탈퇴자의 속출, 보험재정의 부실로 이어져 확대가 어려운 상황에 빠졌다. 제2차 경제개발 5개년 계획에는 결핵의 예방과 관리, 모자보건의 향상뿐만 아니라 보건의료망의 확충이 보건의료 주요 사항에 포함되었다. 이에 공공보건 분야에서 미흡하지만 다행히도 시·군 보건소 조직체계를 근간으로 1970년대 초에 이르러서 198개 보건소 및 1,354개 보건지소가 건립되면서 전국 보건의료망을 구축하게 되었다. 따라서 세계보건기구는 1963년 충청남도(대전시, 대덕구, 공주군)와 1971년 경기도 용인군에서 지역보건 개발 시범사업(K-0025 프로젝트, K-4001 프로젝트)을 각각 지원하였다. 물론 WHO를 포함한 국제비정부기구들의 원조와 민간부문(주요 의과대학)이나 공공부문과 어우러져 농어촌지역뿐만 아니라 도시 빈민가 등 취약지역에서 지역보건 시범사업이 태동하였다. 1969년부터 모자보건사업을 위주로 시행된 거제도에서의 시범보건사업은 우리나라 (공중)보건의료계에 중요한 전환점을 가져다주었다.

　　연이어진 제3차까지의 경제개발 5개년 계획 수립과 순조로운 이행 영향으로 우리나라는 1인당 국민총소득이 1962년 US\$ 91에서 1977년 1,000 달러 및 수출 100억 달러를 돌파[2]하면서 바야흐로 경제 도약시대로 들어섰다. 특히 이 시기에는 민족의 통일을 향한 역사적 이정표인 1972년의 남북공동성명 발표 이후 남북 간 교류를 통해

---

2) 수출 10억 달러에서 100억 달러를 달성하는 데까지 서독이 11년, 일본이 16년 걸린 데 비해 우리나라는 7년 만에 달성하였다.

북한의 의사담당구역제와 무상치료제 등의 의료제도가 남한에 알려졌다. 그 직·간접적인 영향으로 1977년도에 시작된 제4차 경제개발 5개년 계획부터 사회개발의 기치 아래 저렴한 보건의료제도의 개발, 의료보험제도의 시행, 공적부조의 충실화 등의 의료보장정책이 보건부문 중점 목표로 각각 수립되었다.

1978년 WHO가 주창하였던 알마아타 선언의 일차보건의료 전략이 우리나라에서도 확대 적용되었다. 즉, 제5차 경제개발 5개년 계획에 '일차보건의료의 강화'라는 개발전략이 보건의료 부문의 중점과제에 속하였다. 이를 예견하듯 알마아타 선언 이전 1970년대 초반에 이미 남양주군 수동면(1972년), 춘성군(1972년), 강화군(1974년) 및 경산군·서산군·군위군·옥구군·홍천군(1976년)에서 보건사업들이 시범 운영된 바 있다. 이러한 경험을 바탕으로 1980년 농어촌 보건의료를 위한 특별조치법 제정으로 무의면 해소 차원에서의 공중보건의사제도 시행에 따라 세계보건기구를 위시한 다양한 국제원조에 힘입어 완주군(1982년), 곡성군(1983년), 음성군(1985년), 여주군(1988년), 연천군·화천군·대구시 대명동(1989년) 등에서 지역보건사업들이 본격적으로 확대 실시되었다,

1980년대부터 경제성장시대를 주도하면서 1인당 국민총소득은 1980년 US$ 1,686에서 현대 복지국가로 지향하였던 제7차 경제개발 5개년 계획이 끝나는 1996년 US$ 13,077까지 급상승하면서 한국은 개발도상국에서 신흥 경제개발국가로 탈바꿈하였다.

그러나 1997년에 우리나라는 경제의 최대 위기인 국제통화기금(International Monetary Fund, IMF) 구제 금융사태를 겪게 되지만, 모든 국민들이 정부와 함께 금 모으기 운동과 아나바다 운동(아껴 쓰고, 나눠 쓰고, 바꿔 쓰고, 다시 쓰기를 실천하는 운동) 등의 많은 노력을 펼쳐서 4년 만에 극복하게 되었다. 그 이후 우리나라는 한강의 기적을 이룬 경제

부흥시대를 통해 1인당 국민총소득이 1997년 US$ 12,059에서 2016년 US$ 27,681로 증가하면서 ODA 수원국에서 공여국으로 바뀌는 유일한 국가로 전 세계의 주목을 받게 되었다. 물론 보건의료 분야도 국민의 주요 유병 질환이 감염병에서 암, 심뇌혈관질환 등 만성질환으로 급격히 변화되었다. 이에 1995년 지역보건법과 국민건강증진법의 제정으로 그동안 중앙정부 주도에서 기초지방자치단체(시·군·구) 보건소로 주요 사무가 위임된 가운데 '건강증진'에 중점을 두게 되었다.

(2) 한국에서의 지역사회 시범보건사업 현황과 (연구)성과

1950년대에 이미 지역사회의학의 개념이 대두되었으나, 우리나라를 포함한 많은 개발도상국에서는 보건의료자원이 현저히 부족하고 지역보건의료체계가 아직 확립되지 않는 등 현실적 한계 때문에 이를 실천에 옮기지 못하고 있었다. 물론 1935년 이후 일제 강점기부터 전라북도 옥구군의 일부 진료소를 중심으로 농촌위생사업이, 또한 해방에 따른 정부 수립 이후 1963년에 충청남도 3개 지역에서 세계보건기구의 지원을 받아 시범보건사업(Korea-25 project)이 수행되기도 하였다. 하지만 의과대학 등에서 정규 교과목(지역사회의학이나 지역사회간호학)으로 정착되기 이전이라 아직까지도 이 사업들은 국내 보건의료계의 조명을 받거나 교과서에서조차 언급되지 못한 상태였다. 따라서 이 절에서는 상기 보건사업을 포함하여 손요한(Sibley) 선교사에 의해 1969년 국내에 처음 알려진 거제지역사회개발 보건사업부터 1989년 전 국민 의료보험의 확대로 농촌지역에서의 공공보건조직의 활성화 방안 구축을 위해 시행된 화천군 시범보건사업까지를 소개하고자 한다.

주요 시대별 우리나라 의과대학 설립 현황(표 4-3)을 감안할 때 지역사회 시범보건사업 운영상의 큰 특징으로는 일제 강점기에 설립된 연세의대 등 5개교와 함께 1946년 설립된 서울의대가 제주도와 일부 광역시를 제외한 전국의 12개 시·도 내 농어촌지역(군 또는 면단위)과 도시 취약지역(동단위)에서 주도하였다. 즉, 이들 대학은 130여 년 전 우리나라에 개신교의 전파 당시 운용되었던 네비어스(Nevius)방법과 선교지역 분할정책(comity arrangement)[3]에 준하여 각 대학(기관)별로 시범지역을 선정하여 지역보건사업을 수행하였다. 보건의료기관(보건 소나 보건지소)을 주축으로 일부 농어촌지역과 도시지역에서의 지역사 회자원과 연계한 대부분의 시범보건사업들은 WHO – UNICEF, 세계 교회협의회(World Council of Churches, WCC), 독일 해외중앙선교부 (Evangelische Zentralstelle für Entwicklunghilfe, EZE), 미국 국제개발처 ((United States Agency for International Development, USAID), 중국의료위 원회(China Medical Board, CMB),[4] 미버마의료원(American Medical Center

---

3) 조선 말기에 미국의 감리교·장로교를 비롯해서 캐나다·호주·영국 등의 교회에서 새로운 선교지 한국에 여러 계층의 선교사들이 파송되었다. 이때 한국에서의 뚜 렷한 선교방법과 피차 경쟁하는 잘못을 피하는 방법의 강구, 더 나아가 교회수난 에 대응할 선교사들의 입장을 밝히는 정책 설정을 위해 선교사들은 1890년 중국 체푸에서 선교활동을 하던 존 네비어스(Nevius JL) 목사를 초빙하여 선교방법의 원칙(강력한 자립성, 광범위한 순회선교, 성서에 대한 절대적인 강조)을 제공받았 다. 이의 한국교회 적용 가능성을 연구하게 된 '미국북장로회 미션 및 빅토리아 (호주) 미션연합공의회'(1889년 조직)가 남긴 중요한 업적은 ① 선교지역의 분할 정책으로 여러 선교기관이 노력을 중복하거나 필요 없는 경쟁을 하지 않도록 '연 합적으로 분할'하는 프로그램이다. 1892년에 북장로교와 북감리교가 신앙과 교리 의 경계선을 헤치고 합의를 거쳐서 한국의 전 지역을 지리적으로 분할 책정하였 다. ② 네비어스 방법을 바탕으로 핵심적인 몇 가지 원칙을 첨가 확대해서 한국 에서의 선교정책을 정식으로 채택하였다.
4) 이 위원회는 1914년 록펠러재단(Rockefeller Foundation)의 두 번째 사업으로 설립, 추가적인 기부금으로, 1928년에 독립적인 민간재단이 되었다. 1951년까지 CMB는 북경연합의과대학(Peking Union Medical College)을 설립하기 위해 일 했다. 처음부터 그 목표는 북경의대의 소유(권), 자금 조달, 교수진 모두 완전히 중국(인)에 의해 운영되는 것이었는데 1950년에야 달성되었다. 1951년, CMB는

표 4-3 시대별 한국의 의과대학 설립 현황(1910~2014)

연도	시대	신설 의대 수(%)	의과대학(설립연도)
1910~1945 (36년)	일제 강점기	5(12.2)	연세(1885), 경북(1933), 고려(1938), 전남(1944), 이화(1945)
1946~1960 (15년)	해방 이후	3(7.3)	서울(1946), 가톨릭(1954), 부산(1955)
1961~1976 (16년)	경제개발 계획	11(26.8)	경희(1965), 조선(1965), 충남/한양(1968), 충북(1970), 중앙(1971)
1977~1989 (13년)	사회 개발	12(29.3)	연세(원주)(1977), 순천향(1978), 계명/영남/인제(1979), 경상/고신/원광(1981), 한림(1982), 동아/인하(1985), 건국/동국(1986), 충북(1987), 단국/아주/울산(1988)
1990~2014 (25년)	보편적 의료보장	10(24.4)	대구가톨릭(1991), 관동**/건양/서남***(1995), 강원/성균관/포천중문*/을지(1997), 가천/제주(1998)
총계		41(100.0)	

* 2009년 포천중문의과대학교에서 차의과학대학교로 변경됨
** 2014년 관동대학교에서 가톨릭관동대학교로 변경됨
*** 2018년 교육부에 의해 폐교 조치됨
자료: Chen LC, et al.. Medical Education in East Asia: Past and Future. Bloomington, Indiana University Press. 2017. p.158‒183

정치적인 이유로 중국에서 더 이상 운영될 수 없었다. 그 이후 동아시아와 동남아시아의 다른 나라들의 공중보건 발전에 관심을 집중했다. 1980년에 다시 중국에서의 활동을 재개하였고, 현재까지 지속되고 있다. 수십 년간 CMB는 한국을 포함하여 아시아 17개국에서 118개 의대를 지원해 왔는데, 이 중 28개가 중국에 있다. 주로 교육시설, 교육자료, 실험실, 협력관계 및 교수진을 개발함으로써 역량 강화에 초점을 맞추면서 아시아 국가별로 10억에서 50억 달러 정도를 공공보건 육성에 투입한 것으로 추산된다. 현재 CMB 회장은 첸(Lincoln Chen) 박사이며, 현재 2억 달러 이상의 자산을 보유하고 있다.

그림 4-1 한국에서의 지역사회 시범보건사업의 현황

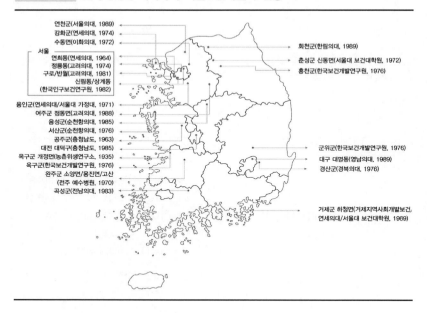

연천군(서울의대, 1989)
강화군(연세의대, 1974)
수동면(이화의대, 1972)

서울
연희동(연세의대, 1964)
정릉동(고려의대, 1974)
구로/반월(고려의대, 1981)
신림동/상계동
(한국인구보건연구원, 1982)

용인군(연세의대/서울대 가정대, 1971)
여주군 점동면(고려의대, 1988)
음성군(순천향의대, 1985)
서산군(순천향의대, 1976)
공주군(충청남도, 1963)
대전 대덕구(충청남도, 1985)
옥구군 개정면(농촌위생연구소, 1935)
옥구군(한국보건개발연구원, 1976)
완주군 소양면/용진면/고산
(전주 예수병원, 1970)
곡성군(전남의대, 1983)

화천군(한림의대, 1989)
춘성군 신동면(서울대 보건대학원, 1972)
홍천군(한국보건개발연구원, 1976)

군위군(한국보건개발연구원, 1976)
대구 대명동(영남의대, 1989)
경산군(경북의대, 1976)

거제군 하청면(거제지역사회개발보건,
연세의대/서울대 보건대학원, 1969)

for Burma, AMCB), 한미재단(American Korean Foundation, AKF), 미국 연합재단(United Board), 독일기술협력공사(Deutsche Gesellschaft für Internationale Zusammenarbeit, GIZ), 독일재건(부흥)은행(Kreditanstalt für Wiederaufbau, KFW), OXFAM, 국제개발연구센터(International Development Research Center, IDRC), 세계은행(World Bank) 등의 다양한 국제기구, 국제비정부기구 및 공여국의 정부기관 등의 채널을 통해 원조자금을 지원받아 수행되었다. 이러한 배경으로 국내에서 수행된 일차보건의료 강화를 위한 지역사회 시범보건사업에 따라 그동안 국내외 전문학술지에 출판된 연구논문(보고서나 서적 등 일부 포함)(부록 2)을 중심으로 각 보건사업별로 그 주요 내용을 <그림 4-1>과 <표 4-4>와 같이 핵심적인 (연구)성과를 요약하였다.

표 4-4 한국에서의 일차보건의료 강화를 위한 지역사회 시범보건사업의 현황과 (연구성과)

시범보건사업	시행기간	시행기관	재원 원조기관	보고서	논문	핵심 연구영역 (중점사업)	비고
옥구군 개정면 농촌위생(보건)사업	1935~1980	자혜진료소(1935)/개정중앙병원(1948)/씨그레이브기념병원(1970), 농촌위생연구소(1948), 재단법인 농촌위생원(1951)	웅본농장주(구마모토 마에이, 熊本利平)/재단법인 구마모토보은회/미국의료원(American Medical Center for Burma), 한미재단(AKF)/보건사회부-연구비 보조	3 (최고록)	13	신체발육/학교보건(영양)/인구동태(출생·사망)/건강수준(질병양상)-의료이용/고혈압증(역)/진료·예방	개정고등위생기술양성소(개정간호학교)(1951), 「農村衛生」발간(1951), 개정농촌보건원(1952)
충청남도 기초보건 시범사업 (대전, 대덕군, 공주군)	1963~1967	충청남도	WHO-UNICEF/보건사회부	-	2	학교보건	(K-25 프로젝트)
연화지역 사회보건사업	1964~1981	연세의료원 연세대학교 의과대학	영국구호재단(OXFAM), 미국인구협회(Population Council), 대한가족협회, 서울시(1964)/CMB(1965) 대장	-	12	건강수준(생정통계)/모자보건·가족계획/건강관리실현	연세의료원건강관리연구소 설치(1964)
거제지역사회 개발 보건사업 (경상남도 거제군 하청면)	1969~1977	재단법인 거제지역사회 개발보건원 연세대학교 의과대학 서울대학교 보건대학원	세계교회협의회 기독교의료위원회 (World Council of Churches, WCC Christian Medical Commission, 제네바), 미국연합장로교회(U.S.A, 뉴욕 (United Presbyterian Church)	6	14	건강수준(질병양상) - 의료이용/의료전달체계/결핵관리/순환기질환관리/보건사업평가/영양실태조사/주이촌키 시범조사	연세의료/부산역 지역사회의학 교육현장
완주군 소양면 일차보건 의료사업	1970~1975		독일 해외중앙선교부 (Evangelische Zentralstelle für Entwicklunghilfe, EZE)(75%), 빵	2	16(7)	모자보건관리/예방접종 (BCG)/의뢰·임원이송/지역장예실비	병원중심 지역사회보건사업 (예수병원-고산분원 1982)
완주군 용진면 일차보건 의료사업	1976~1981	(전주 예수병원) 지역사회보건과	원(25%)/주민 모금/신협 출연, 완주군수-예수병원장협약 (미국 국제개발처, USAID/대한생명보험)	-		*17개 논문 방법기준예 중복	마을건강원 활동(충정보건 개발)/신협연계 기독의학연구회(1986)기독교(대불제센터)(1988)
완주군 고산지역(5개면) 광역권 종합보건 의료사업	1982~1992	연세대학교 의과대학/이화여자대학교 서울대학교 가정의학과					
용인군 종합보건 개발사업	1971~1977	연세대학교 의과대학/이화여자대학 서울대학교 가정의학	보건사회부/WHO-UNICEF (1972년 공포국무/농촌건강장 공동 지정)	-	6	학교급식/상정보수준 향상 설치	(K-4001 프로젝트)

지역/사업명	연도	기관	후원			모성보건/보건간호	조직
경기도 이천군 보건간호사업	1971~1973	연세대학교 의과대학	서독 선교부	-	2	**모성보건**/보건간호	한국농촌의료봉사회 조직
강원도 춘성군 신동면 지역보건사업	1972~1987	서울대학교 보건대학원	WHO(보건사회부)·강원도-보건대학원 China Medical Board(CMB)	6	38	**환경위생**/가정조사/의료이용/순환기질환관리/고혈압관리/(뇌혈관질환)/보건사업평가	1971년 강원도 시범사업 협정/1972년 신동면사업소 개설-대야병원 현지실습(5주간)/1974년 의료보험조합 설립-아마니회 운영(22개)
강원도 춘성군 전 지역 및 춘천시 지역보건사업	1973~1987						
수동면 지역사회 보건사업 (양주군)(남양주군)	1972~1986	이화여자대학교 의과대학	지역사회 개발보건회 결성(1971) 보건의원(이화의대) 개설(1972)	1	39(9/1)	결핵관리/기초개발/예방접종/전문수준질병양상/보건지소 의료이용/지역보건의료체계/KAP/영양조사(식품섭취) *(9개 학생노동 의대기관 지에, 1개 누문 중복)	1967년 이화의대 건강관리서 방자와 신청/1971년 지역사회 야외 교육현장/간호대학 등 춘보건간호 실습지역
강화지역사회보건사업 (강화군 내가면, 선원면)	1974~1978	연세대학교 의과대학 연세의료원	독일 해외중앙선교부 (EZE) 미국 연합재단(United Board)	11	203(21)	건강행태(18)/의료이용(6)/보건의료체계(26)/모자보건(18)/감염병관리(39)/실환자질환(30)/암등록관리(17)/건강수준(사망)(25)/정신보건(18)/노인보건(2)/학교보건(2)/구강보건(2) *(타 기관노동)	기독교개발원조단 강화보건소트(협압/암/사망) 구축
(강화군 내가면, 선원면, 불은면)	1979~1998						
정릉동 지역사회 보건사업(서울)	1974~(1976)	고려대학교 지역사회보건개발위원회	독일 기술협력공사(Deutsche Gesellschaft für Internationale Zusammenarbeit, GIZ) 독일부흥은행(Kreditanstalt für Wiederaufbau, KFW) 차관	-	-		
도시영세민 일차보건사업 (서울 구로구 구로6동/번동[안산])	1981~1984			1	15	**보건의료행태**/(대기오염/가축폐화)/예방접종/영양실취	(고매 구로병원)

사업명/지역	연도	기관	국제협력기구			내용/분야	비고
농촌지역 일차보건사업 (여주군 점동면)	1988~1990			2	20 (1)	생아중/약물장기투약용/기생충(마을건강원(주)민참여)/모자보건-가족계획/전강관리 *[1개 노문 9채?]분야에 증속	(고미 여주병원)
경산군(남천면) 지역사회 보건사업	1976~1980	경북대학교 의과대학		1	4	영양관리/모수수유(영유아)/모자보건(영아사망)	
마을건강사업 (홍천, 군곡, 옥구)	1976~1980	한국보건개발연구원(KHDI)	WHO-WPRO(보건사회부)	8	8	모자보건-가족계획	
충남 서선군 지역보건 의료사업	1976~1980	순천향대학 의과대학	의료법인 순천의료제단 세계보건기구/캐나다 IDRC	2	11	의료실태/모자보건-가족계획	
충북 음성군 지역보건 의료사업	1985~1990	인구 및 지역사회의학연구소	독일 기술협력공사(GIZ) 세게은행 차판(모자보건센터 설립)	1	11	의료(이용·실태)/고혈압관리/모자보건-가족계획	
도시영세민 일차보건사업 (서울 신림동/상계동)	1982~1986	한국인구보건연구원 (서울대학교 보건대학원)	WHO(보건사회부)	3	2	의료이용/보건사업개발	
옥성군 일차보건의료 개발사업	1983~1989	전남대학교 의과대학	WHO(보건사회부)	1	7	의료이용/기생충(건강증진)/고혈압·당뇨병관리	
일차보건의료에 기초한 도시지역 보건의료체계 연구개발사업 (대구 대명동)	1988~1993	영남대학교 의과대학	보건사회부-WHO(4권)	3	9	의료(이용·실태)/건강도시/건강진단/모자보건센터	(보건사업소 운영)/대구직할시-남구청 (통합보건사업)
연천군 지역의료체계 시범사업	1989~1998	서울대학교 의과대학	보건사회부-WHO/GIZ/경기도	1	44	보건의료체계 강화/예방접종/결핵집체비대증(노노병)/전력선/지매/영양실태조사	미네스타트표제트 1954, ICA원조/CMB (75, 77, 84, 85) 연천금호트(단노병/전력선/비대증/지매) 구속
화천군 시범보건사업	1989~1994	한림대학교 사회의학연구소	독일 기술협력공사(GIZ)	2	9	고혈압관리/영양실태조사/위암발증	

1) 옥구군 개정면 농촌위생(보건)사업

1929년 당시 옥구군, 김제군, 정읍군에 있는 광활한 농장을 경영하던 구마모토 리헤이(熊本利平) 농장주의 요청에 세브란스의대를 졸업하고 병리학교실에 남아 연구생활을 하던 이영춘 박사가 오긍선 교장의 추천으로 이 지역으로 내려와 농촌주민을 위한 자혜진료소(1935년)와 지경진료소(1939년)를 개설하였다. 물론 이들 진료소의 경영은 농장 산하단체인 재단법인 구마모토보은회가 주관하였다. 해방 이후 귀속 재산 처리와 농지개혁으로 운영난에 봉착하였지만, 1948년에 김제의 광활진료소뿐만 아니라 개정중앙병원과 농촌위생연구소가 추가로 설치되었다. ① 농민생활의 위생학적 조사 및 연구, ② 예방의학의 실천 지도, ③ 결핵 및 성병에 주안을 둔 건강 상담, ④ 성병, 결핵, 기생충 등의 각종 진단검사 실시가 농촌위생연구소의 주요 사업내용이었다. 또한 1949년에 청하진료소, 1951년에 죽산진료소, 옥구의 임피진료소, 팔봉진료소를 추가로 개설하였고, 더 나아가 간호원 양성을 위한 개정고등위생기술원양성소(추후 개정간호고등기술학교, 개정간호학교로 변경)의 개교와 함께 『農村衛生』을 발간하여 우리 농촌의 보건과 위생에 관해 독보적이며, 개척적인 조사연구의 업적을 남겼다. 이렇게 이영춘 박사는 1952년 개정농촌보건원의 설립 등으로 아직 지역사회의학에 대한 개념이 도입되지 않고 의과대학의 교과과정에 포함되기 훨씬 이전인 1930년대부터 지역사회 보건의료사업을 실제로 전개하였다.

이 사업에서의 흥미로운 원조 수원 경험은 노후한 목조 건물인 개정중앙병원을 폐쇄하고 그 자리에 약 $600,000의 총공사비가 소요된 '씨그레이브기념 개정병원(1970년)' 개원에 대한 지원 사례를 들 수 있다(그림 4-2). 병원 명칭은 당시 버마(미얀마)[5]에서 농촌보건사업을 수

---

5) 동남아시아의 인도차이나 반도와 인도 대륙 사이에 있는 나라로서 1885년 영국

그림 4-2 씨그레이브기념 개정병원 동판

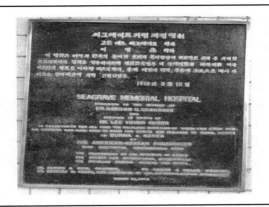

행해 온 미국인 선교사 고든 에스 씨그레이브(Gorden S. Seagrave) 박사
의 이름에서 따온 것이다. 즉, 선교사역 중 씨그레이브 박사가 사망하
자 동시에 버마도 사회주의 국가체제로 바뀌면서 모든 사업체를 국유
화해버려 이를 후원해 오던 미국의 미버마의료원(American Medical
Center for Burma, AMCB) 재단은 그의 정신을 계승하기 위해 이와 유사
한 후진국의 농촌병원을 찾던 중 미8군 사령관의 추천으로 재단법인
개정농촌위생원을 선정하였다. 결국 AMCB의 잔여 기금을 관리하던
한미재단(AKF) 이사회는 농촌위생원 측에 무상으로 현대식 병원을 신
축하여 기증하게 된 것이다(홍성원, 2003).

의 식민지가 되어 아시아 식민지의 거점이 되었고, 1948년 영국에서 독립하면서
국호를 버마연방(Union of Burma)이라 하였다. 국호를 1989년 미얀마연방
(Union of Myanmar)으로, 2010년 11월 미얀마연방공화국(Republic of the
Union of Myanmar)으로 개칭하였다.

〈질문〉 일제 강점기에 세브란스에서 병리학 연구생활을 하다가 어떻게 개정면 농촌위생사업에 참여하게 되었나요?

〈답변 1〉 1929년 세브란스를 졸업한 후 병리학 강사로 활동하면서 머지않아 교수가 될 어느 날, 당시 오긍선 의대학장이 옥구군 일대에 소재한 웅본농장으로부터 수만 명에 달하는 소작농민과 그 직계가족들의 건강관리를 위하여 설치한 진료소를 운영할 의사 요청에 "자네가 내려가서 수고해주면 어떻겠는가?"라는 추천을 받게 되었지요. 의대를 졸업할 때 에비슨(O. R. Avison) 교장이 친필로 써준 '… 질병을 치료하는 것보다는 그것을 예방하는 것이 최선책이며, 따라서 공중보건이야말로 의학의 가장 중요한 궁극적 목표이다…'라는 당부 메시지를 실천할 수 있는 길이라 확신하고 이에 응하였답니다.

〈답변 2〉 우리는 과거 40년간 이민족 통치 하에 신음하면서도 민족의 순수성과 고유문화를 확보하며 현대문명을 흡수하여 사회 각 방면에 많은 발전을 초래하였거니와 이러한 발전은 대부분 도시에 집중되었고 우리의 농촌은 40년 전이나 지금이나 별 변천이 없었으며 오히려 농촌주민들이 거의 도시 이주로 인하여 활기를 실한 거세자와도 흡사하다. … 농촌에 거주하면서 현실 농촌에 심심한 관심을 가진 오인동지는 세계보건기구 창립정신에 순응하여 농촌의료사업을 기초로 자에 농촌위생연구소를 창립하고 건강한 농민을 육성함으로써 농촌문화의 발전을 도모하고자 한다(농촌위생연구소 설립 취지, 1948).

자료: 홍성원. 쌍천 이영춘 박사의 생애: 흙에 심은 사랑의 인술. 쌍천 이영춘 박사 기념사업회. 2003. pp.310 - 313, 407 - 409/한국농촌의학·지역보건학회. 33년사: 1975~2008 (쌍천 이영춘 박사의 고난). 2008. pp.150 - 156.

2) 충청남도 기초보건 시범사업

1962년 보건소법의 통과로 전국 189개 지역에 보건소가 설립되었는데, 그 당시 보건사회부 의정국은 농어촌 주민 대상 기초보건사업에 중점을 둔 충청남도 시범보건사업 5개년 계획(Korea - 25 project)을 세계보건기구 지원으로 진수하였다. 도시형으로 대전시보건소, 농촌형으로 공주시보건소 그리고 도시와 농촌의 중간형으로 대덕군보건소(현재 대전시 유성구)에서 이 사업들을 각각 나누어 수행하였다. 기초보건사업의 내용에는 모자보건사업, 보건교육사업, 환경위생사업, 보건행정제도 개선과 관리사업 등이 포함되었다. 공주군보건소에서는 WHO의 기술 지원 및 UNICEF의 재정 지원에 의해 현재의 보건지소 유형의 시범사업이 면단위에서 실시되었다. 이러한 방식의 K−25 프로젝트는 빈곤의 덫에 처해 있던 지역주민의 기본적 생존 욕구에 대한 필수적 보건의료사업의 개념을 접목하였으며, 그 성과는 장차 1978년 알마아타선언의 일차보건의료의 중요성을 예시한 것으로 보인다(한국농촌의학·지역보건학회, 2008).

3) 거제지역사회개발 보건사업

1960년대부터 아프리카, 남미, 필리핀뿐만 아니라 우리나라 대구 동산병원에서 임상외과의사로 활동하던 미국 선교사 손요한(John R. Sibley) 의사는 "현재 우리 기독교인들이 세계적으로 벌이고 있는 의료(선교)사업의 90%는 치료 혜택을 받지 못하고 있는 환자 중 90%에게는 필요도 없는 너무 고도화된 전문의료기술에 의한 사업이 아닐까?"라는 반문을 갖게 되었다. 그러던 중 세계교회협의회(World Council of Churches, WCC)에서의 "지역사회자원을 최대한 활용하여 지역사회주민들이 적절한 보건의료사업을 골고루 받을 수 있도록 의료인과 지역주민이 협력하는 철학이며 또한 실천"이라는 지역사회의학 개념의 확립과 시범사업의 시작을 계기로 Dr. Sibley는 그 기본 철학을 현장에 적용하기로 결심하였다.

곧바로 그는 세계교회협의회(WCC) 기독교의료위원회(Christian Medical Commission, 제네바)와 미국연합장로교회(U.S.A. United Presbyterian Church,

뉴욕)에 긴급 제안하여 상당한 재정 지원을 받아 1969년 인구 약 3만 명이 거주하던 거제도 북부 3개면에서 대규모 지역사회 시범보건사업을 전개하였다. 당시 거제군은 약 10만 명의 인구규모였으나, 장승포에 단지 1개의 의원과 5~6명의 한지의사가 진료하던 의료사각지대로 알려져 있었다. 이에 Dr. Sibley는 주로 모자보건, 가족계획, 결핵관리, 학교보건 및 진료사업의 포괄적 건강관리사업을 시행하였는데, 거제 출신 (간호)보조원(지금의 간호조무사에 해당함)을 선발, 교육·훈련하여 마을에 파견해, 보건교육, 예방활동과 제한된 범위 내에서 간단한 진료활동으로 해당 지역 보건의료수요의 약 60%를 감당할 수 있다는 것을 실증해 냈다. 이로써 경남 거제도는 초기 연세대학교 의과대학 의대생, 서울대학교 보건대학원 대학원생, 부산복음병원 간호대 지역사회실습 현장뿐만 아니라 전국의 지역사회보건사업의 벤치마킹 모델 지역으로 부각되었다(지역보건의료 발전을 위한 모임, 2012).

4) 완주군(소양면, 용진면, 고산지역) 지역보건사업

전주예수병원[6]으로 파송된 의사 윌슨(John K. Wilson) 선교사에 의해 1968년 전북 완주군 동상면에서 처음 시작한 지역사회보건사업은 소양면(1970년), 용진면(1976년)으로 이어지면서 예방접종사업, 식수소독, 화장실 개조, 결핵퇴치사업, 성인병 검진 등 당시 정부가 다 할 수 없었던 농촌의 보건문제를 끌어안고 시행되었다. 특히 용진면사업은 (용진보건개발) 신협협동조합의 설립으로 주민의 자치적인 운용을 유도하여 주민, 신협, 보건지소, 지자체로 이양, 독립시킴으로써 세계적으로 보기 드문 성공 사례로 소개되었다. 또한 국내 타 지역의 보건사업에서 많은 경험을 쌓았던 지역보건 전문가가 예수병원에 합류한

---

6) 1897년 미국 선교사인 마티 인골드(Matti Ingold) 의사에 의해 설립되었다.

이후 병원 이미지를 '베푸는 병원, 받은 은혜를 갚는 병원'의 모습으로 탈바꿈하기 위해 10병상 규모의 고산분원(1982년), 기독의학연구원(1986년) 및 고산 장애자재활센터(1988년)의 설립으로 5개 보건지소, 13개 보건진료소와 함께 농촌형 고혈압등록관리 및 재활사업 등의 고산지역 보건사업이 실시되었다(http://www.jesushospital.com/Content/Content.asp?FolderName=sub01&FileName=sub01_0402).

이러한 지역보건사업의 추진과 지원을 위해 예수병원 내에 지역사회보건과를 설치하였으며, 사업관계자들로 구성된 자문위원회를 운영하였다. 용진면 보건사업의 시행에 필요한 경비는 독일 해외중앙선교부(Evangelische Zentralstelle für Entwicklunghilfe, EZE)의 원조(75%)와 예수병원의 부담(25%)으로 충당하다가 점차 지방정부(완주군)와 지역사회 조직인 용진보건개발 신협협동조합[1978년 독일 세계구호기금(Bread for the World)으로부터 보건사업기금 1천만 원 원조, EZE 예산에서 환경위생자금 5백만 원을 초기에 각각 배정받음]에서 출연하여 지원하게 되었다. 물론 고산지역 보건의료사업을 원활히 수행하기 위해 고산의원(예수병원 분원)의 신축 비용(장비 설치비 포함 약 2억 원)의 75%를 독일 EZE재단으로부터 추가로 후원받기도 하였다.

예수병원 지역사회 보건사업의 특징은 ① 보건에 대한 관심과 책임을 갖고 있는 의료기관(병원)이 일차진료를 통한 지역사회와의 연계를 구축한 병원-중심의 지역보건사업(hospital-based community health service)이었고, ② 주민의 자발적인 참여와 부락 수준의 보건교육을 통해 건강수준을 지속적으로 개선하였으며, ③ 신용협동조합 및 마을건강원(village health workers)과 같은 지역사회 조직화를 통해 지역사회 보건활동을 자립적으로 그리고 지속적으로(self-sustaining) 수행할 수 있도록 연계, 협력하였다는 점이다(김기순 외, 1987).

〈질문〉 지역사회의학에 대한 철학이 전주예수병원에서 꽃피운 것으로 아는
데, 어떻게 용진면 및 고산지역 보건의료사업에 참여하게 되었나요?
A. 연세의대 교수 시절 참여했던 강화지역사업은 실제 현장에 있으면서도
이론에 치우쳐 있다는 한계를 절감하던 차에 1978년 당시 농촌지역
보건의료사업을 의욕적으로 추진하고 있던 예수병원(지역사회보건과)으
로 옮겨 거제와 강화지역사업의 경험을 바탕으로 14여 년에 걸쳐 농촌
지역 보건의료사업에 대한 구상들을 적극적으로 실행하였답니다. 정기
적인 주민보건교육, 고혈압 발견 및 치료, 주택환경개선사업, 모자보건
사업 등의 일차보건의료사업이 주요 영역이었고, 이를 실행할 수 있는
일차보건의료인력을 양성하기 위해 마을건강원, 보건진료원, 가정의학
전문의 등에 대한 훈련을 병행하였습니다. 또한 지역사회 참여 기전의
하나로 보건의료재원 조달을 위해 보건사업과 연계된 신용협동조합을
육성하였답니다.

자료: 지역보건의료 발전을 위한 모임. 함께한 사람들 1: 지역보건 60년의 발자취. 2012. pp.318-323.

5) 용인군 종합보건개발사업

1971년 보건사회부는 효율적이고 효과적이며 경제적으로 부담할
수 있는 보건의료전달체계의 개발을 위해 다목적 보건요원화사업(K-
4001 프로젝트)을 용인군에서 5년간 실시하였다. ① 모든 주민이 지리
적으로 접근할 수 있고 경제적으로 감당할 수 있는 지역보건의료전달
체계 개발, ② 국가보건계획과 정책에 합치되는 지역보건의료전달체
계 개발, ③ 민간보험 의료기관 및 인력의 적극적 활용, ④ 지역사회
참여 장려, ⑤ 지역사회의 필요에 적응하는 융통성 있는 체계의 개발
등의 수행 목적을 위해 WHO와 UNICEF의 원조로 이루어졌다. 궁극
적으로 이 사업은 일선 보건요원의 기능을 종래의 단일 목적 사업 수
행에서 통합 목적 또는 다목적으로 변경 수행한 결과, 각 읍·면에 설

치되었던 모자보건요원, 가족계획요원 및 결핵관리요원 등의 단일 목적 인력의 기능을 통합하여 다목적 요원이 이 3가지 활동을 모두 수행하게 되었다.

6) 이천군 보건간호사업

제3차 경제개발 5개년 계획에 의한 보건사업이 순조롭게 진행되고 있었으나, 농촌보건사업의 추진에 있어 의사의 배치는 상당한 시간을 요하는 가운데 1971년부터 2년간 서독선교부의 원조를 받아 경기도 이천군 관내 4개면에 간호원을 대신 활용하여 보건간호 시범사업을 추진하였다. 서독파견간호원의 귀국자로 구성된 한국농촌의료봉사회가 무의면에서 주관한 농촌보건간호사업은 4개면 보건지소 클리닉과 지역사회 또는 가정을 방문하여 모자보건 및 결핵관리, 전염병관리, 학교보건, 보건교육, 환경위생 등을 제공하였다. 의료 및 보건봉사의 수요와 공급에 관한 연구는 이천군을 포함한 춘성군, 경산군, 옥천군, 양주군, 완주군, 거제군, 옥구군 및 서울 연희동 등에서 지역사회의학이라는 과제하에 추진되었다.

7) 춘성군 지역사회보건사업

1972년 그 당시 전국 광역지방정부 차원에서 유일하게 의과대학이 없었던 강원도에 서울대학교 보건대학원이 대학원생들의 교육훈련, 지역사회 보건문제 연구, 모범적인 지역보건의료체계 개발을 위하여 중국의료위원회(China Medical Board, CMB)의 지원금으로 시범사업을 시작하였다. 1973년까지는 신동면 동내지역(1,312가구, 7,041명)이 사업대상이었으나, 이후 계속 확대되어 1984년에는 춘성군 전체 8개면과 일부 춘천시(47,770가구, 221,765명)의 일부를 포함하는 광역권이 되었다. 처음에는 예방보건사업 위주의 단과대학 사업에서 서울대학교 사업으로 발전하여, 강원도지사와 서울대총장 간에 '서울대학교 – 강원도 시범보건사업'의 협약을 체결함에 따라 보건지소 규모의 진료소가 춘천시의 중앙진료소로 확대되었다. 이러한 사업의 확장은 춘천이 도농을 아우르는 사업지역이면서도 가입자가 약 3만 5천 명을 넘은 임의지역의료보험조합을 가졌기 때문이었다.

예방보건사업으로는 변소개량사업, 부엌개량사업이 주민들의 참여로 전 지역으로 확대되었고, 간이상수도사업도 강원도의 지원을 받아 주민들의 건강증진에 기여하였다. 모자보건, 가족계획, 질병관리 및 보고체계의 중심에 어머니회와 새마을부녀회가 위치하면서 지역개발의 견인차가 되었다. 실명예방사업과 각종 질병에 관한 연구사업도 진행되었고, 교육훈련 사업장으로 널리 활용되었으나, 지역의료보험이 확대되고 관내 의료기관, 각 단체 및 시·군·도청과의 관계가 중요해지면서 의료보험업무가 방대해져 오히려 시범사업은 위축의 길로 들어서게 되었다. 1989년 전국민의료보험의 실시로 춘천의료보험은 해산하고 사회보험이 이를 승계하게 되었다.

회고 3 약자에 대한 관심을   – 임현술

〈질문〉 일차보건의료 현장인 강원도 춘성군에서의 보건소장은 어떤 계기로 봉직하게 되었나요?

〈답변 1〉 서울대학교 의과대학 시절, '송촌'이라는 무의촌진료 동아리에 다니면서 열심히 농촌활동 및 진료활동을 보조하였다. 이때 어떻게 하면 사회적 약자의 건강을 위할 수 있을지 고민하고 또 고민하였다. 1978년 의대 졸업 후 보건대학원에서 진로를 상담할 때 인턴을 마치고 지역사회에서 활동하고 싶다고 하였더니 예방의학 전공이 도움이 될 것이라고 하였다. 당시 전공의 4년 과정 중 2년을 서울대학교 보건대학원 주관의 지역사회 보건사업이 활발하게 진행되었던 강원도 춘성군과 춘천시에서 (인생의 큰 전환점을 마련해 준) 보건소장으로 근무하게 되었다. 젊은 나이에 보건소장이 되어 열심히 일했는데, 일을 하면 할수록 여러 가지 한계에 부딪히곤 하였다. 일례로 간혹 식중독이 발생하여 역학조사를 나가보면 간이상수도, 식품(돼지고기 등) 등이 원인인 경우가 많았다. 그러나 역학조사를 할 때 현장에 늦게 도착하면 ○○과장이 간이상수도를 미리 소독해 놓아서 올바르게 조사를 할 수 없었다. 이를 통하여 한 가지 사실을 배웠는데, 역학조사는 징후를 알게 되는 순간 되도록 빨리 현장에 가야 한다는 이른바 신속성에 관한 것이었다. … (중략) … 지역사회 현장에서의 경험을 기반으로 전공의 4년차 때 다시 진로를 생각하면서 사회적 약자, 그중에서도 환경오염 피해자, 근로자, 농업인, 어업인, 임업인의 건강을 지키는 일이 가장 보람 있을 것 같아 환경 및 산업역학 분야를 전공하게 되었다.

자료: 임현술, 김정란, 정해관, 김지용. 고잔동에서 생긴 일: 폐유리섬유의 진실을 찾아서. 글을 읽다. 2017. pp.12 - 16.

8) 수동면 지역사회보건사업

무의면이었던 수동면 주민들의 요청을 감안해서 이화여자대학교 의과대학이 1972년부터 사업을 실시하였다. 재원을 조달하기 위하여 면내의 각 이장, 마을부녀회장, 각 기관장으로 구성된 주민자치의 수동면 지역사회개발보건위원회가 순수하게 조직화되었다. 이화여자대학교에서는 시범사업의 사무소 성격을 가진 보건의원을 1972년 5월 개설하였는데, 이후 남양주군 수동면 보건지소로서의 기능을 부여받아 정부조직으로 편입되었다. 면내 전 세대를 회원으로 한 의료공제조합의 출범으로 회비는 480원(1974년), 900원(1985년)으로 회원에게 기본서비스를 제공하였다. 당시 7개리 22개 자연부락에서 1명씩 선출된 주부 22명이 지역보건의 기본개념과 가정응급처치에 관한 요령 등을 익히는 교육·훈련을 받고 마을보건원으로 선임되어 주민과 보건요원 간의 교량역할을 하면서 각자 자기 부락의 보건 향상에 매진하게 되었다. 우리나라 대부분 시범보건사업이 대체로 선교사나 외원 등에 의해서 출범하거나 시작에서 종료시점까지 전적으로 외원이나 연구비 등에 의존하는 것이 상례였지만, 수동면 사업은 예외였다.

9) 강화군 지역의료체계 시범사업

1974년 연세대학교 의과대학은 과거 경기도 고양군보건소(1958년) 및 서울 연희동(1964년) 도시지역 시범사업의 직접 경험과 거제도 시범보건사업에의 참여를 토대로 강화도 2개 면(선원면, 내가면)에서 시범사업을 시작하였다. 1979년에는 불은면을 추가하여 3개 면 약 15,700명을 대상으로 농촌지역 보건문제를 해결하고, 연세대 의대생과 간호대학생의 지역사회보건 현장실습을 하기 위하여 개발되었다. 마을(행정리)단위의 마을보건지소(village health post)나 가정건강요원의 집에서 임산부, 산모, 미취학아동, 가임부, 결핵환자에 대하여 필요한 서비스를 제공하였다. 그리고 보건지소의 활성화를 통하여 모자보건, 가족계획 등의 1차 보건의료서비스에 역점을 두어 면단위 시범사업의 한 전형을 이루었다. 한편, 1차 보건의료사업의 정착으로 관내에서는 2차 보건의료에 대한 요구가 표출되어, 1981년에 50병상의 강화병원을 설립하였다. 그리고 주민의 요구에 따라 소규모 임의의료보험조합이 운영되었으나 병원 설립 다음 해인 1982년부터 옥구군, 군위군과 함께 정부가 지원하는 제1차 강제적용형 지역의료보험사업의 3개 시범사업을 시행하는 지역에 편입되었다.

〈질문〉 경제발전의 초석, 가족계획사업에 평생을 헌신해 온 것으로 아는데, 어떻게 당시 여러 곳에서 지역보건시범사업을 진행하게 되었나요?

〈답변 1〉 농촌 출신이고 세브란스의전 진학 전 3년 동안 농민금융조합 서기를 하면서 농민들의 현실을 잘 알고 있었기 때문에… 대학시절 무의촌 진료봉사 활동을 했던 개인적 경험과 함께 당시 환경위생을 중심으로 연구하셨던 晩樵 심상황 교수님의 '小醫보다는 大醫로 전환한 스스로의 체험을 일러주며 신념을 불어넣어 준' 강의에 절대적인 영향을 받았답니다.

〈답변 2〉 1960년 초에 유럽의 사회보장제도 연구 시찰을 마친 후 우리나라 인구문제를 해결하기 위해 1961년 대한가족계획협회를 설립하고 그 책임을 맡아 오던 중 5·16 혁명을 계기로 국가재건최고회의에 자문위원으로 참여하면서 가족계획사업을 정부가 주도하도록 기획하게 되었지요. 그때 미국인구협회 등 외국기관의 연구비 지원을 받아 고양군보건소에서 가족계획 시범연구사업을 처음 시작하게 되었지요… 의대 4학년생을 고양군시범보건소(당시 김명호소장 근무)에 농촌보건의료 실습을 위해 보낸 것이 지역보건시범사업과의 첫 인연이랍니다.

〈답변 3〉 1969년 손요한(John R. Sibley)이 주도하던 거제군 지역보건시범사업을 돕기 위해 한국을 방문한 존슨(Kit G. Johnson)과 김일순 교수를 중심으로『지역사회의학 – 교육, 연구 및 의료』가 번역 출판되면서 연세의대 2학년에 '지역사회의학' 그리고 4학년에 4주간의 '지역사회의학실습'이 새로운 교과과정으로 채택되었답니다. 때마침 1971년부터 연이어 거제시범보건사업에 유승흠과 김기순(당시 전공의)의 파견으로 1972년 전반기에는 거제도에서 그리고 후반기에는 (김명호 교수가 참여하여 서울특별시와 세브란스병원이 공동으로 시작한 도시지역보건사업의) 연희동 지역에서 학생 실습이 진행되었지요. 또한 전주예수병원에서 여러 해 독일선교사이자 산부인과 여의사로 근무하던 지희(Dorothea Sich)가 1972년부터 우리 대학에 오게 되면서 큰 전기를 맞아 1974년 강화군 지역사회의학 교육시범사업을 주도하게 되었답니다.

자료: 지역보건의료 발전을 위한 모임. 함께한 사람들 1: 지역보건 60년의 발자취. 2012. pp.318 - 323/양재모. 사랑의 빚만 지고. 큐라인. 2001.

10) 여주군 농촌지역 일차보건사업

1979년 고려대학교는 농민, 도시영세민, 영세근로자의 건강 향상을 목적으로 경기도 여주시, 서울 구로 및 반월공단지역에서 독일재건(부흥)은행(Kreditanstalt für Wiederaufbau, KFW) 차관에 의한 지역사회병원(여주병원, 구로병원)을 설립하였다. 이에 1982년부터 여주군 점동면을 시범지역으로 선정하여, 고려대 부속 신설 여주병원을 중심으로, 기존 지역사회자원을 최대한 활용하며 리더를 효과적으로 양성함으로써 보건의료 전달체계모형 개발을 위해 지역사회보건사업을 착수하였다. 사업 기간은 1982년 10월부터 1986년 9월까지의 4년간이며, 독일 측은 이 사업을 위하여 145만 DM을 지원하였다.

11) 경산군 남천면 (면요원 간호보조원 중심의) 지역사회보건 사업

경산군 남천면은 90%가 산악지대인 군내 동남쪽에 위치하며 당시 가장 주민소득이 낮은 빈곤한 지역으로 무의면이었다(1965년 이래 경상북도 보건과와 경북의대와의 이면계약으로 공중보건조사연구사업장 겸 의대생 교육장소로 활용해 오던 차에). 지역주민의 가장 갈망하는 의료문제 해결을 위해 1973년부터 이곳 남천면에 진료 지원 및 모자보건사업을 전개하였다. 이때부터 지역사회 맞춤형 의료체계 구축을 위한 5개년계획이 수립되어 1976년부터 현재의 면보건요원을 주축으로 보충교육과 수시 지도를 통하여 (17개 면부락 중) 11개 부락에서, 즉 중심지부락에 설치된 마을보건분소(village health station)에서 진료를 제공하고, 부락보건요원(대개는 어머니회 회장)을 선발하여, 보건교육을 통해 가정방문, 임부 발견 및 등록관리 등의 업무를 수행토록 하였다.

12) 한국보건개발연구원 마을건강사업

1975년 한국정부(경제기획원장관)와 미국정부(미국제개발처) 간 시범보건사업을 위한 AID개발차관의 협정 체결에 따라 1976년 한국보건개발연구원(Korea Health Development Institute, KHDI)이 설립되었다. KHDI는 강원도 홍천군, 경상북도 군위군, 전라북도 옥구군 3개 시범지역에서 주민의 보건의료 욕구를 충족하고자 기존 보건의료서비스 전달체계를 개편하고 새로운 유형의 보건요원인 보건진료원(community health practitioner, CHP)을 개발하며 동시에 기존 요원을 재훈련시켜 보건의료서비스를 향상시킴으로써 궁극적으로는 장차 전국적으로 실시할 수

표 4-5 KHDI 마을건강사업의 보건의료서비스 및 의뢰체계

지역	전달체계	주요 보건요원	보건시설	대상 인구규모
홍천군	제3단계	의사	보건진료소	면 10,000~30,000명
	제2단계	보건진료원/보건진료보조원	보건진료지소	수개 리 2,000~10,000명
	제1단계	마을건강원	마을건강상담소	리/부락 1,000명
군위군	제3단계	의사	보건진료소	복수면 20,000~30,000명
	제2단계	보건진료원	보건진료지소	면 5,000~10,000명
	제1단계	보건진료보조원	보건진료분소	수개 리/부락 1,500~2,000명
옥구군	제2단계	전문의/일반의/보건진료원	원격(보건)진료소	1면/복수면 16,000~23,000명
	제1단계	보건진료보조원	보건진료소/분소	리/수개 부락 1,500명

있는 저렴한 양질형 종합보건의료전달체계를 개발하는 데 그 목표를 두고 '마을건강사업'을 시행적으로는 장차 전국적으로 실시할 수 있는 저렴 양질형 종합보건하였다. 홍천군과 군위군에서 마을건강사업이 시도하는 새로운 체계는 1차 진료를 효과적으로 제공하기 위한 '3단계 서비스 및 의뢰체계(three - tired system)' 구축을 통해 벽지주민의 보건의료 자립 기반 조성에 주력하였으며, 옥구군의 마을건강사업에서는 기존 보건소 및 보건지소와는 별도로 지역병원을 중심으로 한 효과적인 건강증진기구(health maintenance organization, HMO)의 개발에 주력하였다(표 4-5). 여기에 일부 기존 보건시설의 신축 또는 개수뿐만 아니라 마을단위에서의 질병예방에 대한 계몽사업이 강화되었다.

13) 음성군 지역보건의료사업

순천향대학은 의료취약지역인 충북 음성군에 서독재건은행 차관으로 순천향음성병원을 건립하고, 1984년에 개원하였다. 이에 순천향대학교 인구 및 지역사회의학연구소가 음성지역 내의 1차 보건의료자원과 동 병원의 2차 기능을 연결하는 지역의료전달체계의 모형 개발을 위해 독일기술협력공사(Deutsche Gesellschaft für Internationale Zusammenarbeit, GIZ)의 지원을 받아 1983년 말경부터 준비하여, 85년 초에 활동을 개시하였다. 이 사업은 이미 실시되어 온 기존의 각 시범사업의 경험을 검토하여 정부의 미래 보건의료정책에 도움을 줄 목적으로 수행되었는데, 특별히 의료공급자와 수혜자 양측의 접근방법을 모색하는 데 주력하였다. 그 일환으로 1985년 4월에 대학 및 관계전문가 간담회를, 8월에는 음성지역보건사업 모델 개발을 목적으로 하는 세미나(1차 보건 접근을 통한 지역보건사업의 개발전략)를 개최하여 자문을 하였다. 모자보건과 가족보건사업의 통합을 시도하였으며, 건강진단을 통한 잠재된 질병의 조기발견과 적절한 치료의 시도가 이 사업의 특징이다.

14) 곡성군 일차보건의료에 기초한 지역보건의료체계 사업

보건사회부, 세계보건기구(WHO)의 후원과 협조로 전남의대와 전라남도가 공동으로 곡성군에서 1983년부터 1989년까지 5년간 일차보건의료에 대한 연구개발사업을 실시하였다. 이는 단지 일부 소지역에서의 풀뿌리 수준의 일차보건의료 활동을 지방행정조직을 통해 더 책임감 있게 자율적으로 기획, 관리 및 평가할 수 있는 (곡성군) 보건의료관리체계의 개발을 위한 프로젝트였다. 특히 1989년 전 국민 의료보장에 대비한 농어촌지역 의료공급기관의 확충 및 주민의 기대에 부응하는 전문진료서비스 제공을 위한 '보건소'를 '병원화 보건소(보건의료원)'로 전환하는 중앙정부의 보건정책과 그 시기가 일치하여 이 사업이 가속화되었다.

15) 대구직할시 남구 대명8동 도시지역 보건의료체계 연구개발 사업

(당시 주로 농촌지역에서 일차보건의료 시범사업이 시도되었던 시기에) 영남대학교 의과대학이 1988년부터 4년간 세계보건기구 서태평양지역사무처의 지원과 함께 정부(보건복지부, 대구직할시, 남구보건소)의 연계로 도시지역에서의 일차보건의료를 적용한 도시지역 보건의료체계 연구개발사업을 실시하였다. 도시지역 건강취약지역에 대한 사업 수행과 평가 결과를 통해 취약지역에 물리적인 보건사업조직(도시보건지소) 설치 운영의 필요성 제안뿐만 아니라 지역보건의료정보체계 개발과 구축의 시급성을 고취하였다.

〈질문〉 일차보건의료에 대한 접근을 농촌이 아닌 도시지역에서 어떻게 접목할 수 있었나요?

〈답변 1〉 급격한 경제성장 덕분에 '88 서울올림픽'을 성공적으로 개최하면서 우리 한국이 전 세계의 주목을 받게 되었던 그 시절, 대도시 뒤안길은 여전히 수많은 취약계층의 삶의 터전인데 관심 밖으로 밀려나 있었지요. 알마아타선언의 'Health for All by the Year 2000' 기조에 따른 일차보건의료의 원칙을 마음에 새기면서 일상의 일터인 (대구직할시 내) 일명 '탑동네'를 돌아보는데, '모든 국민이 (언제 어디서나) 수준 높은 의료 혜택을 받을 수 있어야 하는데, 이곳은 어찌⋯?'라는 의문과 함께 '어떻게 하지?'라는 반문이 들렸지요. 보건의료의 형평성 차원에서 일차보건의료의 접근방식을 도시지역 건강취약지역 주민들에게도 연계하여 건강보호와 증진을 도모해야겠다고 다짐을 한 동기가 되었지요.

〈답변 2〉 WHO로부터 사업 예산 지원뿐만 아니라 다양한 전문가들 (WPRO 이경식 박사, 사무처장 한상태 박사, 이은설 자문관, WHO 주한 대표 Dr. Berteaux 등)의 자문은 중요한 원동력이 되어 도시지역 보건의료체계 개발의 기본 성과목표를 뛰어넘어 '건강한 도시환경사업', '건강한 도시가꾸기 사업'으로 발전하는 계기를 마련하였지요. 그 후 2002년 경주에서 제9차 아시아농촌의학회 학술대회를 학술대회장으로 성황리에 개최하였는데, 세계보건기구 서태평양지역사무처장 오미(Shigeru Omi) 박사의 축사, 명예사무처장 한상태 박사의 기조발표는 이 대회를 더욱 빛내주었을 뿐 아니라 대명동사업을 소개함으로써 내 생애 세계보건기구와의 협력을 성공적으로 이끌어 낸 시금석을 놓게 되었지요.

자료: 한국농촌의학⋅지역보건학회. 한국농촌의학⋅지역보건학회 三十三年史: 나의 회장 시절을 회고하며. 2008 pp.140−143.

16) 연천군 지역의료체계 시범사업

경기도 연천군은 2읍 8면으로 구성된, 군사분계선과 접하고 있는 경기도 최북단 지역으로 병원급 이상의 의료시설이 없는 군지역에 해당된다. 농촌지역의 보건의료자원의 부족을 해소하고 농어촌지역 의료보험제도의 도입으로 인해 늘어나는 의료이용을 수용하기 위하여 1989년 기존 보건소를 보건의료원으로 개편하면서 지역병원에 해당하는 보건의료원 진료부가 설립되었다. 이와 동시에 출범한 서울대학교 지역의료체계시범사업단은 공중보건의사, 보건행정요원들과 이 사업의 필요성, 타당성을 합의 도출하여 자발적 참여 동기부여를 충분히 일으키도록 사업추진 모임을 구성하였고, 군보건조직의 교육 및 훈련, 공중보건의사 자신에 의한 사업 개발과 추진을 유도하였다. 또한 보건의료원, 보건지소, 보건진료원 등의 지역의료체계를 강화하는 방향에서 업무의 체계적 분담과 주민 의료이용의 단계화에 초점을 두었다. 우리나라 주요 사망 및 상병의 원인이 감염병에서 비전염성 질환으로 변화함에 따라 특히 의료시설이 취약한 농촌지역의 공공보건의료가 나아갈 방향도 함께 제시하기 위해 시범사업단은 고혈압, 당뇨병, 자궁경부상피암 등 중심의 군단위 만성퇴행성질환관리사업을 모색하였다.

17) 화천군 시범보건사업

화천군 시범보건사업은 군 주둔지역으로서 전형적인 농촌과는 지역 여건이 상이한 2개 면을 제외한 3개 읍·면 46개 리를 대상으로 1989년부터 한림대학교 사회의학연구소가 독일 기술협력공사(GIZ) 대외협력기금의 재정 지원을 받아 시행하였다. 보건의료원 개편과 함께 시범보건사업의 주요 목표는 기존 보건조직의 활성화 방안을 강구하고, 주민의 필요에 맞는 새로운 보건사업의 수행방안을 마련함으로써, 자원 활용의 효율과 효과를 제고하는 데에 있었다. 공공보건조직을 통해 제공될 새로운 보건사업의 하나로 고혈압관리사업이 중점적으로 실시되었다.

4.2 네팔에 대한 국제개발 원조: 일차보건의료를 위하여

인도와 중국 사이 히말라야의 무릎에 위치해 육지로 둘러싸인 네팔은 다양한 지리적, 종교적, 언어적, 문화적, 다민족적 특성을 가진, 세계에서 가난한 나라 중 하나이다. 오래전 네팔도 감염병이 만연하였고, 기초 위생상태는 매우 열악하였다. 보건의료자원은 몇몇 도시형 병원과 농촌형 약국에 국한되어 있었다.

(1) 네팔의 보건의료체계와 보건의료정책

표 4-6 시대별 네팔의 보건의료조직 발전과 보건정책 개발 현황

연도(시대)	보건의료조직 발전과 보건정책 개발 현황
1933년	• 보건과(DoHS) 신설
1950년대	• 보건부로 개편(1956년) • 제1차 5개년(개발) 계획: 제1차 종합보건계획 수립 　－말라리아 박멸프로그램 시행
1960년대	• 가족계획, 모자보건, 감염병(나병, 결핵, 천연두) 관리 　－중앙보건(환경)연구소 설립
1970년대	• 군보건국(DHO)의 조직하에 수직적 프로젝트의 통합 　－정부의 첫 번째 장기보건계획(FLTHP, 1975－1990) 수립: 보 　건서비스의 지속적이며 적정한 제공 보장
1980년대	• 제7차 5개년 계획(1985－1990): 조직 개편 　－'지방자치법(1982)' 제정에 따른 DoHS 해산 　5개 개발지구 보건국 및 75개 군(공중)보건국 설립 　－아유르베드·의약품안전처 설립
1990년대	• 1990년대 운동: 국가보건정책(1991) 　－보건체계 재조직화: 2차 장기보건계획(SLTHP, 1997－2017) 　수립
2000년대	• 보건부문 개혁 　－SLTHP 운영을 위한 전략 분석(2000) 　－보건의료자원의 운영 이슈 및 우선순위 선정(2000) 　－중기전략계획(2001) 　－빈곤퇴치전략보고서(PRSP, 2002－2007) 　－제10차 5개년 계획(2003－2008) 　－네팔보건부문개혁전략(2003) 　－네팔보건부문전략 이행계획(2003) 　－3년 중기계획(2007－2010)

출처: Karkee R, et al. Primary health care development: where is Nepal after 30 years of Alma Ata Declaration? J Nepal Med Assoc 2010;49(178):178-84.

1) 네팔 보건의료조직의 탄생과 발전

1933년에 보건과(Department of Health Service, DoHS)가 설립되어 말라리아, 나병, 결핵 및 천연두의 단일 수직적 프로그램을 수행하면서 감염병관리를 시작하였다. 1950년까지는 800만 네팔 국민을 치료할 의사들이 소수밖에 없었으며, 1955년에 말라리아 방역기구가 설립되었다. 1956년 보건부(Ministry of Health, MoH)로 개편되어, 모든 네팔 시민들에게 기본적인 보건서비스를 제공하기 위한 목적으로 보건부문에서 제1차 5개년(개발) 계획의 필수 영역으로 네팔의 제1차 종합보건계획이 수립되어 눈에 띄는 진전을 이루었다. 그 결과, 현재 대다수의 국민들은 걸어서 1~2시간 정도 거리 이내에 있는 병원, 보건소(health center, HC), 일차보건의료센터(primary health care center, PHC-C), 보건지소(health post, HP), 보건진료소(sub-health post, SHP) 또는 클리닉을 방문할 수 있게 되었다. 또한 1958년, 1966년, 1968년에 가족계획, 나병과 결핵, 천연두 퇴치 프로그램이 각각 도입되었다. 가족계획 프로그램은 1968년 가족계획·모자보건국에 편입되었다. 천연두박멸프로그램은 나중에, 즉 1977년 국가필수예방접종 확대사업(expanded programme in immunization, EPI)으로 전환되었다. 1970년대 동안 수직적 프로젝트의 통합이 진행되어 군보건국(district health offices, DHO)이 탄생하였다. 보건인구부(Ministry of Health and Population, MoHP)는 1987년과 1991년에 크게 재조직화되었다(표 4-6)(Karkee R, 2010).

2) 네팔 행정조직에 따른 보건의료조직의 구축

네팔의 행정구역은 크게 5개 개발지구(development region), 14개 권역(zone), 75개 군(district)으로 나뉘어 있다. 지방행정조직인 75개 군은 36개 시(Municipality)와 3,995개 마을발전위원회(Village Development

Committee, VDC)로 구성되어 있다.

중앙정부 차원에서 보건의료조직은 <그림 4-3>과 같이 보건의료정책국, 국립중앙의료원, 국립센터를 보건인구부 보건(서비스)정책실 내에 두고 있다. 지방행정 관할에 속하는 농촌지역에서는 VDC 수준에서 PHC-C, HC, HP 또는 SHP가 있다. HP와 SHP는 네팔의 보건의료체계의 기본 단위이다. 군 수준에서는 병상 수가 제한되어 있는 군병원(district hospital, DH)이 있으며, 군병원을 포함한 모든 HC, PHC-C, HP, SHP는 군보건국(DHO)의 관할하에 있다. 또한 14개 권역 수준에서는 특정 전문의를 보유한 한 개의 권역종합병원(zonal hospital, ZH)이 각각 소재한다. 각 5개 개발지구에는 권역종합병원을 포함하여 DHO 관할의 모든 보건의료기관들이 참여하는 개발지구 보건국(regional health services directorate)이 있다. 보건연구는 보건인구부가 관리하는 네팔보건연구위원회(Nepal Health Research Council, NHRC)에 의해 모니터링되고 조정된다.

3) 네팔의 보건의료체계와 의료전달체계

1998년 현재 네팔의 보건의료기관 현황을 <표 4-7>에 제시하였다. 국립중앙의료원 및 개발지구종합병원들은 3차 상급종합병원 수준에 해당하며, 권역종합병원 및 군병원들은 네팔에서 2차 보건의료체계의 역할을 한다. 일차보건의료는 선거구역 및 VDC 수준에서 PHC-C, HC, HP 및 SHP를 통해 제공된다. 최근에는 병원, 의과대학 부속병원과 요양원 등을 포함한 민간 보건의료기관들도 설립되었다. 따라서 네팔의 보건의료체계와 의료전달체계는 외형적으로 보아 중앙과 지방 행정조직에 따라 체계적으로 구축되어 있는 셈이다.

그림 4-3 네팔 보건인구부의 조직도

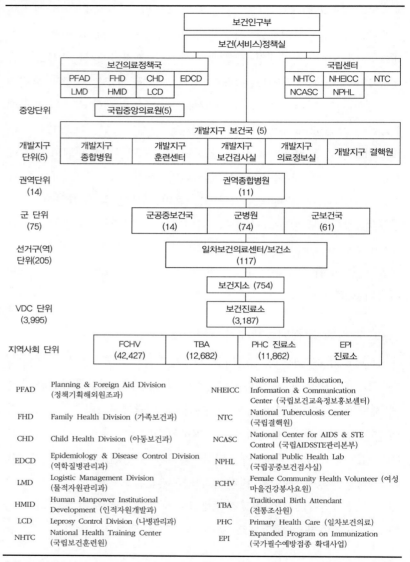

PFAD	Planning & Foreign Aid Division (정책기획해외원조과)	NHEICC	National Health Education, Information & Communication Center (국립보건교육정보홍보센터)
FHD	Family Health Division (가족보건과)	NTC	National Tuberculosis Center (국립결핵원)
CHD	Child Health Division (아동보건과)	NCASC	National Center for AIDS & STE Control (국립AIDSSTE관리본부)
EDCD	Epidemiology & Disease Control Division (역학질병관리과)	NPHL	National Public Health Lab (국립공중보건검사실)
LMD	Logistic Management Division (물적자원관리과)	FCHV	Female Community Health Volunteer (여성마을건강봉사요원)
HMID	Human Manpower Institutional Development (인적자원개발과)	TBA	Traditional Birth Attendant (전통조산원)
LCD	Leprosy Control Division (나병관리과)	PHC	Primary Health Care (일차보건의료)
NHTC	National Health Training Center (국립보건훈련원)	EPI	Expanded Program on Immunization (국가필수예방접종 확대사업)

출처: Rai SK, et al. A large-scale study of bacterial contamination of drinking water and its public health impact in Nepal. Nepal Med Coll J 2012;14(3):234-40.

표 4-7 네팔의 보건의료기관* 현황

공공(정부) 부문	병원/병상 수(개)
국립중앙의료원	1
전문병원	5
국군병원	1
경찰병원	1
개발지구종합병원	2
권역종합병원	9
군병원	74
일차보건의료센터(PHC-c)	100
보건소	17
보건지소(HP)	754
보건진료소(SHP)	3,187
(부속)수련병원**	2
아유르베다(ayurvedic)	
나데비(Nardevi) 아유르베다병원, 카트만두	1
싱하두바(Shingha Durbar) *비디야드라(Vidyadhara)*, 카트만두	1
권역 *아유르베다(Ayurvedalaya)*	14
군 *아유르베다 스와시야켄드(Ayurveda Swasthya Kendra)*	22
아유르베다 아우사달라야(Ayurveda Ausadhalaya) (진료소)	161
총 병상 수 (보건인구부 산하)	3,465
민간(비정부) 부문	
안과전문병원	14
기타 병원***	10
AMDA 병원	2
사립의과대학/병원****	5

* 보건인구부, HMG, 네팔, 1997; 통계청, HMG, 네팔, 1998.
** 트리부반대학교 (부속)수련병원(카트만두)/BP코이랄라 보건과학연구소(BPKIHS, 다란)
*** Ampipal병원(고크하르); Anandaban나병원, Patan병원(라릿퍼); Dhulikhel병원, Sheer기념병원(카브레); 그린파스퇴르병원(카스키); Lalgarh나병원(마호타리); Okhaldhunga병원(오칼드헝아); Tansen선교병원(팔파), TEAM병원(다델두라)
**** Bharatpur의과대학(치트완); Manipal의과대학(카스키); 네팔의과대학/카트만두의과대학(카트만두), Nepalgunj의과대학(반케)
출처: Rai SK, et al. A large-scale study of bacterial contamination of drinking water and its public health impact in Nepal. Nepal Med Coll J 2012;14(3):234-40.

4) 네팔 국가보건정책의 개발 방향과 목표

이렇듯 네팔 중앙정부와 지방정부에 따라 보건의료체계가 체계적으로 구축되어 있었지만, 외형적 체계와는 달리 이를 원활히 운영할 보건의료인력과 의료기자재를 포함한 보건의료자원의 부족, 절대빈곤, 급속한 인구증가와 도시화뿐만 아니라 험준한 산악 농촌지역 때문에 일차적으로 네팔의 보건문제들과 씨름하기에는 여전히 불충분한 상태에 머물러 있었다. 따라서 지난 과거에는 세계보건기구, 양자 간 (선진국) 원조기관 및 비정부기구와 같은 국제기구나 네팔정부에 의해 하향식 그리고 개별적인 방식의 보건프로그램이 기획되고 시행되었다.

그러나 냉전의 상징인 베를린 장벽이 무너지면서 1989년 헝가리를 시작으로 동유럽 여러 나라에서 민주화를 요구하는 목소리가 높아지자 네팔도 정치적으로 더 민주적인 정부 수립을 위한 민주화운동이 일어났다. 그 결과 1990년의 선거로 이어졌고, 제8차 5개년 계획에 의해 새로운 보건정책이 수립되었다. 즉, 제8차 5개년 계획(1992~1996년)의 보건정책 총괄목표인 "모든 네팔인의 가능한 최고 수준의 건강 달성"을 위해 1991년 추정치로부터 1996년까지 영아사망률 107/1,000명에서 50/1,000명으로, 유아사망률 197/1,000명에서 70/1,000명으로, 총출산율(total fertility rate) 5.8에서 4.0으로, 모성사망률 8.5/1,000에서 4/1,000로 각각 줄이고자 정하였다. 한편 평균수명은 동일 기간 동안 53세에서 65세로 늘리고자 하였다.

그림 4-4 네팔에서의 FHCP 추진 일정

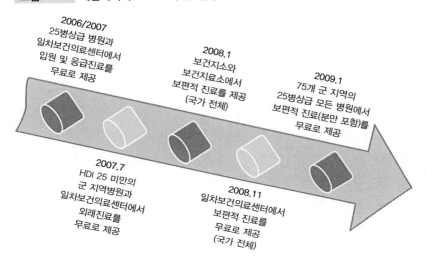

출처: Sato M, et al. Exploring health facilities' experiences in implementing the free health-care policy (FHCP) in Nepal: how did organizational factors influence the implementation of the user-fee abolition policy? Health Policy Plan 2015;30(10):1272-88.

1996년부터 2006년까지는 네팔 마오쩌둥 공산당(Communist Party of Nepal Maoist, CPN-M)이 일으킨 폭력적인 반란을 10년 동안 겪었는데, 이는 성 및 카스트 불평등, 형편없는 거버넌스에 대한 당의 불만에 대한 반응이었다. 이 전쟁은 2006년 11월 집권 정당과 마오쩌둥주의자들 간의 포괄적 평화 협정에 의해 공식적으로 끝났다. 이렇게 2006년 민주주의를 외치는 민중운동에 대응하여 네팔 정부(Government of Nepal, GoN)는 2007년 임시헌법에 '기본 건강은 인권'임을 선언하고, 보편적 무료 보건의료정책(Free Health-Care Policy, FHCP)(MoHP, 2010)을 도입하면서 처음으로 국민건강에 대한 정치적 공약을 내놓았다. 실제로 FHCP는 <그림 4-4>와 같이 단계별로 도입되었다. 첫째, 2006년, 무료진료 대상자는 지정 군내 2차 보건의료기관[군병원(DH), 일차보건의료센터(PHC-C)]으로 후송되며, 이어서 보편적이고 무료인 필수 서비스(즉, 모든 예방서비스, 모성보건 및 치료서비스의 한정된 패키지)는 2008년 1월에 전국적으로 최하위 보건의료기관[보건진료소(SHP), 보건지소(HPs)]에서 제공되었다. 2009년 DH에서 무료로 제공된 분만관리를 포함하여 이러한 무료 필수 서비스는 점차적으로 전국의 DH 및 PHC-C로 확대되었다(MoHP, 2009)(Sato M, 2015).

2008년에는 선거구확정 선거가 향후 2년 이내에 새로운 헌법을 제정할 목적으로 실시되었으나, 4년 후 헌법이 다시 개정되지 않은 채, 결과적으로 2012년에 구성원만이 해산되었다. 1년간의 정치적 교착상태 끝에 2013년 11월 제2차 국회의원 선거를 성공적으로 마무리하고 새로 선출된 대의원들에게 권력을 이양하는 새로운 임시정부가 들어섰다(Luitel NP, 2015).

5) 네팔의 예방보건정책

1998년에 소아마비, DPT, BCG, 홍역 백신을 사용한 1세 미만 영아의 예방접종률은 각각 80.6%, 80.4%, 100.0%, 87.8%였다. 2000년까지 소아마비를 근절하기 위한 국제 프로그램의 일환으로, 1996/1997년 회계연도에 5세 미만의 총 338만 명의 어린이들이 국가 예방접종의 날(National Immunization Day)을 맞이하여 접종받았다. 그러나 약 2,850만 명의 대다수 네팔인구들이 농촌에 거주할 뿐만 아니라 지리학적 특성상 해발 2,500m 이상의 언덕과 산악지역에서의 백신의 '저온유통(cold chain)' 유지가 어렵기 때문에 효능이 문제되었다. 또한, 농촌지역의 위생/쓰레기(처리) 시스템은 사실상 존재하지 않았으며, 농촌 VDC에 화장실이 있는 가구의 비율은 단지 0~25%였다. 안전한 식수는 대부분 지역에서 이용할 수 없었으며, 수도와 카트만두 계곡의 다른 대도시도 여전히 오염된 상태였다. 그럼에도 불구하고 정부는 아동의 이환 및 사망과

관련된 설사(질환)를 줄이기 위해, 12만 명의 학교 교사들에게 경구수분
보충요법(Oral Rehydration Therapy, ORT) 훈련을 받도록 의무화하였다.

하지만 대부분의 예방 및 건강증진 측면의 보건대책들은 보건의료
인력의 부족, 정부 자원의 부족, 예방의학 및 건강증진 영역 내 보건
인력의 관심 결여, 빈곤, 교육의 부족, 급속한 인구 증가 및 계획되지
않은 도시화 등으로 인해 더 위축되었다(Rai SK, 2012).

(2) 네팔에 대한 국제 원조와 지역보건 개발

1) 네팔에 대한 국제 원조

1991년 유엔개발계획(United Nations Development Program, UNDP)에
서, 세계 186개국 중 네팔의 출생 시 기대수명이 69.1세이며, 인간
개발지수(Human Development Index, HDI)가 157위를 차지하여 매우 낮
은 20개국에 속한다고 발표하였다. 또한, 유엔아동기금(United Nations
Children's Fund, UNICEF)은 네팔의 5세 미만 아동사망률이 매우 높다고
보고하였다(Kuratsuji T., 1993). 이에 1990년대부터 국제기구/기관들은
네팔의 보건의료인력 및 하부구조 개발, 의료기자재 공급을 포함한 보건
부문에 본격적으로 기여해 왔다. WHO와 유니세프는 네팔의 다양한 보
건프로그램에 협력과 지원을 하였으며, USAID, JICA, BNMT, 아동구호
기금(Save the Children Fund, 영국, 미국 포함)과 기타 국제민간기구(INGO)들
도 해외원조 일환으로 활발한 현지 활동을 펼쳐왔다(Rai SK et al., 2001).

네팔에 대한 국제원조 차원에서 공적개발원조(ODA) 사업의 하나로
일본국제복지스공단(Japan International Cooperation of Welfare Services,
JICWELS), 제국기부재단(Imperial Gift Foundation) 및 보시－아이이쿠－카
이(Boshi - Aiiku - Kai: Aiiku Association for Maternal and Child Health and
Welfare)는 1989년부터 보건부 모자보건위원회와의 협의에 따라 모자보

건(Maternal and Child Health, MCH) 시범교육(연구)사업을 시작하였다. '지역사회 참여(community participation)'는 오로지 MCH에만 초점을 맞춘 최초의 국제보건교육사업의 핵심 원칙이었다. 이는 MCH 분야의 기획·행정을 개선하는 데 도움이 되는 것을 목적으로 하였다. 일본 MCH 원조활동에서의 정보와 경험은 지역주민이 '아이이쿠 - 한(Aiiku - Han)' 지역사회의 활동 등에 동참함으로써 독특하게 얻어졌다(Hirayama M, 1993).

또한, 1992년 일본의사협회(Japan Medical Association, JMA)와 일본국제협력단(Japan International Cooperation Agency, JICA)도 공동으로 모자보건(MCH)사업을 착수하였다. 이 사업의 수혜 대상자는 네팔 카브레군(Kavre District) 지역주민, 카브레군 공중보건국(District Public Health Office in Kavre), 중앙개발지구 보건국(Central Region Health Directorate), 보건부 등이었다. 즉, 당시 네팔 왕국(Majesty정부)은 카브레군 시범지역에서 새로운 보건의료체계 정책을 시행하고 평가해 달라며, MCH사업을 일본 정부에 요청하였다. 이 사업의 핵심 목표는 기본적인 일차보건의료(PHC) 서비스와 질병예방 수단을 제공함으로써 일반 건강상태를 개선하고 모성, 영아 및 5세 미만 아동사망률을 줄이는 것이었다. 이는 정부의 의료전달체계를 개선하고, 지역주민에게 더 나은 보건교육을 제공하며, 건강 및 위생 관련 설문조사를 통해 지역사회의 적극적인 실천을 촉구하였다. 특히 비정부기구 JMA의 참여를 보장한 JICA가 주도한 첫 번째 협력 프로젝트였다. JMA는 일차보건의료센터 건립, 기숙사와 안전급수시스템의 구축, 2년간의 충분한 약품 공급을 담당하였고, JICA는 MCH 전문가 파견, 의료장비와 제반 물품 제공을 분담하였다.

2) 네팔의 안전한 모성중재사업과 MDG 달성

1987년 나이로비에서 개최된 '안전한 모성 국제회의' 이후 네팔 정부(GoN)는 우선순위 결정에 따라 안전한 모성프로그램(Safe Motherhood

Program, SMP)을 1순위 사업으로 선정하였다. 1991년에는 국제적으로 권장되었던 일차보건의료 방식으로 접근할 것을 제도화하였다. 하지만 세계은행, UNICEF, 미국국제개발처(USAID) 외 여러 국제기구들 모두 한결같이 아시아에서 최악의 보건수준-매우 높은 5세 미만 아동사망률, 영아사망률 및 모성사망률 그리고 낮은 소득 상태-에 처한 네팔을 재평가하고 그동안의 공적개발원조계획의 문제점을 지적하였다. 특히 그 일차적인 피해자는 어린이와 임산부임을 강조하였다(Kuratsuji T, 1993). 이러한 배경 속에 정부(GoN)는 안전한 모성 중재사업 실현의 기반을 위해 '안전한 모성 실천계획(1994-1997)', '국가 안전한 모성장기계획(2002~2017)' 및 '국가 안전한 모성 및 신생아 보건장기계획(2006~2017)'을 단계적으로 수립하였다. 더 나아가 정부는 2004년에 '보건부문전략(Health Sector Strategy, HSS): 개혁을 위한 어젠다'를 발표하였다.

네팔 보건인구부(MoHP)와 여성아동사회복지부(Ministry of Women, Children and Social Welfare)는 여성의 권한부여, 교육, 양성 형평성 및 법적 권리에 중점을 두면서 보건부문 전략(HSS)을 미래 발전 지침의 원칙으로 삼아 협력하였다. 2006년부터 여성들은 투표권을 부여받았고 자녀의 국적도 획득할 수 있었다. 모성인센티브제도(Maternity Incentive Scheme, MIS)는 보건서비스의 활용도를 높이는 데 기여했다.

한편, GoN은 건강을 위한 2015년 새천년개발목표(Millennium Development Goals, MDGs)를 달성하기 위해 정부와 외부 원조파트너의 노력을 조정하여 원조효과를 높이기 위한 부문별 접근방식(sector-wide approach)을 채택하였다. 임시 헌법은 모든 네팔 시민들의 기본적인 보건서비스에 대한 무료 이용, 깨끗한 환경에 대한 권리, 교육과 생활수단에 대한 접근성, 차별과 제도화된 불평등의 사회환경으로부터 자유로울 권리를 확립하였다.

이렇듯 (국제원조를 뒷받침하여) 네팔 정부가 지속적으로 노력하였음

표 4-8 네팔의 MDG 모자보건지표 달성의 연도별 추이(1990~2015)

새천년개발목표(MDG) 5:

5A: 1990~2015년간 산모사망률 3/4 감소

MDG 목표 달성 수치*	1990	1995	2000	2005	2010	2015
모성사망률(MMR)	–	539**	415***	281****	229	134
숙련된 보건의료인력(SBA)에 의해 분만한 출생아 비율	7	9	11	19	–	60

5B: 2015년까지 생식보건에 대한 보편적 접근 확대

피임유병률	24	26	47	48	57	67
청소년 출산율	–	–	84	106.3	–	–
산전관리 보장률 (1회 이상 방문)	NA	–	–	73.7	0	–
산전관리 보장률 (4회 이상 방문)	NA	–	14.3	29	50.2	–
가족계획에 대한 미충족 필요	NA	–	27.8	24.6*****	26.3	–

새천년개발목표(MDG) 4:

1990~2015년간 5세 미만 아동사망률 2/3 감소

5세 미만 아동사망률	158******	118.3	91	61	50	54
영아사망률	106	78.5	64	48	41	36
1세 아동의 홍역예방접종 비율(%)	–	–	–	82.5	75	–

* 이 표에 제시한 수치는 괄호 안에 있는 연도에 얻어졌지만, 이용 가능한 자료는 1991년 (1990), 1996년(1995), 2001년(2000), 2006년(2005), 2009년(2010) 및 목표치(2015)에 발표된 것이다.

** 네팔가족보건조사(Nepal Family Health Survey, 1996).

*** 보건인구부, New ERA and ORC Macro (2001). 네팔인구보건조사(Nepal Demographic and Health Survey). 2001.

**** 보건인구부, New ERA and ORC Macro (2001). 네팔인구보건조사. 2006.

***** 경제사회과, UN 통계국, UN. UN MDG 지표를 위한 새천년개발목표 지표 공식 홈페이지에서 2010. 7. 30.의 자료를 인용함.

****** 네팔가족보건조사 (1991).

출처: Malla DS, et al. Achieving Millennium Development Goals 4 and 5 in Nepal. BJOG 2011;118 Suppl 2:60-8.

에도 불구하고 1996년, 2001년, 2006년 인구통계 및 건강조사 결과
(표 4-8)는 아동사망률, 모성사망률 측면에서 MDGs 목표를 달성하는
데 오랜 기간이 소요되었음을 보여준다(Malla DS, 2011).

(3) 네팔에서의 지역사회 시범보건사업 현황과 (연구)성과

네팔의 지역사회 시범보건사업은 1990년 민주화운동의 영향으로
새로이 발표된 제8차 5개년 계획에서의 "모든 네팔인의 가능한 최고
수준의 건강"이라는 총괄목표 달성을 위한 노력의 일환으로 전개되었
다. 하지만 자국 내 보건의료자원(보건의료인력, 의료기자재)의 부족, 빈곤,
급속한 인구증가와 도시화, 자연재해(홍수, 지진), 산악 농촌지역 등의
대내외적인 한계를 스스로 극복할 수 없었기 때문에 WHO, 유니세프,
아동구호기금 등의 국제기구뿐만 아니라 USAID, JICA 등의 OECD
선진국의 국제협력(양자 간 ODA 지원)에 의한 보건프로그램 운영이 주도
적이었다. 특히나 카트만두 수도권 지역과 멀리 떨어진 산악 농촌지역
인 극서개발지구(Far-western region)는 1996년 이후 단일 공여국 대신
세이브더칠드런, 월드비전 등 다양한 국제기구에 의한 중복으로 원조
를 받고 있어서 외부적 지원이 더 절실한 곳임을 알 수 있었다.

지난 35여 년 동안 원조 시기별로 네팔에서 수행된 지역사회 시범
보건사업에 따라 국제적 전문학술지에 출판된 연구논문(부록 3)을 중심
으로 지역별, 보건사업별 그 주요 성과(연구주제)를 <표 4-9>와 <그림
4-5>에 요약, 정리하였다. 각 지역별 시범보건사업에 대한 지난 30여
년 동안의 네팔 정부(보건인구부)의 내부자료를 직접 획득할 수 없었기
때문에 관련 사업에 대한 연구 논문수로 간접 평가지표를 갈음하였다.

개발지구별 시범보건사업에 따른 연구성과 현황에 따라 파악할 수
있는 흥미로운 점은 1983년 동부개발지구(Eastern region)에서 처음 시

표 4-9 네팔의 개발지구별 시범보건사업에 따른 연구성과 현황

개발지구 (Region)	ODA (지원)기간 (1인당 국민총소득, US$)*	총 논문수	주요 연구영역 (논문수)
극서 (Far-western)	1996~2018 (210~960)	57	MCH(11), HIV/AIDS(11), 생식보건(6), 건강상태(4), HPV(3), CAM(3), malaria(3), 안과(3), 보건의료체계(2), NTD(2), leishmaniasis(1), NCD(1), cholera(1), diarrhoeal(1), Byanshi(1), TB(1), 건강보험(1), 손상(1), 정신보건(1), 환경위생(1)
중서부 (Mid-western)	1991~2018 (210~960)	23	MCH(7), 정신보건(4), PHC(3), ENT(2), ARI(1), cysticercosis(1), HIV/AIDS(1), NCD(1), 보건의료체계(1), 학교보건(1)
서부(Western)	1989~2018 (210~960)	22	NCD(6), MCH(5), PHC(4), 생식보건(3), ART(1), CAM(1), 안과(1), 약물요법(1)
중앙(Central)	1985~2018 (160~960)	44	MCH(15), 정신보건(13), HIV/AIDS(3), PHC(3), NCD(2), 건강행태(2), 안과(2), ARI(1), 구강보건(1), 생식보건(1), 의료이용행태(1)
동부(Eastern)	1983~2018 (140~960)	6	MCH(2), CAM(1), malaria(1), NCD(1), 환경오염(1)

MCH: Maternal & child health, HPV: Human papillomavirus, CAM: Complementary and alternative medicine, NTD: Neglected tropical diseases, NCD: Noncommunicable diseases, TB: Tuberculosis, PHC: Primary health care, ENT: Ear, Nose, Throat, ARI: Acute respiratory infections, ART: Antiretroviral therapy.

* World Bank. DataBank: World Development Indicators (Popular Indicators) - GNI per capita -. 2019 (by https://databank.worldbank.org/indicator/NY.GNP.PCAP.CD/ 1ff4a 498/Popular - Indicators)

그림 4-5 네팔의 지역별 시범보건사업의 현황

Far-western Region	
Distrct	수행국(공여국)
Achham	USA
Doti	Japan Canada UK
Bajura	Belgium
Bajhang	Sweden
Darchula	USA
Baitadi	USA
Dadeldhura	ROK USA
Kanchanpur	USA Nepal Norway Sweden
Kailali	ROK Norway Germany

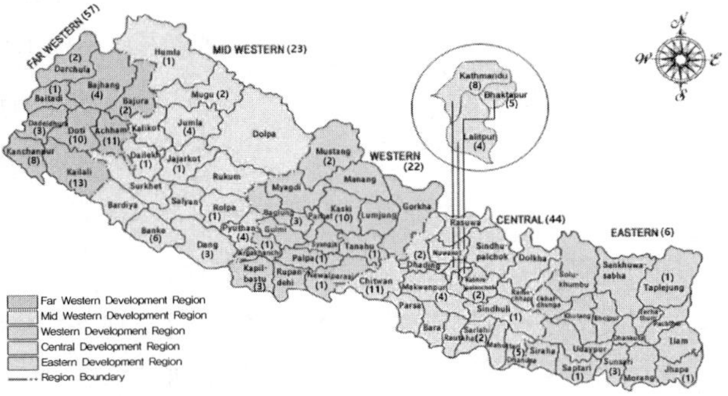

작되어 1996년 극서부개발지구로 또한 해발 600~700m의 떠라이(평야)지대에서 해발 4000m 이상의 마운틴(산악)지대, 즉 네팔의 동남지역에서 서북부 방향으로 ODA가 지원되었다는 점이다. 네팔의 1인당 국민총소득은 동부개발지구에 ODA가 지원되던 1983년 US$ 140에서 극서부개발지구에서의 초기 시절인 1996년 US$ 210 정도로 절대빈곤을 벗어나지 못할 때였다.[7] 세부적으로 보면 먼저 카트만두 수도권 지역의 급속한 인구증가와 도시화 때문인지 네팔 정부는 1985년부터 중앙개발지구(Central region)에서 (총 논문수가 44편으로) 모자보건사업이나 정신보건사업 등이 집중적으로 시행된 것으로 판단된다. 또한 수도권에서 가장 멀리 떨어진 극서부개발지구에서는 산악 농촌지역뿐만 아니라 인도와 접경지역에서의 빈번한 교류(이민 포함) 때문인지 타지역보다 늦어진 1996년부터 ODA가 지원되었음에도 불구하고 (총 논

---

7) 한국은 1983년 US$ 2,000 정도에서 1996년에는 US$ 13,000을 약간 넘는 수준으로 네팔과는 매우 큰 격차를 보였다.

문수가 57편으로) 모자보건사업, HIV/AIDS예방관리사업, 차우파디 관련 생식보건사업 등이 우선적으로 시행된 것으로 보인다. 그 다음으로는 총 논문수가 중서부(Mid - western region), 서부(Western region), 동부개발지구 순으로 23편, 22편, 6편씩 각각 발표되어 수도권지역에 가까울수록 관련 보건사업이 줄어들었다. 특히 동부개발지구는 1983년 매우 빠른 시기부터 보건사업이 시행되었으나 (타 지역과의 공동 시행을 고려하더라도 6편으로) 아주 적게 지원된 경향을 보였다. 따라서 보건(시범)사업에 대한 연구논문의 체계적 고찰은 (네팔 내 취약지역에 해당하는) 카트만두 수도에서 가장 멀리 떨어져 있고 개발지구 내 모든 군(district) 지역에서 보건(시범)사업이 시행된 '극서부개발지구'에 한정하여 시행하였다.

극서부개발지구는 행정구역상 아캄(Achham), 도티(Doti), 바주라(Bajura), 바장(Bajhang), 다출라(Darchula), 바이타디(Baitadi), 다델두라(Dadeldhura), 칸찬푸르(Kanchanpur), 카일랄리(Kailali) 모두 9개 군(district)으로 인도 북부지역과 접해 있으며, 국경선의 출입이 매우 자유로운 지역에 속한다. 이들 군지역에서의 지역보건사업의 ODA 경험과 연구성과는 다음 <표 4 - 10>과 같다.

네팔 극서부개발지구의 지리학적, 경제적 및 행정적 여건상 9개 모든 군지역들은 한국을 포함하여 미국, 일본 등 선진국들(OECD 회원국)로부터 양자 간 또는 다자간 국제협력 차원에서 ODA 지원을 받고 있었다(그림 4 - 5). 특히나 ODA 공여를 통한 지역보건사업의 수행기관들은 보건의료 영역의 전문성을 고려한 때문인지 한국의 연세대학교, 미국의 앨라배마 버밍햄대학교, 워싱턴대학교, 캘리포니아대학교, 보스턴 메디컬센터, 보스턴 어린이병원과 네바다 라스베이거스대학교, 일본 동경대학교, 스웨덴 고텐부르크대학교 등 대부분 대학교들(소속기관 포함)이 주관하고 있었다.

표 4-10 네팔 극서부개발지구에서의 시범보건사업의 ODA와 연구성과

군(District)	주요 시행기관(국가)	재원 원조기관	연구성과 (논문수)	주요 연구영역 (논문수)
Achham	• U. Alabama Birmingham, USA/ Nepal Fertility Care Center • U. Washington, USA • U. California, USA • Boston Medical Center, USA • Children's Hospital Boston, USA • U. Nevada Las Vegas, USA • Arnhold Institute for Global Health, USA	• UAB School of Public Health • National Institute of Mental Health • Mary Horrigan Connors Center for Women's Hospital	11	leishmaniasis(1), 보건의료체계(2), HPV(3), 정신보건(1), MCH(3), NCD(1)
Doti	• U. Tokyo, Japan • York U., Canada • Warwick Medical School, UK	• Participatory Planning and Management of HIV/AIDS (UNDP project) • Susan Mann Scholarship Award of York U.	10	HIV/AIDS(5), 생식보건(3), 손상(1), Cholera(1)
Bajura	• Institute of Tropical Medicine, Belgium		2	HIV/AIDS(1), MCH(1)
Bajhang	• Institute of Medicine, U. Gothenburg, Sweden	• WHO, Switzerland/U. Gothenburg ('Global University' grant), • WHO, Norad, SIDA, UK DFID	4	MCH(3), 생식보건 (1)
Darchula	• William L. Brown Center, USA • Florida Atlantic U.	• Rufford Small Grant Foundation, UK	2	CAM(2)
Baitadi	• Helen Keller Int. Headquarters, N.Y, USA	• USAID's Child Survival Health Grants	1	MCH(1)
Dadeldhura	• Chonbuk National U., ROK/U. Washington, USA		3	MCH(1), 생식보건 (1), CAM(1)
Kanchanpur	• Vector Biology and Control Project/W.K. Reisen, USA • National Zoonosis and Food Hygiene Research Center, Nepal • CDC/UCSF, USA • Norwegian Radium Hospital, Norway • Institute of Medicine, U. Gothenburg, Sweden	• USAID/Kathmandu (WKR's trips) • NZFHRC and DDJ Research Fondation • WHO Regional Office for South East Asia • WHO in Geneva	8	malaria(1), TB(1), 안과(1), diarrheoal(1), NTD(2), HIV/AIDS(1), MCH(1)
Kailali	• IPAID, Yonsei U./Wonju College of Medicine/ KOICA/NRF, ROK • U. Tromso, Norway • Biodiversity and Climate Research Center, Germany	• National Research Foundation of Korea Grant/Korea Ministry of Environment • LOEWE: Ministry of Higher Education, Research and Arts of the State of Hesse, Germany	13	안과(2), 환경위생 (1), HIV/AIDS(2), malaria (2), 건강 상태(4), 생식보건 (1), 건강보험(1), MCH(1)
9개 군 전체			3	HIV/AIDS(2), Byanshi(1)

HPV: Human papillomavirus, MCH: Maternal & child health, NCD: Noncommunicable diseases, CAM: Complementary and alternative medicine, TB: Tuberculosis, NTD: Neglected tropical diseases, PHC: Primary health care, ENT: Ear, Nose, Throat, ARI: Acute respiratory infections, ART: Antiretroviral therapy. U.: University

주요 연구영역을 통해 미루어 본 지역보건사업은 다출라군을 제외한 8개 군지역에서 모자보건사업이, 인도와의 접경 지역의 특성상 경제활동인구(주로 네팔 남성)의 계절적 이민 등으로 인한 HIV/AIDS예방관리사업이 모두 시행되었다. 연구성과로는 카일랄리군(13편), 아캄군(11편), 도티군(10편) 3개 군지역에서 가장 많은 논문들이 발표되었다. 이에 네팔 HIT사업이 수행된 카일랄리군을 심층 비교대상지역으로 최종 선정하였다.

4.3 한국과 네팔의 지역사회 시범보건사업의 특징: 공통점과 차이점

앞서 살펴보았듯 한국과 네팔은 해외의 다양한 원조기관을 통해 지원받은 자원을 기반으로 지역사회 중심의 일차보건의료 사업을 수행하였다. 두 나라의 원조 기반 지역보건사업의 공통점과 차이점은 다음과 같이 정리할 수 있다.

첫째, 한국과 네팔에서의 여러 지역보건사업들은 지역사회 구성원들을 훈련하여 지역보건자원으로서 적극 활용하였다는 점을 공통점으로 들 수 있다. 물론 사용할 수 있는 자원을 모두 확보하여 최대한의 성과를 도출하고자 하는 의도도 있었겠지만, 지역보건사업에 그 구성원들이 능동적으로 참여할 수 있도록 한 것은 의미 있는 시도였다.

둘째, 자원 투입의 채널이 다원화되었다는 점을 또 다른 공통점으로 들 수 있다. 공여국의 양자 간 원조뿐만 아니라 WHO 등의 다자기구, NGO를 포함한 민간기관 등 여러 당사자들이 특정 지역 내 보건사업에 함께 개입하는 경우가 많았다. 여기에 더하여 수원국 관련 정부 부처뿐만 아니라 국·공·사립 대학교 의과대학 등 여러 이해관계자들이 형성되었다. 즉, 각 기관들 간 원조를 통해 달성하고자 하는 목표의 충돌이나 중복이 발생할 가능성이 존재했다. 이를 조율하고 일관성 있게 지역보건체계를 수립해 나가는 과정이 도전과제가 되었다.

셋째, 한국과 네팔 지역보건사업은 (여러 지역보건사업이 그러하듯) 특정 환자 집단을 대상으로 질병의 치료에 중점을 두기보다는 모자보건이나 보건위생분야 등 전 인구집단을 대상으로 실시하는 사회사업이었다. 화장실 개선사업, 가족계획사업, 부엌개량사업, 보건위생교육 등 전 지역주민들의 협조가 뒷받침되어야 실현할 수 있는 사업들이 주를 이루었으며, 이는 질병의 예방과 건강증진을 목표로 하는 일차 보건의료의 개념과 일치한다.

한국과 네팔의 지역보건사업이 다른 양상을 보이는 부분은 사업의 지속 가능성 혹은 연계성이라 할 수 있다. 원조를 기반으로 수행된 지역보건사업의 특성상 정해진 기간이 공식적으로 종료되고 난 후에도 이를 스스로 승계할 수 있는 방안들을 마련하고 시행에 옮겨야 한다. 한국은 수원국으로서 능동적으로 지역보건사업을 재구성해 나가고 지역보건체계를 유지하고 발전시키기 위한 자원을 어느 정도 확보할 수 있는 사회적 조건이 마련되었지만, 네팔은 상대적으로 여전히 그러한 자원이 부족한 상태이다. 따라서 향후 국제개발 원조 기반 지역보건사업이 '지역에서의' 보건사업을 넘어 '지역의' 보건사업이 되어 그 지역, 나아가 수원국의 지역보건체계로 확립되기 위해 필요한 자원을 확보할 수 있는 혁신적인 방안을 모색해야 할 것이다.

참고문헌

[한국의 지역보건사업]

1. 강종두. 농촌지역 보건지소 이용에 영향을 미치는 요인 분석. 예방의학회지 1990;23(3):316 – 323.

2. 김귀연. 모자보건사업의 현황 및 개선방안. 한국모자보건학회지 1997;1(2):239 – 247.

3. 김기순, 김천식, 김영기, 조선웅, 송정기. 예수병원 지역사회보건사업 – 용진면 및 고산지역을 중심으로-. 예수병원 기독의학연구원. 전주, 대성사 인쇄부. 1987.

4. 김용익. 고령화에 따른 지역사회 노인의 건강관리 방안. 農村醫學·地域保健 2005;30(3):311 – 326.

5. 김용익. 농어촌 보건의료의 발전 방향. 韓國營養學會誌 1995;28(6):559 – 562.

6. 김용익. 보건의료 주민참여의 정의와 전략에 대한 연구. 보건행정학회지 1992;2(2):90 – 111.

7. 김용익. 지역의료체계의 개념에 의한 우리나라 의료조직체계 개편 방안에 관한 연구. 병원연구 1987;11:45 – 58.

8. 김정순, 김유진, 박영주, 오진주, 윤병준, 전경자, 정해관, 조성일, 최병순. 우리나라 보건사업 평가연구문헌들에 대한 방법론적 평가. 國民保健研究所 研究論叢 1992;2(2):125 – 145.

9. 金鎭順, 吳英愛. 保健診療員이 配置된 農村地域의 母子保健 및 家族計劃 受惠 實態. 인구보건논집 1985;5(1):77 – 94.

10. 김진순. 地域 保健診療員의 役割. 학교보건 1986;15(1):4 – 8.

11. 김한중. 환경여건 변화에 따른 지역보건행정 체계와 기능의 발전방향. 예방의학회지 1991;24(2):128−145.

12. 박노례. 『1957~1960 한국의 보건사업』. 인제대학교 국제보건연구소. 2013.

13. 박웅섭(엮음). 학습목표에 맞춘 보건관리. 보문각. 2017. 『김춘배. 제7장 국제보건: 우리나라 개발원조사업의 경험 −WHO 지원을 중심으로−. p.333−340』

14. 方坡. 새마을敎育과 農村環境 및 保健衛生. 순천향대학논문집 1982;5(4):419−432.

15. 배상수. 지역보건정보체계의 구성과 활용. 예방의학회지 1995;28(2):297−313.

16. 孟光鎬. 健康에 關한 韓國人의 知識, 態度 및 實踐樣相 −韓國人의 傳統醫療 依存度를 中心으로−. 인간과학 1978;2(12):23−30.

17. 文玉綸. 農漁村 醫療保險事業의 當面課題. 韓國農村醫學會誌 1977;2(1):9−20.

18. 문옥륜, 이규식, 박재용, 고대하, 이기효. 농촌보건의료서비스 향상을 위한 제도 개선방안. 韓國農村醫學會誌 1991;16(2):97−119.

19. 신동훈, 이선자. 지역사회에 기반을 둔 간호사업−그 배경과 실태에 관한 고찰. 대한간호 1980;19(2):60−74.

20. 신영수. 농어촌 보건의료 향상에 있어 농어촌의료서비스 기술지원단의 역할. 韓國農村醫學會誌 1995;20(1):91−100.

21. 안윤옥. 암 등록사업의 현황과 추진방향. 예방의학회지 2007;40(4):265−272.

22. 梁在謨, 金騋舜, 朴泰根, 金漢中, 朴鍾龜, 徐一. 農村病院의 模型開發에 關한 研究. 대한병원협회지 1981;10(4):34−46.

23. 양재모. 사랑의 빚만 지고. 서울, 큐라인. 2001.

24. 양재모. 한국 농촌에서의 출산력과 가족계획에 관한 연구. 대한내과학회잡지 1964;7(11):27−35.

25. 梁在謨. 80년대 地域醫療保險의 展開. 韓國農村醫學會誌 1980;5(1):55 −62.

26. 李廣遠. 農村勞動力의 老齡化 婦女化에 따른 農村保健醫療의 現況과 問題點. 농촌경제 1979;2(1):156−163.

27. 李熙大. 韓國醫療保險事業에 關한 考察. 最新醫學 1974;17(3):373−392.

28. 임현술, 김정란, 정해관, 김지용. 고잔동에서 생긴 일: 폐유리섬유의 진실을 찾아서. 의왕, 글을읽다. 2017.

29. 전주예수병원. http://www.jesushospital.com/Content/Content.asp? Folder Name=sub01&FileName=sub01_0402

30. 지역보건의료 발전을 위한 모임.『지역보건 60년 2: 지역보건 60년의 발자취』. 서울, ETC 커뮤니케이션즈. 2012.

31. 지역보건의료 발전을 위한 모임.『함께한 사람들 1: 지역보건 60년의 발자취』. 서울, ETC 커뮤니케이션즈. 2012.

32. 한국농촌의학·지역보건학회. 한국농촌의학·지역보건학회 三十三年史. 경주, 도서출판 대양기획. 2008.

33. 한국은행. 국민계정: 연간 1인당 국민총소득(명목, 달러)(1953−2016). http://kosis.kr/statHtml/statHtml.do?orgId=301&tblId= DT_102Y002&vw_cd=MT_ZTITLE&list_id=301_A_A05_B01&seqNo =&lang_mode=ko&language=kor&obj_var_id=&itm_id= &conn_path=MT_ZTITLE

34. 韓相福. 한국농촌의 社會經濟的 변화와 保健醫療體系. 韓國農村醫學會誌 1990;15(1):21−27.

35. 許程. 우리나라 農村醫療에 關한 社會醫學的 研究. 서울의대잡지 1962;3(4):21−40.

36. 홍성원. 쌍천 이영춘 박사의 생애: 흙에 심은 사랑의 인술. 군산, 쌍천 이영춘 박사 기념사업회. 2003.

37. Bang S, Han SH. General review of family planning and maternal

and child health policies and programs in Korea. 韓國疫學會誌 1983;5(1):148－159.

38. Chen LC, Reich MR, Ryan J. Medical Education in East Asia: Past and Future. Bloomington, Indiana University Press. 2017.

39. Hong YS, Kwak SI, Lee EO, Rhe SJ, Kim KW. An experimental study on a model primary health care program in Korean rural communities utilizing village level self－care substructure: Methodological aspects. 간호학논문집 1986;1(1):39－57.

40. Kim MH. An approach to promote the rural health care. Yonsei Med J 1974;15(2):58－73.

41. WHO WPRO. 70 Years Working Together for Health: The World Health Organization and The Republic of Korea. 2016

42. Yang JM, Bang S, Song SW, Youn BB. Study on the acceptability and effectiveness of an oral contraceptive among IUD drop－outs in rural Korea. 豫防醫學會誌 1968;1(1):51－66.

[네팔의 지역보건사업]

1. Acharya P, Gautam R, Aro AR. Factors influencing mistimed and unwanted pregnancies among Nepali women. J Biosoc Sci 2016;48(2):249－266.

2. Baker J. Women's health in Nepal: the neglected dimension. J Nepal Med Assoc 1994;32(111):214－218.

3. Bentley H. The organisation of health care in Nepal. Int J Nurs Stud 1995;32(3):260－270.

4. Chin B, Montana L, Basagaña X. Spatial modeling of geographic inequalities in infant and child mortality across Nepal. Health Place 2011;17(4):929－936.

5. Ghimire M, Ayer R, Kondo M. Cumulative incidence, distribution,

and determinants of catastrophic health expenditure in Nepal: results from the living standards survey. Int J Equity Health 2018;17(1):23.

6. Gurung G, Derrett S, Hill PC, Gauld R. Governance challenges in the Nepalese primary health care system: time to focus on greater community engagement? Int J Health Plann Manage 2016;31(2):167−174.

7. Hirayama M, Oyama O, Asano M. JICWELS' MCH training program in the Aiiku Institute: Asian MCH workshop. Acta Paediatr Jpn 1993;35(6):579−582.

8. Karkee R, Jha N. Primary health care development: where is Nepal after 30 years of Alma Ata Declaration? J Nepal Med Assoc 2010;49(178):178−184.

9. Khadka KB, Lieberman LS, Giedraitis V, Bhatta L, Pandey G. The socio−economic determinants of infant mortality in Nepal: analysis of Nepal Demographic Health Survey, 2011. BMC Pediatr 2015; 15:152.

10. Khanal V, Adhikari M, Karkee R. Low compliance with iron−folate supplementation among postpartum mothers of Nepal: an analysis of Nepal Demographic and Health Survey 2011. J Community Health 2014;39(3):606−613.

11. Khanal V, Sauer K, Karkee R, Zhao Y. Factors associated with small size at birth in Nepal: further analysis of Nepal Demographic and Health Survey 2011. BMC Pregnancy Childbirth 2014;14:32.

12. Khanal V, Zhao Y, Sauer K. Role of antenatal care and iron supplementation during pregnancy in preventing low birth weight in Nepal: comparison of national surveys 2006 and 2011. Arch Public Health 2014;72(1):4.

13. Kuratsuji T. The joint JMA−JICA project in Nepal. Acta Paediatr Jpn 1993;35(6):571−575.

14. Luitel NP, Jordans MJ, Adhikari A, Upadhaya N, Hanlon C, Lund C, Komproe IH. Mental health care in Nepal: current situation and challenges for development of a district mental health care plan. Confl Health 2015;9:3.

15. Malla DS, Giri K, Karki C, Chaudhary P. Achieving Millennium Development Goals 4 and 5 in Nepal. BJOG 2011;118 Suppl 2:60−68.

16. Manandhar K, Shrestha B. Prevalence of hepatitis B virus infection amongst healthy Nepalese males. Trop Gastroenterol 1998;19(4):145−147.

17. Miller G, Valente C. Population policy: Abortion and modern contraception are substitutes. Demography 2016;53(4):979−1009.

18. Perry HB, Rassekh BM, Gupta S, Wilhelm J, Freeman PA. Comprehensive review of the evidence regarding the effectiveness of community−based primary health care in improving maternal, neonatal and child health: 1. rationale, methods and database description. J Glob Health 2017;7(1):010901.

19. Pohl G. What can GPs in the UK offer to global health? Improving primary care services in rural Nepal. Br J Gen Pract 2012;62 (603):540.

20. Rai SK, Rai G, Hirai K, Abe A, Ohno Y. The health system in Nepal −An introduction. Environ Health Prev Med 2001;6(1):1−8.

21. Rai SK, Ono K, Yanagida JI, Ishiyama−Imura S, Kurokawa M, Rai CK. A large−scale study of bacterial contamination of drinking water and its public health impact in Nepal. Nepal Med Coll J 2012;14(3):234−240.

22. Ranabhat CL, Kim CB, Singh A, Acharya D, Pathak K, Sharma B, Mishra SR. Challenges and opportunities towards the road of universal health coverage (UHC) in Nepal: a systematic review.

Arch Public Health 2019;77:5.

23. Rasul G, Hussain A, Mahapatra B, Dangol N. Food and nutrition security in the Hindu Kush Himalayan region. J Sci Food Agric 2018;98(2):429−438.

24. Sato M, Gilson L. Exploring health facilities' experiences in implementing the free health−care policy (FHCP) in Nepal: how did organizational factors influence the implementation of the user −fee abolition policy? Health Policy Plan 2015;30(10):1272−1288.

25. Sharma B, Nam EW. Condom use at last sexual intercourse and its correlates among males and females aged 15−49 years in Nepal. Int J Environ Res Public Health 2018;15(3).

26. Singh S, Sharma SP, Mills E, Poudel KC, Jimba M. Conflict induced internal displacement in Nepal. Med Confl Surviv 2007;23(2):103−110.

27. Sreeramareddy CT, Ramakrishnareddy N, Harsha Kumar H, Sathian B, Arokiasamy JT. Prevalence, distribution and correlates of tobacco smoking and chewing in Nepal: a secondary data analysis of Nepal Demographic and Health Survey−2006. Subst Abuse Treat Prev Policy 2011;6:33.

28. Upreti SR, Lohani GR, Magtymova A, Dixit LP. Strengthening policy and governance to address the growing burden of diabetes in Nepal. WHO South East Asia J Public Health 2016;5(1):40−43.

29. World Bank. DataBank: World Development Indicators (Popular Indicators) −GNI per capita−. 2019.

30. Yee R, McDonald N, Helderman WH. Gains in oral health and improved quality of life of 12−13−year−old Nepali schoolchildren: outcomes of an advocacy project to fluoridate toothpaste. Int Dent J 2006;56(4):196−202.

Part

3

국제개발과 지역보건의 연계

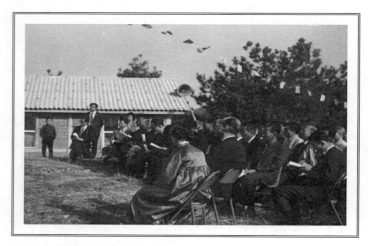

▌거제지역사회개발 보건사업: 1주년 기념식
  (유승흠 명예교수 소장 사진)

05 | 강화와 티카풀[1]지역의 보건의료 인프라 구축과 성과

1978년 알마아타 선언이 천명되기 이전 1974년부터 연세대학교(의과대학)는 독일과 미국을 포함한 다양한 국제기구들로부터 개발원조를 지원받아 당시 경기도 강화군지역에서 지역사회보건원을 설립하여 1998년까지 지역사회 중심의 일차보건사업과 관련 코호트연구를 주도하였다. 경제성장과 함께 원조를 받던 나라에서 주는 나라로 전환한 우리 정부는 2009년 선진 원조 공여국 클럽인 OECD 개발원조위원회(DAC)에 가입하게 되었고, 국제개발협력 대표 원조기관인 한국국제협력단(Korea International Cooperation Agency, KOICA)을 통해 글로벌 사회적 가치를 실천하며 누구도 소외받지 않는, 사람 중심의 평화와 번영을 위한 상생의 개발협력을 도모하고 있다. 이에 연세대학교[빈곤문제국제개발연구원(Institute for Poverty Alleviation and International Development, IPAID)]은 KOICA로부터 2011년부터 5년 동안 네팔 카일랄리군(Kailali district) 지역에서의 공적개발원조(Official Development Assistance, ODA)의 일환으로 보건의료 분야의 국가협력사업인 '티카풀지역 보건의료환경 개선사업(The Project for Health Services Improvement

---

1) 영어(지명) 'Tikapur'는 국어(지명)로 '티카푸르', '티카풀', '티까풀'로 혼용될 수 있으나, 여기서는 '티카풀'로 통일하여 사용함.

in Tikapur, HIT Project)'을 위탁받아 운영한 바 있다. 따라서 이 장에서는 지난 1974년과 2011년에 한국의 강화군지역과 네팔 티카풀지역에서 각각 시행된 지역사회 시범보건사업으로 인해 출간된 각종 국내외 연구성과를 연대기적으로 분류하여 세계보건기구 일차보건의료의 접근전략의 틀에 따라 내용분석(content analysis)을 비교하고, 국제보건 차원에서 향후 보건의료 분야의 우리 공적개발원조(ODA)의 근거중심 정책(evidence-based policy)의 수립을 위한 전략정보를 제공하고자 한다.

5.1 일차보건의료 차원에서의 국제 비교를 위한 지역 선정

이 연구의 대상은 1974년과 2011년에 한국과 네팔의 두 지역에서 각각 시행된 지역사회 시범보건사업과 그 사업내용이며, 연구대상의 개요는 <표 5-1>과 같다. 연구대상은 수혜자인 두 지역의 주민들에게 제공하였던, WHO 핵심 기조인 '일차보건의료의 적용과 확충'이라는 동일한 (국제)보건정책과 개발원조에 의한 국제협력사업이다. 하지만 그 접근방식에서는 강화지역의 경우 비정부기구(Non-Governmental Organization, NGO) 지원에 의한 수원국의 한 대학교(연세대학교)의 자발적인 주도(민간교육기관 참여방식), 티카풀지역의 경우 양자 간 대외무상원조협력에 의한 수원국의 정부(보건인구부, 카일랄리군, 티카풀시)의 의무적 이행(티카풀병원 및 공공보건기관의 일차의료서비스 제공 강화방식)으로 구분할 수 있다. 즉, 두 시범사업 간 일차보건의료 공급방식이 중재방법상 차이를 보인다.

표 5-1 일차보건의료 차원에서의 국제비교 연구대상의 개요

주요 항목		1974년 강화지역 보건사업	2011년 티카풀 HIT사업
시행 기간		1974~1998(25년)	2011~2015(5년)
시범사업 지역		경기도(인천광역시) 강화군 3개면	네팔 티카풀지역 [Tikapur Municipality, 4개 마을발전 위원회(Pathariya, Durgauli,[2] Narayanpur, Dhansingpur)]
시범사업 목적		일차보건의료를 중심으로 한 효율적인 의료전달체계 모형 수립과 의과대학생을 대상으로 지역사회의학 실습교육장 마련	일차보건의료에 기초한 티카풀지역의 보건의료체계 강화를 통한 티카풀 지역주민의 의료서비스 접근성 및 기초 건강 향상
시범사업 초기 재정 지원기관		독일 해외중앙선교부 (Evangelische Zentralstelle furentwicklunghilfe, EZE), 미국 연합재단(United Board)	한국국제협력단(KOICA) 한국연구재단(National Research Foundation, NRF)
시행 기관	공여국	–	한국국제협력단(KOICA) (위탁에 의한 사업 운영기관: 연세대학교 산학협력단, 토펙엔지니어링)
	수원국	연세대학교 의과대학 (예방의학교실)	네팔 보건인구부(Ministry of Health and Population)
시범사업 내용		① 강화지역사회보건원 신축 ② 지역사회에 적합한 보건의료요원 (마을 건강요원)의 개발을 통한 의료전달체계의 도입 ③ 지역사회의 자조능력, 보건의식, 건강 증진에 대한 지역주민의 인식 증진 ④ 기존 의료에 대한 학생교육용 자료, 연구계획의 개발에 필요한 기초자료 및 의료서비스에 대한 자료 개발 ⑤ 창의적인 의료전문인 양성	① 티카풀병원 모자보건센터 및 보건지소 (health post) 7개 신증축 ② 티카풀병원 및 보건지소의 필수 의료기자재 공급 ③ 보건의료인력 및 공중보건사업 (MCH) 역량 강화 ④ 보건 및 위생에 대한 지역주민의 인식 증진
지역사회자원 연계방식		민간의료기관 참여방식	공공보건기관 일차의료서비스 제공 강화방식

---

2) 사업 추진 당시 티카풀시(티카풀지역) 관할에 속하던 파타리야(Pathariya)와 둘

5.2 지역보건사업의 성과 평가를 위한 접근

앞 장(제4장)에서 기술한 바와 같이, 한국과 네팔에서 일차보건의료 관련 전국적인 지역보건사업 수행으로 인한 학문적 성과를 간접적으로 비교하기 위해 투입－과정－성과(input－process－output/outcome)에 의해 출판된 논문을 수집한바, 지역별로 적게는 2편에서 많게는 200여 편에 이르렀다(표 4－4, 표 4－9, 표 4－10 참조). 따라서 시범보건사업의 주요 내용뿐 아니라 그 성과를 비교할 수 있는 양 국가 내 1개의 지역으로 제한한바, 한국에서는 경기도(현재 인천광역시) 강화군 지역을, 네팔에서는 카일랄리군(Kailali district, Tikapur)을 각각 선정하였다. 우선 강화(Ganghwa) 관련 문헌은 224개를, 극서개발지구(Far－western Nepal, Kailali district, Tikapur) 관련 문헌은 77개를 수집하였고, 개별 초록을 중심으로 1차적으로 검토하여 카일랄리군(티카풀) 15개, 강화 203개를 각각 최종 선정하여 질적 체계적 고찰을 시행하였다.

5.3 지역보건사업의 내용분석 연구의 틀

분석방법은 질적연구방법(qualitative research methodology)의 하나인 내용분석법[3]을 적용(Mahoney, 2004; Puliyel, 2004; 유승흠, 2005; Wilson 외, 2006)하였다. 내용분석연구의 틀에 따른 연구수행 흐름을 요약하였으며, 주요 분석을 위한 강화사업의 기초자료로는 1974년의 시범사

가울리(Durgauli)는 2015년 행정구역 개편으로 인해 자나키시(Janaki Municipality) 관할로 변경되었다.

3) 신뢰성이 있는 자료의 선택이 중요한 내용분석은 기존의 문서화된 자료(교과서, 기사, 연설문, 일기, 편지 등)를 이용하여 연구대상 현상을 분석하는 방법

그림 5-1 강화 및 티카풀 지역보건사업의 내용분석 연구의 틀

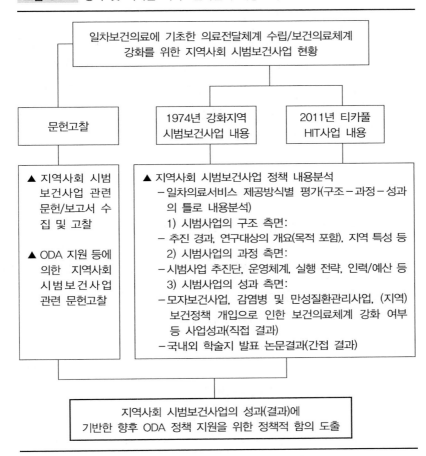

업 결과보고서인 金馹舜 외의『江華地域社會 保健事業 -目的, 事業
內容, 評價-』(1979), 김일순 외의『강화 지역사회보건 연구 및 교육
사업 -10년의 성과와 교훈-』(1985)과 유승흠 외의『강화지역사회
보건사업, 1984~1989』(1990)이다. 또한 네팔 HIT사업의 기초자료로
는 연세대학교 산학협력단 컨소시엄의『네팔 티카풀지역 보건의료 환

경개선사업 수행계획서』(2011), 『네팔 티카풀지역 보건의료 환경개선사업 PMC 용역 최종보고서』(2015), (사)글로벌발전연구원 ReDI의 『서남아시아, 태평양 지역 프로젝트 종료평가: 제2장 네팔 티카풀지역 보건의료환경 개선사업 종료평가』(2018)를 활용하였다. 물론 시범보건사업의 비교 평가를 위한 국내외 관련 문헌을 통해 시범사업의 구조-과정-성과의 주요 평가항목별로 연구결과를 내용분석하였고, 그 근거에 기반한 향후 정책결정을 위한 정책적 함의를 도출하였다 (그림 5-1).

5.4 지역사회 시범보건사업의 추진 경과

(1) 한국에서의 지역사회의료의 정착화 접목

세계적으로 지역사회의료의 개념이 회자되기 시작한 지는 200여 년 전까지로 오래되었지만, 광범위하게 사용된 것은 1950년대부터이다. 특히 제2차 세계대전 이후 국제사회에서 인권 및 평등사상이 본격화되면서 이 개념이 보건의료 면에서도 접목되었다. 즉, 의료자원은 지역적으로 또는 사회계층에 따라 불평등하게 분포되어 있고 그 시혜도 지극히 불평등하다는 점은 자명한 사실이고, 이러한 불평등은 사회문제인 동시에 인권문제로 연계된다. 의료의 평등을 달성하기 위해서는 현행 의료제도나 의료행위(medical practice), 의사의 역할 등에 근본적인 변화가 필요하다.

그 일환으로 의료행위의 대상을 개개인 환자의 문제에서 한 지역사회 전체의 보건의료문제로, 의료행위의 중심을 병의원에서 지역사회로, 의료인의 책임도 지역사회 전체로 확대하고 지역사회 주민의 자발적인 참여가 있을 때 비로소 의료의 평등화가 이루어진다는 데에 초점을 맞춘 것이 지역사회의료의 가장 중요한 기본 철학이자 개념이다. 이는 추후 1978년 알마아타 선언의 일차보건의료의 개념과 그 맥을 같이한다.

우리나라에서도 지역사회의료의 기본 개념에 대해서 오랫동안 논의해 왔지만, 1972년 한국의학교육협의회에서 주최한 지역사회의학 교육 세미나 이후부터 '지역사회의료' 또는 '지역사회의학'이란 용어를 공식적으로 사용하게 되었다. 특히나 몇몇 의과대학 및 간호대학을 중심으로 교육과정에 지역사회의학을 포함한 것은 지역사회의학 운동 및 정착화에 큰 계기가 된 셈이다. 이런 배경 속에 우리나라 지역보건사업의 연혁 및 경험(제4장)에서 강조하였듯이 1969년 거제지역사회 개발 보건사업 과정에 연세대학교(의과대학)와 서울대학교(보건대학원)가 참여한 것은 1972년 춘성군 지역보건사업, 1974년 강화군 지역보건사업으로 이어지는 원동력이 되었다.

지역사회의학 접근방법으로는 의료인이 생각하는 의료인 자신의 책임 범위의 확대가 있다. 전통적인 의료에서 의료인의 책임 범위는 병의원을 찾아오는 환자 중 의료인의 서비스에 대해 지불할 능력이 있는 자들에게만 최선을 다하는 것이다. 이런 경우에는 의료인의 책임 범위가 극히 제한되어 있어서 의료의 평등을 이룬다는 것은 불가능하다. 의료인의 책임이 일정한 지역사회 내에의 모든 사람들의 건강을 담당하는 것으로 확대되어야만 의료의 평등이 가능해질 수 있다.

따라서 이러한 개념이나 원칙을 수용한다면, 그 책임을 다하기 위하여 강구되어야 할 것으로 첫째는 의료인이 담당할 책임 지역의 결정이다. 의료인이 한 지역에 거주하는 모든 주민의 건강에 대해 책임을 다하기 위하여 책임 지역이 뚜렷하게 정해져야 한다. 그 이후 지역 내 모든 의료인력, 시설 및 재원을 총동원하여 전체 주민의 질병을 예방하고 건강을 유지하며, 질병에 이환된 환자의 관리를 위하여 계획하고 실행하여야 한다.

둘째, 책임지역 내에 산재한 많은 보건의료수요를 담당하기 위하여 가장 체계적이고 효율적인 방안을 모색하여야 한다. 지역사회 진단, 우선순위의 결정, 후송의뢰체계의 수립, 재원조달방안이 포함된 현재의 보건계획 과정과 동일하다.

셋째, 지역사회 주민의 자발적인 참여인데, 무엇보다도 지역사회 의료의 중요한 특징 중의 하나이다. 광의적으로는 건강문제를 지역사회 개발의 일부로 인정하는 것이고, 협의적으로는 한 지역사회 전체 주민의 방대한 의료수요에 대한 충족이 한정된 의료인만의 힘으로 가능하지 않으므로 지역사회 주민의 협조 내지는 지역사회로부터의 재원조달을 꾀하는 것이다.

넷째, 지역사회의료에서는 예방의학 및 치료의학의 통합을 모색한다. 그간 독립하여 발전해 왔던 예방 및 치료 의학은 의료인의 편에 의해서 분리되었지 결코 수혜자의 편에 의한 것이 아니다. 수혜자의 입장에서는 이 둘을 통합한 하나의 포괄적인 서비스를 원하는 것이다 (金駧舜, 1978).

(2) 강화지역사회보건사업

1) 강화지역사회보건사업의 배경

강화지역사회 시범보건사업이 시작된 1970년대 초 한국도 대부분 개발도상국들이 지닌 ① 시설, 인력 등 보건의료자원의 부족, ② 기존 자원의 비효과적, 비효율적 활용 상태, ③ 서구에서 발전된 의료제도 또는 접근방법의 일방적인 적용으로 인한 갈등 초래 등의 보건의료분야의 공통적인 문제를 지니고 있었다. 즉, 사업 시작 당시 한국 정부의 재정은 부족하고 국가 정책상 보건분야는 우선순위가 낮았으므로 국가적 차원에서 의료의 균점과 형평을 꾀하려는 방향 설정 면에서 매우 소극적이었고, 특히 농어촌의 보건의료부문은 더욱 취약한 상태에 있었다.

이러한 문제점들을 해결하는 데에, 지역사회의학이란 새로운 개념과 접근방법이 1960년대 후반 국제적으로 소개되어 연세대학교 의과대학은 이를 적극 수용하게 되었다. 결국 실제 지역사회에서 시행되는 기본적인 보건의료사업을 통하여 학생교육을 실시할 필요성과 이를 위한 보건사업 개발 필요성의 긴밀한 연계로 1971년에 의과대학 교육과정의 개편을 단행하기에 이르렀다. 이와 함께 연세대학교는 1958년부터 시작된 경기도 고양군 시범보건소의 운영, 경상남도 거제군의 거제지역사회보건사업에의 예방의학 수련의 참여, 대도시(서울)권 의료취약지역인 연희지역 사회보건사업 운영, 지역사회의학 개념에 익숙한 해외 보건의료 전문가와의 연계 등을 통하여 축적된 일차보건의료 경험과 노하우(know how)로 강화지역사회보건사업 계획을 마련하였다.

이러한 경험과 대상 지역사회에 대한 사전조사 결과를 기초로 하여 기본적인 보건의료사업 시행을 위한 구체적인 사업계획이 수립되었다. 원칙은 기존 자원을 효과적, 효율적으로 활용하고 그 자체가 지역사회 생활의 한 부분이 되며, 지역사회 건강 향상에 기여하고 지역사회 보건의료에 대한 학생들의 교육과 연구에 적합한 기능적이며 효과적인 기본의료제도를 개발하는 데 있었다.

2) 강화지역사회보건사업의 출범에서 종료까지

강화지역사회보건사업이 종료된 지 20년이 지난 현 시점에서 역으로 한국의 보건의료정책 환경의 급격한 변화에 적응해 온 추진과정을 당시 연구진의 사업보고서의 일부 내용을 인용하여 이 보건총서의 집필 의도에 알맞게 재구성하여 약술하였다. 강화지역사회보건사업의 사업시기를 (1인당 국민총소득을 감안한) 한국의 경제 및 보건의료정책 환경의 변화에 따라 다음 5개의 연대기별로 구분할 수 있겠다. 즉, 지역사회의학의 개념 도입을 통해 사업을 기획하여 착수한 사업의 도입기(1974~1975), 사업을 지역보건의료체계 내의 일환으로 포함한 사업의 정착기(1976~1981), 한국 내 보건환경과 제도의 변화가 가장 많았던 사업의 적응기(1982~1985), 기존의 보건사업의 방향 전체를 재조정한 사업의 확장개편기(1986~1998), 경제성장(지역 주민소득 증대)과 함께 보편적 의료보장(universal health coverage, UHC) 확대로 인한 강화병원 이용률의 감소뿐 아니라 강화지역사회보건원의 지속 운영에 따른 학교재정의 어려움 등 대내외 여건의 변화로 설립 24년 만인 1999년 강화지역사회보건원의 문을 닫은 사업 종료기(1999년 이후 현재까지)로 구분하였다(표 5 - 2). 이 시범사업과 직접 관련이 있는 연구성과물인 국내외 전문학술지에 발표된 논문 수는 총 162편이었고, 각종 보건의료정책 변화에 따른 보건의료체계 강화 차원에서 시행한 논문들을 포함해서 29편이 정착기에, 1982년 암등록사업, 1986년 고혈압관리사업(아동혈압 추적연구), 1987년 구강보건사업 및 정신보건사업 시행에 따른 강화코호트, 강화암코호트, 강화(아동)혈압추적코호트가 구축되고 이를 기반으로 유전체코호트자료(KoGES - Kangwha 코호트자료)[4]와의 연계로 Big Data 활용이 가능해진 사업의 확장개편기 및 사업 종료 전후에 연구들이 활성화되어 각각 52편 및 60편의 논문들이 발표되었다.

---

4) '강화'의 공식 영문 표기는 'Ganghwa'인데, 강화지역 보건사업을 통해 구축된 각종 코호트자료를 이용해서 국제학술지에 발표한 논문에서는 'Kangwha'로 표기하고 있어 본문에서는 그대로 준용하였다.

표 5-2 강화 지역사회 보건사업의 연대기별 핵심 중점사업 내용

사업 시기 구분	연 도	1인당 국민 총소득 (US$)	핵심 중점사업 내용	연구 성과 (논문수)	비고 (한국의 경제개발 및 보건정책)
도 입 기	1974. 2.	550	• 독일 해외중앙선교부/미국 연합재단의 재정 지원으로 보건사업 착수	8	• 제1차 경제개발 계획('62−'66) −가족계획사업(인구조절, 모자 보건 장려) 실시 • 제2차 경제개발 계획('67−'71) −감염병(결핵)의 예방과 관리 −확충 • 제3차 경제개발 계획('72−'76) −보건요원 확보(보건지소 의 사 배치)
	1975. 3.		• 강화지역사회보건원 개원		
	1975. 5.	650	• 의대, 간호대 학생의 실습 교육 시작		
			• 가정건강요원을 활용한 모 자보건, 가족계획, 결핵관 리사업 실시		
정 착 기	1976. 9.	800	• 봉화의료보험 실시	29	• 제4차 경제개발 계획('77−'81) −직장('77) 및 공무원 • 교직원('79) 의료보험 시작 −농어촌보건의료를 위한 특별 법 제정('80)으로 보건지소− 보건진료소 구축
	1981. 10.	2,020	• 강화병원(50병상) 개원		
적 응 기	1982. 7.	2,040	• 제2종 (지역)의료보험 시범지역 지정 • 암등록사업 시작	13	• 제5차 경제개발 계획 ('82−'86) −제2종 (지역)의료보험 시범 사업 시행 −일차보건의료/공중보건관리 의 강화
	1985. 11.	2,450	• 환자의뢰제도 적용		
	1985. 12.		• 강화병원(110병상) 증축		
확 장 개 편 기	1986. 7.	2,820	• 고혈압관리사업(아동혈압 추적연구) 실시	52	• 제6차 경제개발 계획('87−'91) −전국민 의료보험 확대('89) −의료전달체계 시행 • 제7차 경제개발 계획('92−'96) −지역보건법 제정('95)으로 지역 보건의료 계획 수립 의무화 −국민건강증진법 제정('95)으 로 건강증진 기금 마련 및 건 강증진사업 시행
	1987. 7.	3,480	• 구강보건사업 및 정신보건 사업 실시		
사업 종료 및 Big Data 연구 융성기	1999. 9.	10,160	• 강화지역사회보건원 폐원	60	• 암관리법 제정('03) • 심뇌혈관질환의 예방 및 관리에 관한 법률 제정('16)
	1999. 10.~ 현재	10,160 ~ 28,380 (2017)	• 강화코호트, 강화암코호트, 강화(아동)혈압추적코호 트, KoGES− Kangwha 코호트자료 등을 활용한 연구 활성화		

① 도입기(1974~1975)

대내적으로는 경기도 고양군 시범보건소 운영(1958년), 경상남도 거제군 지역사회개발보건원에의 참여(1969년)와 서울 연희동 시범보건사업 운영(1973년)을 통한 직접 경험뿐만 아니라 대외적으로는 필리핀 Cebu의과대학 지역사회의학 교육계획, 인도 「나라왈」농촌의료연구사업, 나이지리아 아임시지역보건사업(The Under Five Services in Imesi)의 간접 경험들이 강화보건사업의 기본 개념의 개발에 많은 도움을 주었다. 무엇보다도 다행스러운 점은 (해방 이후 20여 년이 지났음에도 불구하고) 1인당 국민총소득 US$ 550로 여전히 궁핍하던 1974년에 서독의 해외중앙선교부(Evangelische Zentralstelle für Entwicklunghilfe, EZE), 미국의 연합재단(United Board) 등의 국제비정부기구(International non-governmental organization, INGO)로부터 재정 지원을 받게 되어 강화사업의 시작이 가능해졌다. 보건인프라 구축의 일환으로 연세대학교 의과대학은 1975년 6월에 보건사업 수행의 중심센터요, 학생교육의 실습장인 강화지역사회보건원을 개원하였다.

당시 한국 농촌보건의료의 당면과제와 해결 가능성 그리도 사업의 효율성을 감안하여 일차보건의료를 중심으로 한 효율적인 의료전달체계 모형 수립에 사업목적을 두고 주요 보건사업의 우선순위를 결정하였다. 1975년 5월에 의대, 간호대생의 실습교육이 강화지역사회보건원에서 시작되었고, 주요 보건사업으로는 강화지역사회보건원의 개원 전부터 계획되어 온 가정건강요원을 중심으로 한 마을보건지소(village health post) 운영과 보건지소의 활성화를 통한 모자보건사업을 중심으로 한 일차보건의료 사업을 실시하였다. 즉, 모든 임산부와 산모, 미취학 아동, 가임부와 결핵 환자에 각별한 관심을 두는 마을 단위의 일차보건의료서비스 개발과 이를 맡게 된 지역사회주민의 대표인 마을건강요원에 대한 개념의 설정, 선발, 교육 및 훈련과 함께 적절한 후송의뢰체계, 관리운영체계 및 다단계 기록제도의 개발이 포함되었다.

② 정착기(1976~1981)

강화지역사회 보건문제 해결의 총체적 접근의 일환으로 마을건강
요원의 새로운 보건의료요원 개발에 뒤이어, 1976년 9월에 봉화의료
보험조합 결성에 따른 임의의료보험의 실시를 통한 의료전달체계의
도입과 정착을 도모하였다. 사업의 시작단계에서는 지역사회 주민을
대상으로 의료보험에 대한 홍보교육 그리고 보험 실시를 위한 사전조
사와 더불어 지역사회의 참여를 유도하기 위해 강화군 내 의사들과
보건의료기관의 협조를 구하였다.

이렇게 보건사업의 정착에 따라 일차보건의료의 제 문제가 해결되
고 의료에 대한 주민들의 인식 제고로 보건지소나 개인 의원에서 후
송 의뢰하는 환자를 진료할 이차의료기관의 필요성이 부각되었다. 당
시 사업 초기에 강화군 내에 7개 의원이 있었음에도 불구하고 대부분
의 입원환자들은 서울이나 인천 등지의 병원을 이용할 수밖에 없었
다. 이에 이차진료의 필요를 인지한 사업단은 2~3년간의 타당성조사
와 지역사회 내의 개인 의원과 접촉하여 지역사회병원의 목적과 기능
을 설정하였는데, 지역사회 의료인으로부터 시범사업으로서의 의미를
인정받아 병원 설립을 추진하게 되었다. 재원은 3명의 강화군의사회
회원이 동참하여 전체 건립자금의 25%를 부담하였고, 나머지는 독일
해외중앙선교부(EZE)의 지원을 추가로 받아서 마침내 1981년 10월에
50병상의 강화지역사회병원이 개원되었다. 이로 인해 강화군 내 주민
에게 필수의료 제공을 위한 지역보건의료체계가 구축된 셈이다.

③ 적응기(1982~1985)

1980년에 공중보건의 및 보건진료원 제도를 포함하는 '농어촌 보
건의료를 위한 특별조치법'이 제정되어 강화지역사회보건사업에도 큰
영향을 끼쳤다. 즉, 군 복무를 대신하는 공중보건의가 배치된 강화군

내 면보건지소는 기존의 공의진료소의 기능을 대체하였고, 의료기관에 대한 지리적 접근도가 떨어지는 벽오지 보건진료소에도 일차보건의료를 담당하는 보건진료원이 근무하게 되었다. 한편 1977년 500인 이상 사업장에서의 직장의료보험 그리고 1979년 공무원 및 사립학교 교직원 의료보험을 실시하였던 중앙정부는 장차 전 국민 의료보험 시대를 앞두고 '의료보험제도 정착 기반 조성'의 정책과제를 제5차 경제개발 5개년계획에 포함하였다. 이에 필수적으로 수용해야 했던 자영자와 농어민들을 대상으로 제2종 (지역)의료보험 시범사업을 시행하였는데, 정부는 1982년 7월에 강화지역을 제2차 시범사업지역으로 지정하게 되었다. 이는 강화지역보건사업이 농어촌의료전달체계 개발을 중요한 목적으로 한다는 점, 시범보건사업이 미래지향적이라는 점 그리고 이미 봉화의료보험의 시행 등의 경험을 갖고 있다는 사실로 가능해졌다.

이렇게 1980년대 초반 보건의료 환경의 급격한 변화뿐만 아니라 국가 전체의 경제성장으로 지역주민의 보건의료의 이용 양상이 급속히 증가하여 강화지역사회병원의 수용능력이 부족하게 되자, 규모의 경제원칙에 따라 시설 확장이 추진되었다. 1985년 12월에 총 111병상으로 병원 규모가 증축되어 지역주민들의 욕구가 큰 이비인후과와 치과 등의 진료과목이 추가 설치되는 등 2차 지역사회병원으로서의 면모를 갖추게 되었다.

④ 확장개편기(1986~1998)

강화보건사업의 중요한 목적의 하나는 일차보건의료를 중심으로 한 농촌지역사회에 맞는 의료전달체계를 개발하는 것이었다. 그 일환으로 지역사회주민들의 기본 수요인 일차보건의료 문제 해결을 위한, (강화군)보건소 - 면보건지소 - 마을보건지소 - 가정(방문)의 연계뿐만 아니라 의사 - 모자보건요원 - 마을건강요원을 축으로 하는 최소한의 보건의료시설과 (보건의료)인력을 기반으로 하는 모형의 구축은 제도적인 측면에서 보건의료체계를 강화한 모범적인 시범사업으로, 다른 많은 개발도상국가들에도 알려져 1978년 알마아타 선언의 목표를 어느 정도 달성하였다고 평가할 수 있다. 하지만 강화보건사업이 시작된 후 몇 년 지나지 않은 1980년대 초반에 보건지소-보건진료소마다 공중 보건의와 보건진료원의 배치, 강화군에서의 지역의료보험 시범사업 실시로 지리적 및 경제적 접근성이 향상되어 일차보건의료 문제가 그 나름 해소되었다. 더구나 한국인의 높은 교육수준과 경제적인 발전으로 모자보건사업을 중심으로 한 예방접종, 분만관리 등 일차보건의료 문제는 더 이상 민간 영역에서 붙들고 일할 여지가 없게 되었다. 즉, 사업초기 열악했던 보건의료 현실에서 출발한 보건사업의 내용은 새로운 환경에 대처하여 보건사업의 목적과 내용을 재조정해야만 하는 시기를 맞이하게 되었다.

세계화 속에 1988년 서울올림픽을 전환점으로 한국 경제사회의 변천이 기대 이상으로 빨라짐(1인당 국민총소득 US$ 3,500 이상)에 따라 강화보건사업단은 미래지향적인 새로운 보건사업을 다시 기획하게 되었다. 물론 한국인의 질병 발생 양상도 감염병에서 비감염성 만성질환(Non-Communicable Disease, NCD)으로 급격히 변화하고 있어 건강증진을 포함한 개인예방서비스(personal preventive service)를 요하므로 사업 초기부터 사업지역 내에서 모니터링되었던 출생, 사망, 사망원인 등에 관한 강화코호트자료는 고혈압, 악성종양 등의 문제에 초점이 맞추어졌다. 또한 당시 중요한 보건문제로 아직 미개척분야인 구강보건 분야와 정신보건 이슈에 큰 관심을 갖게 되어 여러 분야 전문 보건의료인력의 팀 접근(multidisciplinary approach)에 의한 종합보건사업으로 확충하여 나아갔다.

한강의 기적과 함께 경제성장으로 인해 1996년에 1인당 국민총소득이 US$ 10,000 이상을 상회하면서 한국이 경제협력개발기구 (Organization for Economic Cooperation and Development, OECD) 회원국으로 가입하게 되었다.

⑤ 사업 종료 및 Big Data 연구 융성기(1999∼현재)

한국 경제의 규모 확대에 따른 사회기반 시설의 확충으로 1995년 강화군이 경기도에서 인천광역시로 통합되었고, 2002년 강화초지대교 개통으로 서울−수도권 간 교통망이 개선되어 전형적인 농어촌의 특성이 전반적으로 옅어졌다. 한편, 상대적으로 수도권 내 대형종합병원의 경쟁 심화에 따른 연세대학교 의과대학(세브란스병원)의 재정의 곤란, 의과대학 인증평가 강화에 따른 의학교육과정의 개편 등으로 더 이상 강화지역사회보건원을 유지할 수 없게 되어 개원 25년 만인 1999년에 문을 닫게 되었다. 따라서 강화지역사회 시범보건사업도 안타까움 속에 종료되었으나, 연세대학교 의과대학(예방의학교실), 대학원(보건학과) 및 보건대학원 등은 적응기 또는 확장개편기에 구축해 놓은 강화코호트, 강화암코호트, 강화(아동)혈압추적코호트자료 및 유전체코호트자료(KoGES−Kangwha 코호트자료)와의 연계를 통한 Big Data를 활용하여 왕성한 연구활동을 국내의 다른 시범보건사업들과는 달리 2019년 현재까지도 계속 수행하고 있다. 그 결과 강화(Ganghwa) 관련 논문들이 국내 학술지뿐만 아니라 다양한 국제 학술지에 발표되어 지역사회 근거−기반의 사업 또는 자료로 인정을 받고 있다.

(3) 네팔 티카풀 HIT사업

한국수출입은행 ODA통계 현황에 따르면, 한국과 네팔 정부 간의 양자 간 ODA지원(총지출액 기준, 무상＋양허성차관＋출자 등) 규모는 2008년부터 2017년 현재까지 총 172.05백만 달러($)이었는데, 티카풀 HIT

그림 5-2 한국-네팔 간의 연도별 ODA 지원 추이(2008~2017) (백만 달러($))

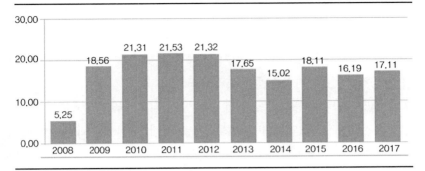

출처: 한국수출입은행. KOREA ODA통계(https://stats.koreaexim.go.kr/odastats.html). 2019.

사업을 시작했던 2011년에 ODA 지원이 21.53백만 달러($)로 가장 많았다(그림 5-2). 한국정부의 네팔 국가협력전략(Country Partnership Strategy, CPS)의 중점협력분야는 물관리 및 보건위생, 교육, 지역개발, 에너지로서 무상지원의 보건의료분야 프로젝트원조에 해당하는 티카풀 HIT사업은 4년에 걸쳐 5.5백만 달러($)의 예산이 투입되었다.

1) 티카풀 HIT사업의 배경

2010년 당시 네팔 카일랄리군 티카풀시(Tikapur Municipality)는 인구에 비해 사회 인프라가 취약하며, 단시간 내의 가시적 경제성장의 잠재력이 낮은 지역으로 보건수요가 상당히 많은 데에 비하여 관련 보건의료시설 및 인적자원이 현저히 부족하였다. 또한 네팔 수도 카트만두 서쪽 640km의 극서개발지구(Far-western region)에 위치하여 중앙정부로부터 원거리에 있는 소외지역으로 전반적인 보건인프라 구성이 약하며, 정부의 관리 능력도 제한적이고 관련 재원 또한 절대적으로 부족한 상황이었다.

티카풀지역의 유일한 의료시설인 티카풀병원(Tikapur Hospital)은 인근 지역을 포함한 약 20만여 명이 이용하는 외래 중심의 지역사회병원 역할을 수행하는 동시에 관할 지역의 보건프로그램을 병행하고 있었다. 그러나 외과, 산부인과 등의 전문의료인력뿐 아니라 이들의 교육·훈련 부족 등으로 제한된 1차 진료만의 낮은 수준의 의료서비스를 제공하고 있어 지역주민의 신뢰도도 낮고 또한 시범적으로 도입된 의료보험제도의 활성화에도 주된 걸림돌이 되고 있었다. 더욱이 지방정부는 농촌 및 소외지역 주민들을 위해 각 마을발전위원회(Village Development Committee, VDC)별 1개씩의 보건진료소를 운영하면서 기본적인 외래진료, 예방접종, 출산, 결핵 및 나병 퇴치, 가족계획 등의 보건의료서비스를 제공하고 있었다. 하지만 기본적으로 보건의료인력 및 인프라가 열악하고 특히 VDC 진료소 내 적절한 후송 교통수단을 갖추지 못함에 따른 (물론 도로 여건 자체도 대부분 비포장 상태인) 의료시설에 대한 낮은 접근성 또한 보건환경 개선에 큰 장애가 되고 있었다.

2) 티카풀 HIT사업의 시작에서 종료까지

티카풀 HIT사업이 종료된 지 4년이 지난 현 시점에서 역으로 네팔의 보건의료정책을 반영하여 그 추진과정을 당시 연구진의 사업계획서, 최종보고서 및 종료평가보고서의 일부 내용을 인용하여 이 보건총서의 집필 의도에 알맞게 재구성하여 약술하였다. 티카풀 HIT사업의 사업시기를, 네팔 정부에서 사업요청서를 접수한 2010년부터 KOICA의 ODA용역이 종료되어 외부평가를 받은 2018년 이후 현재까지 다음 3개의 연대기별로 구분하였다. 즉, HIT사업을 기획하여 착수한 도입기(2010~2011), 티카풀 현지에 HIT사무소 개소를 계기로 보건인프라 확충을 추진한 사업의 정착기(2012~2014), 현장 중심의 HIT사업 운영을 위한 상주전문가(PM)의 파견이 종료되고 HIT사무소를 이양한 사업 종료 및 연속 연구 수행기(2015~현재)로 구분하였다

(표 5 – 3). 이 HIT사업과 직접 관련이 있는 연구성과물인 국제 전문학술지에 발표된 논문 수는 총 15편(타 연구기관 주관 2편 포함)이었는데, (사업 초기 연구에 집중할 수 없었던 KOICA 용역의 내부 방침을 감안하면) 대부분의 연구논문은 HIT사업의 기초조사 및 종료조사의 자료 활용이 가능해진 2015년 이후에 발표되었다.

① 도입기(2010~2011)

㉠ 사전 타당성 검토

2010년 전반기에 네팔 정부의 HIT사업 요청서가 KOICA 네팔사무소에 제출되어 같은 해 9월중 1차 사전타당성조사가 실시되었다. 그해 말에 KOICA 2011년 신규 사업으로 HIT사업이 선정됨에 따라 2011년 초반에 2차 사전타당성조사의 실시로 네팔 정부와 한국 정부 간에 실시협의(R/D 서명)를 확정지었다(그림 5 – 3).

그림 5-3 한국 대사와 네팔 재무부장관 간의 HIT사업에 대한 MOU 체결

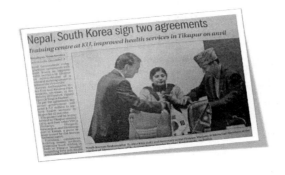

출처: 연세대학교 산학협력단 컨소시엄. 『네팔 티카풀지역 보건의료 환경개선사업 수행계획서』. 2011.

표 5-3 네팔 HIT사업의 연대기별 핵심 중점사업 내용

사업시기 구분		연 도	1인당 국민 총소득 (US$)	핵심 중점사업 내용	연구 성과 (논문수)	비고 (경제개발 및 보건정책)
도입기	사전 타당성 검토	2010. 5.	540	• 네팔 정부 사업요청서 접수	2	• 3개년 중기개발계획 (2010. 11−2012. 13) −2015년까지 새천년 개발목표(MDGs) 달성을 위한 모든 네팔 국민에 대하여 양질의 보건서비스 제공
		2010. 9.		• 1차 사전타당성조사 실시		
		2010. 12.		• 2011년 KOICA 신규 사업으로 선정		
		2011. 3.	600	• 2차 사전타당성조사 실시		
		2011. 7.		• 실시 협의(R/D 서명) 확정(한국−네팔 정부 대표)		
	사업 수행 기관 선정 및 세부추진 계획 수립	2011. 12.	600	• PMC(연세대학교 산학협력단/토펙엔지니어링) 선정 및 착수조사 실시	1	• Nepal Health Sector Program−II(NHSP−II, 2011−2015) 채택 −네팔 모든 국민에 대하여 차별 없는 기초보건서비스 제공을 목표로 함
		2012. 2.		• 예비조사 실시		
		2012. 8.	690	• 기초조사 완료		
		2012. 12.		• 마스터플랜 완성: 중점과제−모자보건사업, 의료기자재 분할 공급		
정착기	사업 수행 및 HIT 사무소 운영	2012. 6.	690	• 상주전문가(PM 1명, FM 2명) 파견 (HIT사무소 운영)	2	
		2012. 7.		• HIT사업 기공식 및 설명회		
		2012. 10.		• 중앙정부 관리자급 초청연수 실시		
		2013. 3.		• 의공기사 방한 의료기기 정비교육 실시		
		2013. 9.	720	• 중간보고회 개최		
		2013. 12.		• 상주전문가(PM) 교체		
		2014. 4.	730	• 중간평가(KOICA 본부 주관, 외부 전문가) 실시		
		2014. 5.		• 지방정부 관리자급 초청연수 실시		
	보건 인프라 확충	2012. 12.	690	• (건축) 실시설계 완료(모자보건센터/보건지소)	1	
		2013. 3.	720	• 건설공사 계약 체결 및 착공/시공사 선정(Sambu MB Joint Venture)		
		2013. 6.		• 1차 의료기자재 공급(티카풀병원)		
		2014. 12.	730	• Tikapur Hospital 증축 준공		
		2015. 4.	740	• Health Post(6개) 준공 • 2차 의료기자재 공급(티카풀병원/보건지소)		
사업 종료 및 연속 연구 수행기		2014. 6.	730	• 상주전문가(FM 2명) 파견 종료	9	
		2015. 2.	740	• 상주전문가(PM 1명) 파견 종료 및 HIT사무소 이양		
		2018. 4. ~현재		• HIT사업 종료평가(글로벌발전연구원)		

자료: World Bank. DataBank: World Development Indicators (Popular Indicators) -GNI per capita -. 2019 (by https://databank.worldbank.org/indicator/NY.GNP. PCAP.CD/1ff4a498/Popular - Indicators)

ⓛ 사업 수행 기관 선정 및 세부 추진계획 수립

KOICA 본부는 공모를 통해 2011년 말에 PMC로 연세대학교 산학협력단[강화지역 시범보건사업 참여 등의 경력과 보건의료 전문성을 갖춘 연세대학교 원주의과대학 및 원주세브란스기독병원, KOICA 국제협력 프로젝트관리 전문성을 지닌 빈곤문제국제개발연구원(IPAID), 다년간 네팔지역에서 지역개발 경험과 전문성을 축적한 굿네이버스 인터내셔널(Good Neighbors International, GNI)[5] 그리고 네팔, 인도 등지에서 해외건축관리 전문성을 지닌 토펙엔지니어링과 함께 컨소시엄을 구성함]을 선정하였다. 이에 연세대학교 산학협력단 HIT사업팀은 동년 12월에 착수조사를 위해 티카풀을 방문하여 현지 파트너들과 개시(kick-off) 회의를 개최하였다. 2012년 초에 GNI 네팔사무소의 협조를 받아 예비조사, 이어 8월 중에 기초조사(baseline survey)를 각각 완료하고 동년 말경에 HIT사업의 마스터플랜(프로젝트 디자인 매트릭스 포함)을 완성하여 KOICA 네팔사무소와 네팔 보건인구부에 제출하였다. 이 과정을 통해 당초 계획되었던 티카풀병원과 보건지소의 신증축 후 총괄적인 의료기자재 공급계획을 전면 수정하게 되었다. 즉, 티카풀병원 의료진과 보건지소장과의 심층면담을 통해 당시 시급히 요구되는 필수의료서비스를 위한 의료기자재(산전관리를 위한 복부초음파, 보건지소-티카풀병

---

5) 굿네이버스(Good Neighbors)는 세계를 배고픔이 없는 그리고 사람들이 함께 어울려 사는 곳으로 만들기 위해 1991년 한국에서 설립된 국제인도주의적 개발 NGO이다. 1992년에 방글라데시에서 첫 번째 지역사회 개발프로젝트를 시작하였고, 현재 굿네이버스는 포괄적인 지역사회 개발접근법과 아동 보호에 초점을 두고 40개국의 192개 지역에서 활동하고 있다. 1994년 굿네이버스는 르완다 난민사태에서 첫 번째 응급 대응프로젝트를 착수하여 의료구호팀을 파견하고 2개의 학교를 난민캠프에 설치했다. 굿네이버스는 르완다 비상대응을 시작으로 1995년 고베 대지진, 2004년 남아시아 쓰나미, 아이티 지진, 2010년 태풍 하이엔, 2015년 네팔 지진 등 각종 재난·비상사태에 적극 대응해 왔다.

원-네팔건지 종합병원 간의 환자후송을 위한 응급구급차 등)를 우선 제공하고 공중보건사업으로 모자보건사업에 초점을 맞추기로 재협의하였다.

② 정착기(2012~2014)

㉠ HIT사업 수행 및 HIT사무소 운영

연세대학교 산학협력단은 대외적으로 연세대학교 원주의과대학 환경의생물학(기생충학 전공) 교수를 HIT사무소 운영 책임자 겸 PM으로, 지역사회간호학을 전공한 보건간호사와 환경의생물학을 전공하는 대학원생(박사과정) 각 1명을 FM으로 2012년 6월에 티카풀 현지로 파견하였다. 이들은 마스터플랜에 따라 HIT사무소를 개소하면서 네팔정부(보건인구부) 관계자, 현지 티카풀병원과 VDC별 4개 보건지소 파트너들, KOICA 네팔사무소 관계자들과 함께 동년 7월에 HIT사업 기공식 및 설명회를 개최하였다. 그 이후 이들은 연세대학교 산학협력단 내 PMC사무소(IPAID)와 수시로 의사소통하면서 모자보건사업 등 공중보건사업뿐만 아니라 티카풀병원 모자보건센터 등 건축을 위한 지원, 한국-네팔 간의 상호교류 차원에서의 3개 영역의 초청연수교육[중앙정부 관리자급(2012. 10.), 의공기사 방한 의료기기 정비교육(2013. 3.), 지방정부 관리자급(2014. 5.)] 등을 추진하였다.

㉡ 보건인프라 확충

한국의 경우 해방 및 6·25 전쟁 이후 UN한국재건단의 지원에 의해 집중적으로 보건소 등 공공보건인프라가 구축되어 온 가운데, 1970년대 초반에 시작된 강화보건사업은 HIT사무소의 역할을 하였던 지역사회의학 또는 지역사회간호학 실습교육장이었던 강화지역사회 보건원이 독일 해외중앙선교부와 미국 연합재단의 재정 지원으로 사업 초반기 1년에 걸쳐 건축되었다.

반면에 HIT사업은 보건인프라 확충 차원에서 약 50%에 해당하는 사업 예산이 건축부문(티카풀병원 내 모자보건센터, 4개 VDC별 7개 보건지소)에 배정되어 수행되었다. HIT사무소 운영과 함께 별도로 진행된 보건의료시설 신증축사업은 2012년 12월에 (건축) 실시설계 완료, 2013년 3월 시공사 선정(Sambu MB Joint Venture)에 의한 건설공사 계약 체결로 착공되고 난 후 2014년 12월과 2015년 4월에 각각 티카풀병원 모자보건센터 및 보건지소(6개)가 준공되었다(그림 5-4).

그림 5-4 티카풀병원 및 보건지소 신증축 전후 모습

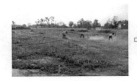
티카풀병원(이전)

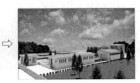
모자보건센터 투시도

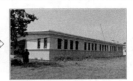
모자보건센터(환자병동) 완공

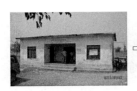
Narayanpur 보건지소(이전)

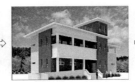
보건지소 투시도(전면)

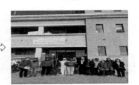
Narayanpur 보건지소(이후)

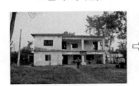
Pathariya 보건지소(이전)

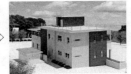
보건지소 투시도(후면)

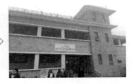
Pathariya 보건지소(이후)

출처: 연세대학교 산학협력단 컨소시엄. 『네팔 티카풀지역 보건의료 환경개선사업 수행계획서』. 2011.
연세대학교 산학협력단 컨소시엄. 『네팔 티카풀지역 보건의료 환경개선사업 PMC 용역 최종보고서』. 2015.
(사)글로벌발전연구원 ReDI. 『서남아시아, 태평양 지역 프로젝트 종료평가: 제2장 네팔 티까풀지역 보건의료환경 개선사업 종료평가』. 2018.

그림 5-5 티카풀병원 내 의료기자재의 1차 공급 전후 모습

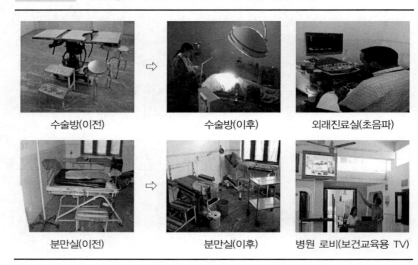

수술방(이전)　　　　　수술방(이후)　　　　　외래진료실(초음파)

분만실(이전)　　　　　분만실(이후)　　　　　병원 로비(보건교육용 TV)

출처: 연세대학교 산학협력단 컨소시엄. 『네팔 티카풀지역 보건의료 환경개선사업 PMC 용역 최종보고
　　 서』. 2015.

한편 사업 초기 기초조사 수행 시 현지 관계자들(티카풀병원 의료진 및
보건지소 모자보건사업 담당자)과의 심층면접을 통해 재협의한 마스터플랜의
의료기자재 공급계획에 따라 2013년 6월 1차로 티카풀병원(그림 5-5)
에, 사업 종료 시점인 2015년 4월 2차로 티카풀병원과 보건지소에 각
각 기자재를 제공하였다.

이렇듯 건축사업과 의료기자재 지원사업은 티카풀지역 내 사회인
프라(전기, 상하수도 등) 인입 장애, 지진과 장마철 기간 빈번한 홍수 등
의 자연재해, 수시로 발생되는 번다 소요사태, 보건지소 건축부지에
대한 민원 제기, 인도를 거친 내륙 국경선(네팔건지)에서의 복잡하고 까
다로운 의료기자재의 통관절차 등의 사유로 사업계획보다 상당히 지
연되었고, 결국 HIT사업 기간(3년 6개월) 내내 진행된 셈이다.

③ 사업 종료 및 연속 연구 수행기(2015~현재)

HIT사무소가 운영된 지 1년 반 만에 상주전문가 PM이 교체되고, 2년 지난 2014년 6월에 상주전문가 FM 2명의 파견이 종료되었다. 2015년 2월에는 상주전문가 PM의 파견도 마치면서 HIT사무소의 현지 이양으로 양자 간 무상원조사업인 HIT사업을 마치게 되었다. 사업 중반인 2014년 4월에 KOICA 본부 주관(외부 전문가 참여)으로 중간평가가, 종료 후 3년이 지난 2018년 4월에 (사)글로벌발전연구원 ReDI에 의해 HIT사업 종료평가가 각각 실시되었다.

㉠ HIT사업의 종료평가 및 성과모형

HIT사업의 종료평가에서 글로벌발전연구원이 적용한 성과모형은 각 층위별 사업성과가 논리적 관계를 가질 수 있도록 변화이론(theory of change)을 활용하여 <그림 5-6>과 같이 사업의 주요 활동과 성과를 재구조화하였다. 이를 바탕으로 각 사업성과 층위별 지표 설정은 각 사업의 성과를 대표할 수 있도록 지표의 대표성을 고려하는 한편, 평가기간 등을 반영하여 지표데이터의 측정가능성 또한 함께 포함하였다.

㉡ HIT사업의 성과 요약

HIT사업에 대한 제3자(글로벌발전연구원)의 외부평가(종료평가) 결과를 보면, <표 5-4>와 같이 사업 평가의 사업설계모형(project design matrix, PDM)에 따른 성과 달성도를 요약하였다. HIT사업이 종료된 지 3년 경과한 시점에서의 종료평가에 의한 성과 달성도 중 UN의 'MDG 5(모성보건 증진)'의 간접 지표인 '사업지역 내 시설분만율'(2012년 44%에서 2015년 61%로 증가함)과 '산후관리 프로그램 이용률'(기초선 26.8%에서 종료선 43%로 증가함)이 모두 개선되었음을 확인할 수 있었다. 이로 보아 HIT사업의 궁극적인 목적인 '일차보건의료에 기초한 티카풀지역의 보건의료체계 강화를 통한 티카풀 지역주민의 의료서비스 접근성 및 기초건강 향상'은 단기적 측면에서 어느 정도 달성되었다고 판단된다.

그림 5-6 HIT사업 종료평가에서의 성과모형

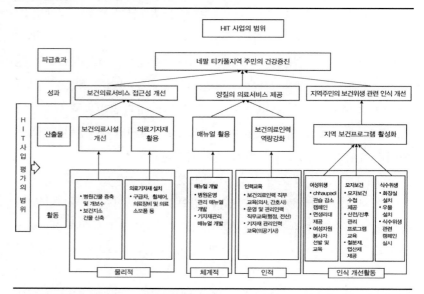

출처: (사)글로벌발전연구원 ReDI.『서남아시아, 태평양 지역 프로젝트 종료평가: 제2장 네팔 티까풀지역 보건의료환경 개선사업 종료평가』. 2018.

표 5-4 평가 PDM에 따른 HIT사업의 성과 달성도

성과달성도		성과지표	기초선	종료선	목표치	지표입증 수단	산출근거
영향 (Impact)	네팔 티카풀 지역 주민의 건강증진	보건의료서비스 받은 주민 비율[6]	61.6%	72.4%	–	보건시설 보고서	전체인구 대비 의료서비스 이용주민 수
		사업지역 내 시설분만율	44% (2012년)	61% (2015년)	60%	기초선, 종료선 조사	사업지역 내 보건시설 분만자 수
	보건의료 서비스 접근성 개선	사업지역 병원 및 보건(지)소에서 진료 받은 환자 수	54,331명 (2012년)	61,781명 (2016년)	–	티카풀 지역 보건 보고서	사업지역 내 보건시설 진료받은 환자 수
		병상이용률	47% (2013년)	56.3% (2016년)	–	티카풀 병원 보고서	티카풀병원 집계자료 참고

6) 나라얀풀 보건지소의 환자 집계는 불가능하여 제외함.

구분	항목	지표	기초선	종료선	목표	측정방법	산출식
초기 성과 (out-come)	양질의 의료 서비스 제공	산전/산후관리 프로그램 이용률	93.1%(산전) 26.8%(산후)	95.2%(산전) 43%(산후)	–	기초선, 종료선 조사	사업지역 임산부 수 대비 산전/산후관리 프로그램 이용자 수
		사업기간 내 역량강화 교육을 받은 인력의 현직유지율	0%	68.91%[7]		보건시설 근무인력 명단	사업기간부터 근무한 인력 중 현재 보건시설 근무 인력 비율
		환자의 병원 이용 만족도	–	3.81점/5점		설문조사	환자의 병원 이용 만족도 조사
	지역 주민의 보건위생 관련 인식개선	차우파디 관습률	30.1% (2012년)	26.7%[8] (2018년)		설문조사	조사대상자 중 차우파디 관습 이행 주민 수
		신설된 화장실 및 우물 이용률	58.3%	85.3%		설문조사	조사대상자 중 화장실 및 우물 이용 주민 수
산출물 (output)	보건의료시설 개선	계획 대비 보건시설 신증축 완료율	0%	100%	100%	현지실사 결과	계획 대비 보건시설 신증축 완료 현황
		계획 대비 병원 병상수 지원 완료율	0%	100%	100%	현지실사 결과	계획한 지원 병상수 대비 지원 완료된 병상수
	의료 기자재 활용	제공한 기자재 활용률	0%	76.85% (병원) 84.1% (보건소)	100%	현지실사 결과, 병원/보건소 자료	보건시설별 지원된 전체 기자재 수 대비 현재 활용 중 기자재 수
	보건인력 역량 강화	사업기간 내 역량강화교육 이수자 수	0명	807명[9]	–	사업종료 보고서	사업기간 내 역량강화교육 이수자 수
	보건시설운영 매뉴얼 활용	보건시설 운영 매뉴얼 활용 여부	0%	0%	100%	면담조사 결과	운영매뉴얼 활용 여부
		보건시설 운영매뉴얼 교육 참여자 수	0명	63명		사업종료 보고서	운영매뉴얼 교육 참여자 수
	지역보건프로그램 활성화	지역보건프로그램 참여 주민 수	0명	13,685명	–	사업종료 보고서	지역보건 프로그램 참여 주민 수
		지역보건 프로그램에 대한 인지도	0%	41%[10]	–	설문조사	조사대상자 중 지역보건프로그램에 대한 인지도 조사

출처: (사)글로벌발전연구원 ReDI. 『서남아시아, 태평양 지역 프로젝트 종료평가: 제2장 네팔 티까풀지역 보건의료환경 개선사업 종료평가』. 2018.

7) 해당 수치는 보건시설 평균치임.
8) 2015년 종료 당시 11.1%였으나 다시 증가함.
9) 정부관계자, 보건시설 의료인력 및 관리인력, 여성자원봉사자(FCHV) 포함.
10) 해당 수치는 차우파디 근절캠페인 인지도, WASH프로그램 인지도, 모자보건프로그램 인지도의 평균치임.

5.5 구조 측면에서의 시범보건사업 내용분석

(1) 시범보건사업의 목적

시범보건사업의 개요를 요약한 <표 5 − 1>과 앞 절의 추진경과에서 제시하였듯이 한국이나 네팔의 모두 시범보건사업은 해당 지역주민의 의료서비스 접근성 및 건강 향상을 달성하기 위해 제한된 보건의료자원 내에서 일차보건의료를 중심으로 한 효율적인 의료전달체계 모형 수립 또는 (지역)보건의료체계 구축과 강화를 도모하기 위해 시도되었다.

특별히 강화 시범보건사업은 당시 1960년대 후반 (연세대학교 의과대학을 포함한 한국의 예방의학) 의학교육과정으로 개편된 지역사회의학 실습교육장을 마련하고자 하였다. 한편 네팔 HIT사업은 티카풀시 및 4개 VDC지역 단위에서의 보건의료자원의 확충을 통해 기초보건서비스 접근성 및 국민보건 향상을 위한 중앙정부의 국가개발계획 달성에 기여하고, 효과적이고 지속 가능하며 형평성 있는 보건시스템 개발 노력에 기여하고자 하였다. 즉, UN의 MDG 중 보건부문인 목표 4(아동사망률 감소)와 목표 5(모성보건 증진)를 달성하고자 하는 국가개발계획에 초점을 두었다.

(2) 시범보건사업 지역의 특성

1) 강화지역

1975년 경기도 강화군의 내가면과 선원면이 초기 대상지역이었으나, 1979년부터는 불은면이 추가되어 3개 면에서 사업을 전개하였다. 강화군은 서울에서 서쪽으로 58km 떨어진 경기만에 위치하며 휴전선으로 북한과 경계를 이루고 있는데 강화 본섬과 3개의 큰 섬 및 12개의 작은 섬으로 구성되어 있다. 행정적으로 강화읍과 12개 면이

그림 5-7 강화군 사업지역

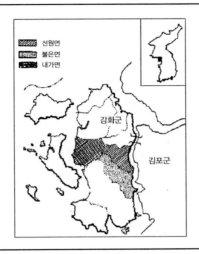

출처: 유승흠 외. 강화지역사회보건사업, 1984~1989. 연세대학교 의과대학 예방의학교실. 1990.

있는데, 강화 본섬에 강화읍과 9개 면이 있고 나머지 3개 면은 각각 1개 또는 2개 이상의 섬으로 이루어져 있다. 강화 본섬은 1970년에 김포군과 개통된 강화대교로 연결되어 그 당시 서울 신촌에서 강화읍까지 직행버스로 약 1시간 15분이 걸리며, 인천, 부평 등지와 육로교통이 발달되어 있다. 강화 본섬과 도서면 사이에는 정기적으로 운행되는 여객선이 있다. 사업 지역인 선원면, 내가면, 불은면은 모두 강화 본섬에 있다. 이들 3개 면은 강화 본섬의 중간 부분에 위치하며, 서로 인접해 있다(그림 5-7).

강화군 인구는 1988년 당시 76,182명이었으며, 사업 실시 초기 1975년에 10만 3천 명이 넘던 규모(총가구수는 약 2만 정도)에 비해 약 2만 6천 명이 줄어들었다. 이는 주로 사회적 감소로 인한 결과로서 인구감소율을 보면 1985년도 자연증가율이 1%인 데에 반해 사회적 감소율은 3%로서 전출로 인한 인구 감소가 컸기 때문이다(주민들은 주로 농업과 수산업에 종사하며, 특화 작물로는 인삼 재배가 있고 특수 부업으로는 화문석 제조 등이 있다). 사업지역의 인구는 사업 초기인 1975년도에 2개 면(내가면, 선원면) 총 12,437명(3개 면: 총 18,554명)이었으며, 1985년도의 3개 면 총인구수는 15,301명으로 10년 동안 약 3천여 명이 감소하였다(표 5-5). 사업지역의 성별 연령별 인구구조는 강화군 전체인구 구조와 비슷한 형태로서 1975년과 1984년 간의 변화 추이를 보면 <그림 5-8>과 같았다. 즉, 1975년의 성별 인구구조는 10~15세 연령층의 인구가 가장 많았으며, (전국 단위에서 시행된 가족계획사업의 영향으로 인한 출산력의 감소에 기인하여) 10세 이하의 인구는 감소되어 변형된 피라미드 구조를 보였다. 10년 후인 1984년의 성별 인구구조는 10~25세 연령층의 인구가 가장 많았으며, (출산력의 감소에 기인한) 5세 이하의 인구뿐만 아니라 (다른 농촌지역과 마찬가지로 젊은 생산연령층 인구의 인근도시 이주에 따른) 25~35세 연령층의 인구가 급격히 줄어든 2층 형태의 피라미드 구조를 보였다.

표 5-5 강화지역 시범보건사업 지역의 인구 현황(1965~1988)

구 분	한국			강화군*			3개 면*		
인구수* (명)	남자	여자	소계	남자	여자	소계	남자	여자	소계
1965	14,452,831	14,251,843	28,704,674	59,088	60,041	119,129	–	–	–
1970	16,308,607	15,932,220	32,240,827	52,955	54,415	107,370	–	–	–
1975	17,765,828	17,514,897	35,280,725	51,421	51,701	103,122	9,465	9,089	18,554
1980	19,235,736	18,888,039	38,123,775	44,771	46,088	90,859	8,179	8,117	16,296
1985	20,575,600	20,230,144	40,805,744	41,050	41,990	83,040	7,641	7,660	15,301
1988	21,155,226	18,888,039	42,869,283	37,430	38,752	76,182	6,879	6,945	13,824

* 통계청 주민등록인구수 기준이나 강화군과 3개 면의 인구는 기존 보고서에서 인용함

그림 5-8 강화사업 지역의 인구구조의 변화 추이

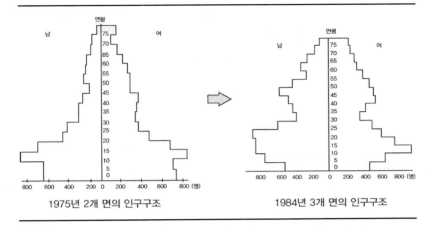

1975년 2개 면의 인구구조   1984년 3개 면의 인구구조

표 5-6 강화사업 지역의 보건의료시설 현황(1975~1985)

구 분		공공보건기관			민간 보건의료기관							
연도	지역	보건소	보건지소	보건진료소	병원	의원	치과의원	한의원	조산원	약국	한약방	약종상
1975	강화군	1	10	–	0	9	2	6	2	11	21	15
	선원면	–	1	–	0	0	0	0	0	0	1	1
	내가면	–	1	–	0	1*	0	0	0	2	2	1
1985	강화군	1	12	11	1	7	3	6	1	16	14	13
	선원면	–	1	1	0	0	0	0	0	0	1	0
	내가면	–	1	1	0	0	0	0	0	1	1	1
	불은면	–	1	1	0	0	0	0	0	0	1	1

* 1977년에 내가면 소재 1개 의원이 폐쇄됨.

사업이 시행될 1975년 당시 인구 10만 명의 강화군민이 이용할
수 있는 보건의료기관으로 1개 보건소, 10개 공의진료소(보건지소에 해당
함), 9개 의원, 2개 치과의원, 6개 한의원, 2개 조산소가 있었다. 각 면
에는 1개씩의 공의진료소가 있었지만 의사는 한 명도 없었다. 그래서

사업 지역인 선원면과 내가면에는 단지 공의진료소만이 1개 있었다. 또한 내가면에만 1개 의원이 소재하였으나 2년 후인 1977년에 폐쇄 되었고 2개소의 약국이 운영되었다.

전국에서의 무의면 해소를 위해 정부는 1980년에 「농어촌 보건의 료를 위한 특별조치법」을 제정하여 면 단위 보건지소에 공중보건의사 와 지리적 접근도가 떨어지는 오지나 낙도지역인 리 단위 보건진료소 에 보건진료원들을 각각 배치하여 진료업무를 담당하게 하였다. 특히 보건지소 공중보건의사의 기능은 1982년 지역의료보험 시범사업이 강화에서 실시됨으로써 공공진료 기능으로 정착되어 결국 공의진료소 가 보건지소의 기능으로 대체되었다. 1985년 당시 강화군 내 12개 보 건지소 중 8개소에는 공중보건의사가 배치되어 있고, 나머지 3개 지 소에는 촉탁의가 지정되어 있었다.

민간 의료부문에서 가장 커다란 변화는 1981년 지역사회병원으로 강화병원이 설립되어 강화군 내의 유일한 2차 진료기관의 기능을 담 당한 것이다(표 5-6). 이 병원은 연세의료원과 강화군의사회가 공동으 로 참여하여 구성된 강화지역사회의료사업재단에서 운영하였으며, 다 른 일차 진료기관과 후송의뢰체계를 유지함으로써 지역보건의료체계 가 구축된 셈이다. 이렇듯 민간의료기관은 사업 실시 초기에 비해 사 업지역과 가까운 거리에 있는 강화읍에 집중되어 질과 양적인 면에서 모두 크게 향상되었다.

2) 네팔 티카풀지역

티카풀지역(Tikapur Region)은 행정적으로 네팔의 극서개발지구 내 세티권역(Seti Zone)—카일랄리군(Kailali District)의 동쪽에 위치하는 티 카풀시(Tikapur Municipality)를 중심으로 하는 지역을 말하는데, 좁은 의 미에서는 시(Municipality)만을 가리키나 선거구가 같은 주변 마을발전위원회(Village Development Committee, VDC)를 포함해 '티카풀지역'으로 통칭된다. 따라서 HIT사업 대상지역인 티카풀지역은 파타리야(Pathariya VDC), 둘가울리(Durgauli VDC), 티카풀(Tikapur VDC), 나라얀풀(Narayanpur VDC), 단싱풀(Dhansingpur VDC)의 5개 VDC로 이루어져 있다(그림 5-9). 네팔 수도인 카투만두에서 항공편으로 1시간 정도 거리에 있는 네팔건지(Nepalgunj)를 거쳐 육로로 3시간 정도 서쪽으로 이동해야 하며, 단싱풀은 인도 접경 지역으로 지역주민들의 국경선 출입이 자유로운 편이었다. 사업 시작 2011년 말 당시 북쪽 파타리야에서 남쪽 단싱풀까지는 모두 비포장도로였으며, 특히 여름철 우기에는 도로 중간중간에 진흙탕 길이 깊이 패어 있곤 하였다. 이에 VDC 진료소 내 적절한 후송 교통수단을 갖추지 못한 데에다 (물론 도로 여건 자체도 대부분 좋지 않아) 이동에 매우 어려움을 겪게 되어 보건의료시설에 대한 접근성이 낮아 이 사업지역의 보건환경 개선에 큰 장애가 되고 있었다.

사업 대상지역의 인구는 2010년 당시 116,951명으로 강화군지역

그림 5-9 네팔 HIT사업 대상 티카풀지역

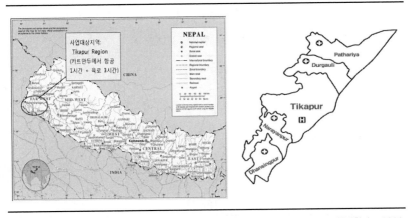

출처: 연세대학교 산학협력단 컨소시엄. 『네팔 티카풀지역 보건의료 환경개선사업 수행계획서』. 2011.

의 1975년 인구(103,122명)보다 약 1만 3천 명 정도 많은 편이었다. 소지역 간 인구규모를 비교해 보면, 티카풀시가 48,723명(41.7%)으로 가장 많았고, 그 다음 파타리야(21.2%), 둘가울리(14.3%), 나라얀풀 (12.4%), 단싱풀(10.4%) 순이었다(표 5 - 7).

HIT사업이 시행된 2010년 관내 인구 11만 6천여 명의 티카풀 지역주민이 이용할 수 있는 보건의료기간으로, 25병상 규모의 티카풀병원 1개와 VDC별 보건지소가 1개씩 설치되어 있었다. 하지만 티카풀병원은 (우리나라 가정의학전문의 수준으로서 간단한 분만과 응급수술이 가능한) 의사 1명이 상주하면서 갓 의대를 졸업한 인턴 1명의 진료보조를 받아 의료서비스를 제공하고 있었다. 환자 수는 1일당 평균 외래 약 150~200명, 응급실 50~60명이었고, 이 중 의료보험 환자는 50~60명 정도였다. 입원 환자 수는 25개 병상에 매일 30~40명 정도였다. 분만건수 또한 매월 약 120건 정도였다. VDC별 각 보건지소에는 의사가 단 1명도 없었다. 의사 대신 보조보건요원(auxiliary health worker, AHW)이 하루 80~100명의 외래환자에 대해 기본진료, 예방접종(백신), 결핵/나병퇴치사업, 가족계획사업(피임주사, 콘돔 제공), 산전관리, 간

표 5-7 HIT사업 티카풀지역의 인구 현황(2010년)

지역	인구수(명)	비중(%)
Tikapur City	48,723	41.7
Dansingpur VDC	12,126	10.4
Narayanpur VDC	14,546	12.4
Durgauli VDC	16,722	14.3
Pathariya VDC	24,834	21.2
소계	116,951	100.0

출처: 연세대학교 산학협력단 컨소시엄. 『네팔 티카풀지역 보건의료 환경개선사업 수행계획서』. 2011.

단한 드레싱, 약품(22종류)을 무료로 제공하는 등의 진료활동을 하였고, 때론 (보건지소내 분만실에서) 자연분만도 시술하였다.

5.6 과정 측면에서의 시범보건사업 내용분석

(1) 시범보건사업의 운영체계

1) 강화지역 시범보건사업

① 사업 기획 및 운영체계

㉠ 사업의 핵심 거버넌스

강화지역보건사업은 사업 초기에 연세대학교 의과대학장(당시 양재모 교수)이 대표자였고 연세대학교 의과대학 예방의학교실 주임교수(당시 김일순 부교수)가 책임자였다. 보건사업의 기획, 의과대학 교과과정에 지역사회의학 포함, 강화지역사회보건원 부지 선정과 매입, 외국의 재정원조 요청 등 사업을 시작할 때 대표자가 이를 주도하였고, 연세의료원 의무부총장(당시 김효규 교수)이 후원하였다. 사업 책임자는 강화지역 현지에서 사업의 구체적인 기획단계에서부터 평가에 이르기까지 계속 실질적으로 운영의 모든 책임을 담당했다.

또한 기획 및 조정위원회를 두어 사업 전체의 기획 운영 및 조정에 대하여 토의 및 결의를 하였다. 이 위원회는 초기에 사업 책임자, 모자보건 담당교수, 의료사회학 담당교수 등 세 명으로 이루어졌으나, 그 후 예방의학교실 내 관련 교수들로 구성하여 필요에 따라 수시로 모였으며 공식적인 회의 형식을 따르기보다는 하나의 두뇌집단(think-tank)의 역할을 하였다. 위원회는 사업시작 첫 1년간 매주 2~3회, 2년째부터는 주 1회 정기적으로, 3년째 들어서부터는 모임의 필요성이 줄어들어 매주 1회 모이는 정기 스태프모임과 통합되었다(그림 5-10).

그림 5-10 강화보건사업의 운영체계

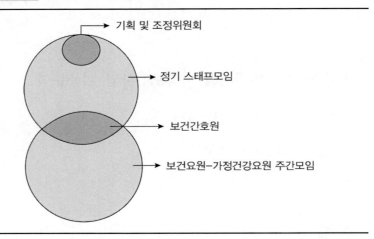

기획 및 조정위원회

정기 스태프모임

보건간호원

보건요원-가정건강요원 주간모임

출처: 유승흠 외. 강화지역사회보건사업, 1984-1989. 연세대학교 의과대학 예방의학교실. 1990.

1974년 도입기부터 1989년 확장개편기까지의 강화지역보건사업의 연구진을 <부록 4-1>에 제시하였다.

ⓒ 정기 스태프모임

이 모임은 사업의 기획, 진행, 문제의 제기 및 이의 해결, 환류 등에 관하여 모든 결정을 하는 가장 중요한 공식적인 모임으로서 매주 1회 사업 현지에서 정기적으로 열렸다. 사업계획 담당자와 현지 실무요원들과의 정기적인 회의체로서 계획과 실행 간의 간격을 줄여 모든 사업을 원활하게 하는 데 기여를 하였고, 어떤 형식이나 사무적인 절차를 배제하고 실제로 사업을 수행하는 데 최선을 다하도록 협조하였다. 모임에서 결정된 사항은 면 보건지소의 가정건강요원-보건요원 정기모임을 통하여 전달되었으며, 또한 현지 최말단에서의 문제점들이 면 보건지소의 모임에서 종합되어 다시 정기 스태프모임으로 연결되었다. 보건요원-가정건강요원 주간모임과의 연결은 보건간호원이 담당하였다.

상임 참석자는 앞에서 설명한 기획 및 조정위원회 위원을 비롯하여 현지에서 보건사업에 관여하는 강화지역사회보건원장, 강화군보건소장, 사업지역의 면 보건지소장, 보건간호원, 사업담당자, 의료보험조합 대표이사, 강화병원장이며 이외에 예방의학교실 교수 및 조교 등이 비상임으로 참석하였다. 이 모임은 계획조건을 사전에 정하여 진행하였으므로 효과적이고 생산적이었다.

정기 스태프모임에서는 ⓐ 전 회의 시 결정된 사항에 대한 시행 정도의 보고, ⓑ 시범사업의 현지보고 및 문제점 제기(면 보건지소 운영 및 진료에 관한 사항, 가정건강요원에 관한 사항, 면 보건요원에 관한 사항, 지역사회 주민의 지역사회 보건협의회 및 의료보험조합 참여에 관한 사항), ⓒ 학생교육에 관한 보고 및 문제점 제기, ⓓ 의료보험, ⓔ 강화병원, ⓕ 연구에 관한 사항 등의 내용들을 포함하여 토의하였다. 연구 및 교육사업의 지속적이고 반복적인 실시는 종종 지역사회 주민에게 귀찮은 느낌을 주는 결과를 가져올 수 있으므로 특별히 이 문제를 조심스럽게 다루지 않으면 지역주민의 반발이 있을 수 있어, 주민들이 계속적이고 반복적인 연구조사 또는 학생 교육으로 피해를 입지 않도록 하기 위하여 (이는 곧 시범사업 자체를 보호하는 것도 된다) 시범지역 내에서 실시되는 모든 연구 및 학생 교육은 가능한 한 중복되지 않게 하였고 꼭 필요한 것 이외에는 하지 못하도록 통제하였다.

ⓒ 보건요원 – 가정건강요원 주간모임

보건요원 – 가정건강요원 주간모임은 각 면 수준에서 주 1회씩 가정건강요원, 면 보건요원, 보건지소장(공중보건의), 보건간호원이 참석하여 시범사업과 정부보건사업 및 지역사회 주민과의 관계, 시범사업의 진행, 문제점 발견과 제기 그리고 지역사회 주민의 요구 등을 전달하거나 이에 대하여 토의하였다. 자체로 해결할 수 있는 내용은 회의석상에서 결정되며, 결정하기 어려운 사항은 보건간호원이 종합하여 정기 스태프모임의 토의안건으로 제출하여 해결한다.

② 기존 행정조직 또는 지역 의사회와의 관계

　㉠ 기존 행정조직과의 관계

사업의 시행은 정부의 기존 보건행정조직을 통하여 수행한다는 원
칙에 의하며, 이는 1975년 연세대학교 의과대학장과 강화군수의 서면
으로 약정한 협약서에, 한국 농촌의료문제의 효율적인 방안을 모색하
는 사업과 연구를 하는 데에 서로 협력할 것을 협약한다는 원칙적 합
의가 명기되어 있다(그림 5-11). 따라서 사업의 수행은 강화군보건소
장이 주축이 되는 보건행정체계를 통해 대부분이 수행되었는데, 수행
과정을 파악하기 위하여 면 보건지소에 보건간호원을 파견하여 사업
의 진행을 지도·협조하도록 하였다. 또한 정기 스태프모임에 강화군
보건소장이 참석하여 상호 협의 및 협조를 얻었다.

　㉡ 지역 의사회와의 관계

사업 대상지역인 3개 면에는 개원의가 없었으나 읍 지역에는 7명
의 개원의가 있었다. 일반적으로 지역사회보건사업 지역에서는 현지
기존 의사와의 관계 유지에 많은 어려움을 겪어온 것이 사실이다. 그
러나 강화사업에서는 어떤 일이 있어도 현지 개원의사와는 상호 보완
관계를 유지한다는 원칙을 지켰다. 이 원칙에 따라 현지 개원의사들
이 사업에 대해서 잘 이해할 수 있도록 최선의 노력을 하였고, 환자
의 의뢰, 사업에의 참여 요청을 하였으며, 특히 의과대학생 현지실습
교육에 참여할 기회를 마련하였다. 이러한 시도는 지역 의사회와 강
화사업과의 관계를 원활하게 하였으며, 이러한 좋은 관계는 후에 강
화의사회와 연세대학교의 공동노력으로 지역사회병원인 강화병원을
건립하게 된 기본 원동력이 되었다.

그림 5-11　강화보건사업 수행을 위한 강화군과 연세대학교 의과대학 간의 협약서

협 약 서

　연세대학교 의료원(의과대학, 간호대학, 치과대학)은 한국 농촌의 의료 문제의 효율적인 방안을 모색하며, 장차 한국의 의료 및 보건문제를 해결해 나갈 의과대학생, 간호대학생 및 대학원 원생, 그리고 지역사회 보건의사들의 교육을 위하여 1974년부터 강화군 선원면과 내가면 일원에 걸쳐 시범적으로 시행해 왔으며, 1975년 3월에는 강화지역사회보건원을 설립한 바 있다. 또한 강화군은 연세대학교의 지역사회 보건사업을 위하여 1974년부터 보건소와 읍, 면 보건요원을 통하여 적극적인 행정지원을 해온 바 있다. 앞으로 강화군민의 건강의 유지 및 증진을 위하여 강화군과 연세대학교 의과대학이 협동하여 이러한 사업을 계속 유지, 발전시킬 필요를 느껴 강화군과 연세대학교 의과대학은 다음과 같은 내용의 협약을 한다.

내　용

1. 강화군은 연세대학교 의과대학 지역사회 보건사업을 위하여 보건소와 읍·면 보건요원을 통한 행정적 지원을 계속한다.
2. 연세대학교 의과대학은 강화군 보건소장직을 자격 있는 의사로서 충당하는 것을 책임진다.
3. 강화군은 연세대학교 의과대학에서 추천하는 보건소장을 결격사유가 없는 한 임용한다.
4. 강화군과 연세대학교 의과대학은 새마을 정신으로 항상 최선을 다하여 서로 협동한다.

　이 협약은 향후 계속해서 효력을 발생하며 어느 일방의 의사로서 중단될 수 없다.

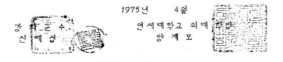

1975년　　4월
연세대학교 의대
양 제 모

강 군 수
신 백 섭

출처: 유승흠 외. 강화지역사회보건사업, 1984~1989. 연세대학교 의과대학 예방의학교실. 1990.

③ 지역사회 참여

시범사업에서는 다음의 3가지 접근방법을 통하여 지역사회 주민의 자발적인 참여를 중시하고 강조하였다.

㉠ 가정건강요원

가정건강요원은 지역사회 주민의 대표로서 보건의료사업에 참여할 수 있도록 하기 위해 지역사회 주민 스스로가 선택할 수 있도록 하였다. 즉, 가정건강요원은 곧 지역사회와 보건의료요원, 공공보건의료기관과의 다리 역할을 담당하는 요원으로 해당 지역사회의 보건의료 문제를 대변하는 역할을 하며 동시에 공적 보건의료체계와 주민과의 창구로서의 역할을 담당한다.

㉡ 면 보건협의회

면 보건협의회는 면 지역사회가 지역사회의 보건의료에 대한 의견을 본 시범사업에는 물론 의료인 및 공공의료기관에 제시하여 반영하도록 노력하고 위 사업을 제시하거나 기관들과 긴밀하게 협조하여 지역사회 주민의 권익을 최대한으로 유지할 목적으로 설립되었다. 시범사업지역 각 면에는 1개씩의 보건협의회가 구성되었다. 이 협의회의 조직을 위하여 시범사업 요원들이 지역사회 유지들을 개별 또는 단체로, 공식 또는 비공식으로 접촉하여 그 필요성을 설명하여 동기를 유발하였다. 당시 지역 내 면 방위협의회(한국 농촌 어디에서나 볼 수 있는 의견 수렴 및 교환을 하는 공식회의)에서 토의되고 발기되었으며, 이 회의에서 투표로 지역사회 보건협의회 회원을 선출하였다. 협의회 회원 수는 각각 12명이었으며 지역사회의 중요한 지도자들이 많이 선출되었다. 예를 들면 부면장, 우체국장, 통일주체 대의원, 초등학교장, 교회 목사, 이장, 예비군 중대장 및 기타 유지 등 다양한 회원으로 구성되었다.

이 협의회는 매달 1회씩 정기적으로 회의를 하였으며, 회비를 거출하여 면 보건지소를 증축하고 이를 위한 대지를 기증하는 등 활발하게 활동하였다. 후에 의료보험조합 조직뿐만 아니라 1978년에 신용협동조합의 결성에도 주도적인 역할을 담당하였다. 보건협의회의 기능이 의료인과 의료기관의 관계에서 비교적 막연했던 데에 비해 의료보험조합의 결성으로 주민과 의료기관, 환자와 의료인과의 관계가 더 구체화되고 현실적이 되었으며 지역사회 주민의 이익에 대하여 더 많은 노력을 하게 되는 적극적인 참여가 이루질 수 있었다.

　ⓒ 의료보험조합

　지역사회 주민들이 스스로 의료혜택을 받기 위하여 여러 가지 재원조달 방안을 고려하였다. 그중에서 당시의 의료보험법 시행 가능성 및 확대 계획 등을 고려하여 의료보험조합을 구성하는 것이 가장 현실적이라고 판단하였다. 이에 의료보험에 가입하기를 희망하는 사람들로 의료보험조합을 구성하여 매월 보험료를 납입하면 조합은 이 기금으로 조합원 중에 질병을 치료받은 환자 의료비의 일부를 급여해 주도록 하였다. 조합은 면 보건지소, 읍 의원 및 인근 지역(서울, 인천, 부평) 종합병원과 계약을 하였으며, 조합원은 이 계약된 보건의료기관에서 원칙적으로 진료를 받도록 하였다.

　의료보험에는 가구 전체가 가입하도록 하여 선택적으로 할 수 없게 하였으며, 보험료는 처음에 1인당 월 200원으로 하되 가족 수가 5인 이상인 경우 보험료의 부담이 클 것을 고려하여 5인 한도로만 받기로 하였다. 1년 또는 6개월의 보험료를 선납하는 경우 약간의 할인 혜택을 주도록 하였다. 보험료는 건강면접조사를 통하여 그 지역주민의 월 평균 의료비를 구하였고 이를 감안하여 결정하였다.

　의료보험에서는 외래 및 입원의 경우 전체 비용의 50%를 급여하였으며, 입원한 경우 최고액을 400,000원으로 하였다. 계약된 의료기관에서 20% 할인을 해 주었으므로 본인부담은 30%였다.

　1978년 1월 31일 당시 내가면에서는 312가구, 선원면 및 읍 보험조합을 합하여 320가구로 총 632가구 3,160명이 가입하였다. 가입 가구수는 점차 증가하였으며, 재정적으로 독립 운영되었다.

2) 네팔 HIT사업

① 사업의 운영체계

HIT사업은 대한민국과 네팔 정부 간의 양자 간 무상원조 합의에 의하여 수행되는 관계로 사업의 운영주체는 공여국의 원조기관인 한국국제협력단(KOICA)이 되며, 사업은 위탁에 의해 연세대학교 산학협력단이 맡아 운영하였다. 그 전반적인 수행체계는 <그림 5-12>와 같았다.

② 사업 운영주체별 업무 분담

HIT사업을 원활히 운영하기 위해서 연세대학교 산학협력단 HIT사업팀은 사전에 KOICA로부터 승인·협약된 사업계획서와 현지 착수조사 및 기초조사를 통해 수립된 마스터플랜에 의해 다음과 같이

그림 5-12 네팔 HIT사업의 수행체계

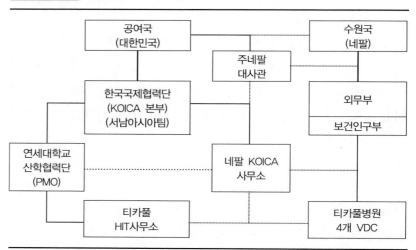

출처: 연세대학교 산학협력단 컨소시엄. 『네팔 티카풀지역 보건의료 환경개선사업 수행계획서』. 2011.

사업주체별 업무를 분담하여 추진하였다(표 5-8). 네팔 HIT사업의 운영팀을 <부록 4-2>에 제시하였다.

표 5-8 HIT사업 운영주체별 업무 분담 내용

구분	역할
사업총괄관리(PL)	• PMC 용역에 대한 총괄책임 및 의사결정 • 사업 주체(컨소시엄 및 공동도급사)와 의사소통 • 프로젝트 예산 통제 및 품질보증 관리
연세대학교 산학협력단(PMO)	• 현지 보건사업 추진 방향 설정 및 자문 • 기초(설문)조사 계획 수립 및 마스터플랜 작성 • 병원경영 매뉴얼 등 교육자료 개발 총괄 • 국내 초청연수 추진 • 전문가 파견계획 수립 및 파견 실시 • 성과관리 총괄 • 종료(설문)조사 계획 수립 및 결과보고서 작성 • HIT사업 최종보고서 작성
현장 HIT사무소(PM, FM)	• 사업 수행 총괄 • 보건시스템 강화, 프로그램 수행 및 지역사회 보건교육 계획 수립 및 실행 • 성과관리 지표 및 데이터 관리, 현지 모니터링 • 현장 HIT사무소 운영 및 예산관리
토펙엔지니어링(CM)	• 기본설계 및 실시설계 • 현지 시공업체 선정 지원 • 건축 기본계획 수립 • 시공 감리(순회감리)
굿네이버스(협력기관)	• 기초조사 실시 • 보건사업 추진에 공동 참여 • 카트만두에서 Liaison 활동(중앙정부) • 티카풀 현장 HIT사무소 자문
연세대학교 빈곤문제국제개발연구원	• 사업 활동 지원
HIT사업 자문위원회	• 사업 추진 방향에 대한 자문

출처: 연세대학교 산학협력단 컨소시엄. 『네팔 티카풀지역 보건의료 환경개선사업 수행계획서』. 2011.

(2) 시범보건사업의 투입 재원

1) 강화지역 시범보건사업

강화시범보건사업을 위하여 초반에 필요한 재원의 거의 대부분은 독일 EZE와 미국의 연합재단의 원조로 충당되었으며, 한화로 각각 136,242,526원과 52,900,000원이었다. 또한 보건지소의 증축 및 시설비, 의료보험 조직을 위하여 서독의 세계구호기금(Bread for the World)으로부터 8,099,030원의 원조를 받았다. 상기 기관으로부터 원조받은 총예산 중 학생교육을 위하여 건축된 강화지역사회보건원(기숙사)의 건축비(93,284,219원)와 그 운영비(15,903,694원)를 제외한 총 88,053,653원이 순수한 시범보건사업비용이었다.

원조 예산은 1975~1977년 3년 동안 크게 시범보건사업을 위한 계획, 평가 및 연구비(29%), 사업추진 비용(62%), 보건지소 증축 및 시설비(5%), 의료보험 개발비(4%)에 각각 사용되었으며, 그 상세내역은 <표 5-9>와 같다.

초기 3년(1975~1977) 동안 시범보건사업에 투입된 원조 예산 이외에도 보건사업과 연계한 연구활동을 위하여 중국의료위원회(China Medical Board, CMB), 미국 국제개발처(USAID), 국제개발연구센터, 미국인구협회, 록펠러재단(Rockefeller Foundation),[11] 포드재단(Ford Foundation),[12] WHO—

---

11) 미국의 실업가인 존 록펠러(John D. Rockefeller)가 1909년부터 준비하고, 5천만 달러 상당의 주식을 위탁하여 연방정부의 인가 대신 1913년 뉴욕주의 법인으로 재단을 설립했다. 인류복지 증진을 목적으로 하는 이 재단이 내걸고 있는 주요한 과제는 기아 근절, 인구문제 해결, 대학의 발전, 미국 국내의 기회균등 및 문화적 발전이다. 최근에는 아시아·아프리카 등 신흥국에 대한 원조를 확대하고 있다. 설립 이후 무려 20억 달러 상당의 자금을 전 세계 수천 명의 수혜자에게 제공하였으며, 1만 3천 명에 가까운 록펠러재단 특별연구원에게 보조금을 지급했다.
12) 1936년 5억 달러의 기금으로 설립된 재단으로 초기에는 미시간주의 자선단체로서 운영되었으며, 1950년 이후 그 활동범위를 미국 전역은 물론 해외로 확장하

표 5-9 강화지역 시범보건사업의 투입 예산 현황(1975~1977)

영역	항목	비용(원)	비고
계획, 평가 및 연구비(29%)	사회학자 교수 봉급(1명)	12,463,200	연세의대 강사급 기준
	조사 연구 및 평가(5회)	10,024,601	
	사업준비비	2,971,688	각종 서식지 개발/사무용품비
사업추진 비용(62%)	요원 교육 및 훈련비용	3,228,153	가정건강요원/면 보건요원 (다목적 요원화)
	감독(보건)간호사 봉급(2명)	8,485,400	
	가정건강요원 수고료	7,295,500	20명 인센티브*
	면 보건요원 수당	1,012,000	6명 교통수당**
	사무요원/관리요원 봉급	18,427,789	운전기사/타자요원/회계원 수당
	시설 및 장비구입비/ 마을단위보건소 소비재비용	6,239,677	
	자동차 운영비/교통비	9,806,615	
보건지소 증축 및 시설비(5%)	건물수리비 및 증축비	4,726,500	(Bread for the World)
의료보험 개발비(4%)	조직 및 양식 인쇄비	1,256,530	(Bread for the World)
	인건비: 공의 1년 수당	600,000	월 50,000원(1명)
	사무원 수당	516,000	월 43,000원(1명)
	기금	1,000,000	각 면당 50,000원 보조

* 처음 훈련기간: 월 6,500원, 현지 교육기간: 월 7,000원, 근무기간: 월 8,500원씩/1인
** 면 보건요원(4명): 월 3,000원, 모자보건요원(2명): 월 5,000원
출처: 유승흠 외. 강화지역사회보건사업, 1984 - 1989. 연세대학교 의과대학 예방의학교실. 1990.

RBM 등의 해외원조기관뿐만 아니라 연세대학교 의과대학 및 보건대학원 교수연구비, 교육부, 해태암연구기금, CMB-유한연구비, KOSEF 등의 국내 연구R&D지원기관으로부터 다양한 연구비를 지원받았다(표 5-10).

여 국제적 재단으로 변모했다. 현재는 비영리·비국가 독립재단으로서 기금을 투자한 이익으로 재단의 프로그램을 운영한다. 활동 목적은 민주주의의 가치 보존, 가난과 부정의 일소, 인류복지 증진을 위한 국제적 협력에 둔다. 이를 위해서 학문연구 활동에 장학금·보조금 및 융자금을 지원하며 국제교류 등을 추진한다. 최근에는 환경·자원문제에도 협력하고 있다. 자산은 1000억 달러 정도이며, 본부는 뉴욕에, 지소는 디트로이트와 패서디나에 있다.

표 5-10 한국 강화보건사업과 네팔 HIT사업의 연구비 지원 기관 현황

한국 강화보건사업		네팔 HIT사업	
외국 기관	중국의료위원회(China Medical Board, CMB)	한국 지원 기관	한국연구재단
	미국 국제개발처(USAID)		대한의사협회 의료정책연구소
	국제개발연구센터		KOICA
	미국인구협회	타 외국 기관	USAID
	Rockefeller Foundation		LOEWE, Germany
	Ford Foundation		UNDP
	WHO-RBM		University of Tromsø, Norway
국내 기관	연세대학교 의과대학 교수연구비	네팔 정부 기관	NZFHRC and DDJ Research Foundation
	연세대학교 보건대학원 교수연구비		
	교육부		
	해태암연구기금		
	CMB-유한연구비		
	KOSEF		

2) 네팔 HIT사업

네팔 HIT사업의 총예산은 2011년 말경 기준 550만 달러(US$)로서 건축(270만 달러)과 의료기자재(100만 달러) 지원은 KOICA 본부가 별도로 집행하였으며, 나머지 180만 달러는 사업 운영비로서 연세대학교 산학협력단을 통해 사용되었다(표 5-11).

또한, 네팔 HIT사업으로 수행과정에서 얻어진 기초조사, 종료조사 등의 설문조사자료를 활용한 연구성과의 국내외 학술논문들에 소요된 연구비는 한국연구재단, 대한의사협회 보건의료정책연구소 등의 지원을 별도로 받았다.

표 5-11 네팔 HIT사업의 투입 예산 현황(2011~2015)

구분	사업 내용별 투입 예산	
예산 규모/ 사업기간	• 총 550만 달러/2011. 12. 1.~2015. 5. 31.(42개월)	
공여국	• 건축(270만 달러)	• 티카풀병원 건물 증축(병상 추가) 및 개보수 • Sub-Health Post 4동을 Health Post 로 증축함 • 티카풀지역 내 Health Post 2동 신축
	• 기자재(100만 달러)	• 필수 의료기자재 지원
	• 보건프로그램 개발 및 운영(70만 달러)	• 공중보건, 건강증진, 건강관리 등 지 역보건 프로그램 역량 강화
	• 보건시스템 강화 (50만 달러)	• 보건서비스, 인력, 물자, 정보 등 보건 의료체계의 강화
	• 주민의 보건인식 제고 (40만 달러)	• 보건 및 위생에 대한 지역주민의 인식 증진
	• 사업관리(20만 달러)	• 사업관리, 중간평가, 종료평가
수원국	• 병원 부지 제공 및 병원의 운영 유지관리 • 프로그램 개발 및 운영을 위한 지역주민의 적극적 참여 및 의견 제시 • 기타 행정사항 협조	

출처: 연세대학교 산학협력단 컨소시엄. 『네팔 티카풀지역 보건의료 환경개선사업 수행계획서』. 2011.

5.7 성과 측면에서의 시범보건사업 내용분석

해외 원조(USAID 재정)에 의한 핵심 개발지표의 달성 여부를 간접적으로 비교한 결과는 <표 5-12>와 같다. 즉, 1962년부터 2000년까지 미국 USAID로부터 한국은 29억 1천 5백만 US$, 네팔은 6억 3천 5백만

US$를 지원받았는데, 한국은 1인당 국민총소득뿐만 아니라 평균수명과 성인 식자율 모두 네팔을 월등히 앞설 정도로 높아 WHO 일차보건의료나 UN MDG의 기본목표를 달성하였음을 알 수 있다.

표 5-12 USAID 재정을 지원받은 한국과 네팔의 핵심 개발지표 비교

국가	인구 규모 (2000)	미국 경제지원 (1962~2000)	1인당 국민총소득		평균수명 (출생)		성인 식자율 (2000)	
			1965	2000	1965	2000	남성	여성
(단위)	(백만명)	(백만US$)	(US$)		(세)		(%)	
한국*	47	2,915	972	8,910	57	73	99	96
네팔**	23	635	150	240	41	59	60	24

* USAID 졸업국가(미국 개발 원조가 더 이상 필요하지 않은 국가)
** Good years, bad years
출처: Butterfield SH, (William M.) U.S. Development Aid -An Historic First-. Achievements and Failures in the Twentieth Century. PRAEGER. 2004. p.302~305

　　결과 측면에서의, 시범보건사업으로 인한 연구성과(참고문헌에 지역별, 연구 영역별로 구분하여 제시함)를 대리지표로 평가하였다. 연구성과는 국내외 전문학술지에 발표된 논문 중심으로 고찰하되 강화보건사업 초기의 기획과정에서 도출된 결과물이 단행본 또는 일부 보고서로 출판된 경우에는 반드시 필요할 것으로 미루어 포함하였다. [또한, 강화지역보건사업의 초창기에 사업성과이지만 학술지에 발표가 되지 않은 채 학위논문(10편)으로 제출된 경우에도 참조를 위해 참고문헌 목록 말미에 포함하였다.] 강화보건사업과 네팔 HIT사업의 각 영역별 연구논문의 질적 체계적 고찰(qualitative systematic review)은 2명의 연구원이 개별적으로 시행하고 그 고찰내용이 불일치하는 경우에는 2단계 상호 검토하는 절차를 거쳤다. 강화지역에서의 보건의료체계 강화, 감염병(결핵, 말라리아), 모자

보건, 강화코호트(혈압, 암, 사망-자살) 영역은 다음 장의 각론에 제시하였고, 또한 감염병(열대소외질환), 정신건강, 노인보건, 학교보건, 환경보건 등의 체계적 고찰은 <부록 5>에 별도로 제시하였다.

두 지역 간의 총괄적인 연구성과를 비교해 보면 <표 5-13>, 먼저, 강화(Ganghwa) 지역에서의 연구는 1961년부터 2019년까지 보건의료체계 강화(보건인력 자원의 개발, 사업평가 포함) 27편, 모자보건 18편, 감염병관리 44편(결핵 5편, 말라리아 32편, NTD 7편), 만성질환관리 83편(심뇌혈관질환 30편, 암 17편, 정신보건 20편, 노인보건 2편), 건강수준 49편, 구강보건 2편, 학교보건 2편이었다. 다음으로 티카풀(Tikapur)을 포함한 카일랄리군(Kailali district) 지역에서의 연구는 2004년부터 2019년까지 보건의료체계 강화 4편(의료이용 3편 포함), 모자보건 2편(생식보건 1편, 기관분만 1편), 감염병관리 5편(HIV/AIDS 3편, Malaria 2편), 건강수준 및 건강행태 3편, 환경보건 1편이었다. 네팔 HIT사업의 수행지역인 카일랄리군 관련 연구에 대한 체계적 고찰은 <부록 6>에 별도로 제시하였다.

또한, 두 지역 간의 연구성과를 연대기별 중점 연구내용으로 비교해 보면 <표 5-14>, 강화지역에서는 건강수준/건강행태 및 기생충질환을 포함한 감염병(결핵, 말라리아 제외)에 대한 연구가 강화지역보건사업이 시작되기 이전인 1961년부터 2017년까지, 의료이용 및 보건의료체계 강화에 대한 연구는 (강화지역보건사업의 시행 직전인) 1972년부터 2007년까지, 모자보건 및 건강수준(사망)에 대한 연구는 (강화지역보건사업의 시행 직후인) 1975년부터 2019년까지, 감염병 중 결핵에 대한 연구는 강화지역보건사업의 시행 후 평가와 관련해서 1979년부터 1984년까지, 말라리아에 대한 연구는 (강화지역보건사업의 시행과 무관하게) 지리학적 특성 변화에 따라 새로이 유행되어 1998년부터 2017년까지, 강화코호트 구축에 의한 암 및 심뇌혈관질환의 만성질환관리뿐만 아니라 정신보건(자살)에 대한 연구는 (강화지역보건사업의 확장개편에 따라)

표 5-13 한국 강화보건사업과 네팔 HIT사업의 연구성과 비교

한국 강화보건사업(1961~2019)		네팔 카일랄리군/HIT사업(2004~2019)	
연구 영역	발표 논문 수(편)	연구 영역	발표 논문 수(편)
보건의료체계 강화 (사업평가)	27	보건의료체계 강화 (의료이용 포함)	4
모자보건	18	모자보건	2
감염병관리	44	생식보건	1
결핵	5	기관분만	1
Malaria	32	감염병관리	5
NTD	7	HIV/AIDS	3
만성질환관리	83	Malaria	2
심뇌혈관질환	30	건강수준 및 건강행태	3
암	17	환경보건	1
정신보건	20		
노인보건	2		
건강수준	49		
건강행태	18		
사망수준	25		
의료이용	6		
구강보건	2		
학교보건	2		

1984년부터 2018년까지 각각 수행되어 발표되었다. 한편, 카일랄리군 (티카풀 포함) 지역에서는 건강수준/건강행태에 대한 연구가 (HIT사업 이후 설문조사자료의 확보가 가능해진) 2015년부터 2018년까지, 보건의료체계 강화에 대한 연구는 (HIT사업 시행 이전인) 2004년부터 2017년까지, 모자 보건에 대한 연구는 (HIT사업 시행 후인) 2015년부터 2018년까지, 감염 병(HIV/AIDS)에 대한 연구는 (HIT사업 시행과 무관하게) 지리학적 특성으로

표 5-14 한국 강화보건사업과 네팔 HIT사업의 연대기별 중점 연구내용 비교

연구영역	연도	1960	'65	'70	'75	'80	'85	'90	'95	2000	'05	'10	'15
				도입기 ('74–75)	정착기 ('76–81)	적응기 ('82–85)		확장개편기 ('86–98)		종료 및 Big Data 연구 응성기 ('99–현재)			
강화	건강수준/건강행태												
	건강수준 사망												
	의료이용												
	보건의료체계 강화												
	모자보건												
	감염병: 결핵												
	감염병: 말라리아												
	감염병: NTD												
	만성질환: 암												
	만성질환: CVD												
	학교보건												
	정신보건												
	노인보건												
	구강보건												
										도입기 ('10–11)	정착기 ('12–14)	종료기 ('15–현재)	
HIT 사업	건강수준/건강행태												
	보건의료체계 강화												
	모자보건												
	감염병: HIV/AIDS												
	감염병: 말라리아												
	환경보건												

2013년부터 2019년까지, 감염병(말라리아)에 대한 연구는 (HIT사업 시행 후인) 2014년부터 2015년까지, 환경보건에 대한 연구는 2013년에 각각 수행되었다.

이는 (이미 앞 장에서 지역보건학적 측면에서의 지역 선정에 대한 이유에도 해당되지만,) 한국과 네팔의 국제 원조에 의한 일차보건의료 중심의 지역보건(시범)사업의 학문적 성과들이 동일 국가 내 타 지역의 사업에 비해 월등히 많았고, 또한 다양한 연구 영역을 탐색하되 보건의료체계 구축에 따른 사업성과의 변화를 검증하였던 핵심 연구주제들이 거의 유사하였음을 방증해 주고 있다. 따라서 1970~1980년대 강화에서의 감염병관리와 모자보건사업 중심의 일차보건사업 및 보건의료체계 강화의 지식과 경험은 2010년대에 KOICA 공적개발원조의 일환으로 이루어진 네팔 티카풀에서의 모자보건사업과 감염병관리로 전수 또는 공유되고 있다고 판단된다.

다음 장에서는 이러한 한국 강화보건사업과 네팔 HIT사업으로 인한 연구성과의 일부를 중심으로 각각의 사업내용과 사업결과를 요약, 제시하였다. 양 국가의 공통사항인 보건의료체계 강화와 모자보건사업(MCH)뿐만 아니라 감염병(communicable disease) 관리 영역에서 한국은 결핵(tuberculosis), 말라리아(Malaria)를, 네팔은 HIV/AIDS 및 말라리아를, 만성질환(NCD) 관리 영역에서 한국의 심혈관질환과 암을, 각각의 건강수준(사망률/자살률)을 포함하였다.

5.8 시범보건사업 비교를 통한 HIT사업에서의 교훈과 ODA 지원방식에 대한 제언

(1) 사업 효과의 지속가능성을 고려한 현지 지역보건의료체계 구축 필요

사업 기간에는 사업수행기관(연세대학교 산학협력단)이 현장 PM을 파견하여 다양한 공중보건사업 활동을 주도적으로 진행함으로써 티카풀병원, 보건지소 및 지역사회에서 보건의료분야의 활성화를 유도하였으나, 사업 종료 이후 이를 주도적으로 진행하고 관리할 전문인력이 부재하여 사업 성과물에 대한 지속적인 관리가 어려웠고, 이에 대한 수원국 차원에서의 사후관리 계획 수립도 미비하여 지속가능성이 다소 부족하였다. 이를 개선하기 위해서는 현행 공여국(한국 정부)의 ODA지원 방식 면에서, 지역보건 인프라(모자보건센터, 보건지소의 신·증축 및 의료기자재 공급)를 구축하고, 지역사회 기반의 현지 맞춤형 공중보건사업 수행의 이행 기간을 (우선 최소 3여 년 정도) 분리할 필요가 있다. 또한 모자보건사업을 포함한 공중보건사업의 사업수행기관은 공여국의 위탁기관이 아닌 수원국(네팔 정부)의 이해당사자인 기관(지역 소재 대학이나 공공보건기관)이 주도할 수 있도록 변화가 필요하다. 즉, 일회성의 단기적 사업이 아니라 그 성과와 효과가 지속가능성을 가질 수 있기 위해서는 우리나라에서의 강화지역보건사업에서 보았듯이 공여국(사업수행기관)은 전문가적 자문을 지속적으로 제공하면서 수원국 차원에서 사업지역의 병원과 보건소 등의 보건의료인력뿐만 아니라 공중보건정책 결정자들이 사업 시작부터 종료 때까지 사업을 직접 운영, 관리해 갈 수 있는 지역보건의료체계의 구축이 선행되어야 한다.

(2) 수원국 현지 인력의 역량강화 및 축적을 위한 교육지원 방안 모색

종료평가 결과, 현지 보건의료인력은 대부분 정부 산하의 공무원들이므로 사업 기간에 교육 및 연수를 받았더라도 그 이후 보직 변경이나 타 지역으로의 발령 또는 개인 역량에 따른 차이 등으로 인해 다양한 경험과 역량이 사업지역에 축적되기 어려운 현실이었다. 이에 수원국에서는 직무별, 직책별 역량강화 프로그램과 (공중)보건사업 실행 면에서, 관리자의 ToT(training of trainers) 교육과 체계적인 인수인계 등의 방법을 고안하여 현지 담당인력이 교체되더라도 기존의 교육과 역량이 지속될 수 있는 방안과 운영체계를 구축하거나 이를 위한 구체적인 계획을 수립할 필요가 있다. 따라서 (이는 수원국 차원에서 경제성장에 의한 자구책 마련이 필요한 부분이기도 하지만) 공여국인 한국 정부(KOICA)는 보건의료인력의 양성이나 보수교육을 지속적으로 수행할 수 있는 수원국(네팔)의 중앙정부(MoHP) 차원에서, 기존의 국립보건훈련원(National Health Training Center) 또는 국립보건교육정보홍보센터(National Health Education, Information & Communication Center)와 차별적인 한국보건복지인력개발원이나 지방정부(Far-western 개발지구, Seti권역이나 Kailali군 단위) 차원에서 기존의 개발지구훈련센터의 지원 이외에도 대학(교) 소속의 강화지역사회보건원과 같은 교육훈련기관을 설립하도록 지원할 필요가 있다. 또한 수원국 내 교육기관(대학교)과의 상호 교육교환프로그램이나 전문가 양성을 위한 장학금의 지원 등도 고려해 볼 수 있다. 더 나아가 공여국(한국) 내 교육기관(의과대학 또는 보건대학원)에 정기적인 초청연수강좌나 학위과정(석사) 운영을 지원할 필요도 있다.

참고문헌

[강화지역사회보건사업]

<보고서: 단행본, 서적>

1. Sich D. The Health Post Project: Philosophy and work strategies for program implementation. Yonsei University College of Medicine 1974. (영문본)

   Sich D. 里 및 面 단위 保健事業展開計劃. 연세대학교 강화지역사회보건사업. 1974. (국문본)

2. Kim IS, Sich D, Kim HJ, Kim YK, Kim MS. Development and Organization of Myun Level Health Care Services in Korea. Department of Preventive Medicine and Public Health, Yonsei University College of Medicine. 1977. (영문본)

   김일순, 지희, 김한중, 김영기, 김문식. 농촌 보건의료조직의 개발 -면 보건지소를 중심으로-. 연세대학교 의과대학 예방의학교실. 1977.(국문본)

3. Sich D, Kim YK, Kim IS. The family health worker; concept development, implementation and management of a frontline worker program in rural Korea. Department of Preventive Medicine, Yonsei University College of Medicine. 1977.

4. 金駟舜, 池姬, 金漢中, 金泳起, 徐晃, 柳承欽, 朴鍾龜. 江華地域社會 保健事業 -目的, 事業內容, 評價-. 延世大學校 醫科大學 豫防醫學敎室. 1979.

5. Yang JM, Kim IS, Yu SH, Kim HJ, Chae YM, Rhee KY, Sohn MS. Impact of Countywide Government Health Insurance Demonstration

Program on Health Utilization Patterns of Rural Population in Kang Wha, Korea. Institute of Population and Health Services Research, Yonsei University, 1985.

6. 김일순, 유승흠, 박태근, 김한중, 오희철, 이용호, 조우현, 서일, 손명세, 이영두. 강화 지역사회보건 연구 및 교육사업 −10년의 성과와 교훈−. 연세대학교 의과대학 예방의학교실. 1985.

7. 조우현, 김한중. 강화병원 운영실적 및 병원관리분석. 연세대학교 인구 및 보건개발연구소. 1986.

8. 유승흠. 강화지역 의료보험의 환자의뢰제도 평가. 연세대학교 인구 및 보건개발연구소. 1989.

9. 유승흠. (예방의학교실) 김일순, 김한중, 채영문, 오희철, 이용호, 조우현, 노재훈, 서일, 손명세, 신동천, 이영두, 이태용, 이명근, 전기홍, 전병율, 박은철, 강종두, 정상혁, 김춘배, 이순영, 이선희. (정신과학교실) 이호영, 이만홍, 신승철, 김병후, 김진학. (예방치과학교실) 김종열, 정성철, 권호근. (내과학교실) 김현승. (보건간호사) 조규옥, 이영자, 박상애, 김희주. 강화지역사회보건사업, 1984−1989. 연세대학교 의과대학 예방의학교실. 1990.

10. 이명근. 강화병원 10년: 1981~1991. 의료법인 강화병원. 1991.

11. 채영문. 강화지역 보건의료망 개발에 관한 연구. 연세대학교. 1994.

12. 양재모. 사랑의 빚만 지고. 큐라인. 2001.

[국내외 학술지 발표 논문]

<건강수준/건강행태>

1. 李舜浩. 江華島에 있어서의 肺 및 肝디스토마의 疫學的 考察(第1報). 忠淸大論文集 1961;2:587−595.

2. Hong SB, Yoon JH. Male attitudes toward family planning on the island of Kangwha−Gun, Korea. Milbank Mem Fund Q 1962;40: 443−452.

3. 李舜浩. 江華島에 있어서의 肺 및 肝디스토마의 疫學的 考察(第2報). 大

韓寄生蟲學會雜誌 1963;1:92.

4. 尹德鎭, 全世鐘, 李東奎, 尹瀁圭, 金胄煥. 京畿道 江華郡 및 金浦郡에 있어서의 肺디스토마의 疫學的 調査. 대한의학협회지 1965;8(7):641−655.

5. 尹德鎭. 京畿道에 있어서의 肺디스토마의 疫學的 調査. 대한의학협회지 1965;8(12):1137−1151.

6. 林漢鐘, 李駿商, 鄭漢成, 玄逸, 鄭啓憲. 江華郡의 肺吸蟲症에 關한 疫學的 調査. 기생충학잡지 1975;13(2):139−151.

7. 양재모. 농촌지역의 진단적인 의료실행에 관한 일차적 연구. Yonsei Population and Family Planning Studies 1975;1(2):843−849.

8. 전산초, 조원정. 지역사회 간호사업을 위한 간호요구 진단의 일 연구 <上>. 대한간호 1975;14(3):44−55.

9. 전산초, 조원정. 지역사회 간호사업을 위한 간호요구 진단의 일 연구. 간호학논집 1976;1:1−25.

10. 양재모. 농촌지역주민의 진단 및 의료실행의 이차적 연구. 最新醫學 1977;20(10):101−105.

11. Kim YK, Sich D. A study on traditional healing techniques and illness behavior in a rural Korean township. (韓國農村地域住民의 醫療利用과 관련된 保健行動에 關한 研究). 人類學論集 1977;3:75−111.

12. 양재모, 김모임. 일 농촌지역 가족계획사업 요구에 관한 연구. 최신의학 1978;21(3):83−85.

13. 李駿商, 金宰洛, 金洙鎭, 林漢鐘, 宋午達, 金名世. 江華郡의 肺吸蟲中間宿主에 關한 疫學的 推移. 韓國農村醫學會誌 1979;4(1):71−80.

14. Kim YK, Sich D, Park TK, Kang DH. Naeng: A Korean folk illness, its ethnography and its epidemiology. Yonsei Med J 1980;21(2): 147−155.

15. 韓耕民, 安泳謙, 李根泰. 江華郡 喬桐島 및 三山島內 學校入口의 肺吸蟲感染 調査. 韓國農村醫學會誌 1982;7(1):66−73.

16. 閔弘基, 田桂植. 江華郡內 肺吸蟲症 濃厚蔓延地域에 있어서의 疫學的

樣相의 變化. 梨花醫大誌 1987;10(4):195－201.

17. 김춘배, 원종욱, 노재훈, 이광훈, 이현정, 이현성, 이홍재. 왕골 재배 및 화문석 제조에 따른 알레르기 증상 발현에 대한 연구. 韓國農村醫學會誌 1995;20(2):187－195.

18. 방숙명. 일 지역사회에의 Neuman Model 적용. 최신의학 1996;39(10): 80－90.

<의료이용>

1. 문요안나. 강화군 진료 사업 보고서. 한국가톨릭병원협회지 1972;3(2): 18－20.

2. 李炳穆, 柳承欽, 金馴舜. 한 농촌의원을 통한 의료 이용에 관한 연구. 豫防醫學會誌 1975;8(1):71－82.

3. 金文湜, 金漢中, 金泳起, 金馴舜. 保健支所 診療活動에 關한 硏究. 豫防醫學會誌 1976;9(1):109－116.

4. 金馴舜, 徐一, 吳熙哲, 李庸昊, 吳大奎. 江華地域의 一般 成人人口를 對象으로 한 高血壓의 危險要因 硏究. 韓國疫學會誌 1981;3(1):37－43.

5. 徐一, 金馴舜, 朴鐘達. 한 農村地域의 抗結核劑 買藥服用實態 및 그 妥當性. 결핵 및 호흡기질환 1982;29(4):189－195.

6. 김혜원, 이영진, 윤방부. 한 농촌병원등록 고혈압 환자의 치료중단에 대한 추구조사. 가정의 1986;7(1):1－11.

<보건의료체계 강화: 지역보건체계 구축, 보건인력 자원의 개발>

1. Sich D, Kim IS, Kim YK, Yang JM. The health post project: an approach to improve health care delivery at the grass－roots in rural Korea. Yonsei Med J 1975;16(1):50－60.

2. 지정옥, 신유선. 새로운 健康事業을 위한 看護와 示範事業 －江華지역사회 보건의료사업을 중심으로－. 대한간호 1976;15(2):15－18.

3. 김한중, 유승흠, 김일순, 양재모. 우리나라 의료보험 운영실태에 관한 조사연구. 대한의학협회지 1976;19(8):685－694.

4. 김한중, 김문식. 시간활동 접근법에 의한 면 보건요원의 업무량 분석. 豫防醫學會誌 1977;10(1):34-43.

5. 金馹舜, 金泳起, 徐炅. 우리나라에서 施行된 健康面接調査에 대한 方法論的 考察. 大韓保健協會誌 1977;3(1):81-93.

6. 서경. 마을단위 보건요원의 활동이 사업 성과에 미치는 영향 -강화지역사회 보건시범사업지역에서-. 豫防醫學會誌 1978;11(1):24-30.

7. 金馹舜. 地域社會醫療의 定着化 方向. 대한병원협회지 1978;5(1):22-23.

8. 박종구. 일부 농촌주민의 가정건강요원 이용에 영향을 주는 요인에 관한 연구 -연세 강화보건시범사업지역을 중심으로-. 豫防醫學會誌 1979;12(1):38-42.

9. 金琦淳, 金馹舜. 醫療傳達體系 및 醫療保險 導入이 農村 醫療利用 樣相에 미치는 影響. 大韓保健協會誌 1979;5(1):19-31.

10. 李元德, 朴種龜, 徐泉炙. 私信을 利用한 農村保健所 結核患者管理改善의 效果에 關한 硏究. 결핵 및 호흡기질환 1979;26(2):10-17.

11. 曺宇鉉, 金馹舜, 朴鐘達. 保健所에서 完治退錄한 肺結核患者에 대한 追求調査. 결핵 및 호흡기질환 1981;28(1):12-18.

12. 金漢中, 朴東喆. 保健所 登錄以前 結核治療歷 有無와 治療效果와의 關聯性 硏究. 豫防醫學會誌 1983;16(1):129-134.

13. 金漢中, 申東千, 金馹舜, 柳承欽, 曺宇鉉, 孫明世. 保健所 登錄 結核患者 中 完治退錄者와 中斷退錄者의 比較硏究. 결핵 및 호흡기질환 1983;30(2):68-78.

14. 吳大奎, 金漢中, 李敬勇. 健康面接調査 內容의 妥當度 檢證 -外來 醫療利用을 中心으로-. 韓國疫學會誌 1984;6(1):70-77.

15. 柳承欽, 金漢中, 李海鐘. 地域醫療保險의 財政 및 赤字要因分析. 社會保障硏究 1985;1(1):151-167.

16. Kim IS, Yu SH, Kim HJ, Chae YM, Rhee KY, Sohn MS. Impact of regional health insurance on the utilization of medical care by the rural population of Korea. Yonsei Med J 1986;27(2):138-146.

17. 전기홍. 한 지역사회 병원의 전략계획 평가를 위한 시뮬레이션 모형. 예방의학회지 1987;20(1):40-48.

18. 柳承欽, 曹宇鉉, 李海鐘. 논단: 制度的인 患者依賴制度가 病院運營에 미치는 영향. 대한병원협회지 1987;16(12):41-47.

19. 유승흠, 조우현, 손명세, 박종연. 지역의료보험 가입자의 외래 의료이용변화. 예방의학회지 1988;21(2):419-430.

20. 양요환, 김일순, 오희철. 지역의료보험이 충수돌기 절제술에 미치는 영향에 관한 연구 -강화군민을 대상으로-. 韓國疫學會誌 1988;10(1):109-123.

21. 유승흠, 손명세, 박종연. 보건의료제도 변화에 대한 지역주민의 수용태도 분석. 예방의학회지 1989;22(1):162-168.

22. 조우현, 이해종, 손명세, 남정모, 유승흠. 시계열 개입 분석을 이용한 환자의뢰제도의 개입효과 평가. 예방의학회지 1989;22(2):236-241.

23. 이정렬, 채영문, 방숙명, 김석일, 정진옥, 류태엄. 보건진료소업무 전산프로그램 개발. 대한간호 1994;33(4):28-32.

24. 채영문. 지역보건정보체계의 프로그램 개발방향과 정착전략. 예방의학회지 1995;28(2):314-324.

25. 강임옥, 이선희, 김한중. 한 병원이 지역사회에 미치는 경제적 영향 분석. 예방의학회지 1996;29(4):831-842.

26. 서일, 곽혜경, 안윤진, 김성수, 박찬. 건강관리 코호트사업 VI -어촌/도서지역. 국립보건연구원보 2007;44:460-461.

<모자보건>

1. 朴泰根. 農村에 있어서 오이기논 이-디(Eugynon E. D.) 服用婦人의 人口學的 特性 및 傷病과 副作用에 關한 研究. 豫防醫學會誌 1975;8(1):25-35.

2. 池貞玉, 金泳起, 金琦淳. 韓國 一部 農村地域의 出生事件과 出生申告에 關한 研究. 豫防醫學會誌 1977;10(1):109-117.

3. Sich D. Observations on the integration of MCH and FP care in Korea (한국에서의 모자보건사업과 가족계획 사업의 통합에 관하여). 대

한산부인과학회지 1977;20(2):81-86.

4. Sich D. Problems and prospects of maternity care in Korea as related to obstetrical care (한국에 있어서 산과적 관리와 관련된 모성관리의 전망과 문제점). 대한산부인과학회지 1977;20(11):813-822.

5. 신유선. 일부 농촌지역의 紅疫 예방접종율과 紅疫樣 疾患의 이환 경험에 관한 연구. 中央醫學 1978;34(2):169-177.

6. Park TK. An analysis of all pregnancy outcomes in a rural Korean community. Yonsei Med J 1979;20(2):170-183.

7. Sich D. Traditional concepts and customs on pregnancy, birth and post partum period in rural Korea. Soc Sci Med 1981;15B(1):65-69.

8. 韓聖鉉, 方坡. 家族計劃과 母子保健의 相關性에 關한 研究. 순천향대학논문집 1981;4(3):207-221.

9. 이용호. 강화 지역주민의 과거 10년간 홍역이환율 및 예방접종율의 변화 -출생년도별 코호트 분석-. 豫防醫學會誌 1981;14(1):43-51.

10. 朴泰根. 周産期死亡率과 그 危險要因에 대한 研究. 中央醫學 1982;42(5):321-331.

11. Park TK, Strauss LT, Hogue CJ, Kim IS. Previous experience of induced abortion as a risk factor for fetal death and preterm delivery. Int J Gynaecol Obstet 1984;22(3):195-202.

12. 김일순, 오희철, 이윤, 김주덕, 이원영. B형간염 유병률과 동 표식자의 시계열별 및 예방접종후 변화 양상에 관한 역학적 연구. 韓國疫學會誌 1987;9(1):40-48.   (감염)

13. 오희철, 김일순. B형간염의 가족내 집적성과 전파양상에 관한 연구. 韓國疫學會誌 1987;9(1):49-56.   (감염)

14. Sich D. Childbearing in Korea. Soc Sci Med 1988;27(5):497-504.

15. 홍재석, 이상욱, 지선하, 손태용, 오희철. 폐경 연령과 사망력과의 관계에 대한 코호트 연구-강화 코호트 연구-. 예방의학회지 2001;34(4):323-330.   (사망수준)

16. Hong JS, Yi SW, Kang HC, Jee SH, Kang HG, Bayasgalan G, Ohrr H. Age at menopause and cause−specific mortality in South Korean women: Kangwha Cohort Study. Maturitas 2007;56(4): 411−419. (사망수준)

17. Yi SW, Odongua N, Nam CM, Sull JW, Ohrr H. Body mass index and stroke mortality by smoking and age at menopause among Korean postmenopausal women. Stroke 2009;40(11):3428−3435.
(사망수준)

18. Chang HS, Odongua N, Ohrr H, Sull JW, Nam CM. Reproductive risk factors for cardiovascular disease mortality among postmenopausal women in Korea: the Kangwha Cohort Study, 1985−2005. Menopause 2011;18(11):1205−12. (사망수준)

<감염병: 결핵>

1. 李元德, 朴種龜, 徐泉炙. 私信을 利用한 農村保健所 結核患者管理改善의 效果에 關한 研究. 결핵 및 호흡기질환 1979;26(2):10−17. (보건체계)

2. 曹宇鉉, 金駟舜, 朴鐘達. 保健所에서 完治退錄한 肺結核患者에 대한 追求調査. 결핵 및 호흡기질환 1981;28(1):12−18. (보건체계)

3. 徐一, 金駟舜, 朴鐘達. 한 農村地域의 抗結核劑 買藥服用實態 및 그 妥當性 研究. 결핵 및 호흡기질환 1982;29(4):189−195. (의료이용)

4. 金漢中, 朴東喆. 保健所 登錄以前 結核治療歷 有無와 治療效果와의 關聯性 研究. 豫防醫學會誌 1983;16(1):129−134. (보건체계)

5. 金漢中, 申東千, 金駟舜, 柳承欽, 曹宇鉉, 孫明世. 保健所 登錄 結核患者 中 完治退錄者와 中斷退錄者의 比較研究. 결핵 및 호흡기질환 1983;30(2):68−78. (보건체계)

<감염병: 말라리아>

1. Lee JS, Kho WG, Lee HW, Seo M, Lee WJ. Current status of vivax malaria among civilians in Korea. Korean J Parasitol 1998;36(4):

241 – 248.

2. 이종수, 이원자, 이형우, 조신형, 김남렬, 인태숙, 박미영. 말라리아 유행지역 주민의 말라리아 항체 보유율 조사. 국립보건원보 1999;36:145 – 149.

3. 심재철, 김대성. 국내 말라리아 환자의 재발생에 대한 소고. 감염 1999; 31(1):25 – 34.

4. 곽태환, 문선임, 함영환, 강득용. 강화지역 일개병원에서 관찰된 말라리아에 대한 임상적 고찰. 가정의학회지 1999;20(4):321 – 327.

5. Kho WG, Jang JY, Hong ST, Lee HW, Lee WJ, Lee JS. Border malaria characters of reemerging vivax malaria in the Republic of Korea. Korean J Parasitol 1999;37(2):71 – 76.

6. 김동수, 이형우, 조신형, 인태숙, 이혜정, 이욱교, 김남렬. 신민철, 문승욱, 임현정, 고승연, 이종수. 말라리아 박멸을 위한 조사연구: 1. 말라리아 유행지역 주민의 항체보유율 변화. 국립보건원보 2000;37:157 – 158.

7. 김경호, 조남규, 고종명, 김용희. 경기 강화지역 주민에 대한 말라리아의 역학적 특성에 관한 연구(1999년). 韓國家畜衛生學會誌 2000;23(1):9 – 17.

8. 박재원, 손정일, 허준평, 정현순, 황보영, 이상원, 기미경, 신영학, 양병국. 한국에서의 1999년도 삼일열 말라리아 발생현황. 감염 2000;32(4):335 – 339.

9. 이형우, 이종수, 이원자, 조신형, 이호자. 말라리아 진단시 재조합 Circumsporozoite 단백질의 유용성 평가. Kor J Microbiol 2000;36(2): 142 – 149.

10. 박재원, 김영아, 염준섭, 유정식, 양병국, 채종일. 현역 군인 발생을 중심으로 본 2000년도 국내 삼일열 말라리아 발생 현황. 감염 2001;33(4): 280 – 284.

11. Lee JS, Lee WJ, Cho SH, Ree HI. Outbreak of vivax malaria in areas adjacent to the demilitarized zone, South Korea, 1998. Am J Trop Med Hyg 2002;66(1):13 – 17.

12. 류승호, 이원자, 김영아, 채종일, 박재원. 현역군인 발생을 중심으로 본 2001년도 국내 삼일열 말라리아 발생 현황. 감염 2002;34(5):267 – 275.

13. 염준섭, 이원자, 류승호, 김태선, 김영아, 안선영, 양화영, 박재원. 2002년 도 국내 삼일열 말라리아 발생 현황. 감염과 화학요법 2003;35(6): 385－392.

14. Park JW, Klein TA, Lee HC, Pacha LA, Ryu SH, Yeom JS, Moon SH, Kim TS, Chai JY, Oh MD, Choe KW. Vivax malaria, a continuing health threat to the Republic of Korea. Am J Trop Med Hyg 2003;69(2):159－167.

15. 양병국. 우리나라 말라리아 발생현황 및 관리대책. 대한의사협회지 2004;47(7):686－688.

16. Sithiprasasna R, Lee WJ, Ugsang DM, Linthicum KJ. Identification and characterization of larval and adult anopheline mosquito habitats in the Republic of Korea: potential use of remotely sensed data to estimate mosquito distributions. Int J Health Geogr 2005;4:17－27.

17. Yeom JS, Ryu SH, Oh S, Lee WJ, Kim TS, Kim KH, Kim YA, Ahn SY, Cha JE, Park JW. Status of Plasmodium vivax malaria in the Republic of Korea during 2001－2003. Am J Trop Med Hyg 2005;73(3):604－608.

18. 권수정, 권오준, 윤성태, 임준, 임정수. 강화군에서 시행한 말라리아 신속 진단킷트의 유용성 평가. 農村醫學·地域保健 2006;31(2):157－164.

19. Yeom JS, Kim TS, Oh S, Sim JB, Barn JS, Kim HJ, Kim YA, Ahn SY, Shin MY, Yoo JA, Park JW. Plasmodium vivax malaria in the Republic of Korea during 2004－2005: changing patterns of infection. Am J Trop Med Hyg 2007;76(5):865－868.

20. 박현식, 김경곤, 황인철, 김윤주, 이경식, 서희선. 말라리아 고 위험지역 과 위험지역 간 말라리아 환자의 임상 양상과 검사 결과 비교. 最新醫學 2008;51(10):36－40.

21. 염준섭, 박재원. 재출현 이후 국내 삼일열 말라리아 발생 현황. 감염과

화학요법 2008;40(4):191－198.

22. Lee HI, Seo BY, Shin EH, Burkett DA, Lee JK, Shin YH. Efficiency evaluation of Nozawa－style black light trap for control of anopheline mosquitoes. Korean J Parasitol 2009;47(2):159－165.

23. Jun G, Yeom JS, Hong JY, Shin EH, Chang KS, Yu JR, Oh S, Chung H, Park JW. Resurgence of Plasmodium vivax malaria in the Republic of Korea during 2006－2007. Am J Trop Med Hyg 2009;81(4):605－610.

24. Park JW, Jun G, Yeom JS. Plasmodium vivax malaria: status in the Republic of Korea following reemergence. Korean J Parasitol 2009;47 Suppl:S39－S50.

25. 박재원. 재출현 이후 우리나라에서의 삼일열 말라리아 발생 현황. Hanyang Med Rev 2010;30(3):176－186.

26. Oh SS, Hur MJ, Joo GS, Kim ST, Go JM, Kim YH, Lee WG, Shin EH. Malaria vector surveillance in Ganghwa－do, a malaria－endemic area in the Republic of Korea. Korean J Parasitol 2010;48(1):35－41.

27. Yeom JS, Jun G, Kim JY, Lee WJ, Shin EH, Chang KS, Bang JH, Oh S, Kang JY, Park JW. Status of Plasmodium vivax malaria in the Republic of Korea, 2008－2009: decrease followed by resurgence. Trans R Soc Trop Med Hyg 2012;106(7):429－436.

28. Kim JY, Kim HH, Shin HI, Sohn Y, Kim H, Lee SW, Lee WJ, Lee HW. Genetic variation of aldolase from Korean isolates of *Plasmodium vivax* and its usefulness in serodiagnosis. Malar J 2012;11:159－167.

29. Kim TS, Kim JS, Na BK, Lee WJ, Kim HC, Youn SK, Gwack J, Kim HS, Cho P, Ahn SK, Cha SH, Park YK, Lee SK, Kang YJ, Sohn Y, Hong Y, Lee HW. Decreasing incidence of *Plasmodium vivax* in

the Republic of Korea during 2010－2012. Malar J 2013;12:309－317.

30. Cho PY, Lee SW, Ahn SK, Kim JS, Cha SH, Na BK, Park YK, Lee SK, Lee WJ, Nam HW, Hong SJ, Pak JH, Kang YJ, Sohn Y, Bahk YY, Cho HI, Kim TS, Lee HW. Evaluation of circumsporozoite protein of *Plasmodium vivax* to estimate its prevalence in the Republic of Korea: an observational study of incidence. Malar J 2013;12:448－459.

31. Seol B, Shin HI, Kim JY, Jeon BY, Kang YJ, Pak JH, Kim TS, Lee HW. Sequence conservation of *Plasmodium vivax* glutamate dehydrogenase among Korean isolates and its application in seroepidemiology. Malar J 2017;16(1):3－13.

32. Foley DH, Klein TA, Kim HC, Kim MS, Wilkerson RC, Li C, Harrison G, Rueda LM. Seasonal dynamics of *Anopheles* species at three locations in the Republic of Korea. J Vector Ecol 2017;42(2):335－348.

<감염병관리: NTD>

1. 李舜浩. 江華島에 있어서의 肺 및 肝디스토마의 疫學的 考察(第1報). 忠淸大論文集 1961;2:587－595.　　　　　　　　　　　　(건강수준)

2. 李舜浩. 江華島에 있어서의 肺 및 肝디스토마의 疫學的 考察(第2報). 大韓寄生蟲學會雜誌 1963;1:92.　　　　　　　　　　　(건강수준)

3. 尹德鎭, 全世鐘, 李東奎, 尹瀅圭, 金胃煥. 京畿道 江華郡 및 金浦郡에 있어서의 肺디스토마의 疫學的 調査. 대한의학협회지 1965;8(7):641－655.
　　　　　　　　　　　　　　　　　　　　　　　　(건강수준)

4. 尹德鎭. 京畿道에 있어서의 肺디스토마의 疫學的 調査. 대한의학협회지 1965;8(12):1137－1151.　　　　　　　　　　　(건강수준)

5. 林漢鐘, 李駿商, 鄭漢成, 玄逸, 鄭啓憲. 江華郡의 肺吸蟲症에 關한 疫學的 調査. 기생충학잡지 1975;13(2):139－151.　　　　(건강수준)

6. 신유선. 일부 농촌지역의 紅疫 예방접종율과 紅疫樣 疾患의 이환 경험에 관한 연구. 中央醫學 1978;34(2):169－177.　　　　　　　(모자보건)

7. 李駿商, 金宰洛, 金洙鎭, 林漢鐘, 宋午達, 金名世. 江華郡의 肺吸蟲中間宿主에 關한 疫學的 推移. 韓國農村醫學會誌 1979;4(1):71－80.　　(건강수준)

8. 이용호. 강화 지역주민의 과거 10년간 홍역이환율 및 예방접종율의 변화 －출생년도별 코호트 분석－. 豫防醫學會誌 1981;14(1):43－51.　(모자보건)

9. 韓耕民, 安泳謙, 李根泰. 江華郡 喬桐島 및 三山島內 學校入口의 肺吸蟲 感染 調査. 韓國農村醫學會誌 1982;7(1):66－73.　　　　　(건강수준)

10. 関弘基, 田桂植. 江華郡內 肺吸蟲症 濃厚蔓延地域에 있어서의 疫學的 樣相의 變化. 梨花醫大誌 1987;10(4):195－201.　　　　　(건강수준)

11. 김일순, 오희철, 이윤, 김주덕, 이원영. B형간염 유병률과 동 표식자의 시계열별 및 예방접종후 변화 양상에 관한 역학적 연구. 韓國疫學會誌 1987;9(1):40－48.　　　　　　　　　　　　　　　(모자보건)

12. 오희철, 김일순. B형간염의 가족내 집적성과 전파양상에 관한 연구. 韓國疫學會誌 1987;9(1):49－56.　　　　　　　　　　　　　(모자보건)

13. 김응수, 함영환, 김인필, 김상만, 신승용. 1989년 가을 강화지역에서 발생한 신증후 출혈열에 관한 임상적 고찰. 대한신장학회지 1990;9(1):96－102.

14. 이인용, 윤상선, 이한일. 강화도와 영종도의 털진드기 계절 분포. 기생충학잡지 1993;31(4):341－346.

15. 조해월, 남재환, 이호동, 고현철, 이유진, 김은정, 이연승, 유정자, 신학균. 일본뇌염 백신 접종후 항 일본뇌염 항체의 생성율과 지속기간 확인 및 신경계 부반응의 원인 규명 II. 국립보건원보 1996;33:141－150.

16. 조해월, 남재환, 이호동, 고현철, 김정제, 김은정, 이연승, 유정자. 일본뇌염 백신 접종후 항 일본뇌염 항체의 생성율과 지속적인 면역반응에 대한 연구. 소아감염 1997;4(1):116－125.

17. 최은정, 허명제, 오보영, 박진수, 이미연, 이제만, 고종명, 김용희. 강화 교동면 주민과 들쥐의 쯔쯔가무시병 및 발진열에 대한 혈청역학 조사. 韓

國家畜衛生學會誌 2003;26(3):203－214.

18. Yang Z, Cho PY, Ahn SK, Ahn HJ, Kim TS, Chong CK, Hong SJ, Cha SH, Nam HW. A surge in the seroprevalence of toxoplasmosis among the residents of islands in Ganghwa－gun, Inheon, Korea. Korean J Parasitol 2012;50(3):191－197.

19. Kim YH, Lee J, Ahn S, Kim TS, Hong SJ, Chong CK, Ahn HJ, Nam HW. High Seroprevalence of Toxoplasmosis Detected by RDT among the Residents of Seokmo－do (Island) in Ganghwa－Gun, Incheon City, Korea. Korean J Parasitol 2017;55(1):9－13.

<건강수준: 사망 - 강화코호트연구->

1. 金馹舜, 金泳起, 朴泰根, 金文湜. 韓國 農村地域 住民의 死亡樣相에 對한 研究 －京畿道 江華郡을 中心으로－. 中央醫學 1976;13(2):177－189.

2. 金琦淳, 李炳穆. 韓國 農村地域住民의 死亡率 및 死亡原因에 對한 研究 －京畿道 江華郡을 中心으로－. 豫防醫學會誌 1977;10(1):142－149.

3. 金馹舜, 朴鍾龜, 吳熙哲. 江華郡에서의 中風의 有病率, 發生率, 致命率 및 死亡率. 韓國疫學會誌 1980;2(1):83－86.

4. 李庸昊, 吳熙哲, 金馹舜. 江華地域住民의 死亡力 分析: 1975－1980. 韓國疫學會誌 1981;3(1):65－70.

5. 柳淳馨, 金馹舜. 韓國 島嶼地方(江華郡)의 自殺에 對한 疫學 및 精神醫學的 研究. 신경정신의학 1981;20(3):266－273.

6. 吳熙哲, 李庸昊, 金馹舜. 江華地域住民의 10年間 死亡率 및 死亡原因의 變化 (1975－1985). 韓國疫學會誌 1987;9(1):87－95.

7. 신승철, 김소희, 황순택, 이호영. 농촌지역(강화지역)의 자살에 관한 역학 연구. 대한의학협회지 1989;32(1):50－60.

8. 신승철, 이종섭, 이호영. 농촌지역(강화도)의 자살기도자에 대한 역학적 연구 －1982－1988－. 神經精神醫學 1989;28(5):868－874.

9. 오희철, 남정모, 이선희. 농약사용과 사망률과의 관계에 대한 코호트연구. 예방의학회지 1991;24(3):390－399.

10. Kim IS, Ohrr H, Jee SH, Kim H, Lee Y. Smoking and total mortality: Kangwha cohort study, 6−year follow−up. Yonsei Med J 1993;34(3):212−222.

11. 지선하, 오희철, 김일순. 노인 스스로 인지한 건강상태와 사망률에 관한 연구 − 강화 코호트 연구−. 韓國疫學會誌 1994;16(2):172−180.

12. 윤수진, 이상욱, 김소윤, 오희철, 이순영, 박윤희, 손태용. BMI와 사망과의 관련성 −강화 코호트 연구−. 예방의학회지 2000;33(4):459−468.

13. 홍재석, 이상욱, 지선하, 손태용, 오희철. 폐경 연령과 사망력과의 관계에 대한 코호트 연구−강화 코호트 연구−. 예방의학회지 2001;34(4): 323−330.   (모자보건)

14. 이상욱, 홍재석, 오희철. 인삼의 사망에 대한 예방효과에 관한 연구. J Ginseng Res 2003;27(4): 158−164.

15. 이상욱, 유상현, 설재웅, 오희철. 음주와 순환기계질환 사망 및 전체 사망과의 관련성. 예방의학회지 2004;37(2):120−126.

16. Hong JS, Yi SW, Kang HC, Jee SH, Kang HG, Bayasgalan G, Ohrr H. Age at menopause and cause−specific mortality in South Korean women: Kangwha Cohort Study. Maturitas 2007;56(4):411−419.
                                          (모자보건)

17. Hong JS, Yi SW, Kang HC, Ohrr H. Body mass index and mortality in South Korean men resulting from cardiovascular disease: a Kangwha cohort study. Ann Epidemiol 2007;17(8):622−627.

18. Yi SW, Odongua N, Nam CM, Sull JW, Ohrr H. Body mass index and stroke mortality by smoking and age at menopause among Korean postmenopausal women. Stroke 2009;40(11):3428−3435.
                                          (모자보건)

19. Sull JW, Yi SW, Nam CM, Ohrr H. Binge drinking and mortality from all causes and cerebrovascular diseases in Korean men and women: a Kangwha cohort study. Stroke 2009;40(9):2953−2958.

20. Yi SW, Sull JW, Hong JS, Linton JA, Ohrr H. Association between ginseng intake and mortality: Kangwha cohort study. J Altern Complement Med 2009;15(8):921−928.

21. Sull JW, Yi SW, Nam CM, Choi K, Ohrr H. Binge drinking and hypertension on cardiovascular disease mortality in Korean men and women: a Kangwha cohort study. Stroke 2010;41(10): 2157−2162.

22. Chang HS, Odongua N, Ohrr H, Sull JW, Nam CM. Reproductive risk factors for cardiovascular disease mortality among postmenopausal women in Korea: the Kangwha Cohort Study, 1985−2005. Menopause 2011;18(11):1205−12.   (모자보건)

23. Gombojav B, Yi SW, Sull JW, Nam CM, Ohrr H. Combined effects of cognitive impairment and hypertension on total mortality in elderly people: the Kangwha Cohort study. Gerontology 2011;57 (6):490−496.

24. Kimm H, Sull JW, Gombojav B, Yi SW, Ohrr H. Life satisfaction and mortality in elderly people: the Kangwha Cohort Study. BMC Public Health 2012;12:54−59.

25. Lim SJ, Gombojav B, Jee SH, Nam CM, Ohrr H. Gender−specific combined effects of smoking and hypertension on cardiovascular disease mortality in elderly Koreans: The Kangwha Cohort Study. Maturitas 2012;73(4):331−336.

26. Ryu M, Gombojav B, Nam CM, Lee Y, Han K. Modifying effects of resting heart rate on the association of binge drinking with all−cause and cardiovascular mortality in older Korean men: the Kangwha Cohort Study. J Epidemiol 2014;24(4):274−280.

27. Hong S, Yi SW, Sull JW, Hong JS, Jee SH, Ohrr H. Body mass index and mortality among Korean elderly in rural communities:

Kangwha Cohort Study. PLoS One 2015;10(2):e0117731.

28. Yi SW, Hong S, Ohrr H. Low systolic blood pressure and mortality from all−cause and vascular diseases among the rural elderly in Korea; Kangwha cohort study. Medicine (Baltimore). 2015;94(2): e245.

29. Jang SI, Yi SW, Sull JW, Park EC, Kim JH, Ohrr H. Association between all−cause mortality and insurance status transition among the elderly population in a rural area in Korea: Kangwha Cohort Study. Health Policy 2015;119(5):680−687.

30. Ryu M, Bayasgalan G, Kimm H, Nam CM, Ohrr H. Association of resting heart rate and hypertension stages on all−cause and cardiovascular mortality among elderly Koreans: the Kangwha Cohort Study. J Geriatr Cardiol 2016;13(7):573−579.

31. Yi SW, Jung M, Kimm H, Sull JW, Lee E, Lee KO, Ohrr H. Usual alcohol consumption and suicide mortality among the Korean elderly in rural communities: Kangwha Cohort Study. J Epidemiol Community Health 2016;70(8):778−783.

32. Jung M, Chang SJ, Kim CB, Min S, Lee K, Koh SB, Choi JR. Association between chronic exposure to pesticide and suicide. J Occup Environ Med 2019;61(4):314−317.

<만성질환: 암 - 강화코호트연구->

1. 김일순, 김한중, 오희철, 김병수, 이윤. 江華郡 癌登錄事業에 관한 1次 報告. 韓國疫學會誌 1984;6(1):100−111.

2. 김일순, 김한중, 오희철, 김병수, 이윤. 江華郡 癌登錄事業의 模型과 基礎 報告. 대한암학회지 1985;17(2):217−228.

3. 서일, 김일순. 우리나라 암등록사업 실태와 문제점. 韓國疫學會誌 1988;10 (1):40−43.

4. Kim IS, Suh I, Oh HC, Kim BS, Lee Y. Incidence and survival of cancer in Kangwha County (1983－1987). Yonsei Med J 1989;30(3): 256－268.

5. 오희철, 강희정, 지선하, 손태용, 김희옥. 증상－진단기간이 암생존 기간에 미치는 영향. 韓國疫學會誌 1996;18(2):160－172.

6. Ohrr H, Kim IS, Kim HO, Kang HG, Suh I, et al.. Kangwha County, Korea. in Parkin DM, Whelan SL, Ferlay J, Raymond L, Young J (eds). Cancer Incidence in Five Continents. Volume VII. Lyon: IARC Scientific Publications, No. 143. 1997

7. 이상욱, 오희철, 이강희, 김석일, 강형곤, 지선하. 강화지역 암의 유병률. 예방의학회지 1999;32(3):333－342.

8. 김소윤, 오희철, 강형곤, 김석일, 이상욱. 강화지역 암의 발생률(1986～ 1992). 예방의학회지 1999;32(4):482－490.

9. 김우철, 홍윤철, 부유경, 오재환, 김주영, 우제홍, 이태훈, 오희철, 안돈희, 노준규. 인천광역시 암환자의 의료 이용 형태에 관한 연구. 대한암학회지 1999;31(2):386－395.

10. Ohrr H, Yi SW, Sull JW. Kangwha County cancer registry, Korea. in Parkin DM, Whelan SL, Ferlay J, Teppo L, Thomas DB. Cancer Incidence in Five Continents. Volume VIII. Lyon: IARC Scientific Publication No. 155. 2002

11. Shin HR, Ahn YO, Bae JM, Shin MH, Lee DH, Lee CW, Ohrr HC, Ahn DH, Ferlay J, Parkin DM, Oh DK, Park JG. Cancer Incidence in Korea. Cancer Res Treat 2002;34(6):405－408.

12. 설재웅, 이상욱, 손태용, 지선하, 남정모, 오희철. 농약사용과 암발생과의 관계. 예방의학회지 2002;35(1):24－32.

13. 이상규, 남정모, 이상욱, 오희철. 흡연과 음주가 남성 암 사망에 미치는 영향: 강화 코호트 연구. 예방의학회지 2002;35(2):123－128.

14. 변주선, 오희철, 이상욱, 홍재석, 손태용. 인삼 섭취와 암 발생과의 관련

성에 관한 연구: 강화코호트연구. 예방의학회지 2003;36(4):367－372.

15. Gomez SL, Le GM, Clarke CA, Glaser SL, France AM, West DW. Cancer incidence patterns in Koreans in the US and in Kangwha, South Korea. Cancer Causes Control 2003;14(2):167－174.

16. Yi SW, Sull JW, Linton JA, Nam CM, Ohrr H. Alcohol consumption and digestive cancer mortality in Koreans: the Kangwha Cohort Study. J Epidemiol 2010;20(3):204－211.

17. Jung SH, Gombojav B, Park EC, Nam CM, Ohrr H, Won JU. Population based study of the association between binge drinking and mortality from cancer of oropharynx and esophagus in Korean men: the Kangwha cohort study. Asian Pac J Cancer Prev 2014; 15(8):3675－3679.

<만성질환: 심혈관계질환 - 강화코호트연구 - >

1. Hatano S, Kim IS, Guzman SV, et al. Personal attributes related to blood pressure in a community population in Japan, Korea and Philippines－An international cooperative study. Magnesium 1982;1: 185－195.

2. Suh I, Kim IS, Chae YM. Familial aggregation of blood pressure. Yonsei Med J 1987;28(3):199－208.

3. 서일, 김일순, 남정모, 이순영, 오희철, 김춘배, 박은철. 아동혈압의 시계열 변화 양상 및 평균혈압에 관련된 요인 분석. 예방의학회지 1989;22(3): 303－312.

4. 이순영, 서일, 남정모. 아동혈압의 지속성에 관한 시계열 분석. 예방의학회 지 1991;24(2):161－170.

5. 서일, 이순영, 남정모, 김일순. 초등학생의 6년간 혈압의 변화양상과 혈압 변화와 관련된 요인 분석. 예방의학회지 1993;26(1):96－109.

6. 김규상, 이순영, 서일, 남정모, 지선하. 사춘기 아동의 성적성숙도와 혈압 수준. 예방의학회지 1993;26(3):347－358.

7. 최윤선, 김영옥, 서일. Sodium, Potassium 섭취와 성장기 혈압과의 관계. 한국영양식량학회지 1995;24(4):493 – 501.

8. Suh I, Webber LS, Cutler JA, Berenson GS. Relationship of change in body mass to blood pressure among children in Korea and black and white children in the United States. Yonsei Med J 1995;36(5):402 – 411. (청소년 성장)

9. 이강희, 서일, 지선하, 남정모, 김성순, 심원흠, 하종원, 김석일, 강형곤. 강화지역 청소년의 4년간 혈청 지질의 변화와 지속성. 예방의학회지 1997;30(1):45 – 60.

10. 서일, 남정모, 지선하, 김석일, 김영옥, 김성순, 심원흠, 김춘배, 이강희, 하종원, 강형곤, 오경원. 성장기 청소년의 혈압변화와 결정요인. 예방의학회지 1997;30(2):308 – 326.

11. 서일, 남정모, 이강희, 지선하, 김석일, 김규상, 김춘배. Sodium(Na)과 Potassium(K) 섭취가 청소년의 혈압변화에 미치는 영향. 예방의학회지 1998;31(3):384 – 394.

12. 김현창, 서일, 지선하, 이강희, 김창수, 남정모. 강화지역 성인남녀의 12년간 고혈압 발생률과 위험요인: 강화연구. 예방의학회지 1999;32(4): 435 – 442.

13. Suh I, Nam CM, Jee SH, Kim SI, Lee KH, Kim HC, Kim CS. Twelve – year tracking of blood pressure in Korean school children: the Kangwha Study. Yonsei Med J 1999;40(4):383 – 387. (청소년 성장)

14. 김창수, 남정모, 김덕희, 김현창, 이강희, 지선하, 서일. 초경시기와 아동기 및 청소년기의 신체성장의 변화: 강화연구. 예방의학회지 2000;33(4): 521 – 529.

15. 서일, 남정모, 김성주, 신동직, 허남욱, 강대룡. 청소년 고혈압 관련 유전자의 연관성 분석: Kangwha Study. 예방의학회지 2006;39(2):177 – 183.

16. 안성복, 김현창, 허남욱, 하경수, 장후선, 김진배, 서일. 젊은 성인에서 교정 QT간격과 심혈관질환 위험요인의 관련성: 강화연구. 예방의학회지

2006;39(6):455-461.

17. Chang HS, Kim HC, Ahn SV, Hur NW, Suh I. Impact of multiple cardiovascular risk factors on the carotid intima−media thickness in young adults: The Kangwha Study. 예방의학회지 2007;40(3): 411-417.

18. 이유정, 남정모, 김현창, 허남욱, 서일. 청소년기 비만지표와 초기 성인기 경동맥 내중막 두께와의 관련성: Kangwha Study. 예방의학회지 2008;41(2):107-114.

19. 이주영, 안성복, 최동필, 서민아, 김현창, 김영삼, 서일. 일부 농촌 지역 성인에서 고혈압과 폐기능의 관련성. 예방의학회지 2009;42(1):21-28.

20. 서민아, 이주영, 안성복, 김현창, 서일. 일부 농촌 지역 성인에서 C−reactive protein농도와 경동맥 내중막 두께. 예방의학회지 2009;42(1):29-34.

21. Oh SM, Kim HC, Ahn SV, Chi HJ, Suh I. Association between meat consumption and carotid intima−media thickness in Korean adults with metabolic syndrome. J Prev Med Public Health 2010;43(6):486-495.

22. Cho HM, Kim HC, Lee JM, Oh SM, Choi DP, Suh I. The association between serum albumin levels and metabolic syndrome in a rural population of Korea. J Prev Med Public Health 2012;45(2):98-104.

23. Lee JM, Kim HC, Cho HM, Oh SM, Choi DP, Suh I. Association between serum uric acid level and metabolic syndrome. J Prev Med Public Health 2012;45(3):181-187.

24. Chae HW, Suh I, Kwon AR, Kim YJ, Kim YH, Kang DR, Kim HY, Oh SM, Kim HC, Kim DH, Kim HS. Longitudinal standards for height and height velocity in Korean children and adolescents: the Kangwha Cohort Study. J Korean Med Sci 2013;28(10):1512-1517.

(청소년 성장)

25. Oh SM, Kim HC, Rhee Y, Park SJ, Lee HJ, Suh I, Feskanich D. Dietary protein in relation to bone stiffness index and fat−free mass in a population consuming relatively low protein diets. J Bone Miner Metab 2013;31(4):433−441. (영양)

26. Oh SM, Kim HC, Kim KM, Ahn SV, Choi DP, Suh I. Association between depressive symptoms and bone stiffness index in young adults: The Kangwha study. PLoS One 2013;8(7):e69929(1−7).

27. Song BM, Kim HC, Choi DP, Oh SM, Suh I. Association between serum 25−hydroxyvitamin D level and insulin resistance in a rural population. Yonsei Med J 2014;55(4):1036−1041. (당뇨병)

28. Lee MH, Kang DR, Kim HC, Ahn SV, Khaw KT, Suh I. A 24−year follow−up study of blood pressure tracking from childhood to adulthood in Korea: the Kangwha Study. Yonsei Med J 2014; 55(2):360−366.

29. Song BM, Kim HC, Lee JY, Lee JM, Kim DJ, Lee YH, Suh I. Performance of HbA1c for the prediction of diabetes in a rural community in Korea. Diabet Med 2015;32(12):1602−1610. (당뇨병)

30. Lee JH, Kim HC, Kang DR, Suh I. The 23−year tracking of blood lipids from adolescence to adulthood in Korea: the Kangwha Study. Lipids Health Dis 2017;16(1):221−228.

31. Yeom H, Kim HC, Lee JM, Jeon Y, Suh I. Triglyceride to high density lipoprotein cholesterol ratio among adolescents is associated with adult hypertension: the Kangwha Study. Lipids Health Dis 2018;17(1):212−217.

<정신보건>

1. 李萬弘. 정신과 진료체계 내에서의 만성정신질환의 관리방안 −강화도 정신보건사업 시안−. 신경정신의학(부록) 1985;24(3):30−44.

2. 이만홍, 이호영, 민성길, 김경희, 김수영, 송동호, 신정호, 박묵희, 배안, 송금영. 한국판 진단적 면담검사의 개발과 그 타당도 검사 -강화도 정신과 역학 연구(I)-. 신경정신의학 1986;25(2):300-313.

3. 李萬弘. 정신과 역학연구 방법론 -연구디자인, 표본추출 및 진단평가에 대한 Zoom式 眺望-. 정신건강연구 1987;5:48-69.

4. 이호영, 신승철, 김병후, 이만홍, 김일순, 유승흠, 서일, 이명근, 김소야자, 김선아. 강화지역사회 정신보건사업. 最新醫學 1988;31(1):113-122.

5. 신승철, 이호영, 이만홍, 윤경수. 노인의 정신장애에 관한 역학적 연구(I) -연구설계-. 神經精神醫學 1989;28(3):514-522.

6. 이호영, 신승철. 일 농촌지역(강화도) 노인 정신장애의 역학적 연구(III). 神經精神醫學 1989;28(4):617-631.

7. 신승철, 이호영. 일 농촌지역(강화도)의 정신 보건의료요구 평가. 神經精神醫學 1989;28(4):632-648.

8. 이만홍, 남궁기, 이호영, 민성길, Yu E, 오희철, 유승흠, 김일순. 강화도 정신과 역학연구(II) -연구설계-. 神經精神醫學 1989;28(6):972-983.

9. 이호영, 남궁기, 이만홍, 민성길, 김수영, 송동호, 이은설, Roberts R. 강화도 정신과 역학연구(III) -주요 정신질환의 평생유병률-. 神經精神醫學 1989;28(6):984-999.

10. 남궁기, 이호영, 이만홍, 신승철, 김병후. 한국 일 농촌지역(강화도) 노인 주정 중독의 역학적 연구. 神經精神醫學 1989;28(6):1082-1090.

11. Shin SC, Whang ST, Kim CH, Lee HY. Korean version of the geriatric social readjustment questionnaire: Cross-cultural comparison between Koreans and Americans in the perception of life events. Yonsei Med J 1989;30(1):38-44.

12. Lee HY, Shin SC. Patterns of mental disorders among the elderly in a Korean rural community. Yonsei Med J 1989;30(3):269-279.

13. 김소야자, 황미희, 정향인, 현명선. 만성 정신 질환자의 가정방문 치료 효과에 관한 일연구 -강화지역을 중심으로-. 연세대학교 간호학논집

1991;14(1):1−10.

14. Namkoong K, Lee HY, Lee MH, Lee BY, Lee DG. Cross−cultural study of alcoholism: comparison between Kangwha, Korea and Yanbian, China. Yonsei Med J 1991;32(4):319−325.

15. 민성길, 김한중, 오경자, 이혜련, 김진학, 신의진, 배주미, 김성은. 학교정신보건사업 모델개발: 1. 학교를 중심으로 한 초등학생들의 정서 및 행동문제에 관한 연구. 神經精神醫學 1997;36(5):812−825.

16. Oh SM, Kim HC, Ahn SV, Rhee Y, Suh I. Association between depression and bone mineral density in community−dwelling older men and women in Korea. Maturitas 2012;71(2):142−146.

17. Kim NH, Kim HC, Lee JY, Lee JM, Suh I. Association between environmental tobacco smoke and depression among Korean women. BMJ Open 2015;5(6):e007131(1−8).

18. Choi H, Kim HC, Lee JY, Lee JM, Choi DP, Suh I. Sleep duration and chronic kidney disease: The Korean Genome and Epidemiology Study (KoGES)−Kangwha study. Korean J Intern Med 2017;32(2):323−334.

<노인보건: 장애인>
1. 나은우, 전세일, 김덕용, 배하석, 전중선, 오희철. 강화군에 거주하는 지체장애 노인의 실태 조사. 大韓再活醫學會誌 1997;21(6):1124−1133.

2. 박주호, 김우정, 염유식, 김현창, 박영란, 추상희, 남궁기, 이은. 지역사회 노인에서 코골이가 낙상의 위험에 미치는 영향. 노인정신의학 2018;22(1):7−12.

<학교보건>
1. 朴泰根. 江華郡 學校保健協議會 現況. 학교보건 1975;1:42−43.

2. 朴泰根. 학교보건 시범학교 현황−京畿篇 江華郡 仙源國民學校. 학교보건 1976;3(1):30−31.

<구강보건>

1. 권호근, 김한중. 중학교 학생들의 식이섭취와 치아우식증 발생의 관련성. 대한구강보건학회지 1994;18(1):119-143.

2. Kwon HK, Suh I, Kim YO, Kim HJ, Nam CM, Jun KM, Kim HG. Relationship between nutritional intake and dental caries experience of junior high students. Yonsei Med J 1997;38(2):101-110.

<기타: 타 연구기관의 강화지역 관련 논문>

1. Lee CK, Han JH, Choi JO. The epidemiological study of mental disorders in Korea (IX) -Alcoholism, anxiety and depression. Seoul J Psychiatr 1986;12:183-191.

2. 張壽慶, 李成東. 前方島嶼地域 住民의 여름철 食品 및 營養攝取 狀態調查 -京畿道 江華郡 喬桐島를 中心으로-. 한국식품영양논문집 1988;1(1):13-23.

3. Yun TK, Choi SY. Non-organ specific cancer prevention of ginseng: a prospective study in Korea. Int J Epidemiol. 1998;27(3):359-364.

4. 최진수, 손석준, 나백주, 선병환, 박경수, 권순석, 임정수, 김영진, 황태주. 광주광역시 지역 암등록사업의 타당성 조사. 대한암학회지 1999;31(4):749-757.

5. Hyung WJ, Noh SH, Shin DW, Yoo CH, Kim CB, Min JS, Lee KS. Clinicopathologic characteristics of mucinous gastric adenocarcinoma. Yonsei Med J. 1999;40(2):99-106.

6. 최윤선, 김영옥. 강화지역 청소년의 열량영양소 섭취 유형과 지방조직의 체내분포와의 관련성. 대한지역사회영양학회지 1999;4(2):157-165.

7. Yun TK, Choi SY, Yun HY. Epidemiological study on cancer prevention by ginseng: are all kinds of cancers preventable by ginseng? J Korean Med Sci 2001;16 Suppl:S19-27.

8. Ahn YO. Population-based cancer registries in Korea. Asian Pac J Cancer Prev 2001;2 (IACR Supple):39-42.

9. 임동혁. 강화군 구강보건사업의 지난 5년간의 운영과 평가 (1997~2001). 대한치과의사협회지 2002;40(9):680-685.

10. Kim JH, Lim DH, Kim JK, Jeong SJ, Son BK. Effects of particulate matter (PM10) on the pulmonary function of middle-school children. J Korean Med Sci 2005;20(1):42-45.

11. 한혜경, 최성숙, 김명화, 이성동. 강화지역 장수노인의 식습관 및 영양소 섭취량. 대한지역사회영양학회지 2005;10(1):101-110.

12. 한혜경, 최성숙, 김명화, 이성동. 강화지역 남녀 장수노인의 사회적, 신체적 건강상태조사. 대한지역사회영양학회지 2005;10(1):111-121.

13. 김명화, 한혜경, 최성숙, 이성동. 강화도 장수 노인의 식습관 점수별 식생활태도 및 영양상태 조사. 대한지역사회영양학회지 2005;10(6):892-904.

14. 김은미, 최윤정, 권오준. 40~60대 중년기 강화 주민의 사회경제적 특성 및 신체적 건강상태에 관한 평가. 대한지역사회영양학회지 2006;11(6):725-739.

15. 천병렬, 양진훈, 송정흡, 임지선. 대구광역시 5년간 연평균 암 발생률과 연간 암 발생률 추이, 1997~2001. 한국역학회지 2007;29(1):59-69.

16. 홍두호, 서화정, 강경희, 김은주, 임정수, 오대규, 임준. 고혈압·당뇨병 신규 환자 발견 이후 지역사회 협력을 통한 등록관리가 치료순응도 및 혈압 및 혈당 조절에 미치는 영향. 農村醫學·地域保健 2008;33(3):316-323.

17. 최윤정, 김은미. 중년기 남녀의 체중 감량 시도 여부에 따른 건강 관련 생활습관과 식행동의 차이. 대한지역사회영양학회지 2008;13(2):176-188.

18. 공성숙, 김혜림. 해병대 병사들의 아동기의 심리적 외상경험과 사회적 지지가 해리증상에 미치는 영향. J Korean Acad Psychiatr Ment Health Nurs 2015;24(4):257-266.

19. Youm Y, Sung K. Self-rated health and global network position: Results from the older adult population of a Korean rural village. Ann Geriatr Med Res 2016;20(3):149-159.

20. 김은미. 어린이 영양지수를 이용한 강화군 영·유아의 식행동 실태 평가. 동아시아식생활학회지 2017;27(1):17-28.
21. 김민성, 박다솔, 유지형, 염유식. 한국 농촌 독거고령자의 사회관계와 신체 건강 사이의 연관성 연구. 한국사회학 2018;52(2):1-35.

<학위논문>
1. Kim KS. A study of pregnant women's attitude towards maternal health services in a rural area. 연세대학교 대학원. 석사학위논문. 1973.
2. 김영옥. 농촌지역 미취학 어린이의 건강상태에 관한 조사연구. 연세대학교 대학원. 석사학위논문. 1974.
3. Park TK. Study of attitudes towards pregnancy, delivery and maternity care acceptance in a rural island. Yonsei University Graduate School, 연세대학교 대학원. 석사학위논문. 1974.
4. 이병목. 한 농촌의원을 통한 의료 이용에 관한 연구. 연세대학교 대학원. 석사학위논문. 1975.
5. 徐炅. 농촌가구의 의료이용도 및 의료비 지출의 몇 가지 결정요인에 대한 분석 -경기도 강화군을 중심으로-. 연세대학교 대학원. 석사학위논문. 1976.
6. 朴仁煥. 일부 농촌지역사회주민의 치과의료수요 및 이용양상에 관한 연구. 연세대학교 대학원. 석사학위논문. 1978.
7. Sich D. Medical view for Childbearing and motherhood under acculturation in Korean Rural area. Habilitation Dissertation, Heidelberg, 1980.
8. 權晧根. 학교구강보건계속관리사업을 위한 치과의료인력 수요 추계. 연세대학교 대학원. 석사학위논문. 1981.
9. 오정진. 영아 체중 증가에 영향을 미치는 모성변수. 연세대학교 대학원. 석사학위논문. 1982.
10. 정병연. 일부 농촌지역에서의 이유보충식 실천양상에 따른 영유아 건강치의 상호비교. 연세대학교 보건대학원. 석사학위논문. 1983.

[네팔 카일랄리군(Kailali District)/티카풀 HIT사업]

<건강수준/건강행태>

1. Freidoony L, Chhabi R, Kim CS, Park MB, Kim CB. The components of self—perceived health in the Kailali district of Nepal: a cross—sectional survey. Int J Environ Res Public Health 2015; 12(3):3215—3231.

2. Ranabhat CL, Kim CB, Park MB, Bajgai J. Impact of spiritual behavior on self—reported illness: A cross—sectional study among women in the Kailali District of Nepal. J Lifestyle Med 2018; 8(1):23—32.

3. Park MB, Kim CB, Ranabhat C, Kim CS, Chang SJ, Ahn DW, Joo YK. Influence of community satisfaction with individual happiness: comparative study in semi—urban and rural areas of Tikapur, Nepal. Glob Health Promot 2018;25(3):22—32.

<보건의료체계 강화: 의료이용>

1. Khan S, Khan IU, Aslam S, Haque A. Retrospective analysis of abdominal surgeries at Nepalgunj Medical College (NGMC), Nepalgunj, Nepal: 2 year's experience. Kathmandu Univ Med J 2004;2 (4):336—343.

2. Pant BP, Ghising R, Awasthi S, Pant SR, Bhatta RC. Refractive status among the students presenting to Geta Eye Hospital, Kailali, Nepal. Nepal Med Coll J 2010;12(2):95—99.

3. Shrestha A, Shrestha A, Bhandari S, Maharjan N, Khadka D, Pant SR, Pant BP. Inferior conjunctival autografting for pterygium surgery: an alternative way of preserving the glaucoma filtration site in far western Nepal. Clin Ophthalmol 2012;6:315—319.

4. Ranabhat CL, Kim CB, Singh DR, Park MB. A comparative study on

outcome of government and co-operative community-based health insurance in Nepal. Front Public Health 2017;5:250.

<모자보건>

1. Ranabhat C, Kim CB, Choi EH, Aryal A, Park MB, Doh YA. Chhaupadi culture and reproductive health of women in Nepal. Asia Pac J Public Health 2015;27(7):785-795.

2. Freidoony L, Ranabhat CL, Kim CB, Kim CS, Ahn DW, Doh YA. Predisposing, enabling, and need factors associated with utilization of institutional delivery services: A community-based cross-sectional study in far-western Nepal. Women Health 2018;58(1):51-71.

<감염병: HIV/AIDS>

1. Bhatta L, Klouman E, Deuba K, Shrestha R, Karki DK, Ekstrom AM, Ahmed LA. Survival on antiretroviral treatment among adult HIV-infected patients in Nepal: a retrospective cohort study in ar-western region, 2006-2011. BMC Infect Dis 2013;13:604.

<Achham, Doti, Kanchanpur 공동>

2. Awasthi KR, Adefemi K, Tamrakar M. HIV/AIDS: A persistent health issue for women and children in Mid and Far western Nepal. Kathmandu Univ Med J 2015;13(49):88-93.

3. Dhungana GP, Thekkur P, Chinnakali P, Bhatta U, Pandey B, Zhang WH. Initiation and completion rates of isoniazid preventive therapy among people living with HIV in Far-Western Region of Nepal: a retrospective cohort study. BMJ Open 2019;9(5):e029058.

<감염병: 말라리아>

1. Dhimal M, O'Hara RB, Karki R, Thakur GD, Kuch U, Ahrens B. Spatio-temporal distribution of malaria and its association with

climatic factors and vector−control interventions in two high−risk districts of Nepal. Malar J 2014;13:457.

2. Sajo ME, Song SB, Bajgai J, Kim YJ, Kim PS, Ahn DW, Khanal N, Lee KJ. Applicability of citronella oil (Cymbopogon winteratus) for the prevention of mosquito−borne diseases in the rural area of Tikapur, far−western Nepal. Rural Remote Health 2015;15(4):3532.

<환경보건>

1. Lee KJ, Yoon YS, Sajo ME, Kim CB, Khanal NK, Do YA, Kim PS, Ahn DW. Assessment of drinking water and sanitation habits in rural Tikapur, Nepal. Rural Remote Health 2013;13(1):2401.

일차보건의료 확충을 위한 보건의료체계 강화 전략

6.1 보건의료체계 강화 전략에 따른 분석의 개념적 접근

이미 제1장 서론에서 언급하였듯이 강화와 티카풀 지역보건(시범)사업에서의 핵심 공통사항은 1978년 알마아타 선언의 일차보건의료에 이어 2010년 세계보건기구가 제안한 보건의료체계 강화(health systems strengthening, HSS) 전략을 들 수 있다. 이에 제5장에서 두 지역에서의 지역보건(시범)사업의 구조-과정-성과 측면에 따라 적용한 내용분석의 한 결과로 분류된 보건의료체계 강화 관련 연구성과(논문)를 대상으로 체계적 고찰을 시도하였다(표 6-1). 이 단계에서 <그림 6-1>과 같이 국제보건대표기구(global health initiatives, GHIs)[1]가 주도

---

1) GHIs는 UN의 새천년개발목표의 채택에 따른 국제보건 분야의 긴급성을 계기로 새로이 조직되었다. GHIs는 이 분야에 민간부문, 자선기금, 시민사회의 참여가 증가하였음을 나타낸다. [이전에는 국제민간파트너십(Global Private Partnership) 또는 국제보건파트너십(Global Health Partnerships)으로 알려진] 약 100개의 GHI들이 현재 존재한다. 이들 중 에이즈, 결핵, 말라리아 퇴치를 위한 국제기금(Global Fund to Fight AIDS, Tuberculosis and Malaria, Global Fund), 백신예방접종세계연합(Global Alliance for Vaccines and Immunization, GAVI), 미국 대통령의 에이즈구제긴급계획(US President's Emergency Plan for AIDS Relief, PEPFAR), 세계은행의 다국가 에이즈프로그램(World Bank Multi-Country AIDS Program, MAP) 등의 몇몇 기구들이 국제보건을 위해 국제 기부자들이 제공한 기금 조성에 크게 기여하였다. 2007년에 국제기금(Global Fund)과 GAVI는 21억 6천만 달러

적으로 개발하였던 보건의료체계 강화 접근법을 따랐다. 즉, 한 국가 (또는 지역사회) 내에서 5가지 구성요소들(재원 조달, 보건의료인력, 리더십/거버넌스, 보건의료정보시스템 및 필수(의약)물품 공급관리체계)은 각각이 상호 연계되어 있으면서, 최종적으로 여섯 번째 (지역주민에게 필요한) 보건의료 서비스의 제공에 상호작용하여 기여하게 된다. 이 접근 모형에서 지역사회의 중심적 역할이 부각될 수 있다. 하지만, 6가지 구성요소 간의 상호작용의 모든 측면을 고려한다 할지라도 국제개발 차원의 일반적인 맥락 안에서 일어날 수 있는 수많은 경제적, 사회적, 정치적, 환경적, 그리고 다른 요소들을 이 분석에서는 포함할 수 없었음을 밝혀둔다. 또 하나는 강화지역보건사업은 1978년 알마아타선언 이전인 (지역사회의학 정착화의 논의와 함께) 1974년부터 시작되었으나, 티카풀 HIT사업은 그 이후인 2011년부터 시행되었기에 이 두 사업 간의 시대적 격차를 반영하지 못하고 단지 단면적인 접근을 하였다는 점이다.

그림 6-1 지역보건사업 분석의 접근방법: 보건의료체계 강화 전략을 중심으로

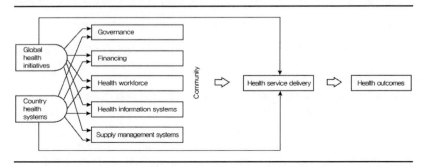

출처: World Health Organization Maximizing Positive Synergies Collaborative Group. An assessment of interactions between global health initiatives and country health systems. Lancet 2009;373(9681):2137-2169.

(US$), PEPFAR는 54억 달러(US$)를 후원하였다.

6.2 보건의료인력 측면에서의 HSS 전략과 성과

(1) 강화지역보건사업: 일차보건의료의 기본 인프라 구축

1950~60년대 해외원조에 의해 보건소를 포함한 하드웨어 측면의 보건인프라가 재건되면서 정부는 (공공)보건제도를 발전시켜 지역주민의 공중보건, 예방의학적 시급한 문제들을 해결하려고 하였다. 그러나 정부의 의료사업 최종단위가 군(郡)단위 보건소에 머물러 있어서 면(面)이나 리(里)단위의 보건의료 요구에는 전혀 영향을 미치지 못한 상태였다.

당시 의료전달제도에서 면단위 보건지소의 보건의료인력을 보면, 1명의 공의(전국적인 현황으로 의사가 부재하거나 대부분 수련의로 충원함)와 3명의 보건요원(1명의 조산원, 2명의 간호보조원)이 편재되어 있었으나 대체로 3명의 보건요원은 면사무소에 근무하면서 그 나름의 보건사업에 종사하고 있었다. 즉, 공의는 보건지소를 찾는 환자를 치료하는 일을 주로 담당하였고, 3명의 보건요원(모자보건요원, 가족계획요원, 결핵관리요원)은 개별 면 보건사업을 각자 실시하는 실정이었다(그림 6-2).

이에 1975년 강화지역사회보건원 개원 이후 연세대학교(의과대학)는 지역보건사업을 시도하면서 군단위를 뛰어넘어 면, 리단위까지 새로운 방향의 의료전달제도를 모색하였다. 즉, 강화군 13개 읍, 면 가운데 2개면(선원면, 내가면)을 선정(나중에 불은면이 추가됨)하여 그 지역사회 생활과 여건에 적합한 지역보건의료체계 구축을 위해 군-면-리를 연계할 수 있는 보건의료인력 측면의 기본 인프라를 새롭게 조직하고 각 의료요원의 역할과 기능을 재정립하였다. 이렇게 하여 지역사회의 자조능력, 보건의식, 건강증진에 대한 관심이 높아졌다. 지역사회 내 보건의료서비스의 이용 흐름을 파악할 수 있고 일정 기간 후

그림 6-2 강화지역보건사업에서의 보건의료인력의 재조직화

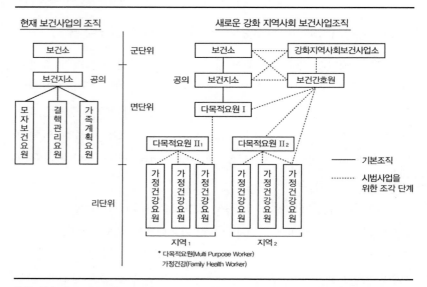

현재 보건사업의 조직 / 새로운 강화 지역사회 보건사업조직

출처: Sich D et al., The health post project: an approach to improve health care delivery at the grass-roots in rural Korea. Yonsei Med J 1975;16(1):50-60.
지정옥 외. 새로운 健康事業을 위한 看護와 示範事業-江華지역사회 보건의료사업을 중심으로-. 대한간호 1976;15(2):15-18.

에 건강상태를 알아볼 수 있으며, 일할 수 있는 (준)보건의료인력 양성을 계획하였다. 목적의 달성을 위한 실제 접근방법으로 모든 임산부와 신생아, 미취학아동, 가임부에 각별한 관심을 두는 풀뿌리(grass-roots) 조직인 마을 단위의 일차 보건의료서비스 개발과 이를 맡게 될 지역주민의 대표적인 가정건강요원(혹은 마을건강요원이라고도 함)에 대한 선발, 교육, 훈련의 실시가 포함되었다(Sich D, 1974; Sich D et al., 1975; 지정옥 외, 1976; 김일순 외, 1977).

당시 보건지소 조직에 없던 보건간호원을 배치하여 보건간호원을 중심으로 보건사업을 실시하도록 하였다. 즉, 보건간호원은 보건소에

서 간접적으로 보건요원의 업무를 감독하던 수준에서 (강화보건사업팀의 지휘 아래) 보건지소 단위에 새로이 조직된 다목적요원의 운영을 위해 이들의 업무감독 권한을 (보건소로부터) 부여받았다. 또한 종래의 보건요원(모자보건요원, 가족계획요원, 결핵관리요원)의 역할을 더 능률적인 사업시행을 위해 다목적요원으로 재조직화(모자보건요원은 다목적요원 I로, 가족계획요원과 결핵관리요원은 다목적요원 II로 구분함)하여 담당할 소지역(지역 1, 지역 2)을 분담하게 하였다. 하지만 분만개조를 할 수 있는 조산원 자격이 필요한 다목적요원 I(기존의 모자보건요원)은 면내 소지역을 분담하지 않았다. 특히 다목적요원 II는 각 지역의 가족계획 및 결핵관리 외에도 전반적인 보건사업에 참여하면서 리단위에서 활동하는 가정건강요원의 업무를 돌보도록 하였다.

가정건강요원은 행정 리단위에서 이장, 새마을지도자, 보건요원, 보건간호원의 추천을 받아 자원한 마을에 상주하는 가정주부들로서 교육 정도는 통상 초등학교를 졸업한 상태였다. 이들에게 정부지원 사업인 모자보건, 결핵관리, 가족계획관리뿐만 아니라 환경위생, 전염병관리 기록 등을 중심으로 강화지역사회보건원에서 12주의 기초교육(4주 강의, 8주 현지실습)과 8주의 재교육(2주 강의, 6주 현지실습)을 실시하여 보건교육자, 건강관리자, 정보제공자로서의 역할을 부여하였다. 이들은 2개월에 1회 이상 마을 각 가정을 골고루 방문하여 건강관리의 문제점 및 대상자 파악을 조기에 수행하도록 하였다. 이렇게 수집된 각 가정별 출생, 사망, 전입 및 전출 등의 정보 및 제반 업무에 관해 매주 1회의 보건지소 정기모임에서 자세히 보고하게 된다(Sich D et al., 1975; 지정옥 외, 1976; 김일순 외, 1977).

(2) 강화지역보건사업: 보건의료인력의 재조직화에 따른 성과 평가

① 가정건강요원 이용의 영향요인 평가

시범사업지역인 강화군 선원면, 내가면에 1977년 8월 1일 당시 3개월 이상 거주한 전 가구와 상기 2개 면에서 활동하고 있는 20명의 가정건강요원을 조사대상으로 하여 주민의 가정건강요원 이용의 영향요인을 경로모형(path model)으로 평가하였다(박종구, 1979).

모형에 따른 최종 종속변수(주민의 가정건강요원 이용 정도)는 다른 6개의 변수로서 총 36%를 설명하였다. 전체적으로 주민 집에서 가정건강요원 집까지 거리가 가까울수록, 가구 내 미취학아동의 수가 많을수록, 가정건강요원 활동기간이 길수록 가정건강요원은 가정방문을 자주 하며, 또한 가정방문을 자주 할수록 가정건강요원 업무에 대한 주민의 지식이 증가하고 그들에 대해 긍정적인 태도를 보였으며 결국 가정건강요원을 자주 찾아와서 이용하였다.

② 어린이 예방접종사업의 성과에 미친 가정건강요원의 활동

강화군 선원면 및 내가면의 20개 리에서 1977년 9월 1일 당시 거주하는 주민 중 1971. 1. 1.부터 1975. 12. 31. 사이에 출생한 어린이 총 1,240명을 대상으로 하되 표준화된 질문서로 면접조사를 하였다. 1977년 10월 25일부터 11월 15일까지 대상가구를 방문하여 대상 아동의 어머니와 면담하였고, 응답률은 98.8%(1,225명)였다(서경, 1978).

홍역예방접종의 연령별 누적경험률을 출생코호트에 따라 분류하였을 때 <그림 6−3>과 같았다. 전반적으로 최근에 출생한 어린이일수록 전 연령에서 홍역예방접종 경험률이 높았다. 1971년도 출생한 어린이의 경우 생후 18개월까지 약 24%가 홍역예방접종을 실시하였으나, 1975년도에 출생한 어린이의 경우 생후 18개월까지 약 46%가 홍역백신을 접종하여 과거 4년간 거의 2배에 가까운 어린이가 예방접종을 받은 셈이다. 이렇게 접종률의 상승 폭이 생후 12개월에서 생후 18개월 사이에 커진 것은 적기의 예방접종률이 최근으로 올수록 늘어 난 것으로 판단된다.

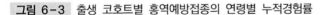

그림 6-3 출생 코호트별 홍역예방접종의 연령별 누적경험률

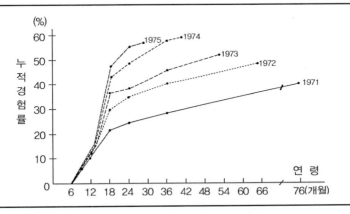

출처: 서경. 마을단위 보건요원의 활동이 사업 성과에 미치는 영향 -강화지역사회 보건시범사업지역에 서-. 豫防醫學會誌 1978;11(1):24-30.

<그림 6-4>는 시범사업지역 내 리별로 1971년부터 1975년까지 출생한 어린이의 (생후 18개월 이내) 적기예방접종률의 평균치의 변화이 다. 리별 평균 홍역예방접종률도 최근으로 올수록 증가하였으며, 그 크기도 <그림 6-3>에서 관찰된 개인별 추세와 비슷한 경향을 보여 주었다. 또한 이러한 예방접종률의 크기의 변화는 1973년 및 1974년 에 출생한 어린이들의 평균예방접종률 사이에 가장 크게 발생하였는 데, 1974년도 이후 출생한 어린이들이 만 1세에 달하는 1975년도부 터 실시된 시범사업을 감안하면, 이로 인한 성과로 추정된다.

그림 6-4 시범지역 리별 평균 홍역예방접종률의 연도별 변화

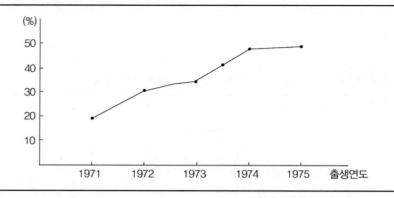

출처: 서경. 마을단위 보건요원의 활동이 사업 성과에 미치는 영향 -강화지역사회 보건시범사업지역에
서-. 豫防醫學會誌 1978;11(1):24-30.

6.3 재원 조달 측면에서의 HSS 전략과 성과

(1) 강화지역보건사업: 자영자조합(봉화의료보험조합) 설립 및 지역의료보험 시범사업 실시

우리나라는 1963년 의료보험법의 제정 공포에 따라 일부 지역에서 의료보험을 시행하고 있었으나 아직 시범사업의 단계를 벗어나지 못하고 있는 실정이었다. 우선 법적 근거가 마련되기 이전인 1961년부터 대학생들의 건강관리와 복지 향상을 위하여 일부 대학에서 의료보험사업이 시작되었다. 의료보험법의 제정 이후 1965년 11월에 근로자를 대상으로 하는 피용자조합으로서 임의 가입제를 택한 호남비료(현재 한국종합화학)가 그리고 1966년 3월에 광업 부문에서 봉명흑연광업소가 강제 가입제를 채택하여 의료보험 시범사업을 시행하였다. 자영자를 대상으로 하는 의료보험은 1965년 전주에서 외국인을 중심으로

의료공제회를 조직하였으며, 1968년 부산청십자와 1970년 서울청십자가 각각 의료협동조합을 구성하여 의료보험의 기틀을 마련한 바 있다. 또한 지역보건(시범)사업이 시행된 강화지역에서는 1976년 봉화의료보험조합의 결성으로 임의의료보험이 실시되었다(표 6-2)(김한중 외, 1976).

정부는 1970년 8월 사회보험을 성격을 갖출 수 있도록 근로자와 그 부양가족, 공무원에 대한 강제적용과 농업 자영자를 포함한 일반국민 전반에 대한 임의가입제를 골자로 하는 의료보험법을 개정 공포하였다. 이에 1977년 1월부터 공적부조 형태인 의료보호사업을 필두로 하여, 동년 7월부터는 사업장 근로자를 대상으로 하는 직장보험

표 6-2 한국의 1960~70년대 연도별 의료보험조합 설립 현황

연도	피용자조합	자영자조합	대학생의료보험
1961	–	–	서울대학교
1963*	–	–	서강대, 동국대
1965	한국종합화학	전주대한의료조합	숙명여자대학교
1966	봉명흑연광업	–	–
1968	서울대학교 직원	부산청십자	–
1969	–	–	이화여자대학교
1970**	–	서울청십자	–
1971	–	–	전남대학교
1972	–	거제, 인천, 수원	–
1973	석유공사	옥구, 전주	–
1974	–	백령, 영동, 춘성	–
1975	협성교육재단	증평, 옥천	–
1976	연세대학교 직원	강화, 영동(충북)	연세대학교

* 의료보험법 제정(법률 제1623호), ** 의료보험법 개정(법률 제2228호)
출처: 김한중 외. 우리나라 의료보험 운영실태에 관한 조사연구. 대한의학협회지 1976;19(8):685-694.

(1984년까지는 제1종 보험이라고 칭하였음)을, 1979년 1월부터는 공무원 및 사립학교 교직원을 대상으로 하는 의료보험을 실시하였다. 또한 전 국민 의료보장을 목표로 두고 정부는 자영자, 농어민 등 지역주민들을 대상으로 한 지역의료보험 개발을 위하여 1981년 7월부터 군위군, 홍천군, 옥구군에서 1차 시범사업을, 1982년 7월에는 강화군, 보은군 및 목포시를 선정하여 2차 시범사업을 각각 실시하였다(柳承欽 외, 1985).

따라서 경기도 강화군은 1974년 지역보건사업의 시행을 계기로 리-면-군 단위 간에 보건의료서비스를, 보건지소(2개 면)-의원(강화읍)-종합병원 간에 환자를 후송의뢰 하여 의료서비스를 이용할 수 있는 의료전달체계가 수립, 운영되었다. 1976년에 도입된 봉화의료보험은 강화군 내가면과 선원면 약 13,000명의 농촌주민을 대상으로 하는 서비스보험으로서 제3자 급여(third party payment) 형태를 취하였다. 사업 초기부터 가구당으로 의료보험조합에 가입하면 가구원 1인당 월 200원의 보험료를 납부한 자에 한하여 1차 진료는 보건지소에서, 2차 진료는 강화읍 내 개원의원에서, 3차 진료는 세브란스병원, 부평성모병원, 인천기독병원 등 종합병원에서 담당하고 의료이용 시 진료비는 외래, 입원 공히 30%는 환자가, 70%는 조합이 책임지는 수익자분담제(coinsurance)를 실시하였다(金琦淳 외, 1979).

또한 연세대학교 강화지역보건사업팀의 적극적인 리더십 아래 해외원조 및 지역 의사(3명)의 참여(병원의 재원 분담 및 병원 경영 등)로 1981년 강화읍에 50병상 규모의 강화병원이 개원하였다. 이렇게 설립된 강화병원의 주요 목적은 ① 지역사회의 이차진료기관으로서의 역할 담당, ② 일차보건 중심의 지역사회보건사업과의 연계로 총괄적인 의료서비스체계 구축, ③ 지역사회 참여에 의한 농촌지역병원 설립의 시범 역할 수행, ④ 학생 및 전공의에 대한 농촌지역의료의 실습 및 훈련기관으로서의 역할 수행 등이었다. 강화병원의 설립에서부터 1987년 2월에 이르기까지 주요 연혁은 다음 <표 6-3>과 같다(유승흠 외, 1990).

이렇게 강화병원은 강화군이 1982년 정부 주도의 2차 농촌지역의료보험 시범사업에 선정되는 데 결정적인 기여를 하여 결국 강화 지역주민들은 자연스레 의료이용의 지리적 및 경제적 접근성(geographic and economic access)이 과거 어느 때보다도 용이하게 된 셈이다(전기홍, 1987).

표 6-3 강화병원의 연혁

연도	내역
1979. 11. 5.	연세대학교, 강화군의사회, 강화군 지역주민대표들의 임원 구성으로 의료법인 강화지역사회의료사업재단 설립
1979. 11. 6.~ 1981. 10. 23.	독일해외중앙선교재단의 기증자금과 강화군 의사회 3인(김인필, 황인식, 남궁택)의 출연자금으로 강화병원 신축(대지 4,496m²에 건물 건평 2,518.703m²의 지하1층, 지상2층)
1981. 10. 24.	강화병원 개원 병상수: 50병상, 진료과목: 내과, 외과, 소아과, 산부인과
1981. 11. 1.	마취과 개설
1982. 3. 1.	정형외과 개설
1983. 6. 1.	피부과 및 방사선과 개설
1984. 7. 1.	신경정신과 개설
1985. 3. 1.	가정의학과 개설
1985. 5. 14.~ 1985. 12. 31.	독일해외중앙선교재단의 기증자금으로 강화병원 증축 (건평 3,699.28m²의 지하1층 지상4층, 병상수 106병상)
1986. 4. 1.	이비인후과 개설
1987. 2. 1.	병원 내 강화지역사회정신보건센터 개설

출처: 유승흠 외. 강화지역사회보건사업, 1984~1989. 연세대학교 의과대학 예방의학교실. 1990.

(2) 강화지역보건사업: 의료전달체계 및 의료보험 도입의 성과

강화지역사회는 (시범)지역보건사업의 파급으로 인해 1970~1980년대 시간의 경과와 의료환경(의료제도)의 변화를 맞이하였다. 그로 인해 지역주민의 의료이용행태에 큰 변화가 초래될 것으로 예상되는바, 강화보건사업의 시기별로 의료이용의 결정요인이 어떻게 영향을 미칠지 주목을 받게 되었다.

먼저 봉화의료보험의 시행과 연계하여서는 시범사업지역(선원면, 내가면)에 1975. 10. 1. 당시 상주하는 인구 12,306명과 대조지역(불은면, 양도면)에 1975. 10. 1. 당시 상주하는 인구 13,397명을 각각 연구대상으로 하였다. 의료이용에 대한 양상은 사업 전 조사는 1975. 10. 27. 부터 동년 11. 17.까지 그리고 사업 후 조사는 1977. 11. 7.부터 동년 11. 17.까지 각각 실시하였다. 또한 농촌지역의료보험과 연계하여서는 강화본도의 인구집단을 모집단으로 하여 동일한 표본을 추출하여 1982년, 1983년, 1987년의 3개 연도 동일 시기의 의료이용의 변화를 분석하였다. 이에 의료전달체계 및 의료보험 도입에 따른 성과로 그 의료이용률을 비교하였을 때 <그림 6-5>와 같았다. 좌측의 그림에서 의료전달체계 도입군에서 대조군보다 사전조사 시는 의료이용률이 23.4% 더 높았으나, 사후조사 시는 11.9%가 더 낮아 평균 4.7%가 더 낮았다. 의료보험 가입군에서는 사후조사 시 대조군보다 의료이용률이 26.2% 더 높았다(金琦淳 외. 1979). 또한 우측의 그림에서 2주간 총의료이용률은 100명당 1982년 23.6회, 1983년 21.8회, 1987년 29.3회였다. 2주간의 의사방문은 인구 100명당 1982년 6.1회에서 1983년 11.7회, 1987년 14.9회로 총의료이용에 비해 뚜렷한 증가 추세를 보였다. 의료이용률은 의료보험 실시 초기에 비해 2배 이상의 급격한 증가를 보였으나 의료보험 실시 이후 5년이 경과한 후 그 전년도에

그림 6-5 의료전달체계 및 의료보험 도입에 따른 의료이용률 추이

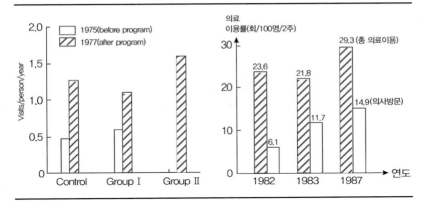

출처: 金琦淳 외. 醫療傳達體系 및 醫療保險 導入이 農村 醫療利用 樣相에 미치는 影響. 大韓保健協會誌 1979;5(1):19-31.

유승흠 외. 지역의료보험 가입자의 외래 의료이용 변화. 예방의학회지 1988;21(2):419-430.

비해 약간 감소하였다. 이는 의료보험 도입 전 경제적 장벽으로 인해 제한되었던 의료이용이 보험 실시 초기에 급격히 증가하였다가 과거의 미충족 의료수요가 어느 정도 해결된 후 약간 감소한 것으로 판단된다(유승흠 외, 1988).

한편, 지역의료보험의 시행으로 주민들에게 가장 흔히 제공되는 외과수술(충수돌기절제술)이 어떻게 변화하는지를 분석한 연구결과(양요한 외, 1988)에 따르면, 보험 실시 이후 5년간 충수돌기절제율은 1982년 15.3회(/1만 명)에서 1986년 27.7회(/1만 명)로 큰 폭으로 증가하였다. 이를 통해 충수돌기염이 문화적 차이에 영향을 받는 질환임을 알 수 있었고, 의료보험 도입과 더불어 현저한 충수돌기절제술의 증가가 관찰되었다<그림 6-6>.

그림 6-6 지역의료보험 도입에 따른 충수돌기절제술 추이(1977. 7.~1987. 6.)

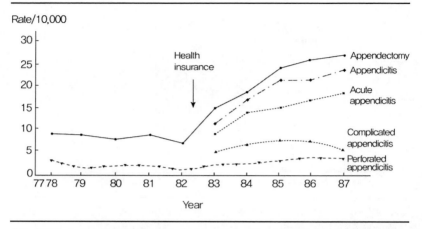

출처: 양요환 외. 지역의료보험이 충수돌기 절제술에 미치는 영향에 관한 연구 -강화군민을 대상으로-.
韓國疫學會誌 1988;10(1):109-123.

6.4 보건의료서비스 제공 측면에서의 HSS 전략과 성과

(1) 강화지역보건사업: 환자의뢰제도 도입

강화군은 1982년 7월 1일부터 농어촌지역의료보험 2차 시범지역으로 선정됨과 함께 보험재정의 건전화를 꾀하기 위하여 1985년 11월을 기해 환자의뢰제도를 실시하였다. 환자의뢰제도는 피보험자와 피부양자가 외래진료를 받을 경우 우선적으로 일차의료기관(의원, 보건기관)을 방문하도록 하며, 이차의료기관 진료가 필요할 경우에는 일차의료기관 진료의뢰서를 발급받아야 의료보험 진료비를 조합에서 지급해 주는 의료전달체제 확립을 위해 통제적으로 시행하는 정책이다(조우현 외, 1989).

1980년대 강화군지역의 의료기관 현황으로 이차의료기관은 강화읍에 소재한 강화병원 1개소이며, 일차의료기관인 의원급 역시 대부분 강화읍

에 위치하고 있었다. 강화읍 이외 지역의 일차진료는 대체로 보건지소
등의 공공보건의료기관에서 담당하였다. 전국의 면 보건지소에는 1980년
에 제정된 '농어촌 등 보건의료를 위한 특별조치법'으로 인해 공중보건의
사가, (보건의료 취약지역인 리 단위에 설치된) 보건진료소에는 보건진료 전담공
무원(보건진료원)이 각각 배치되어 공중보건업무에 종사하고 있었다.

(2) 강화지역보건사업: 환자의뢰제도의 개입 효과

강화의료보험조합에 청구된 의료기관의 진료비 청구건수를 기초
자료로 이용하여 1983년 1월부터 1986년 12월까지의 48개월을 월별,
진료기관별로 구분하여 환자의뢰제도의 개입 효과를 분석하였다. 그
결과를 비교하였을 때 <그림 6-7>과 같다.

그림 6-7 환자의뢰제도 도입에 따른 보건의료기관별 외래이용에 대한 추이

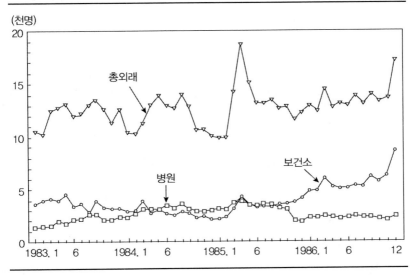

출처: 조우현 외. 시계열 개입 분석을 이용한 환자의뢰제도의 개입효과 평가. 예방의학회지1989;22
(2):236-241.

① 총외래이용량은 평균을 중심으로 변화하다가 개입으로 인한 변화
   가 미세하였다.
② 병원외래이용량은 상승하는 추세를 보이다가 개입 이후로부터 평
   균에 변화(감소)가 있다.
③ 보건소이용량은 약간의 감소 추세를 보이다가 개입 이후로부터
   직선적인 관계로 증가한다.

   이러한 경향을 박스–젠킨스법에 의한 시계열 개입분석방법으로
평가하였다.
   첫째, 병원외래이용량은 제도 실시 전에 비하여 41.7%의 감소효과
가 있었다.
   둘째, 보건기관의 외래이용은 제도 실시 후 매달 278.8명씩의 증
가효과가 있었다.
   셋째, 제도 실시는 지역사회 외래이용 총량에는 영향을 미치지 않
았다.

6.5 보건의료정보체계 구축 측면에서의 HSS 전략과
     성과

(1) 강화지역보건사업: 보건의료정보체계 구축

   1980년대의 지속적인 경제성장과 더불어 전 국민 의료보험의 확
대로 보건의료 수요가 급증하였다. 또한 의학의 전문화 및 다양화, 산
업화, 인구의 노령화 등으로 복잡화하는 사회에서 이에 대처해야 할
보건정보의 필요성이 일찍이 대두되었지만, 그 당시 우리의 정보체계
는 초보단계에 있었으므로 정보의 신뢰도가 낮고, 적기에 정보 산출

이 되지 못하는 등 많은 문제점으로 국가 차원에서의 행정 발전에 장애요인이 되었다.

이러한 문제를 해결하기 위하여 정부에서는 행정전산망의 종합개발계획을 수립하면서 보건의료부문의 정보망을 포함하였다. 그 일환으로 2000년까지 전국 보건소에 전산망 구축을 계획하였으며, 그 준비단계로 1984년과 1985년 한국인구보건연구원에서 일차적으로 농촌 읍·면단위 수준의 사업통계제도 개선을 위한 시범사업을 경기도 강화군을 대상으로 추진하게 되었다. 이미 강화지역은 1974년부터 지역보건사업을 통해 즉, 모자보건사업, 가족계획사업, 결핵관리사업 등의 다양한 공중보건사업을 수행해 오면서 각종 서식을 개발한 바 있다. 또한 오랜 기간 이들 자료들이 축적되어 시범보건통계가 개발되었다.

따라서 1986년과 1987년에 연세대학교 인구 및 보건개발연구소가 공동 참여하여 보건통계 개선뿐 아니라 보건소업무 전산화를 통한 행정 및 진료업무 수행의 효율성을 제고하고 지역단위 보건사업의 기획 및 평가에 필요한 정보를 적기에 제공하기 위한 보건관리정보체계를 개발하여 강화군에서 시범사업을 실시하였다. 또한 1988년 6월부터 1988년 12월까지 연세대학교에서는 면 주민에 관한 자료를 구축하여 보건지소관리정보체계를 개발하고, 강화군 선원면에서 시범사업을 실시하게 되었다. 1988년부터 한국인구보건연구원이 도시형보건소 정보체계를 개발하게 됨에 따라 강화군을 대상으로 하는 농촌형보건소 정보체계는 연세대학교 단독으로 시범사업을 실시하게 되었다(표 6 - 4).

표 6-4 강화 보건관리 정보시스템사업의 추진내용 및 조직

기 간	내 용	산출물	참가지원역기관		예 산	관 련 기 관 (연구비 지원기관)
			인구및보건개발연구소 (예방의학교실)	한국인구보건연구원 (순천향의대)		
1986.1~ 1986.12	보건소시스템 구축 · 1차진료 · 가족계획사업 · 모자보건사업 · 모자보건센터업무 · 결핵관리		유승흠 채영문 이용호 전기홍 정영철 정영숙	김연영 임문혁 김기준 김홍주 오현석	$15,000 12,000,000원	WHO 보사부 인구및보건개발연구소 한국인구보건연구원
1987.1~ 1987.12	보건소시스템 구축 보건소시스템 추가 개발 · 모자보건사업 · 모자보건센터업무 · 결핵관리	최종보고서 WHO영문 보고서	유승흠 채영문, 전기홍 정영철 김영철 김태희	김연영 임문혁, 김기준 홍현우 오현석	$15,000 12,000,000원	WHO 보사부 인구및보건개발연구소 한국인구보건연구원
1987.4~ 1987.12	읍성군보건지소시스템보고서 개발		유승흠, 채영문 김정일, 안상은 김예영, 김태숙	방숙, 한상원 정영철	15,970,000원	예방의학교실 순천향의대 인구 및 지역사회연구소
1988.1~ 1988.12	보건소시스템 수정·보인보고서 선원면보건지소시스템 개발		채영문 정영철, 안상은 김태숙		$9,800 7,045,024원	WHO 보사부 인구및보건개발연구소 한국인구보건연구원
1989.4~ 1990.3	지역의료정보망 개발		채영문, 정영철 안상은, 김준하		$32,000 21,732,136원	WHO 보사부 인구및보건개발연구소
				계	86,127,160원	

출처: 유승흠 외. 강화지역사회보건사업, 1984~1989. 연세대학교 의과대학 예방의학교실. 1990.

보건소 관리정보체계의 업무는 다음의 5가지로 구분하는데, 각 업무에 대한 월별 실적을 비교하고 평가하기 위해 각 사업별 실천 현황, 월별 보건사업 현황을 산출하며 각 개인에 대한 보건사업 현황을 파악할 수 있다.

① 1차진료업무

보건소 내원환자의 일차진료(일반진료, 치과진료) 업무내역을 구축하여 매월 의료보험조합에 대한 진료비 청구업무를 전산화하며, 보건소 진료내역에 관한 제반 통계자료(질병종류별 내원환자 현황, 보험종류별 내원환자 현황 등)를 산출한다.

② 가족계획사업

대상자 관리를 위한 가족계획 대상자카드, 피임시술자 관리를 위한 쿠폰내역을 구축하여 피임시술 확인증 발급, 1차 무료진료카드 발급 등을 위한 행정업무에 제반 정보를 제공하며, 미실천 대상자를 관리하기 위한 시술병의원별 청구시술비 지급을 위한 각종 출력자료와 월별 통계자료를 산출한다.

③ 모자보건사업(모자보건센터업무)

군단위 모자보건사업은 기존의 가족보건계에서 관장하였으나, 새로이 모자보건계의 신설에 따라 모자보건센터를 중심으로 추진하게 되었다. 대상 임산부에 대한 관리를 철저히 하기 위해 관리예정자 등을 산출하며, 매월, 매분기별 임산부, 영유아에 대한 통계자료를 집계, 산출한다.

④ 결핵관리사업

군단위 결핵등록환자를 관리하여 매월, 필요시 통계자료를 집계, 산출한다.

⑤ 약품/비품관리사업

보건소 내 사용약품과 사용비품에 대한 관리를 함으로써 자료의 정확성을 기하고 재고 및 약품구매에 신속성을 더하고, 비품 현황 파악이 용이하다.

한편, 보건지소업무도 보건소업무와 거의 유사하나 보건업무 중심인 보건소와는 달리 면 주민 각각을 대상으로 하므로 개개인에 대한 기본인적사항을 내용으로 하는 면 주민 데이터베이스 구축사업을 추가로 개발, 실시하였다(유승흠 외. 1990).

이러한 지역보건정보체계 구축의 경험은 확대되어 1993년 한국보건사회연구원과 5개 대학(서울대학교, 연세대학교, 영남대학교, 전남대학교, 한림대학교)은 지역보건의료정보체계(district health management information system, DHMIS) 개발사업단을 구성하고 2개년 계획으로 WHO와 보건사회부의 지원을 받아 시범사업을 진행하였다(채영문, 1995).

(2) 강화지역보건사업: 보건의료정보체계의 개발 성과

Fox-Pro 2.5를 이용한 보건소관리정보시스템, 보건지소관리정보시스템 소프트웨어를 개발한 성과로는 ① 의료보험 청구업무 전산작업에 따른, 수작업으로 인한 잘못된 기재, 시간 지연, 업무의 이중성 등의 배제, ② 가족계획시술에 관한 제반 업무(확인증 발급을 위한 쿠폰 확인, 시술비 지급을 위한 각종 필요서식, 월별 집계량 등)의 전산작업에 따른, 오랜 장부를 찾는 번거로움, 각종 서식 작성을 위한 시간의 낭비 등의 방지, ③ 모자보건사업에 대한 더 적극적인 관리에 따른 모자보건 수준 향상, ④ 군단위 결핵등록환자에 대한 더 철저한 관리, ⑤ 보건소 내 사용약품에 대한 정확한 재고관리, ⑥ 보건소, 보건지소 관련요원에 대한 전산정보체계의 개념 고취 등을 들 수 있다.

이러한 지역보건의료정보체계의 개발은 향후에 전국적으로 확산할 계획 수립을 촉구하게 되었으며, 더 나아가 보건소(보건의료원)를 중심으로 보건지소와 보건진료소(이정렬 외, 1994)뿐만 아니라 지역사회병원, 지역의료보험조합 등과 지역의료 전산망을 구성하는 기반이 되었다.

(3) 지역보건의료정보시스템의 활용

오늘날 지역보건의료정보시스템(DHMIS)은 전국 총 3,500여 개 보건기관(보건의료원, 보건소/지소, 보건진료소)의 업무를 통합 운영하도록 구축된 정보시스템이다. 정보화를 통해 보건기관의 업무를 효율화하고 유관기관과의 전자적 정보교류를 지원함으로써 국민 모두에게 언제, 어디서나 질 높은 의료 및 보건서비스를 편리하게 제공함으로써 국민 건강증진에 기여하고 있다. 현재 DHMIS는 전국 공공보건의료기관 중 '지역보건법' 및 '농어촌 등 보건의료를 위한 특별조치법'에 규정된 보건기관의 30,000여 명의 업무담당자에게만 ID를 부여하여 사용자의 업무를 지원하는 내부 시스템으로 사회보장정보시스템(행복e음 및 범정부시스템), 질병관리본부, 국민건강보험공단, 중앙응급의료센터 등 9개 외부기관 181종 정보시스템들과 연계되어 관련 정보를 송수신하고 있다. 지역보건의료정보시스템의 시스템구성도는 <그림 6-8>과 같다(사회보장정보원, 2019).

강원도 H군보건소에서 접속한 첫 화면 <그림 6-9>이다. 그 주요 서비스로는 ① 보건행정 및 사업 보건기관에서 시행하고 있는 20개 분야 보건사업 및 행정업무 자동화, ② 진료 및 진료지원 전자의무기록(electrical medical record, EMR) 적용과 진료 관련 업무(청구, 검사 등)의 전산화를 통한 업무 효율성 향상, ③ 실적·통계 근거중심의 정책 수립을 위한 각종 실적·통계 보고자료 제공의 자동화, ④ 대민포털 온라인을 통한 제증명 발급(8종), 진료내역 및 검진결과 확인 등이 있다.

이렇게 구축, 운용되는 DHMIS를 통해 보건기관 및 보건정책 담당자들은 보건기관이 보유하고 있는 업무 관련 데이터를 데이터웨어하우스(DW)에 저장하여, 가공, 분석해 주는 실적통계시스템에 의해 관련 통계서비스를 제공받게 된다. 즉, 보건기관 사용자들은 업무 및 기관 운영실적을 조회할 수 있고, 정책담당자는 보건기관별 실적 확인 및 정책기초자료로 활용할 수 있다. 일반 국민들은 G−health 포털(www.g−health.kr)을 통해 제증명 발급, 진료내역 확인 등의 일부 서비스를 제공받을 수 있다.

그림 6-8 지역보건의료정보시스템의 시스템 구성도

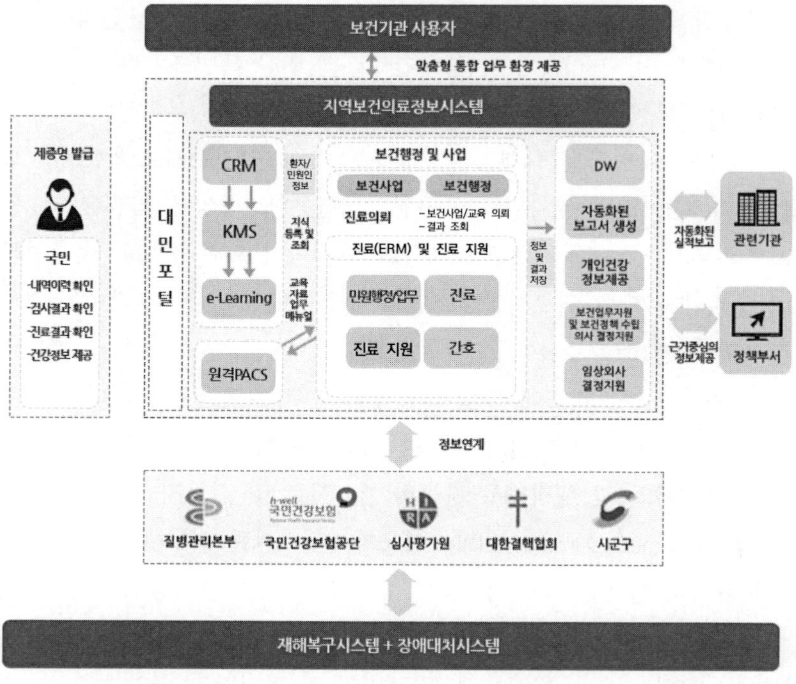

출처: 사회보장정보원. 지역보건의료정보시스템. 2019.
http://www.ssis.or.kr/lay1/S1T751C769/contents.do에 접속함(2019. 8. 22.)

그림 6-9 강원도 H군보건소에서 접속한 지역보건의료정보시스템의 첫 화면

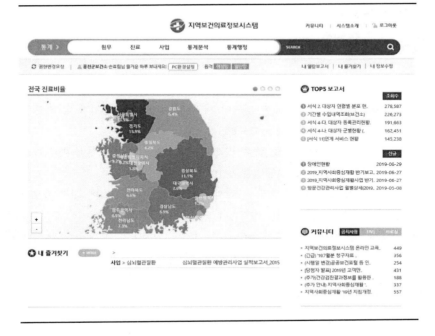

참고문헌

1. 강임옥, 이선희, 김한중. 한 병원이 지역사회에 미치는 경제적 영향 분석. 예방의학회지 1996;29(4):831－842.

2. 金琦淳, 金馹舜. 醫療傳達體系 및 醫療保險 導入이 農村 醫療利用 樣相에 미치는 影響. 大韓保健協會誌 1979;5(1):19－31.

3. 金馹舜, 金泳起, 徐昊. 우리나라에서 施行된 健康面接調査에 대한 方法論的 考察. 大韓保健協會誌 1977;3(1):81－93.

4. 金馹舜. 地域社會醫療의 定着化 方向. 대한병원협회지 1978;5(1):22－23.

5. 김한중, 김문식. 시간활동 접근법에 의한 면 보건요원의 업무량 분석. 豫防醫學會誌 1977;10(1):34－43.

6. 金漢中, 朴東喆. 保健所 登錄以前 結核治療歷 有無와 治療效果와의 關聯性 研究. 豫防醫學會誌 1983;16(1):129－134.

7. 金漢中, 申東千, 金馹舜, 柳承欽, 曺宇鉉, 孫明世. 保健所 登錄 結核患者 中 完治退錄者와 中斷退錄者의 比較研究. 결핵 및 호흡기질환 1983; 30(2):68－78.

8. 김한중, 유승흠, 김일순, 양재모. 우리나라 의료보험 운영실태에 관한 조사연구. 대한의학협회지 1976;19(8):685－694.

9. 박종구. 일부 농촌주민의 가정건강요원 이용에 영향을 주는 요인에 관한 연구 －연세 강화보건시범사업지역을 중심으로－. 豫防醫學會誌 1979;12 (1):38－42.

10. 사회보장정보원. 지역보건의료정보시스템. 2019. http://www.ssis.or.kr/lay1/S1T751C769/contents.do에 접속(2019.8.22.)

11. 서경. 마을단위 보건요원의 활동이 사업 성과에 미치는 영향 －강화지역사회 보건시범사업지역에서－. 豫防醫學會誌 1978;11(1):24－30.

12. 양요환, 김일순, 오희철. 지역의료보험이 충수돌기 절제술에 미치는 영향에 관한 연구 −강화군민을 대상으로−. 韓國疫學會誌 1988;10(1):109−123.

13. 吳大奎, 金漢中, 李敬勇. 健康面接調査 內容의 妥當度 檢證 −外來 醫療利用을 中心으로−. 韓國疫學會誌 1984;6(1):70−77.

14. 유승흠, 김일순, 김한중, 채영문, 오희철, 이용호 외. 강화지역사회보건사업, 1984−1989. 연세대학교 의과대학 예방의학교실. 1990.

15. 柳承欽, 金漢中, 李海鐘. 地域醫療保險의 財政 및 赤字要因分析. 社會保障硏究 1985;1(1):151−167.

16. 유승흠, 손명세, 박종연. 보건의료제도 변화에 대한 지역주민의 수용태도 분석. 예방의학회지 1989;22(1):162−168.

17. 유승흠, 조우현, 손명세, 박종연. 지역의료보험 가입자의 외래 의료이용 변화. 예방의학회지 1988;21(2):419−430.

18. 柳承欽, 曹宇鉉, 李海鐘. 논단: 制度的인 患者依賴制度가 病院運營에 미치는 영향. 대한병원협회지 1987;16(12):41−47.

19. 李元德, 朴種龜, 徐泉炙. 私信을 利用한 農村保健所 結核患者管理改善의 效果에 關한 硏究. 결핵 및 호흡기질환 1979;26(2):10−17.

20. 이정렬, 채영문, 방숙명, 김석일, 정진옥, 류태엄. 보건진료소업무 전산프로그램 개발. 대한간호 1994;33(4):28−32.

21. 曹宇鉉, 金馹舜, 朴鐘達. 保健所에서 完治退錄한 肺結核患者에 대한 追求調査. 결핵 및 호흡기질환 1981;28(1):12−18.

22. 조우현, 이해종, 손명세, 남정모, 유승흠. 시계열 개입 분석을 이용한 환자의뢰제도의 개입효과 평가. 예방의학회지 1989;22(2):236−241.

23. 전기홍. 한 지역사회 병원의 전략계획 평가를 위한 시뮬레이션 모형. 예방의학회지 1987;20(1):40−48.

24. 지정옥, 신유선. 새로운 健康事業을 위한 看護와 示範事業 −江華지역사회 보건의료사업을 중심으로−. 대한간호 1976;15(2):15−18.

25. 채영문. 지역보건정보체계의 프로그램 개발방향과 정착전략. 예방의학회지 1995;28(2):314−324.

26. Atun R, Kazatchkine M. Promoting country ownership and stewardship of health programs: the Global Fund experience. J Acquir Immune Defic Syndr 2009;52(Suppl 1):S67−8.

27. Kalk A, Groos N, Karasi JC, Girrbach E. Health systems strengthening through insurance subsidies: the GFATM experience in Rwanda. Trop Med Int Health 2010;15(1):94−7.

28. Kim IS, Yu SH, Kim HJ, Chae YM, Rhee KY, Sohn MS. Impact of regional health insurance on the utilization of medical care by the rural population of Korea. Yonsei Med J 1986;27(2):138−146.

29. Sich D, Kim IS, Kim YK, Yang JM. The health post project: an approach to improve health care delivery at the grass−roots in rural Korea. Yonsei Med J 1975;16(1):50−60.

30. Sich D. The Health Post Project: Philosophy and work strategies for program implementation. Yonsei University College of Medicine 1974.

31. World Health Organization Maximizing Positive Synergies Collaborative Group, Samb B, Evans T, Dybul M, Atun R, Moatti JP, Nishtar S, Wright A, Celletti F, Hsu J, Kim JY, Brugha R, Russell A, Etienne C. An assessment of interactions between global health initiatives and country health systems. Lancet 2009;373(9681):2137−2169.

표 6-1 강화지역보건사업: 보건의료체계 영역의 연구논문의 질적 체계적 고찰 결과

연구논문의 기본 특성			연구방법 특성				주요 연구결과	연구사업에 지원
저자(연도)	저자수(명)	발표 학술지	연구설계/통계분석	연구표본대상	조사원/자료수집방법	조사 또는(보건사업) 중재 기간		
문옥난(1972)	1	연구가톨릭 병원협의지	단면연구/기술통계(%)	그리스도왕의원(1963.6 개원) 진료 및 사업	의사(원장) 업무기록조사(사업보고서)	1963~1971	• 총 내원자수 377,230명, 치유 환자(소아 포함) 수 54,423명 • 모자보건사업(강화/율으/양산/송해면), 보건교육사업, 무료결핵사업	
Sich D.(1974)	1	단행본	기획보고서	경기도 강화군 선원면/내가면(2개)		1974~1976	• 강화 역사회보건교육사업 • 리 및 면단위 보건의료표조의 개발/가정건강요원의 선발, 훈련, 역할 및 업무내용/면단위 보건지소에서 의사의 역할 및 업무내용	• 독립해외개발선교부(서독 본) • 미연합제단(미국 뉴욕)
李鍾學 외(1975)	3	豫防醫學會誌	단면연구/기술통계(%)	그리스도왕의원 방문 환자 32,288명(신환) /연도내 환자기록(17,853명)에서 월 400개씩 계통추출 출: 총 2,542개	(등동연구원)/ 업무기록조사	1964~1974 (11년)	• 지역별로 거리가 가까운 지역주민이, 연령별로는 0~4세 어린이가, 4월과 8월이 농한기에 의원 이용이 높음. • 질병군 평균 총의료비는 '64년 986.6원에서 '74년 2,550원으로 증가. 질병당 평균 의제비는 2.4배, 검사비는 3배 증가 • 전체 환자의 약 30%가 외상으로 진료	
Sich D. et al.(1975)	4	Yonsei Med J	(종설)	보건지소 프로젝트 기재보고		1974~1976	• 면단위 보건지소에서 다목표요원의 역할 및 업무내용 • 가정건강요원의 선발, 훈련, 역할 및 업무내용 • 리 및 면단위 보건의료표조의 개발과 활용 • 기록체계 및 평가 틀 개발과 활용	
양재모(1975)	1	Yonsei Population and Family Planning Studies	단면연구/기술통계(%)	강화군 선원면/내가면 자연부락 표본추출 6개 전체 40가구수 16세 이상 가구주 부인이나 여성가구원 808명	연세대 간호대학생 4차사(면접설문조사)	1974.7.18.~27(9일)	• 응답자의 일반적 특성으로 교육수준이 낮고 약 70%가 농업(자작)에 종사함. • 건강진단은 거의 받지 않고 있는 실태임.	

저자(연도)	학술지		연구유형	대상	방법	기간	주요 결과
전산초 외 (1975)	대한간호	2	단면연구/가습통계(%)	강화군 선원면/내가면 자연부락 표본추출 6개 전체 404가구의 전가구원 2,383명	연세대 간호대학생 4학년/면접설문조사	1974.7.18.~ 27(9일)	• 19개 선별 증상에 대한 의사의 진단 필요 인식은 20.4%이며, 약국 방문 의도가 46.2%, 방치(13.2%)이거나 느슨나마(0.4%) 아직 무당을 찾는 행태도 상존함.
전산초 외 (1976)	간호학논집	2	단면연구/가습통계(%)	강화군 선원면/내가면 자연부락 표본추출 6개 전체 404가구의 전가구원 2,383명	연세대 간호대학생 4학년/면접설문조사	1974.7.18.~ 27(9일)	• 가구원의 교육수준(무학 32.9%, 극졸 45.1%)이 낮고 가구주의 74%가 농업(자영자)에 종사함. • 가수과 위생에 대해 27.7%가 다심한 간호요구도 필요, 25.7% 가구만이 해결능력을 갖춤. • 가족계획의 문제는 238가구, 이 중 154가구는 해결 능력이 없다고 인식 • 모성보건 및 신생아보건에 대한 요구는 각각 138가구, 56가구로 해결능력은 약 50% 정도됨
지정옥 외 (1976)	대한간호	2	(종설)	강화지역사회보건사업	(공동연구팀)/현장 참여, 문헌고찰		• 보건지소 단위 조사의 재구성, 리 단위의 가정건강 요원 제도 • 강화지역사회보건사업에서의 보건간호원의 역할
金文實 외 (1976)	예방의학회지	4	단면연구/가습통계(%)	선원면/내가면 보건지소 방문 환자 1,596명	의사(2명)/ 의무기록조사	1975.5.1.~ 976.6.10	• 내원 환자로 남자보다 여자가 1.35배 많았고, 0~4세 연령군이 약 30% 차지함. • 지역별 의료이용은 보건지소에 가까울수록 더 많은 환자가 방문함. • 진료를 위해 전체 질병의 13.6%가 별리검사나 X-선 촬영시설을 필요로 함. • 자료방법으로 자가의 약처방이 42% 차지함. • 평균진단비 144원, 평균치료비 726원 추정
김한중 외 (1976)	대한의학협회지	4	단면연구/가습통계(%)	27개 의료보험조합 전수	(공동연구팀)/ (우편·방문) 설문조사(현장·확인)	1976.1~2 (조사법 방문) 1976.1~4 (우편조사)	• 1976년 4월 기준 28개 의료보험 설립, 운영 • 2개 대학을 제외하고 서비스보험 방식 체택 • 의료보험 가입 인구수는 16만명(0.46% 해당)

1974년도 보고부 학술연구 조성비

저자(연도)	번호	연구유형	자료원	자료수집방법	기간	주요 결과	비고
徐羨 (1976)	1	역사적 하위 논문 단면연구/단체적 다층 회귀분석	경기도 강화군 4개면(선원, 양도, 불은, 내가)/다단계 확률추출법(지역부터 단위로 집락표본추출) 586가구 접근표본추출 3,037명	조사요원/면접조사	1975.10.27~11.17	• 의료이용도 및 의료비 지출에 있어 가구의 크기 및 인구구성, 소득, 가구주의 특성, 의료시설 접근 시간만으로 2.1~4.9%를 설명함. • 의료이용도 및 의료비 지출은 주로 가구의 이환자 구성, 가구의 필요도에 의해 설명됨. • 의료시설 접근시간은 의의가 적었음.	• 요양급여, 분만급여, 장제급여 포함, 수익자본 담제(외래 50~80%, 입원 60~90%) • 보험료율로 집단운 적용 대한의학협회 요청
Sich D. (1977)	3	단행본 기획보고서	가정건강요원 양성 프로젝트 기획보고		1974~1976	• 가정건강요원의 선발, 훈련, 역할 및 업무내용 • 리 및 면단위 보건의료조직 개발과 봉헌 • 가료체계 및 평가 틀 개발과 활용	
Kim IS et al. (1977)	5	단행본 기획보고서	보건지소 프로젝트 기획보고		1974~1976	• 추숭의료체계 모형/면보건지소의 기능 및 구조 • 각 기능별 기본목표의 결정 및 업무량 산출 • 면보건지소 요원의 종류와 각 요원의 역할 • 면보건지소 보건요원의 적정필요량 산출 • 보건지소에서의 진료활동 분석 • 면보건지소의 필요시설 장비, 기구, 약품 및 재료 • 재무관리	
김한중 외 (1977)	2	豫防醫學會誌 단면연구(시간활동연구)/기술통계(%)/분산분석	경기도 강화군 13개 읍면 보건요원 35명 진수(활동사항) 조사표 829장	(공동연구팀)/조사표 (직접기입법)	1976.9.1~30	• 요원의 하루 평균 활동시간: 8시간 46분(약간 긴 편) • 사업 및 기능별 활동시간: 직접적인 보건업무 56%, 간접적인 사업 22%, 기타 활동 22% • 주요 기능 업무: 지소내 근무 30%, 출장활동 70% • 가정 방문의 소요시간: (실제) 방문시간 20분 이상, 교통시간 한 집 당 14분 정도	유한 연구비

저자(연도)	연구수	학술지	연구유형	대상	조사방법	연구기간	주요 결과	연구비
양재모 (1977)	1	最新醫學	단면연구/ 기술통계(%)	강화군 선원면/내가면 자연부락 표본추출 6개 전체 404가구의 가구원 2,137명	연세대 간호대학생 4차시/ 면접설문조사	1974.7.18.~ 27(9일)	• 의료이용 반드시 찾아야 할 19개 신체 증상을 가진 가정은 1017가구(29%)로 121명 주민 중 여자가 다소 더 많음. • Kroos 분류: 경제의료요구-- 인구 천명당 6.6~15.0 • 가장 흔한 증상: 관절 및 근육통, 지속적인 요통, 만성적 피로, 식욕상실, 흉통 순	1975년 연세대학교 의과대학 교수연구비
金馹榮 외 (1977)*	3	大韓保健 協會誌	체계적고찰/ 결정분석	국내 학술지에 수록된 28편의 논문	(공동연구팀)/ 학술지 검색	1960~ 1977	• 건강검진조사: 구체적인 조사목적이 결여 • 조사지역 및 조사대상: 주로 농촌의 일부 지역 • 조사시기 및 조사시간: 계절적 변이 무시하고 한 시점을 택하여 조사 • 조사의 표본설계: 명확한 기술을 하지 않았으며, 소수만이 표본오차 계산 • 의료이용의 결정요인 연구: 단순교차계표에 한정	1976년도 연세대학교 의과대학 교수연구비
Kim YK et al. (1977)	2	人類學論集	단면연구/ 기술통계(%, 단계별 다중 회귀분석)	강화군 내가면 8개 리/ 총화부락추출방법 2517가구 1,305명 여성	여성조사요원 (5명)/면접설문 조사, 참여관찰 법, 문헌고찰	1973.7	• 농촌지역에서 개인이 이르는 보건행동으로 마 야해야만 함. • 현대의료에서 전통의료 이르는 광범위한 의료이 용 또는 치료방법이 병존함. • 농촌주민의 입장에서는 보건전문가 중요한 비중을 차지하지 않으며, 경산이 문제이자 주부 또는 부인이 이를 주도 다루게 됨.	China Medical Board grant
서경 (1978)	1	例/醫學協會誌	단면연구/ 기술통계(%, 단계별 다중 회귀분석)	선원면/내가면 1977.9.1. 기준 거주 주민 중 출생 어린이 1,225명	보건요원(4명), 가정건강요원 (20명)/면접설문 조사 및 입원동기 의무조사	1971.1.1~ 1975.12.31	• 영유아로선사업 평가로 리별 중의 예방접종률의 영향요인: 총 11개의 독립변수로 39.3% 설명 • 통계적으로 유의한(5%) 독립변수 가정건강요원의 연 간 방문빈도였으나 어머니의 불순행동, 가구의 생활정도	
金馹榮 (1978)*	1	대한병원 협회지	(종설/정책 제언)	강화지역사회보건사업	(연구진행)/ 현장 참여	1977.8	• 지역사회보건의 개념 및 접근방법 • 지역사회의료의 정착화 참여	
박종구 (1979)	1	例/醫學協會誌	단면연구/ 경로분석	선원면/내가면 1977.8.1. 기준 3개월 이상 거주한 가구 중 리별 무작위추출 (684가구)와 가정건강요원 20명	가정건강요원/ 면접설문조사 (자기기입 설문조사)	1977.8	• 7개 (변수) 제한 경로모형 사용: 주민 집에서 가정건강 요원까지의 거리, 가정건강요원의 활동기간, 가구내 미 취학아동의 수(아이번수), 가정건강요원의 가정방문정 도, 가정건강요원의 업무에 대한 주민의 자식정도, 주민의 가정건강요원에 대한 태도, 주민의 가정건 강요원의 이용정도(내부변수) • 주민의 가정건강요원의 이용정도는 다른 6개의 변수 로 약 36% 설명	

저자(연도)		학술지	연구설계/기술통계(%)	연구대상	조사기간	주요결과	비고
金琦淳 외 (1979)	2	大韓保健協會誌	기술통계	• 시범사업지역: 선원면/내가면 시범비사업지역: 불은면/양도면 • 1975.10.1. 가구 상주하는 은천/양도면 12,306명/13,397명 • 1976.10.1. 봉화의료보험 조합 가입한 1907구내 가입 • 각 면의 크기를 기초로 다 단계 확률추출방법(12%)	사회조사요원/ 면접설문조사	1975.10.27~ 11.17 (사업 전 조사) 3,037명 1977.11.7~ 11.17 (사업 후 조사) 3,733명	• 사업 전후 2주 동안 급성질환 발생률 13.4% → 12.2%, 만성질환 유병률 24.2% → 21.4% • 사업 전후 의료이용률(연간 1인당 의사방문횟수): 의 료보험실계 도입군 0.6회 → 1.1회, 대조군 0.5회 → 1.3회, 의료보험가입군 사후 1.6회로 증가	
吳大煥 외 (1984)	3	韓國疫學會誌	단면연구/ 기술통계(%)	• 강화의료보험조합 피보험자 1,010구(5,700명) 중 10% 층화추출 1116구구 666명	의과대학생(8명), 사회학과 대학원생(6명)/ 면접조사 보험조합기록	1983.6.16~ 28	• 면접조사결과와 의료보험기록간 일치율의 개인 단위 합빈교: 질병건수 전체, 진료인수, 투약인수에 대한 2주간의 경우 98.0%, 68.8%, 46.9% vs 4주간의 경 우 96.8%, 68.4%, 42.1% • 면접조사결과와 의료보험조합 기록에 대한 비일 치율비교 2주간의 경우 0.95 vs 4주간의 경우 0.80	
Yang JM et al. (1985)	7	단행본	계(인)교과연구/ 기술통계(%) t-검정, ANOVA, MANOVA, 회귀분석	• 경기도 강화군 10개 읍면 16,559명 중 5개 읍면 1,071명 /충북-집락추출방법	면접조사요원 16명(의과대학생, 사회과학 대학원생 포함)/면접설문 조사	1982.6.18~ 26 (사전조사) 1,013명 1983.6.18~ 26 (사후조사) 959명	• 의료보험 도입 전후 의료이용에 미치는 영향요인-회 귀분석 모델(결정도(R2):약두수음 0.28~0.12(급성증 상, 만성증상), 보건기관이용 0.05~0.09(지리적 접 근성, 급성증상, 만성증상, 교육수준, 의원/병원이 용 0.04~0.09	연세대학교 보건대학원 교수연구비 (1984년)
柳承欽 외 (1985)	3	社會保障硏究	단면연구/ 기술통계(%), 사례 추세분석	• 6개 지역의료보험 시범사업 가입 일반의료기관의 1985년 5월말 기준 의료보험조합원 명세서 및 조합의 진료비 청구 및 행정자료 수집 (공동연구팀)/ 진료비 청구 및 행정자료 수집	1981.9~ 1985.5	• 계층분석에 따른 주민상의 급여액은 현존주의 및 발생 주의에 따른 분석에서 많은 차이를 보여줌. • 모든 지역에서 발생주의 급여요인보다 현존주의에 의한 적 자가 컸으며, 시간의 경과에 따라 발생주의에 의한 적 자는 점차 악화되고 있음.	

저자 (연도)		저널	연구설계/분석방법	연구대상/표본	조사요원/자료수집방법	조사기간	주요결과
Kim IS et al. (1986)	6	Yonsei Med J	개입교육연구 기술통계(%), t-검정, ANOVA, MANOVA, 회귀분석	경기도 강화군 10개 읍면 16,559명 / 5개 읍면 1,071명 /중졸~결단추출방법	면접조사요원 16명(의과대학생 사회학과 대학원생 포함)/면접설문 조사	1982.6.18~26 (사전조사) 1,013명 1983.6.18~26 (사후조사) 959명	• 의료보험 도입 전후 의료이용에 미치는 영향요인 - 회귀 분석 모형 적합도($R2$): 약수이용 0.28~0.12(급성 증상, 만성증상), 보건기관이용 0.05~0.09(거리의료 접근성, 급성증상, 만성증상, 교육수준), 의약/병원 이용 0.04~0.09
柳承欽 외 (1987)	3	대한병원 협회지	단면연구 기술통계(%), 시계열 추세분석	지역의료보험시범사업 지역 내 강화군 K읍 성외/병원 영실과(진료의뢰서 지참)	(경동연구팀)/ 병원 내부운영 자료 수집	1986.12~ 1987.5 (6개월)	• 조합에 청구한 외래진료건수 총 7,656건 중 56.6%만 진료의뢰서가 부착됨. • 환자의뢰제도가 실시된 1985년 11월부터 외래환자 수는 급격히 감소, 반면에 직장의료보험 환자수는 증가하여 병원 외래환자수의 감소요인으로 작용함.
유승흠 외 (1988)	4	예방의 학회지	단면연구 기술통계(%), t-검정, 회귀분석 판별분석	경기도 강화군 10개 읍면 16,559명 / 5개 읍면 1,071명 /중졸~결단추출방법	면접조사요원 16명(의과대학생 사회학과 대학원생 포함)/면접설문조사	1982 (1,013명) 1983(959명) 1987(982명) 3개년의 동일 시기	• 인구 100명당 2주간 총의료이용률(1982년 23.6, 1983년 21.8, 1987년 29.3), 의사방문(1982년 6.1, 1983년 11.7, 1987년 14.9)로 총의료이용에 비해 의사방문이 뚜렷이 증가됨. • 총의료이용과 의사방문 모두 의료이용의 결정요인
양요환 외 (1988)	3	韓國疫學會 雜誌	개입교육연구 기술통계(%), 시계열 추세분석	강화지역의료보험시범사업 가입 의료기관(K5개 병원) 강화군 전체 860건 사례/ 붙은 3개 강화군 선된 내가, 민 3,508가구15,301명 전수)	의사조사요원 의사(2명), 간호사(1명)/ 가정건강조사 (36명)/ 의무기록조사 면접설문조사	1986.8~ 1987.7(1년) 1987.4~ 1987.6(3개월) 1977.7~ 1987.6 (10년 관찰)	• 총수톤기본제율: 의료보험 실시 전후 인구 1만명당 8.2~22.4로 2.7배의 유이한 증가. • 의료보험 실시 이전의 전입과 전체 경제인구에 비분율 감소 천공성 총수톤기업의 비분율 증가
유승흠 외 (1989)	3	예방의학회지	단면연구 기술통계(%), 다변량분석, 판별분석	강화지역의 의료보험시범사업 가입세대 671 사례/중졸~집 단추출방법	면접조사요원 16명(의과대학생 사회학과 대학원생 포함)/면접설문 조사	1987.6.17~ 30(2주)	• 환자의뢰제도에 대한 주민의 수용태도는 적극수용집 단 10.2%, 부분수용집단 27.2%, 거부집단 35.8%, 무 관심집단 26.7%임. • 수용태도에 영향요인으로는 연령, 교육수준, 세대주 의 연령, 의료보험료, 이환가족수, 이환가족 중 의 료이용가족 비분율임.

저자(연도)	번호	학술지	연구방법	연구대상	연구방법(자료)	연구기간	연구결과
조우현 외 (1989)	5	예방의학회지	개입교과연구 시계열 개입 분석(ARIMA 모형)	강화의료보험조합에 청구된 의료기관의 진료비 청구건수	(공동연구팀)/ 조합 청구자료 수집	1983.1~1986.12 (48개월)	• 발생주의 현재에 따라 48개월 조사기간 중 1985년에 실시된 환자의뢰제도의 개입효과를 박스-젠킨스 방법에 의한 시계열 분석결과, 병원 외래이용량은 제도 실시 전에 비해 41.7% 감소, 보건기관의 외래이용은 제도 실시 후 매달 278.8명씩의 증가 효과 • 제도 실시는 지역사회 외래이용 총량에는 영향을 미치지 않았음.	
이정렬 외 (1994)	6	대한간호	프로젝트 개발보고	강화군 내 2개 보건진료소	(공동연구팀)/ 보건진료원 업무	1991.5~1992.5 (1차 개발) 1993.5~1994.5 (2차 보완)	• 개발수명주기법에 의한 보건진료원 업무 전산화 과정 기술 • 보건진료소 업무의 전산프로그램 영역 설정	
채영문 외 (1995)*	1	예방의학회지	시범사업 개발보고	보건소-보건지소 지역보건의료정보체계 개발	(공동연구팀)/ 보건소, 보건지소 업무	1993~1994 (2년대)	• 보건소-보건지소 정보체계 개발 • 지역의료정보체계의 정착 전략(운영 주체, 표준화, 행정적 지원 보수유지체계, 확산)	WHO/ 보건사회부 지방 시범사업
강임옥 외 (1996)	3	예방의학회지	단면연구/ 기술통계(%), Vaughan 모형으로 경제적 효과분석	지역의료보험사업의 지역인 강화군 내 K보험(병)보험운영 실적(거래처별 구매액, 그 유자의 총임금, 총진료수익), 지역인구(가구) 수	(공동연구팀)/ 병원 내부운영 자료 수집	1994.1.1~12.31 (1년)	• 대상병원이 갖는 직영적 효과와 수수효과는 각각 11억, 21억 정도됨. • 대상기관의 수수 값은 2,976으로 대상병원의 경제적 영향력의 총량은 32억 8천만원 정도임.	
방숙명* (1996)	1	最新醫學	서술적 조사연구/ 단면연구/ 기술통계(%)	강화군 선원면 XX2리 247구 95명	(연구진)/ 지역자료 수집 방문면담조사	1994.10~1995.5	• Neuman 모델 적용으로 대상자의 문제점을 간호사회 지역사회주민이 같이 인식함으로써 효과적인 간호 목표 수립 • 지역 자체의 스트레스원의 파악을 통한 지역사회 건강문제의 정도 및 간호수행방법 제시	

* 강화지역사회보건사업과 직접적인 관련이 없는 연구에 해당함

07 일차보건의료 및 MDG 달성을 위한 중점 보건사업: 모자보건관리

빈곤은 낮은 교육수준과 영양부족을 야기하고, 이는 다시 저숙련도와 불건강을 초래하여 생산성을 하락시키고 결국 빈곤이 영속화되어 인간의 존엄성을 훼손하기 때문에 빈곤의 악순환을 끊어낼 해결방안 모색의 중요성이 제기되는 것이다. 특히 국가가 국내외 자원들을 효과적으로 활용하여 빈곤을 줄일 수 없는 어려운 환경(difficult environments)에서는 모성과 영아사망률의 감소는 중대한 도전과제이다.

공중보건, 지역보건 더 나아가 국제보건 분야에서 무엇보다 강조되어야 하는 근거는 개인의 삶이 자신의 건강을 토대로 성립되기에, 개인의 삶의 질을 향상하기 위해서 건강이 무엇보다 우선적으로 지켜져야 한다.

1970년대 한국의 강화지역과 2010년대 네팔의 티카풀지역이 그러한 대표적 예가 되는 지역이었고, 이곳에서 적극적인 모자보건의 전략을 통해 양질의 보건의료서비스가 한정된 인구를 기반으로 제공됨으로써 지속성 있는 치료와 질병의 예방 그리고 향상된 건강증진에 대한 관심과 반응을 이끌어 낸 일차보건의료 이슈를 연구성과 중심으로 살펴보았다. 양 국가에서의 모성의 임신과 연관되어 동일하게 <그림 7-1>과 같은 모성의 산전·산후 관리모형에 따라 고찰하였다. 강화지역보건사업에 따른 모자보건 영역의 연구논문의 질적 체계적 고찰의 결과를 <표 7-1>에 제시하였다.

그림 7-1 모성의 산전·산후 관리모형에 따른 중재내용

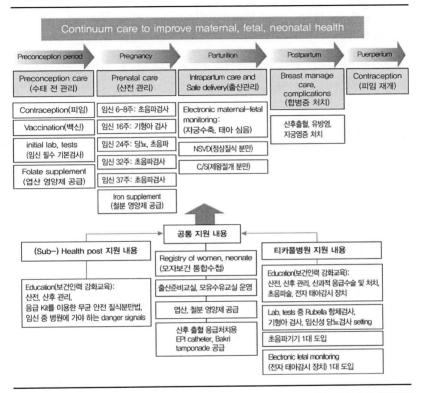

출처: 연세대학교 산학협력단 컨소시엄. 네팔 티카풀지역 보건의료 환경개선사업 PMC 용역 최종보고서. 2015.

7.1. 한국 강화지역의 모자보건사업

(1) 강화지역의 의료접근성 및 의료의 질

1974년 연세대학교에서 지역보건사업의 시범대상지역으로 선정하고 본격적인 보건사업을 시작하기 전까지 강화군은 보건의료 면에서

타 지역에 비해 많이 뒤떨어져 있었다. 특히 강화군 선원면의 경우 의사가 단 한 명도 없었으며, 교육기관으로는 초등학교 1개소뿐이었다(박태근, 1976). 이처럼 우리나라 농촌 지역사회의 하나인 강화군 선원면의 주민들은 병의원이 없기도 하였지만, 있다 하더라도 이를 이용할 만큼의 기초적 상식과 준비를 도와줄 수 있는 교육기관 자체도 지극히 제한되어 있었다. 즉, 강화지역은 한국 농어촌 지역사회에 가장 기초적으로 정착되어 있어야 할 보건의료조직의 결여, 기존 보건의료조직의 취약, 주변의 보건의료자원의 비효율적인 활용, 지역주민 자신들의 건강유지를 위한 동기 및 의지 결여 등으로 보건의료부문이 매우 취약한 곳이었다(이명근, 1991).

(2) 학교보건사업의 시작과 노력

1974년 통계에 따르면, 당시 전국에 10,600여 개의 학교가 있었고, 이 중에 60%인 6,300여 개가 초등학교이며 학생 수는 700만 명으로 국민의 20% 이상이었다. 따라서 이들을 대상으로 보건교육을 시행하여 습관화하여 전 연령층으로 전달하면서 국민 전체의 건강수준을 향상되어 갈 수 있도록 하는 학교보건의 중요성이 대두되었다. 이에 1975년 4월 강화군 내의 학교보건협의회가 발족되었다(박태근, 1975). 각 학교에서 보건문제를 정확히 이해하고 이의 개선을 위해 학생, 교직원, 학부모가 합심하여 가정 전체의 건강을 증진하고, 학교 보건봉사와 환경위생 그리고 학교보건교육과 특수아동을 위한 보호와 대책 등을 시행하기 시작하였다. 여기에 강화군교육청 및 보건소, 연세대학교 강화지역사회보건원이 협력하였다.

그 노력의 첫 번째는 각급 학교의 양호교사 또는 양호 담당교사에게 학교보건사업에 대한 지식을 교육하고, 교육청 및 보건소 등과 연계하여 정기적으로 학교를 순회하면서 보건의료 현황을 파악하고 문제점 해결을 위해 학교장을 비롯한 행정책임자와 토론하여 교육자료로까지 완성하였다(박태근, 1975).

이러한 학교보건교육의 노력으로 강화군은 위생사업, 보건교육, 불소도포, 방역사업 등 각종 예방사업을 지원받았으며, 각 학교는 보건교육시간을 정규화하였고, 보건소의 의사가 학교보건사업에 적극 참여하여 양호실의 구급약 및 처방기준을 양호교사에게 교육하고, 직접 예방접종 시의 신체검사, 전염병 발생 시 관리 대책 등에 적극적으로 참여하도록 하였다. 또한 강화군 관내 1개교에 특수학급을 만들어 낮은 지능 이외에도 가정파탄, 사회적인 악습 또는 고립이 심한 이들의 지능 발달뿐만 아니라 정서적, 정신적인 장애를 교정하여 또래 아이들이나 사회에서 인간관계를 개선해 가도록 하기 위한 노력을 병행하였다.

이와 같은 학교의 보건교육사업은 이후 지역사회 개발의 중심이며 농촌지역사회 보건사업 수행의 원동력이 되었다. 학교보건교육을 바탕으로 농촌지역사회 건강수준 향상을 위하여 무엇보다 먼저 시행되었던 것은 건강에 관계된 교육을 시행하여 건강에 대한 가치를 불어넣어주고 의사의 진단 및 치료를 받을 수 있도록 교육하고 지도하며, 상담자의 역할을 할 수 있는 의료인력으로 보건간호사의 양성 및 활동의 뒷받침에 대한 장단기 계획의 필요성을 제의한 것이었다.

(3) 모자보건관리의 구체적 사례

1) 영유아기의 관리 사례

지역보건사업 및 공중보건사업에서 인구동태 파악이 중요한 자료가 되는데, 이는 출생사실 신고 형태가 영아생존율과 사망률을 파악하여 보건사업을 관리하고 계획하는 데에 중요한 기초가 되기 때문이다. 하지만 1975년 경제기획원 조사통계국 조사 결과, 강화지역에서 시행한 인구동태 통계 중 출생신고가 법정기간(출생 및 사건발생 2주 이내) 내에 제대로 신고된 경우는 단 33%였다(지정옥 외, 1977). 따라서 강화지역의 이 시기 정확한 영아기의 상태와 관리를 파악하기 어려운 실정이었다.

영유아기의 성장 발육은 모성관리를 통해 태아기 건강관리를 받는 것으로 시작되며, 이 시기의 건강관리는 평생의 건강 자질을 만드는 데 중요하다. 출생 후에도 영아는 그 성장 과정 중에 질병이환과 사고의 위험이 크며 모성에 의하여 보호받고 의존적인 생활을 하는 단계이므로 모성의 환경이 영유아기 건강에 더욱 중요하다.

영유아의 발육을 측정하는 데에는 신체적, 정서적, 지능적 측면을 고려해야 하지만, 단시일에 유용하게 사용하는 방법으로 영유아의 체중증가를 측정하는 방법이 선택되었다. 연구에서는 영유아의 체중 증가에 영향을 미치는 모성변수로 모성의 건강상태, 재태기간, 모유수유 유무, 임신 중 산모의 흡연 유무, 모성의 직업 유무, 분만장소가 병원인지 등을 조사하였다. 이러한 변수 중 모성이 직업이 있는 경우, 출산 터울과 재태연령이 짧은 경우, 임신 중 모성에 질병이 있던 경우, 특이하게 모유수유를 12개월 이상 지속한 경우에서 영유아의 체중이 의미 있게 감소하였다. 산모 대부분 농업에 종사하므로 임신 중 과다한 작업이 있었으며, 적당한 임신계획이나 피임에 대한 교육이 부족하여 임신 인지가 늦어지고, 산전진찰이 적절하게 이루어지지 않아 조기분만으로 인한 저체중아 출산율과 신생아의 사망률이 높아졌음을 알 수 있다. 또한 모유 수유기간 동안 영아는 4~6개월에 보충식이 공급되어야 하는데, 영양 있는 보충식이 공급되지 못했고, 모성 자신이 건강이 좋지 못한 이유도 있었으며, 농촌지역의 특성상 모성과 가족의 교육수준이 낮은 요인이 작용하여 모유에 의한 설사 등에 대처한 적절한 보충식이 공급되지 못하여 체중 저하를 유발한 것이다(오정진, 1982). 또한 경제적 수준, 교육수준 및 근접도 등에 따라 적절한 병원 방문이 이루어지지 못하는 것도 영유아의 신체적 발달을 저하시키는 요인이 되었다.

2) 아동기에서 청소년기 여아의 관리 사례

지역사회 보건서비스에서 아동을 위한 보건프로그램의 시작은 가정 방문보건요원이 아동 출생 이후 지속적으로 체중을 조사하면서 기록을 관리하고, 시기별 예방접종, 질병의 발생 등을 기록하여 향후 성장과 발달력, 예방접종력 그리고 기왕질병력을 알 수 있게 하는 것이었다(Sich D et al., 1975).

성장기의 소아는 유전적 요인뿐 아니라 환경, 영양 등의 다양한 외적인 요인에 의해서 영향을 받는다. 청소년기는 아동기에서 성인으로의 이행기로 성장이 빠르고 육체적으로나 정신적으로 현저한 변화가 일어나며, 호르몬이나 다른 신체 및 장기의 발달과 일치하여 이차성징이 나타나기 때문에 매우 중요한 시기이다. 초경시작 시점은 성인기의 비만, 골다공증, 유방암 및 난소암의 발생과 관련이 있기에 초경시작 시점을 결정하는 요인을 파악하는 것은 의학적으로 매우 중요한 문제이다.

이에 한 연구에서 아동기 및 청소년기의 신체 성장 변화가 초경시작 시점에 미치는 영향을 분석하였다(김창수 외, 2000). 강화읍에 거주하는 초등학교 1학년 여아 119명을 12년간 매년 신체 측정 하여 분석한 결과, 아동기의 신체 성장이 초경시작 시점을 결정하는 중요한 요인임이 확인되었다. 그러나 아동기의 신체 성장과 초경시작은 영양, 식습관 등과 같은 출생 이후의 외부 환경요인뿐만 아니라 태내의 환경, 유전 등의 여러 가지 요인과 관련이 있기 때문에 초경시작 시점을 결정하는 요인을 정확히 파악하기 위해서는 산모의 상태와 태내의 환경, 출생 시 체중에 대한 정확한 조사와 출생 이후의 환경의 영향을 고려할 수 있는, 대표성 있고 큰 규모의 연구가 필요하다.

성호르몬과 관련하여 강화지역에서 초등학교부터 추적해 온 한국인 성장기 혈압연구에서 사춘기 학생들의 음모 발달, 유방 발달 및 월경의 경험 등의 성적 성숙도와 신체적 요인이 혈압 수준에 미치는 영향을 조사하였다. 결과는 신체계측과 혈압에서 여아가 남아보다 더 높았으며, 여아의 경우 월경을 경험한 아동의 수축기 및 이완기 혈압이 유의하게 높았다(김규상 외, 1993). 이는 여아가 가임기에 들어와 임신을 하게 되었을 때 심장 및 신장질환으로 이환되어 임신중독증이나 임신성 신증후군에 취약해질 수 있는 가능성을 추측할 수 있게 한다. 따라서 임신 시 모성의 건강과 유병률에는 청소년기 월경의 시작부터 어떻게 관리되었는가도 영향을 줄 수 있다는 것이다.

3) 임신과 출산에서 피임까지 모성관리 사례

1975년 강화지역에서 지역사회 구성원들이 보건문제를 해결할 수 있는 동기를 제공하는 보건교육 프로젝트가 시행되었다.

모성보건을 위한 시작은 가임기 여성들이 자신들의 생리주기에 대한 설문을 받고, 생리 시작일을 기준으로 6주 이상 생리가 지연되는지에 따라 임신가능성을 진단하고 상담을 받도록 교육하는 것이었다. 상담에서는 좀 더 정확한 혈액검사와 병력 그리고 원하는 임신인지를 확인하였고, 원치 않는 임신인 경우 산부인과에 의뢰되어 안전한 시기에 임신을 종료시켰다. 또한 여성들의 임신, 출산력, 신생아와 영아들의 돌봄에 대한 지침들을 교육받았다(Sich D et al., 1975; Park TK, 1979).

그림 7-2 모자보건관리에서의 가정건강요원의 역할

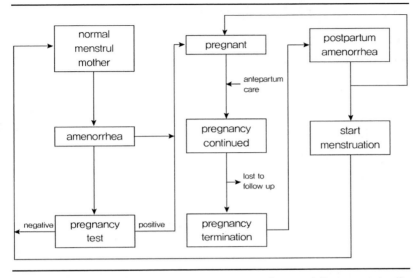

출처: Park TK. An analysis of all pregnancy outcomes in a rural Korean community. Yonsei Med J 1979;20(2):170-183.

임산부들에 대해서는 규칙적인 산전검사, 안전한 가정분만을 위한 준비와 분만에 도움을 줄 가정건강요원－보건간호원을 지정하였다(그림 7-2). 임신 2분기와 분만 6주 전에는 매주 점검하며 소변의 알부민과 혈당을 검사하여 임신중독증과 임신성 당뇨 등에 의한 부종 등이 있는지를 확인하여 건강한 출산과 신생아관리 프로그램을 제공하였다. 또한 분만 이후 가족계획의 필요성에 대한 설문을 통해 가족계획을 교육하고, 콘돔이나 경구피임 또는 자궁 내 장치에 대한 여러 가지 방법들에 대해 제시해 주었다(Sich D et al., 1975).

1955년 이후 발생한 베이비 붐(baby boom)[1]의 여파로 1975년 이

---

1) 아기를 가지고 싶어 하는 어떤 시기의 공통된 사회적 경향을 일컫는 현상으로,

후 가임기 여성 수가 대량으로 증가되었고, 남아선호의 전통적 자녀관이 뿌리 깊게 지속되었으며, 1970년대 이후 초혼연령은 빨라졌으나 피임실천율이 낮아서 1976년 인구성장률이 최고치를 경신하게 된다. 이에 정부의 가족계획사업은 15~44세 사이의 결혼한 가임기 여성을 대상으로 진행되었으며, 지역주민의 가족계획 실천을 위한 대상자를 선정하기 위한 우선순위를 먼저 결정하여 접근방법 및 피임방법을 적용하였다. 가족계획 대상자 우선순위 지표에서 연령은 34세 이상, 현존 자녀수가 5명 이상, 임신간격이 24개월 이상, 경제적 상태가 하상이나 하하인 경우 우선순위가 되었으며, 임산부의 질병력에서 이전에 선천성기형, 미숙아 경험, 산과적 합병증이나 유산의 경험, 당뇨병, 심장병, 신장염, 기타 임신 중 모체나 태아에 위험을 줄 수 있는 내과적 질환이 있는 부인이 가족계획을 위한 우선순위 대상으로 피임방법을 권유받았다.

실제로 1974년 7월 시점에서 강화군 내가면과 선원면에서 이 우선순위에 의해 결혼한 가임자 255명 중 가족계획이 반드시 필요하거나 꼭 권장받아야 할 가임기 여성은 약 74%였다. 이들 중 가족계획 방법을 상용한 경험이 있는 부인이 49%였으나 실제 꼭 피임이 필요한 대상자 중 19%만 실제 사용하고 있고, 41%는 사용하다 중단하였다(양재모 외, 1978). 1975년에서 1977년까지 강화지역에서 발생한 1,106건의 임신 중 생존출산이 65.5%, 인공유산이 29.5%, 자연유산이 5.0%로 보고되었다(Park TK, 1979). 이에 효율적 가족계획사업 운영

출생률이 급격히 증가하는 것을 의미한다. 대체로 전쟁이 끝난 후 또는 불경기가 끝난 후 등으로 경제적, 사회적으로 풍요롭게 안정된 상황에서 일어나는 경향이 있다. 베이비 붐이 한번 생기면 세대를 거듭하면서 제2, 제3의 베이비 붐이 생긴다. 우리나라에서는 6·25 전쟁이 끝난 1955년 이후 베이비 붐이 일어나 인구증가율이 3% 수준까지 증가하기도 하였다.

을 위해 가족계획 계몽요원 및 지도원에게 우선순위 대상 파악이 가능하도록 교육한바, 피임을 꼭 해야 할 제1우선순위 대상 여성에게 건강하게 피임할 수 있는 적절한 방법들을 제시하였다. 또한, 수시로 가임기 여성의 인구, 사회, 경제 및 보건학적 여건을 재사정하여 사업 대상 우선순위를 조정함으로써 가족계획에 관한 계몽교육 및 시술 활동을 질적으로 개선하였다.

4) 강화 모자보건사업의 효과 평가

강화지역보건사업의 대상지역인 내가면, 선원면, 불은면에서 집락 표출방법에 의해 915가구 내에 거주하는 15~49세의 유배우부인 (eligible women) 503명을 설문조사 하였다. 이 중 1974년 이후 아이를 낳아온 부인 302명에 대하여 모자보건 수용상태, 출산전후의 가족계획 수용상태 등의 상관성을 규명한바, 평균 출산수 비교 결과가 <표 7-2>와 같았다. (사업지역이 행정적으로는 농촌지역에 속하였지만 서울과 거리가 가까워서 주민들의 태도가 도시화되어 있음을 감안하더라도) 조사대상자의 평균 출산수가 3.0명으로 전국의 3.3명보다는 적은 수준이었다. 특히 단산기인 35~39세 부인의 평균 출산수도 3.4명으로 전국의 3.9명에 비해 다소 적은 편이었다. 만약 단산 연령이 30~34세로 젊어진다면 완결출산력(completed fertility)이 평균 2.7명에서 머물러, 2명이나 3명의 자녀를 갖는 한국 도시의 전형적인 형태에 접근할 것으로 전망된다. 이러한 결과는 1974년부터 추진해 온 강화 모자보건사업의 효과로 평가된다(韓聖鉉 외, 1981).

표 7-2 전국 및 강화 모자보건사업지역 유배우부인의 평균 출산수의 비교

연령군 (세)	전국			강화 사업지역
	1971[1]	1974[1]	1978[2]	1980[3]
20~24	1.1	1.0	1.0	1.0
25~29	2.2	2.0	1.9	1.9
30~34	3.7	3.4	3.0	2.7
35~39	4.8	4.4	3.9	3.4
40~44	5.5	5.1	4.7	3.9
전 연령대	4.0	3.6	3.3	3.0

1) Korea Institute for Family Planning(KIFP). 전국출산력조사(National Fertility Survey)
2) 1978 가족계획 및 출산력조사
3) 강화 표본조사 자료
출처: 韓聖鉉 외. 家族計劃과 母子保健의 相關性에 關한 硏究. 순천향대학논문집 1981;4(3):207-221.

7.2 네팔 티카풀지역의 모자보건사업

(1) 네팔의 의료환경, 티카풀지역의 의료공급 및 수요의 특성

다양한 국제기구의 보고서와 연구결과물에서 네팔은 총인구의 약 30% 이상이 최저빈곤선 이하의 생활을 하고 있어 현재 최빈국 중 한 나라로 분류되고 있다. 카트만두 북서쪽 640km에 위치한 인구 11만 여 명의 티카풀지역은 인구에 비해 사회 인프라가 취약하다. 즉, 단시 간 내의 가시적 경제성장의 잠재력이 낮은 지역으로 보건수요가 상당 히 많은 데 비하여 관련 시설 및 인적자원이 현저히 부족하다. 네팔 정부는 농촌 및 소외지역 주민들을 위해 각 마을발전위원회(VDC)별 1개씩의 보건진료소를 운영하면서 기본적인 외래진료, 예방접종, 출 산, 결핵 및 나병퇴치, 가족계획 등의 보건의료서비스를 제공하고 있

으나, 기본적으로 보건의료인력 및 인프라가 열악하고 특히 VDC 진료소 내 적절한 후송 교통수단을 갖추지 못하고 있고, 의료시설에 대한 낮은 접근성 또한 보건환경 개선에 큰 장애가 되고 있다. 네팔의 지리적 조건은 보건의료 공급과 수요에서 도시와 농촌 간의 차이가 극명하며, 농촌에서도 평지와 산악지역의 의료의 접근성에서 차이를 보여 산악지역의 농촌인구에서 의료이용의 질이 가장 낮아 일차보건의료가 우선되어야 하는 지역이다. 일차보건의료는 보건소, 보건지소, 보건진료소를 통하여 제공되고, 이들은 기초 보건의료서비스의 제1접점으로 산파와 여성지역보건봉사요원(female community health volunteer, FCHV)과 같은 봉사단원들의 위탁센터와 예방접종 프로그램 확대와 교육을 위한 센터이기도 하다.

농촌지역에 빈곤층이 많고, 빈곤층일수록 발병 시에 진료를 받지 않는 경우가 많거나, 준의료인이나 민간요법 시술자를 찾는다. 화장실 및 수도 보급 등 사회간접자본 시설과 위생시설의 확충 정도도 낮아 불량한 위생상태로 수인성 감염병 등에 더 많이 노출되나 치료받을 전문의료기관이 없거나 지역주민의 인식이 낮아 자체 치료나 민간치료에 의존하게 되어 결국 필연적으로 도시보다 2배 이상 높은 치명적인 결과에 이르게 된다. 따라서 보건소의 역할이 무엇보다 중요한 네팔의 농촌지역에서는 치료보다 질병 예방을 위한 활동이 중점적으로 실시되어야 하지만, 현재 네팔 정부가 가장 우선순위를 두고 지원하는 모자보건관리, 출생률 및 사망률관리에는 이런 구체적인 활동과 내용이 포함되어 있지 않으며, 지나친 해외의존도와 도시에 편중된 예산 편성이 지적받고 있다.

(2) 전문의료인력의 확보와 배치

네팔의 전문의료인력의 가장 큰 특징은 의학전문대학에서 정규과정을 마친 의사와 간호사뿐만 아니라 다양한 종류의 보건의료 관련 인력이 존재한다는 점이다. 전문 보건의료인력은 크게 의사, 간호사, 아유르베딕 의사(Ayurvedic physician), 준의료인(paramedic or health assistant)으로 분류된다. 이 중 아유르베딕 의사는 'Kabiraj'와 'Baidya'를 지칭하는 것으로 이들은 영약(elixirs)과 약초로 병을 고치는 의술사이다. 네팔에서는 전통 의료서비스 제공자(traditional health care provider)를 크게 신앙요법사(faith healer), 의술사(medical provider)로 구분할 수 있다(Shankar PR, 2006). 보건의료에 관련한 기타 인력으로는 마을건강요원(village health worker)과 모자보건요원(maternal and child health worker), 여성지역보건봉사요원(FCHV), 전통산파(traditional birth attendant)가 있다. 이들은 특히 지역사회 단위의 보건지소를 거점으로 모자보건과 보건교육, 피임교육, 경구용 피임약 보급 등의 활동을 담당한다. 하지만 의료인력의 교육 및 훈련 부족, 낮은 수준의 의료서비스로 1차 진료만이 제공되고 있고, 티카풀시 관할 구역에는 별도의 기초 의료시설이 설치되어 있지 않아 보건사업을 담당할 병원의 기능과 필요성이 커지고 있다. 따라서 티카풀병원은 외과, 산부인과 등의 전문인력의 확보와 인프라의 확충과 지역 중심 병원으로서의 기능 회복이 시급한 상황이었다.

(3) 티카풀지역 모성보건사업의 시작과 노력

2011년 12월부터 2015년 5월까지 네팔 티카풀시와 4개 VDC지역(Dhansingpur, Durgauli, Narayanpur, Patharaiya)에서 시행된 공중보건사업에서는 티카풀병원의 증축 및 개보수, 보건소와 보건지소 신축, 의료기자재 추가 공급을 하였다. 지역주민의 위생, 질병, 영양 및 건강상태, 예방접종 현황, 모자보건 현황 그리고 사회, 환경, 보건인프라 등에 대한 조사를 실시하였다. 특히 산전산후 프로그램으로 엽산제와 철분제를 공급하고, 안전한 출산 지원을 위해 파견 전문가를 교육하고 지리적 취약지역에 응급 케어키트를 보급하였다. 또한, 모자보건 관련 보건교육사업과 특히 여성의 생리기간에 부정하다 하여 여성을 비위생적인 곳에 격리하는 네팔의 문화(Chaupadi)[2](<그림 7-3>, <그림 7-4>)를 개선하기 위한 지역방문 주민교육 및 건강캠페인을 진행하고 지역공공기관에 보건포스터 게시하였으며, 면 생리대를 보급하였다. 효율적인 임산부/영유아 관리를 위해 모자보건수첩을 배포하고, 순회 지도 및 교육을 실시하며 임산부/영유아등록 관리를 시작하였다. 특히 민간요법에 의존하는 경향이 높은 이 지역에 허브 및 아유르베다 약용식물에 대해 활용 가능한 방법을 교육하기 위해 농원과 시설을 설치하여 대체의학교육도 시행하였다.

---

2) 네팔의 많은 지역, 특히 개발되지 않은 산악지역에서 여성들은 생리할 때 불순하다고 여겨진다. 매달 일주일 동안 이 여성들은 만질 수 없게 된다. 그들은 식사를 따로 하고, 다른 사람이나 상수원과 신체적으로 접촉하지 말아야 하며(수돗물을 만지는 것이 금지되었다), 침구가 거의 없거나 아예 없는 상태에서 잠을 자야 한다. 어떤 지역에서는 여성들이 다시 깨끗해질 때까지 고슴도치(goth)라고 불리는 작은 오두막에서 잠을 잘 것으로 예상된다. 차우파디라는 용어는 두 개의 힌두어인, 즉 월경을 뜻하는 'chau'와 여성을 뜻하는 'padi'에서 유래되었다. 네팔 대법원은 2005년 차우파디를 금지했지만 정부 규제가 서부 먼 지역에까지는 미치지 못하는 실정이다(Robinson H, 2015).

그림 7-3 티카풀에서의 차우파디(chhaupadi)

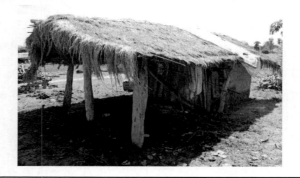

출처: Ranabhat C et al. Chhaupadi culture and reproductive health of women in Nepal. Asia Pac J Public Health 2015;27(7):785-95.

그림 7-4 차우파디의 관습을 따르는 어린 네팔 소녀

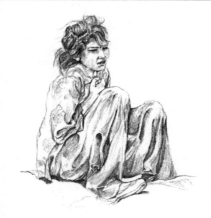

출처: Robinson H. Chaupadi: The affliction of menses in Nepal. Int J Womens Dermatol 2015;1(4):193-194.

(4) 티카풀지역 보건사업 실제

MDG 2015 목표(목표 4: 영유아사망률 감소, 목표 5: 모성건강 증진) 달성을 위해서 '필수의료의 지속적 제공과 관리(continuum of care)' 차원(그림 7-1)에서 HIT사업은 지역주민-보건의료기관-민간기관(NGO 포함)이 일차보건의료의 가치와 원칙을 공유하며, 티카풀지역 내 참여자들이 모두 '우리도 할 수 있다'라는 인식 전환과 함께 지속 가능한 지역보건의료체계 구축에 주안점을 두었다.

1) 티카풀병원 내 모자보건센터의 역할

고위험 산모의 산전/산후관리를 위한 모자병동 신축과 응급의료를 위한 진료체계 구축을 위해 보건인력의 교육으로 인적자원의 역량 강화와 병원직원의 직무교육을 병행하였다. 각 지역에서 활동 중인 여성지역보건봉사요원들(FCHV)에게 여성의 위생과 생리, 산전·산후관리, 분만, 신생아 및 영아관리, 응급상황 및 가족계획, 감염병에 대한 보건교육이 실시되었다(그림 7-5). 보건지소장 및 보건진료소장은 이들을 교육하고 관리하는 보건의료인력으로서 산전관리, 분만, 산과적 응급상황 및 합병증, 산후관리, 신생아관리, 여성의 위생과 영양에 대해 교육을 받았다. 지역사회 내 2차병원인 티카풀병원 의료인들은 질환별 식별, 진단과 치료방법, 신체사정, 특히 산부인과 질환에서의 응급상황 식별과 대처방법 및 실습, 수술실의 수술장비 소독과 감염관리에 대한 교육을 받았다.

2) 지역주민의 교육

지역주민 워크숍, 지역의 교육라디오 방송 캠페인, 지도층 인사들의 계몽활동 등으로 지역수준 교육을 제공하여 여성의 생리에 대한

그림 7-5 티카풀 HIT사업에서의 여성지역보건봉사요원(FCHV) 보건교육

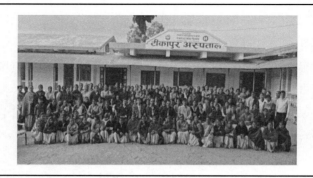

출처: 연세대학교 산학협력단 컨소시엄 . 네팔 티카풀지역 보건의료 환경개선사업 PMC 용역 최종보고
서. 2015.

인식을 변화시키고, 생리기간에 여성에 대한 제약 및 생리 기간에 집
밖 비위생적인 곳에 거주시키며 격리하는 관습(Chaupadi)을 개선하고,
면 생리대를 만들어 사용하도록 하는 등 지역사회 보건담당자의 보건/
위생 활성화를 위한 노력이 있었다(Ranabhat C et al., 2015). 그 결과
HIT사업의 종료 후 외부평가에서 차우파디 관습률은 2012년 30.1%
에서 2018년 26.7%로 개선되었음을 확인할 수 있었다(글로벌발전연구원
ReDI, 2018).

3) 임산부/영유아등록 관리

모자보건수첩의 사용으로 임산부 및 신생아, 영유아의 등록에 따
른 각종 검사 및 건강관리 안내, 예방접종에 대한 필수정보 제공, 출
산 준비, 신생아 보육과 합병증에 관한 인식 제고, 교육을 통한 신생
아 보육과 진료 개선, 모유수유/아동발육/보양식에 대한 교육, 일상적
인 발육 관찰 및 영양 강화식품 제공을 통해 효율적으로 모성과 영유
아의 건강관리를 시행하였다.

4) 학령전기 아동과 임산부의 영양보건

네팔에서 국가 보건사업 이전 수년 동안 영양의 결핍은 2∼8%의 학령전기 아동들에게 중요한 보건문제였다(Upadhyay M, 1985). 학령전기 아동의 약 21%에 영향을 미치고(West KP, 2002), 여성과 유아의 사망률에 크게 영향을 끼치는 비타민A 결핍은 홍역의 심각성과 치사율을 증가시키며, 설사, 말라리아로 인한 전 세계아동사망률의 20∼24%, 모성사망률 20%의 원인이 되고 있다(Rice AI et al., 2004).

1980년대 초 의학연구자 알프레드 소머(Alfred Sommer) 박사는 가벼운 야맹증, 안구건조증 등의 증상으로도 아동들이 실명과 사망까지 이르는 것을 보고 영양학자, 보건학자들과 연합하여 북부 수마트라 지역의 30,000명의 어린이를 대상으로 비타민A를 공급하여 6∼60개월 사이의 유아사망률을 30% 정도 감소시켰다(West KP et al., 1991).

험난한 지형은 영양소를 자연적으로 공급할 수 있는 영양식물의 성장과 이용을 어렵게 한다. 네팔인의 약 28%인 2천3백만 명이 산악을 넘어 이러한 절대빈곤 상태로 살고 있으며, 음식이 있어도 가족 내에서 어린 유아와 임산부는 공정한 자기 몫을 받지 못하고 있다(Khatry SK et al., 1995).

비타민A 중재의 또 다른 대상집단은 임신 및 모유수유 여성이다. 비타민A 결핍의 초기증상인 야맹증은 임신 기간에 잘 발생하며 농촌지역 임산부의 10%에서 20%에 영향을 주고 이러한 엄마는 자녀들에게 비타민A 결핍을 전해줄 가능성이 많아 모자보건의 악순환이 이어질 수 있다(Wemba RD et al., 2004).

5) 안전한 출산 지원과 산전·산후관리 프로그램

출산 전후 관리 부족으로 인해 생기는 심각한 모성의 문제를 해결하고, 적절하고 체계적인 관리를 통하여 가임기 여성의 건강증진 및 건강한 신생아 출산에 기여하고자 하였다. 임신 전 관리로 임신이 확인된 임신부를 대상으로 엽산제와 철분제를 무상으로 나누어 주고, 임신기간 동안 총 4회에 거쳐 산전관리를 받을 수 있음을 가르치고, 티카풀병원에는 사업 중반에 초음파기기 제공에 따른 초음파기술을 의료진에게 교육하여 산전관리에 활용하도록 하였다. 출산관리를 위한 무균적 질식분만과 제왕절개술을 위해 한국인 산부인과, 소아과, 수술실 간호사를 단기로 파견하여 티카풀 의료인력을 대상으로 수시교육을 시행하였다. 또한 지리적으로 병원에 오기 어려운 지역의 산모들을 위해 지역보건요원에게 분만 시 사용하는 응급케어키트에 대해 인식시키고 사용방법을 습득하게 하며 지역사회의 분만환경을 개선하여 영아사망률 및 모성사망률 감소에 기여하도록 하였다. 산후출혈 대처와 산후 감염예방법 및 처치법을 한국인 전문가의 단기 파견활동으로 보건의료인력을 대상으로 수시교육을 실시하였다.

6) 네팔 티카풀 지역보건의료체계 강화를 통한 모자보건사업의 효과 평가

(보건의료)기관 분만서비스의 이용은 모성사망률과 영아사망률을 줄이는 데 효과적일 수 있다. 하지만 네팔에서는 대부분의 여성들이 집에서 분만을 한다(티카풀지역의 경우 HIT사업 이전에 60% 정도가 기관분만 대신 가정분만을 하였다). MDG 4 및 MDG 5를 달성하기 위해 시도된 HIT사업의 중재효과를 Andersen의 보건의료서비스 이용행태모형을 활용하여 평가하고자 하였다. 물론 HIT사업의 종료 후 기초조사와 종료조사에서의 설문결과에 따르면, 사업지역 내 시설분만율(티카풀병원 중심)은 2012년 44%에서 2015년 61%로 개선되었음을 확인할 수 있었다(글로벌발전연구원 ReDI, 2018). HIT사업의 대상지역이었던 네팔 카일리지역의 4개 VDC와 1개 티카풀시지역에서 기관 분만서비스 이용의 관련

요인 규명을 목표로 횡단면적 연구를 적용하였다. 이를 위해 2015년 1~2월 사이에 준구조화된 설문지를 사용하여 면접설문조사를 하였는데, 과거 5년 동안 출산을 경험한 여성 500명을 집락표출방법에 의해 무작위로 선정하였다. 조사대상 여성 중 65.6%는 마지막 분만을 위해 기관 분만서비스를 사용한 적이 있어 전국 평균보다 높은 비율이었다. 다변량 계층적 로지스틱 회귀분석을 시행한 결과, 첫 임신인 경우, 중등 또는 고등교육을 받았고, 둘가울리(Durgauli) VDC(그나마 도로여건이 양호하고 티카풀병원에서 매우 가까운 지역임)에 살고 있으며, 남편이 농업 이외의 직업 또는 전문직/기술직을 가졌으며, 4회 이상의 산전관리(ANC) 방문을 한 경험이 있는 경우에 기관분만의 이용이 통계적으로 유의하게 증가하였다. 또한, 공동체의 20%가 가장 부유하고 임신 합병증을 경험한 것은 약간 유의미하게 연관되어 있었다. 이러한 연구결과는 HIT사업의 중재효과를 방증하며, 여성의 모자보건관리(보건교육 포함) 강화를 통해 임신부가 4회 이상 산전관리를 위해 방문하도록 격려할 필요성이 대두되었다(Freidoony L et al., 2018).

7.3 강화 - 티카풀지역에서의 모자보건사업의 평가와 교훈

(1) 건강증진을 위한 변화

가난과 험악한 지형의 장애에 둘러싸인 네팔은 공중보건의 꿈이 실현되기 어려운 곳 중 하나다. 그러나 국제협력과 지역보건사업 운영 혁신의 결합은 수백만의 여성과 아이들을 구할 수 있는 국가 보건사업에 토대를 제공하였다. KOICA를 통한 네팔 HIT사업의 독창적인 보건사업의 설계로 지역 역량을 활용하여 이전에 극복할 수 없었던 지역 일차보건의료와 지역주민 요구 사이의 간극을 해소할 수 있었고, 빈곤층의 경제적, 지리적 장애를 극복할 수 있게 하였다. 장기적으로 네팔 국가의 영아사망률 감소를 위해 작은 규모의 한 지역사회의 시도에서 얻은 근거를 중심으로 네팔정부 보건당국은 중앙정부의 기획위원회, 유엔아동기금(UNICEF), 세계보건기구(WHO), 미국 국제개발처(USAID), KOICA, 비정부국제기구 등의 도움으로 향후 국가 모자보건사업을 위한 실행 전략과 목표 수립에 적극 활용할 수 있기를 바란다.

(2) 무엇이 변화를 만들었는가?

1) 지역자원의 활용

1차 보건관리와 가족계획을 마을로 전파하는 일을 도왔던 여성지역보건봉사요원들(FCHVs)의 조직을 훈련하여 주인의식 및 기회와 동기를 부여하였으며, 지역사회 주민들에게 존중, 인정, 신뢰를 받을 수 있도록 장려하여 지속성 있는 적용 가능한 보건인력으로 활용하였다. 지역 보건인력들이 지속적으로 교육 및 훈련을 받도록 하여 여성이 명성을 얻기 쉽지 않은 사회의 문화 속에서 자신의 가족과 공동체로부터 가치 있게 여겨지는 책임감을 갖게 하였고, 특히 생리, 출산과 같은 보건관리에 여성이 경험과 정서면에서 남자 보건인력보다 교육과 훈련 그리고 실제에 적용하고, 신뢰를 주기에 유리하였다. 그리하여 공동체 사회의 뿌리 깊은 성 편향에 도전을 주는 부수적인 효과도 얻게 되었다(UNICEF, 2003).

2) 활동단계

지역보건의료체계는 지역 보건소의 낮은 활용, 보건인력의 관리 및 열악한 보건관리의 질에 이르기까지 심각한 문제에 직면하고 있었다. 따라서 큰 사업을 수행하기 전에 가시적, 조직적, 집중된 방식으로 보건혜택이 아이들과 가임여성들에게 전달될 수 있도록 학교보건교육, 지역주민의 보건교육과 인식의 전환 및 보건활동에의 적극적인 참여 독려, 라디오, TV, 입간판 등으로 홍보 및 훈련을 하는 캠페인 방법들을 효과적으로 활용하였다.

3) 국가 전략으로의 확장

국가 보건사업의 성공에서 대단히 중요한 요소는 보건사업의 단계적 확대이다. 2~3개의 우선 지역에 정부와 연구기관이 아동들에게 비타민을 보급하고, 가임기 및 임산부의 건강을 위한 지역 역량과 주인의식을 구축하며, 이전의 경험을 통한 교훈을 적용할 시간을 가질 수 있게 하기 위해 매년 5~10개 정도의 지역으로 파급하도록 점진적이고 단계적으로 보건사업을 도입하여 실행해 나갔다.

(3) 모자보건을 위한 일차보건의료의 일관성 있는 성공 – 지금부터는?

한국의 강화지역과 네팔의 티카풀지역의 성공요인은 사전탐색과 구비 가능성을 잘 파악한 적절한 재정지원과 전문가와의 협력, 혁신적인 지역지도자들의 협조 및 일차보건의료의 중요성을 인식한 정치적 관심과 리더십이었다. 현재 아동과 모성보건 영역에서는 특별한 전략이 필요한데, 이는 새로이 위협요소로 떠오르는 감염병에 대한 노출과 서구 문명과의 접촉에서 비롯된 비감염병인 만성질환과 같은 질병문제를 해결해야 하는 이중부담(double burden)을 안고 있기 때문이다. 아동들이 학령기부터 천식, 알레르기, 간염, 결핵 등의 감염에 취약한 형태로 생활하고 자라는 한편, 서구적 식단에 의해 야기되는 비만, 호르몬 이상 등은 성인에 이르기까지 영향을 미치게 되어 가임기 여성의 난임 및 불임, 임신성 당뇨 및 임신중독증 등의 산과적 합병증까지 이르게 되며, 이에 대한 관리가 잘 이루어지지 않을 때 만성적인 대사성 질환에 의한 삶의 질의 저하로 이르게 된다.

21세기에 들어와서 보건의료체계에서 가장 우려되고 있는 현실은 질병예방이나 건강증진과 같은 일차보건의료보다 의료기술에 대한 과잉 신용과 치료효과의 과잉 추계이다. 더욱 심각한 것은 고도로 전문화된 치료에 대해 정부와 보건의료체계가 보건의료의 기업화, 산업화를 통제하거나 간섭하지 못하는 경우가 많다는 점이다. 따라서 이제 우리는 21세기형 일차보건의료를 회복하려는 노력을 해야 한다. 전반적인 보건의료체계를 균일하게 통합하는 일차보건의료 네트워크 개발에 대한 요구가 많아져야 한다. 그리하여 조기에 질병을 예측하고 예방하는 것, 치료의 지속성, 건강증진에 대한 깊이 있는 관심, 명료한 지식과 신뢰감을 주는 지역보건인의 자격조건 설정, 보편적으로 적용되는 적극적인 보호, 보장전략을 통해 양질의 서비스가 제공될 수 있게 하여야 할 것이다.

참고문헌

1. 김규상, 이순영, 서일, 남정모, 지선하. 사춘기 아동의 성적성숙도와 혈압 수준. 예방의학회지 1993;26(3):347−358.

2. 김일순, 지희, 김한중, 김영기, 김문식. 농촌 보건의료조직의 개발 −면 보건지소를 중심으로−. 연세대학교 의과대학 예방의학교실. 1977.

3. 김창수, 남정모, 김덕희, 김현창, 이강희, 지선하, 서일. 초경시기와 아동기 및 청소년기의 신체성장의 변화: 강화연구. 예방의학회지 2000;33(4):521−529.

4. 朴泰根. 江華郡 學校保健協議會 現況. 학교보건 1975;1:42−43.

5. 朴泰根. 학교보건 시범학교 현황−京畿篇 江華郡 仙源國民學校. 학교보건 1976;3(1):30−31.

6. (사)글로벌발전연구원 ReDI. 『서남아시아, 태평양 지역 프로젝트 종료평가: 제2장 네팔 티까풀지역 보건의료환경 개선사업 종료평가』. 2018.

7. 양재모, 김모임. 일 농촌지역 가족계획사업 요구에 관한 연구. 최신의학 1978;21(3):83−85.

8. 연세대학교 산학협력단 컨소시엄. 네팔 티카풀지역 보건의료 환경개선사업 PMC 용역 최종보고서. 2015.

9. 오정진. 영아 체중 증가에 영향을 미치는 모성변수. 연세대학교 대학원. 석사학위논문. 1982.

10. 이명근. 강화병원 10년: 1981∼1991. 의료법인 강화병원. 1991.

11. 池貞玉, 金泳起, 金琦淳. 韓國 一部 農村地域의 出生事件과 出生申告에 關한 硏究. 豫防醫學會誌 1977;10(1):109−117.

12. 지정옥, 신유선. 새로운 健康事業을 위한 看護와 示範事業 −江華지역사회 보건의료사업을 중심으로−. 대한간호 1976;15(2):15−18.

13. 韓聖鉉, 方坡. 家族計劃과 母子保健의 相關性에 關한 研究. 순천향대학 논문집 1981;4(3):207－221.

14. Bu HJ, Kim YJ. The current situation and tasks of public health policies in Nepal－Focus on geographical distribution of the health workforce and access to health services. 한국지역지리학회지 2012; 18(2):203－221.

15. Freidoony L, Ranabhat CL, Kim CB, Kim CS, Ahn DW, Doh YA. Predisposing, enabling, and need factors associated with utilization of institutional delivery services: A community－based cross－ sectional study in far－western Nepal. Women Health 2018;58(1):51－71.

16. Khatry SK, West KP Jr, Katz J, LeClerq SC, Pradhan EK, Wu LS, Thapa MD, Pokhrel RP. Epidemiology of xerophthalmia in Nepal: a pattern of household poverty, childhood illness, and mortality. The Sarlahi Study Group. Arch Ophthalmol 1995;113(4):425－429.

17. Levine R. Case Studies in Global Health Millions Saved. 1st ed. Jones & Bartlett Learning, LLC. 2007. [김춘배, 남은우, 김창수 공역. 연세빈곤문제연구총서4: 수백만 명을 살린 국제보건의 성공사례. 조명문 화사. 2014.]

18. Park TK. An analysis of all pregnancy outcomes in a rural Korean community. Yonsei Med J 1979;20(2):170－183.

19. Ranabhat C, Kim CB, Choi EH, Aryal A, Park MB, Doh YA. Chhaupadi culture and reproductive health of women in Nepal. Asia Pac J Public Health 2015;27(7):785－95.

20. Rice AI, West KP, Vlack RE. Vitamin A deficiency. IN: Ezzati M, Lopez AD, Rodgers A, Murray C, eds. Comparative Quantification of Health Risks: Global and Regional Burden of Disease Attributable to Selected Risk Factors. Vol. 1. Genova, Switzerland: World Health Organization. 2004:211－256.

21. Robinson H. Chaupadi: The affliction of menses in Nepal. Int J Womens Dermatol 2015;1(4):193−194.

22. Shankar PR. Holistic medicine in Nepal. Altern Ther Health Med 2006;12(6):20.

23. Sich D. The Health Post Project: Philosophy and work strategies for program implementation. Yonsei University College of Medicine 1974.

24. Sich D, Kim IS, Kim YK, Yang JM. The health post project: an approach to improve health care delivery at the grass−roots in rural Korea. Yonsei Med J 1975;16(1):50−60.

25. United Nations Children's Fund, Regional Office for South Asia. A Deficiency Disorders in Nepal. Kathmandu, Nepal: United Nations Children's Fund;2003

26. Upadhyay M. Xerophthalmia among Nepalese children. Am J Epidemiol 1985;121(1):71−77.

27. Walraven G. Health and Poverty: Global Health Problems and Solution. Taylor & Francis Group. 2011. [김춘배, 김판석, 남은우 공역. 연세빈곤문제연구총서3: 보건과 빈곤: 세계보건 문제와 해결방안. 조명문화사. 2012.]

28. Wemba RD, de Pee S, Panagides D, Ploy O, Bloem MW. Risk factors for xerophthalmia among mothers and their children and for mother−child pairs with xerophthalmia in Cambodia. Arch Ophthalmmol 2004;122:517−523.

29. West KP Jr. Extent of vitamin A deficiency among preschool children and women of reproductive age. J Mutr 2002;132:2857S−2866S.

30. West KP Jr, Pokhrel RP, Katz J, LeClerq SC, Khatry SK, Shrestha SR, Pradhan EK, Tielsch JM, Pandey MR, Sommer A. Efficacy of vitamin A in reducing preschool child mortality in Nepal. Lancet 1991; 338(8759):67−71.

표 7-1 강화지역보건사업: 모자보건 영역의 연구논문의 절차 체계적 고찰 결과

연구논문의 기본 특성			연구방법 특성				주요 연구결과	연구(사업)비 지원
저자 (연도)	저자수 (명)	발표 학술지	연구설계/ 통계분석	연구표본/대상	조사원/ 자료수집방법	조사 또는 (보건사업) 중재 기간		
*Hong SB et al. (1962)**	2	Milbank Mem Fund Q	(단면연구/) χ^2검정	20~54세 기혼 남성 119명, 의원이예방문자 중심으로 선정	의사, 이대생/ 면접설문조사 의무기록조사	1961. 여름	• 교육을 받지 못한 남성이 피임에 대해 배 부정적 태도 • 의무교육의 강화로 인한 인식 개선 필요	• National Committee on Maternal Health • Soodo Medical College
김영옥 (1974)	1	석사학위 논문	단면연구/ 기술통계(%)	신원면/내가면 초등학교 취학전 아동 1,352명	미달로 선발 조사원(2명)/ 신체계측(체중) 면접설문조사	1974.8.5~17	• 6개월 이전의 어린이 체중은 1967년도 한국표준치(세계표준치)보나 높은 수준으로 향상 • 영양불량은 없었음	미국인구협회
朴泰根 (1975)	1	預防醫學會誌	단면연구/ 기술통계(%)	강화군 내 유해운 가임여성으로 정보제자 보급하는 경구피임약(Eugynon) 복용 중인 682명	각 면 가족계획 요원(13명), 보건소가족계획지도원(3명)/ 면접설문조사	1974.6~9	• 전체 피임설중율(32%; 자궁내장치(50.5%), 경구피임약(21.9%), • 피임자체중률 35~39세(9.9%), 30~34세(7.2%) • 피임약 복용 부인의 월간 상병율(27.9%) • 피임약의 부작용: 가미(12.2%), 두통(11.4%), 소화장애(9.4%), 체중 증가(4.3%)	
池貞玉 외 (1977)	3	預防醫學會誌	단면연구/ 기술통계(%)	신원면/내가면 1975년 출생 아동 653명	공동연구팀/ 출생신고기록 영아사망특부 (보건지소)	1975.1.1~ 12.31	실제 출생아수(256)에 비해 출생신고수(550)가 높아 출생아신고 출생신고의 관계 성립에 문제(거주지보다는 호적지로 신고하는 마을이 많고 적기신고를 못하기 때문) 규명	1976년도 연세대학교 강화지역사회 보건원 조사
Sich D. (1977)	1	대한산부인과학 회잡지	(종설: 단신)	• 국내의 모자보건사업과 가족계획사업에 관한 문헌/(사업)보고서	공동연구팀/ 연구(논문)자료	1970~1976 (출판)	• 인구증가와 인구의 건강이라는 두 두 가지 목적에 기초하여 우리의 모자 보건의 발달, 국가 수준에서 책임을 지고급 성화되고 시도(조선산하에 의해 가정에서부터 모자보건전서비스 시작)	

저자(연도)	수	학술지	연구방법	대상	자료원	기간	주요 결과	비고
Sich D. (1977)	1	대한산부인과학회잡지	(종설: 단신)	국내외 모자보건사업과 가족계획사업에 관한 문헌/(사업)보고서	공동연구팀/연구(논문)자료	1970~1976 (출판)	• 1970년대 한국의 상황에서는 (인구증가 대신) 인구조절이 필요한 설정 • 한-독 농촌지역에서는 조산원(모자보건요원)에 의해 모자보건사업과 기존의 가족계획 회사업 통합 시도	
Sich D. (1977)	1	대한산부인과학회잡지	(종설: 단신)	국내외 산과적 관리와 모성관리에 관한 문헌/(사업) 보고서	공동연구팀/연구(논문)자료	1962~1977 (출판)	• 서구 여사상 신과학과 모성관리는 동일한 근원을 갖고 출발(가정분만이 성행할 당시 산파의사의 강력한 사회적 위치 차지) • 1969년~1976년까지 한국의 11개 지역사회의 조사결과, 모성보건관리는 첫해분 90%, 충남편 분비개조사에 의한 분만 30% 미만, 소득의 불충분함 제대혈단기 사용) • 국가적 차원에서 산과체계 기획 시 사전에 임상문가(산파의사)의 참여 기회 부여 필요	
양재모 외 (1978)	2	최신의학	단면연구/χ^2검정	선원면/내가면 충화단계 표본추출 404개 가구의 유배우 부인 255명	연세대 간호대학-생 4학년(5명)/면접설문조사	1974.7.18~27	• 가족계획을 사용한 적이 없는 자(51%), 가족계획 제 및 제고 우선순위 대상자(34%, 27%) 중 • 사용하다 중단한 자가 각각 41%, 25%로 정부의 가족계획사업이 각 가정의 요구를 바로 파악하지 못하고 있어 못할 뿐만 아니라 수요의 필요와 요구를 충족하지 못함	1975년 연세대학교 의과대학 연구소
Park TK (1979)	1	Yonsei Med J	후향적연구 전향적임신 추적연구/χ^2검정 생명표법	선원면/내가면 가임 여성 1,106명	가정건강요원 (FHW)/면접설문조사	1975.4~1977.3	• 임신소모율: 23.6%(후향적연구, 30.1%(종)역년구, 34.5%(누적확률 전향적연구) • 인공유산율(29.5%): 임신 1,000명당 8주 내 129건, 9~12주 동안 147건 인공유산 • 사산율(5%)	
Kim YK et al. (1980)	4	Yonsei Med J	단면연구 기술통계(%)	비출산 무자위(수술) 표본 5개 지역(서울, 경북, 원산)의 18세 이상의 여성 844명	공동연구팀/면접설문조사		• 전통의료·'낳을 질병'이란 믿고(83.2%), 질병치료(32.1%)로 인식, 치료가 필요하다고 판단(89.1%) • 한약 복용(42.8%)이나 속으로 좌약(24.9%)	

저자(연도)		학술지	연구방법	대상	자료/조사방법	기간	결과	출처
Sich D. (1981)	1	Soc Sci Med	민속학연구/질적분석(공개옴 인터뷰)	산원면/내가면 30명 임산부 및 가족	사회학석사, 간호학석사(2명)/면접조사	1977.9.15~12.15	• 출산 생리에 대한 전통적 개념(민속 삼는다, Tripitaka Koreana 팔만대장경, milk-rope theory) • 분만에 대한 관점(goddess of Samshin 삼신할매) • 산후(조리) 격리(황토색뿌리, 성 구별 관습) • 여성 인격의 박탈: 문화를 이해하고 여성건강보조 장치 도임이 필요	• Center for Population Studies, Yonsei University • ASIA Foundation • Deutsche Forschungsgemeinschaft
韓聲鉉 외 (1981)	2	순천향대학 논문집	단면연구/기술통계(%)/Path분석	내가면/선원면/불은면 9157구 15~49세 유배우부인 503명	면접원(15), 지도원(3)/면접설문조사 (가구방문)	1980.5.15~25 (10일간)	• 출산조절로 변화될 수 있는 가족형성변수는 모자보건관리나 모자의 건강에 영향 • 모자보건관리에 대한 관심이 모자보건효율에 기여	1980년도 문교부 학술연구조성비 Ford Foundation (자료 수집)
오정진 (1982)	1	서사취 논문	단면연구/다중회귀분석	내가면/선원면/불은면 정상(질식)분만을 통해 태어난 단태아 202명	가정건강요원/면접설문조사 임신부·영유아동 포함	1979.1.1~1981.3.31	• 출생시 체중: 출산 터울, 임신 중 모성의 건강상태, 재래식 직업 유무($R^2=11.2\%$) • 3개월 때 체중 증가: 출생시 체중, 재태기간($R^2=10.3\%$) • 6개월 때 체중 증가: 3개월 때 체중, 모성의 연령, 3~6개월 이내에 설사를 앓은 경험, 분만 장소($R^2=53.0\%$) • 9개월 때 체중 증가: 6개월 때 체중, 모성의 인공유산 횟수($R^2=38.3\%$) • 12개월 때 체중 증가: 9개월 때 체중, 모성, 3~6개월 이내에 설사를 앓은 경험, 출생시 체중, 모유 수유기간(수유방법)($R^2=53.5\%$)	
朴泰根 (1982)	1	中央醫學	후향적연구/전향적임신추적연구/t-검정, χ^2검정	선원면/내가면 가임 여성 1,106명	가정건강요원/신체계측/면접설문조사/의무기록자료	1975.4~1977.3	• 산전관리 첫 방문기간: 8주 이내(27.9%), 12주(49.9%), 16주(62.8%), 20주(71.5%) • 후향성 조사에 의한 임신종결: (1인당 평균) 임신횟수 3.33회, 출생수 1.75회, 인공	

저자(연도)		Journal	통계방법	대상	조사방법	기간	결과	지원
Park TK et al. (1984)	4	Int J Gynaecol Obstet	상대위험비 (RR) 분석	내가면/선원면/불은면 1,832명 가임 여성 중 690명 임산부	가정건강요원/면 접설문조사 의무기록자료	1979.1~ 1981.12	• 유산횟수 0.37회, 자연유산횟수/사산횟수 0.17회 • 추적조사에 의한 임신종결(917건): 출생 69.9%, 인공유산 25.6%, 사산 4.5% • 주산기사망률: 41.2/1,000명 출생아 • 출생으로 종결된 임신: 평균 임신기간 39.6±2.6주	Rockefeller Foundation
Sich D. (1988)	1	Soc Sci Med	전통적(습속적)연구/추적사례연구/(질적분석)	내가면 30명 임산부, 가 족 및 제도	사회학서사, 의학서사 (2번/면접조사)	1977.9.15~ 12.15	• 전체 조기분만율 3.6%, 전체 여성에의 태아명률 13.7% • 인공유산에 의한 태아사망률의 영향은 없었음 • 민속학적 동질녀으로 한국의 전통적 출산 체계를 재구성하여 조망 • 현대의학적 관점에서 (음식별 정도의) 병리학적 신과질환으로 평가하여 (조성할 수 없는 문화적 변화의 단계로서) 출산의 긍정적 또는 부정적 속면을 강조	• Deutsche Forschungsge meinschaft • Asia Foundation
김일순 외 (1993)	5	예방의학회지	강화 (현남) 연구/ANOVA 회귀분석 공분산분석	1992년 강화읍 소재 중학교 1학년 7개반('86~'91 추적조사반 320명 포함)	4학년 의대생 16명/여의사 진찰·평가 신체계측		여아의 신체계측(신장 체아)과 (음에) 남아보다 다 높았고 남녀 각각 성적성숙도에 따른 몸둘레, 신장, 체중, 피부두께가 유의한 차이를 보임. 여아가 남아에 비해 성 작성숙도가 높았고 58.2%에서 월경을 경험함.	
김한중 외 (2000)	7	예방의학회지	강화연구 추적조사/ t-검정, ANOVA	1986년 강화읍 거주 초등 학교 1학년 아이 219명 중 12년 추적조사 완료 각 119명	4학년 의대생 10~20명/여의사 진찰·평가 신체계측	1986~1997	초경을 빨리 시작하는 집단에서 6회의 신장 과 체중, 체질량지수가 늦게 시작하는 집단 보다 컸음. 아동기의 신체성장이 조경시작시 점을 결정하는 중요한 요인임.	
홍재석 외 (2001)	5	예방의학회지	강화코흐트 연구/Cox 비례위험 회귀분석(HRs)	1985년 주민등록상 강 화군 거주자, 연령이 55세 이상인 인구 중 여성 3,596명	공동연구팀/ 면접조사 신체검사	1985.3~ 1999.1 (13년 10개월 추적)	연령 보정 후 조기폐경군(<40세)이 사망위 험이 기준집단(45~49세)에 비해 1.25배 높았음 또한 조기폐경군에서 암으로 인한 사망위험이 기준집단(40~44세)에 비해 1.55배 높았음.	

저자(연도)		학술지	연구설계/분석방법	대상자	자료수집	기간	주요결과
Hong JS et al, (2007)	7	Maturitas	강화코호트 연구/Cox 비례위험 회귀분석 (HRs)	1985년 주민등록상 강화군 거주자, 연령이 55세 이상인 인구 중 여성 2,658명	공동연구팀/면접조사 신체검사	1985.3~2001.12 (15.8년 추적)	아시아 여성과 베인 여성 간의 폐경 연령 차이, 심혈관질환 및 암으로 인으로 인한 사망률과 폐경기 연령의 관련성을 입증함.
Yi SW et al. (2009)	5	Stroke	강화코호트 연구/Cox 비례위험 회귀분석 (HRs)	1985년 주민등록상 강화군 거주자, 연령이 55세 이상인 인구 중 여성 3,321명	공동연구팀/면접조사 신체검사	1985.3~2002.12 (17.8년 추적)	폐경기여성의 BMI가 높을수록 뇌졸혈로 사망할 확률이 높았음. 또한 폐경기여성의 비만단계에서 뇌졸혈로 인한 사망률도 높았음.
Chang HS et al (2011)	5	Menopause	강화코호트연구/Cox 비례위험 회귀분석 (HRs)	1985년 주민등록상 강화군 거주자, 연령이 55세 이상인 인구 중 여성 3,257명	공동연구팀/면접조사 신체검사	1985.3~2005.12 (20.8년 추적)	폐경기여성에서 조기출산으로 CVD 총사망률과 빠른 초경으로 CHD 사망률이 증가
김은미 (2017)*	1	동아시아식생활과 화화지	단면연구/χ^2 검정, t-검정, 상관분석	강화군 내 유치원과 어린이집 영유아 368명	자기기입설문조사	2016.5.13~25	강화군 영유아의 전반적인 식행동 및 식습관 접수는 중간 범주에 속하나, 식사의 다양성 및 올바른 식생활 실천 영역에서 접수가 낮 았음. 2016학년도 입포 대화교

* 강화지역사회보건사업과 직접적인 관련이 없는 연구에 해당함

08 사업지역의 시대적(경제적) 및 지리학적 특성에 따른 감염병관리

가난한 국가, 가난한 사람에게 가장 흔하게 발생할 수 있는 보건 문제로는 감염병(communicable diseases)을 들 수 있다. 감염병은 한 개 인, 한 가정, 한 지역사회, 더 나아가 한 나라의 지리학적 경계선에 국한하지 않고 접촉점(장소) 또는 접경지역을 뛰어넘어 전파나 유행 될 수 있고, 그 종류 또한 전파양식 등에 의해 너무나도 다양하기에 그 예방 및 관리방안도 개별 또는 유형별 감염병에 따라 다를 수밖에 없다. 더욱이나 감염병은 국가의 경제수준과도 무관하게 발생할 수 있 기에 보건정책의 우선순위에 포함되곤 한다. 즉, 한국에서 제2차 경제 개발 5개년 계획(1967~1971년) 당시 1인당 국민총소득이 US$150~ 292일 때 가장 흔하게 유행하여 핵심 보건의료정책에 속했던 결핵 (tuberculosis)은 이미 OECD 회원국으로 진입한 오늘날에도 공중보건 의 중요한 문제[1]로 다시 부각되었다.

---

1) (결핵감시체계를 통해 신고기준 추계치) 2011년 인구 10만 명당 100.8명의 결핵 환자수를 정점으로 2015년(80.2명)까지 감소하는 경향을 보였으나 아메리카(발 생률 10만 명당 27명)와 유럽지역(발생률 10만 명당 36명)에 비해 높은 수준으 로 결핵 주요 지표 모두 OECD 가입국 중 여전히 1위를 기록하고 있다(질병관리 본부, 2016). 2016~2017년 연령별 신고환자의 발생률은 10대 후반부터 증가하 다가 25~29세에서 1차 고점(10만 명당 55.7명 → 43.9명)을, 60대 이후 다시 증 가하다가 80세 이후 2차 최고점(10만 명당 307.5명)을 보여 결핵후진국의 모습

이에 1970년대 한국의 강화지역과 2010년대 네팔의 티카풀지역에서 일차보건의료 측면에서 각각 지역보건의 핵심 문제였던 결핵과 말라리아(malaria)의 예방과 관리 그리고 두 지역의 지리학적 특성으로 공통적으로 부각되고 있는 강화의 말라리아, 티카풀의 HIV/AIDS 이슈를 연구성과 중심으로 살펴보았다.

8.1 한국 강화지역의 결핵보건사업

(1) 강화지역 결핵관리의 실행목표 달성을 위한 접근방안

결핵관리의 목표는 가능한 한 많은 결핵환자를 발견하여 등록하고, 이미 등록한 환자를 의사의 지시대로 계속 치료를 받게 하는 데 역점을 두었다. 이를 위하여 ① 결핵의 증상이 있는 모든 사람 특히 노년층의 인구에게 (최소한 정부가 목표로 세운) 정기 흉부 엑스선 촬영 및 객담검사를 받도록 하고 ② 결핵으로 진단된 환자에게 정기적으로 보건지소 또는 보건소를 정기 방문하여 치료(항결핵제 처방) 및 복용하도록 권장하고, ③ 결핵의 위험성, 결핵의 조기진단과 조기치료를 위한 교육을 수시로 실시하는 실행목표를 세웠다.

이상의 실행목표를 달성하기 위하여 강화지역보건사업팀은 다음과 같이 지역 내 보건의료인력을 조직화하였다. 즉, 매 2개월에 1회씩 가정건강요원이 가정방문을 할 때 결핵이 의심되는 증상이 있는 경우 객담을 수거하여 면 보건지소에 객담검사를 의뢰하며 가능하면 보건소에 가서 흉부 엑스선 촬영을 권고한다. 일단 보건소에서 결핵의 진단을 받고 항결핵제의 처방을 받은 환자와 가족에게 보건교육을 실시

에서 벗어나지 못하고 있다(질병관리본부, 2018).

하며 수시로 방문하여 항결격핵제를 처방대로 복용하는지, 의사와의 약속대로 검사 및 신체검사를 받고 있는지 추구조사하며 제대로 순응하지 않는 환자를 발견하면 교육하고 그래도 비협조적인 환자가 있으면 면 보건요원에게 연락한다. 계속 치료를 위하여 약품을 면 보건지소 또는 보건소에서 수령하여 환자에게 항결핵제를 배달해 주기도 한다. 그 이외 가정방문 시에 결핵의 위험성, 결핵의 초기증상 및 결핵의 조기발견, 조기치료의 중요성을 교육한다.

강화지역에서의 초창기 시범보건사업의 일환으로 시행된 결핵보건사업 관련 연구논문의 질적 체계적 고찰 결과는 <표 8-1>에 제시하였다.

(2) 강화지역 결핵관리 개선 사례 I: 보건소장 사신을 이용한 결핵환자의 주기적 계몽교육

국가결핵관리사업을 1962년 시작한 이후 3차에 걸친 결핵실태조사 결과, 그 유병률은 감소하고 있으나, 보건소 등록환자의 완치율은 50% 전후에 그치고 많은 환자들이 치료 도중에 실패(1년 미만 23.9%)하고 있다(대한결핵협회, 1975). 이런 치료실패자의 누적으로 인한 약제내성 환자의 증가는 보건소 등록치료환자 중 완치퇴록률 저하의 원인이 되고 있다. 통상 중단퇴록자의 중단퇴록 사유는 대부분 '치료거부'로 파악되는데, 일선 면 보건요원들이 실적에 급급한 나머지 환자의 의사에 반하여 무리하게 등록시키거나 환자 등록 시 치료계몽·보건교육을 소홀히 하거나 약제 부작용이 있는 것 또한 무시할 수 없다(김대규, 1966).

보건소 등록치료환자에 대한 관리는 보건소장이나 관리의사가 직접 하여야 하나, 일반보건행정을 겸한 보건소의 특성상 실제로 일반

표 8-1 강화지역보건사업: 감염병 영역(결핵)의 연구논문의 질적 체계적 고찰 결과

연구논문의 기본 특성			연구별 특성					
저자(연도)	저자수(명)	발표 학술지	연구설계/통계분석	연구표본/대상	조사원/자료수집방법	조사 또는 (보건사업) 종료 기간	주요 연구결과	연구사업비 지원
李元德 외 (1979)	3	결핵 및 호흡기질환	(환자-대조군연구/환자통계제(%))	강화군 보건소 결핵환자, 1년간 등록 신규자료수 243명/대조군 265명	읍면보건요원 (공동연구비) 우편(서신)설문조사	1976.9.1.~1977.8.31 (1년간 등록) 1976.9.1.~1978.8.31 (2년간 관찰)	• 등록 1년내 양성환자 전체의 균음전율은 대조군에 비해 실험군에서 약 14% 높았음. 중단퇴록률: 치료 초기 0~3개월 사이에 두 집단에서 모두 41~53% 탈락.	
曹宇鉉 외 (1981)	3	결핵 및 호흡기질환	(단면연구/기술통계제(%), x^2-검정	강화군 보건소 결핵환자, 1975.1 이후 신규등록~1979.12 이전 완치퇴록한 195명	결핵관리요원/방문면접조사 각담검사/X-선 검사 (결핵전문의 판독)	1980.5.1.~7.30	• 보건소 결핵 등록/퇴록 당시 X-선 필름 판독의 정확성 결여 확인(치료 불필요 7.7%, 미완치료 활동성 판명 7.2%). 추구객담검사 결과 균양성 5.1%, 추구 X-선 검사 결과 활동성으로 악화 2.1%.	연세의대 유한연구비
徐○ 외 (1982)	3	결핵 및 호흡기질환	(단면연구/기술통계제(%))	강화군내 여러 읍면 및 결핵제들 대부포에서 항 결핵제를 구매한 주민(37명, 우소 확인 가능자)	결핵관리요원/방문면접조사 각담검사/X-선 검사 (결핵전문의 판독)	1981.8.21.~9.20	• 매약복용: 의사 지시 45.9%, 환자 임의로/약사 권유 54.1%/병의도 모름 제 복용 8.1%. 향결핵제: INH 89.2%, EMB 56.8%, INH+EMB 35.1%.	연세의대 유한연구비
金漢中 외 (1983)	2	豫防醫學會誌	(단면연구/기술통계제(%), x^2-검정	강화군 보건소 결핵환자, 등록 초치료자 중 1년간 퇴록자 258명(1974년 이후 보건사업 시범지역으로 자료 신뢰도 양호)	(공동연구비) 보건소 결핵환자 관리 기록표 조사	1981.1.1.~12.31	• 보건소 등록 이전 치료받이 있는 환자 22.5% (유배, 노년층 15.0%, 청장년층 26.7%; 남자 22.9%, 여자 21.6%; 향결핵제 구입이 불편한 의 읍/악지수로부터 먼 지역에 거주 가족수 25.8%).	
金漢中 외 (1983)	6	결핵 및 호흡기질환	환자-대조군연구/기술통계제(%), x^2-검정	전국 3개 보건소(서울시 강서구, 경남 마산시, 경기도 강화군) 등록 결핵환 자 649명	공동연구비, 결핵환자 관리 기록표 조사, 방문면접 조사	1980.7.1.~1982.6.30	• 중단퇴록군과 완치퇴록군 간의 통계적으로 유의한 차이는 성, 연령, 생활수준, 결혼상태, 가족수와의 관계, 직업 및 교육수준별로 있었음. 경제적 부담보다는 치료과정에 대한 이해가 부족한 경우 치료중단하는 경우가 많았음.	1982년도 대한결핵협회 연구비

하급직요원(간호보조원)에 의해 수행되는 실정이라 의사와 환자와의 상호 유대가 결여되곤 한다. 또한 보수성이 강한 농촌지방에서 환자 자신이나 주민들의 결핵에 대한 편견, 오해나 무지는 결핵관리요원들의 접근을 꺼리고 병을 숨기려 한다. 요원들 역시 가족계획요원이나 모자보건요원과 비교할 때 노력에 비해 실적 달성이 힘든 결핵관리를 기피하고 있어 이런 농촌지역에서 결핵관리는 무척 어려운 형편이다. 현재 결핵관리에서 보건교육의 중요성이 크게 강조되면서도 그 실천이 어려운 것은 이러한 보건인력 구성에 따른 그 취약성을 가지고 있기 때문이다.

이에 새로운 제도나 관리인력의 보강 없이 보건소의 인적 취약성을 극복하고 의사와 결핵환자와의 관계를 유지하면서 환자에 대한 철저하고 주기적이며 연속적인 보건교육을 가능하게 하는 한 방법으로서 보건소장[2]의 사신 활용을 시도하였다. 연구대상은 1976년 9월 1일부터 1년 동안 강화군보건소에 등록한 243명 결핵환자 전원에게 연 3회씩 보건소장의 사신을 우송한 후 1년간 관찰이 끝나는 1978. 8. 31. 현재 등록카드상의 기재사항을 자료로 하였다. 대조군으로는 1975. 9. 1.~1976. 8. 31. 사이에 등록한 치료환자 265명 전원의 카드 기재사항과 비교분석 하였다. 그 주요 결과는 〈표 8-2, 표 8-3〉과 같았다(李元德 외, 1979).

첫째, 실험군 양성환자 전체의 등록 1년 내 균음전율은 대조군 양성환자 전체보다 약 14%p 높았다.

둘째, 중단퇴록률은 실험군이 22.6%로 대조군보다 15.5%p 낮았다. 치료중단율은 실험군이 29.6%로 대조군의 43.0%보다 13.4%p 낮았다.

셋째, X-선 추구관리 수검성적은 실험군이 비교적 좋아 대조군의

---

2) 이 연구가 수행되었던 1978년~1979년 당시 강화군보건소장은 연세대학교 의과대학과 강화군과의 MOU에 의해 연세대학교 의과대학에서 파견한 의사 '이원덕'으로 이 논문의 제1저자로서 기여하였다.

64.9%보다 7.5%p나 높았다. 객담검사 수검률도 등록 1년 동안 객담 추구검사를 한 번도 받지 않은 환자가 실험군에서는 29.6%, 대조군에서는 40.8%나 되었다. 2회 이상 수검률도 높아 X-선 검진과 동일하게 실험군에서 더 추구관리 이행에 성실하였다.

표 8-2 등록 1년 내 양성환자의 균음전율, 중단퇴록률 및 치료중단율 (단위: 명(%))

양성환자의 균음전율				중단퇴록률 및 치료중단율		
	실험군	대조군			실험군 (N₁ = 243)	대조군 (N₂ = 265)
균음전 환자	51(56.0)	63(42.0)		중단퇴록률	55(22.6)	101(38.1)
균음전 실패자	18(19.8)	26(17.3)		치료중단율	72(29.6)	114(43.0)
미수검	22(24.2)	61(40.7)				
소계	91(100.0)	150(100.0)				

출처: 李元德 외. 私信을 利用한 農村保健所 結核患者管理改善의 效果에 關한 硏究. 결핵 및 호흡기질환 1979;26(2):10-17.

표 8-3 등록 1년간 추구 X-선 촬영 및 객담 수검횟수별 결핵환자 분포(단위: 명(%))

추구 X-선 촬영횟수(명, %)			추구 객담 수검횟수(명, %)		
횟수	실험군	대조군	횟수	실험군	대조군
0	67(27.6)	93(35.1)	0	72(29.6)	108(40.8)
1	94(38.7)	109(41.1)	1	74(30.5)	95(35.9)
2	79(32.5)	60(22.7)	2	74(30.5)	53(20.0)
3	3(1.2)	3(1.1)	3	21(8.6)	6(2.2)
			4	1(0.4)	3(1.1)
			5	1(0.4)	0(0.0)
소계	243(100.0)	265(100.0)	소계	243(100.0)	265(100.0)

출처: 李元德 외. 私信을 利用한 農村保健所 結核患者管理改善의 效果에 關한 硏究. 결핵 및 호흡기질환 1979;26(2):10-17.

(3) 강화지역 결핵관리 개선 사례 Ⅱ : 등록 이전 결핵치료력과 치료효과와의 연관성

경기도 강화군은 1974년 이래 보건사업 시범지역으로 특히 결핵에 대한 연구사업이 여러 차례 진행된 바 있어 결핵환자 관리기록부의 관리상태가 양호하여 (즉, 기록 누락 등이 적어) 조사자료의 신뢰도가 높을 것으로 판단된다. 보건소 등록 이전 결핵치료력과 치료효과와의 연관성을 구명하기 위해 강화군보건소에 등록된 초치료자 중 1981년 1월 1일부터 12월 31일까지 1년 동안 퇴록한 결핵환자 258명 전체를 연구대상으로 하되 등록 이전 치료력이 있는 환자는 58명(22.5%)이었다. 이렇게 조사 당시 결핵으로 등록되어 있는 환자를 택하지 않고 퇴록자로 선정한 이유는 보건소에 등록·치료한 효과를 알아야 하기 때문이며, 또한 재치료 환자를 제외한 사유는 1차 치료에 실패한 환

표 8-4 결핵환자의 보건소 등록 이전 치료 여부별 퇴록 시 치료결과 (단위: 명(%))

	완치	미완치	소계
등록 이전 치료*			
유	37(63.9)	21(36.1)	58(100.0)
무	133(66.5)	67(33.5)	200(100.0)
소계	170(65.9)	88(34.1)	258(100.0)
등록 이전 치료 기간**			
6개월 이하	27(75.0)	9(25.0)	36(100.0)
7개월 이상	10(45.5)	12(54.5)	22(100.0)
소계	37(63.8)	21(36.2)	58(100.0)

* $x^2 = 0.052$(p > 0.5), ** $x^2 = 3.961$ (p < 0.05),
출처: 金漢中 외. 保健所 登錄以前 結核治療歷 有無와 治療效果와의 關聯性 硏究. 豫防醫學會誌 1983;16(1):129 - 134.

자들을 제외하여야만 보건소 등록 이전 치료력이 등록 후 치료효과에 미치는 영향을 정확하게 평가할 수 있기 때문이었다. 그 주요 결과는 <표 8-4>와 같았다(金漢中 외, 1983).

첫째, 등록 이전 치료력이 있는 환자들의 퇴록 시 완치율은 63.9% 였고, 치료력이 없는 환자들의 퇴록 시 완치율은 66.5%로 통계적으로 유의한 차이가 없었다.

둘째, 등록 이전 치료기간이 7개월 이상인 환자의 퇴록 시 완치율이 45.5%로서 보건소 등록 이전 치료기간이 길수록 완치율이 통계적으로 유의하게 낮았다.

8.2 한국 (강화)지역의 지리학적 특성에 따른 말라리아 재발현

(1) 한국에서의 말라리아 박멸사업과 퇴치

말라리아는 Plasmodium 속에 속하는 기생원충이 적혈구와 간세포 내에 상존함으로써 발생하는 급성열성감염병이다. 난원형원충(P. ovale)의 병원소는 사람으로 고위 영장류가 모두 가지고 있을 수 있다. 1880년에 원충이 처음 발견된 이후 세계보건기구에서는 1955년부터 말라리아 박멸사업을 시작하였고, 최근 10년간 세계적인 퇴치활동으로 감소하고 있다.

우리나라도 세계보건기구의 말라리아 박멸사업의 일환으로 6·25 전쟁 후 1959년에 말라리아 감염실태조사를 전국적으로 시행하였다. 그 결과 결핵 못지않게 말라리아도 우리의 건강수준을 위협하는 주된 감염병으로 인식되어, 정부가 WHO 지원에 힘입어 1962년부터 1973 년까지 10년 동안 말라리아 박멸집중사업(National Malaria Eradication

Service)을 펼쳐서 당시 말라리아 발생은 지속적인 감소 추세를 보였다 (표 4-1 참조).

1961년부터 1969년까지 항말라리아사업을 통해 발견한 20,387명의 발열환자 중 1,331명이 삼일열 말라리아(*P. vivax*) 환자(6.5%)였다. 당시 환자는 파주군(63.0%)에 가장 많았으며, 강화군(12.2%) <표 8-5>,

표 8-5 연도별 강화의 말라리아 양성도말 확진(환자) 발생 현황

연도＼지역	전국 환자 수(명)	강화지역	
		환자 수(명)	비중(%)
1961~1964	222	69	31.1
1965	209	22	10.5
1966	328	42	12.8
1967	231	20	8.7
1968	218	9	4.1
1969	123	1	0.8
소계*	1,331	163	12.2
1998**	3,932	90	2.3
1999***	3,621	187	5.2
2000****	4,142	248	6.0
2001*****	2,448	133	5.4
2002******	1,763	145	8.2
소계	15,906	803	5.0

출처: *   심재철 외. 국내 말라리아 환자의 재발생에 대한 소고. 감염 1999;31(1):25-34.
           **   Lee JS et al. Outbreak of vivax malaria in areas adjacent to the demilitarized zone, South Korea, 1998. Am J Trop Med Hyg 2002;66(1):13-17.
          ***   박재원 외. 한국에서의 1999년도 삼일열 말라리아 발생현황. 감염 2000;32(4):335-339.
        ****   박재원 외. 현역 군인 발생을 중심으로 본 2000년도 국내 삼일열 말라리아 발생 현황. 감염 2001;33(4):280-284.
      *****   류승호 외. 현역군인 발생을 중심으로 본 2001년도 국내 삼일열 말라리아 발생 현황. 감염 2002;34(5):267-275.
    ******   염준섭 외. 2002년도 국내 삼일열 말라리아 발생 현황. 감염과 화학요법 2003;35(6):385-392.

김포군(9.3%) 순이었다(심재철 외, 1999). 그 후 환자 수는 1970년 15,926건을 정점으로 감소하다가 1970년대 말에는 거의 소멸한 상태였고, 1984년 2건의 발생 이후로 토착형 말라리아는 보고되지 않았다. 물론 이후 해외여행자의 유행지역 방문을 통해 해외 유입형 말라리아가 연간 50건 이내로 보고되었다(보건복지부·질병관리본부, 2019).

시범보건사업과는 무관하게 강화지역의 한반도 내 지리학적 특성으로 인해 발생한 말라리아 관련 연구논문의 질적 체계적 고찰 결과는 <표 8-6>에 제시하였다.

표 8-6 강화지역에서의 감염병 영역(말라리아)의 연구논문의 질적 체계적 고찰 결과

연구논문의 기본 특성			연구별 특성					연구(사업)비 지원
저자(연도)	저자수(명)	발표 학술지	연구설계/통계분석	연구(표본)대상	조사원/자료수집방법	조사 또는 (본건사업)종제 기간	주요 연구결과	
Lee JS et al. (1998)	5	Korean J Parasitol	단면연구/기술통계(%)	4년 동안 외국여행 경험이 없었던 말라리아 신고환자 650명/이 중 2년 이내 근무무 경험이 있었던 411명(63.2%)	공동연구팀/감염병신고자료 면접조사(대면)/전화(이/아사)	1994~1997	· 연도별 발생 현황: '94년(3명), '95년(19명), '96년(71명), '97년(557명) · 239명 추천시 근처에 특수한 제대군인(지연 중 감복기), 308명 유행지역의 거주주민 발병에서 진단에 이르는 시간 '95년 23.6일→ '97년 13.7일로 단축	
이종수 외 (1999)	7	국립보건원	단면연구/기술통계(%)	경기도 파주, 연천, 김포, 양주, 가평, 강원도 철원, 인천광역시 강화 지역주민 9,081명	공동연구팀/혈액검사(채혈)	1999.11~12	· 간접면역형광항체법: 239/9,081 (2.6% 양성률) · 효소면역측정법: 1,053/7,378 (14.3% 양성률) · 강화군→33/725명(4.6% 양성률)	
심재철 외 (1999)	2	감염	종성/(기술통계, %)	· 경기 서북부 7개 지역주민(향 말라리아리섬 대상지역) 956,773명	공동연구팀/연구진자발생 보고, 혈액도말 검사, 모기밀도조사 자료	1961~1969, 1994~1995	· 삼일열 말라리아 환자 1,331명/20,387명 발열환자(6.5%) (김포 17.5%, 강화 15.1%) · 1994년 중국얼룩날개모기 발병밀도(하루당): 김포: 연천 3,471.9개(79.3%), 강화 327.1개(73.3%), 포천 230개(62.8%)	(주)건우방제
곽태환 외 (1999)	4	가정의학회지	단면연구/기술통계(%)	강화병원 담조혈에 도말검사 상 삼일열 말라리아 진단받은 16명 환자	공동연구팀/의무기록조사 부대초음약검사자료	1997.1~1998.8	· 호발시기별로는 7~10월 사이에 주로 발생 · 임상증상: 발열(100%), 두통(94%), 오한(81%), 근육통(56%), 오심/구토(44%) 등 · 초음파검사: 비장비대(92%), 간장비대(8%)	
Kho WG et al. (1999)	6	Korean J Parasitol	단면연구/기술통계(%)	4년 동안 전체 말라리아 신고환자 2,219명/DMZ 인근 거주주민 287명 (제대군인, 여행자 제외)	공동연구팀/감염병신고자료 혈액검사(채혈)	1994~1997	· 지역별 발병 현황: 강화/김포 30명(10.5%), 파주 133명(46.3%), 연천 85명(29.6%), 기타 39명(13.6%)	Grant(HMP-96-M-2-1057) of Good Health R&D

저자(연도)	번호	학술지	연구설계/분석	연구대상	연구방법	연도	주요 결과
김동수 외 (2000)	12	국립 보건원	(초록) 유행전후비교 연구/ 기술통계(%)	말라리아 유행 경상/측 지역: 포천, 동두천, 의정부, 구리, 파주, 고양, 연천, 남양주, 양주 / 말라리아 유행 후 지역: 철원, 강화, 고양	공동연구[팀]/ 감염병신고자료 혈액검사(체혈)	2000.7~10	• 후천성면역 거주지 거리 대비 5km 이내(46.7%), 5~10km 사이(34.1%), 10~15km 사이(14.6%), 15~20km 사이(4.5%),
김경호 외 (2000)	4	韓來衛誌	단면연구/ 기술통계(%)	인천 강화군지역 내 발열자, 말라리아 환진자, 검출환 가족 및 송해면 지역주민 220명	공동연구[팀]/ 혈액검사 (혈액도말검사)	1999	• IFAT법 양성률: 유행 전 0.7% (8/1,124), 유행 후 3.1%(115/ 3,695)로 증가 혈액도말법 양성 1명, PCR법 양성 2명
박재원 외 (2000)	9	감염	단면연구/ 기술통계(%)	국립보건원(민간인/전역 3년 미만 제대군인)·육군본부 의무 감시(현역군인) 신고 · 전구에서 말라리아 신고환자 신고 전수 3,628명	공동연구[팀]/ 감염병신고자료 (기본정보 수집) 혈액검사(체혈)	1999	• 월별 말라리아 발생: 7월 48명(32.4%), 8월 36명(24.3%), 9월 38명(25.7%) 지역별 API: 송해면 6.44명 양서면 5.89명 교동면 4.45명. 임진강 합류되는 한강 하류와의 거리가 가까울수록 감염률이 높았음
이형우 외 (2000)	5	Kor J Microbiol	단면연구 혈청학 적검사 유용성평가/ 기술통계(%)	말라리아 유행지(강화군), 비유행 지(예천군) 거주 주민(47명/28명) 역학조사 파주시 주민 422명	공동연구[팀]/ 혈액(현청)검사	1997.5~11 1998.11.9~10	• 신분별 발생 현황: 현역군인 1,085명 민간인 1,547명 제대군인 996명 지역별 발생 현황: 연천 511, 파주 504, 철원 404, 강화 187, 김포 161, 고양 153 10일간 발생 추이(최고치 기간): 민간인 7월 중순~8월 하순, 제대군인 7월 초순~8월 중순, 현역군인은 5월 중순~6월 초순
박재원 외 (2001)	6	감염	단면연구/ 기술통계(%)	국립보건원(민간인/전역 3년 미만 제대군인)·육군본부 의 무실(현역군인) 신고	공동연구[팀]/ 감염병신고자료 (기본정보 수집) 혈액검사(체혈)	2000	• 제조함 CS단백질 함께 양성률: 유행자(강화군) 27.6%(13/47), 비유행지(예천) 10.7% (3/28) 역학조사 결과: 혈액도말법 100% 음성. 중합효 소연쇄반응법 0.47%(2) 양성, 간접면역형광법 9.95%(42), 제조함 CS단백질 항원효소소면역 측정법 16.82%(71) • 신분별 발생 현황: 현역군인 1,286명, 민간 인 1,580명, 제대군인 1,273명

Project, MoHW, ROK/Research Grant of Japan Health Sciences Foundation

저자(연도)	번호	학술지	연구방법	자료원	연구기간	주요 결과
Lee JS et al. (2002)	4	Am J Trop Med Hyg	단면연구/기술통계(%)	· 전국에서 말라리아 신고환자 전수 4,139명 · 국립보건원(민간인)/전역 3년 미만 제대군인)·육군본부 의뢰 감시(현역군인) 신고 · 전국에서 말라리아 신고환자 전수 3,932명 공동연구팀/ 감염병신고자료 (기본정보 수집) 혈액검사(채혈)	1998	• 지역별 발생 현황: 철원 534, 연천 515, 파주 388, 강화 248, 화천 150 • 10일간 발생 추이(최고치) 5월 발생(1차)/8월 초순 • 신별 발생 현황: 현역군인(제대군인 포함) 2,784명(70.8%), 민간인 1,148명(19.2%) • 민간인 지역별 발생 현황: 파주 289, 연천 162, 강화 90, 고양 84 • 월별 발생 추이(최고치): 7월(30.1%), 8월(30.3%)
류승호 외 (2002)	5	감염	단면연구/기술통계(%)	· 국립보건원(민간인)/현역 3년 미만 제대군인)·육군본부 의뢰 감시(현역군인) 신고 · 전국에서 말라리아 신고환자 전수 2,534명 공동연구팀/ 감염병신고자료 (기본정보 수집) 혈액검사(채혈)	2001	• 신별 발생 현황: 현역군인 672명, 민간인 1,110명, 제대군인 752명 • 지역별 발생 현황: 철원 309, 연천 239, 파주 234, 강화 133 • 10일간 발생 추이(최고치 기간): 민간인 7월 초순~8월 중순, 현역은 7월 초순~8월 하순
염준섭 외 (2003)	8	감염과 화학요법	단면연구/기술통계(%)	· 현역군인, 제대군인 및 민간인에서 발생한 말라리아 환자 · 매개모기 공동연구팀/ 국방부 군진료자료조사(감염병신고모기) 개체수조사	2002.1~12(1년)	• 상별 말라리아: 1,763건 신고/1,757명 환자(현역군인 425명(24.2%), 민간인 864명(49.2%), 제대군인 468명(26.6%)] • 10일간 발생건수로는 7월 하순이 가장 높았고, 지역별로는 파주, 강화, 연천 철원 순으로 높았음.
Park JW et al. (2003)	11	Am J Trop Med Hyg	단면연구/기술통계(%)	8년 동안 전체 말라리아 신고환자 13,903명 공동연구팀/ 감염병신고자료 혈액검사(채혈)	1993~2000	• 신별 발생 현황: 현역군인 5,577(40.1%), 민간인 4,685(33.7%), 제대군인 3,641(26.2%) • 지역별 확산 추이: 파주(1994/1995)→강화, 철원 고성, 김포(1994/1995)→강화 북부지역(1996)→화천(1997)→양구, 인제(1998)→서울 경계지역(2000) • 휴전선(DMZ)과의 거리: 대부분 25km 이내에서 발생 *1999~2001년도 보건의료기술 연구개발사업 중점 공동연구 개발사업비(HMP-99-M-04-0002)

저자(연도)	번호	학술지	연구설계/통계	연구내용/자료	연구진/자료	기간	결과	연구비지원
양병국 (2004)	1	대한의사협회지	(종설)/기술통계(%)	11년 동안 전체 말라리아 신고환자 19,430명	연구진/감염병신고자료	1993~2003	• 신분별 발생 현황: 현역군인 6,980(35.9%), 민간인 7,303(37.6%), 제대군인 5,147(26.5%) • 월별 발생 추이: 5월 발생 증가, 7~8월 최고치, 10월 이후 감소 • 후천선(DMZ) 인근 지역에서 대부분 발생[위험 지역: 파주, 연천, 김포, 동두천, 포천, 철원, 화천, 양주, 인제, 고성, 강화, 옹진, 인천 서구]	US Department of Defense (Armed Forces Medical Intelligence Center)
Sitiprasasna R et al. (2005)	4	Int J Health Geogr	단면연구/기술통계(%) 상관분석	강화군/파주시(모기 서식지, GIS)	공동연구팀/모기·유충채집	2005.8.2~9.28	• 2,100마리 이상의 anopheline 여 9개 유충으로 분류 Anopheles sinensis: 표본의 97% 이상 수집 Anopheles pullus 1.0%	
Yeom JS et al. (2005)	10	Am J Trop Med Hyg	단면연구/기술통계(%)	3년 동안 전체 말라리아 신고환자 5,463명[보건복지부, 질병관리본부(감염병관리센터), 국군의무사령부(의학연구소)]	공동연구팀/감염병신고자료	2001~2003	• 연도별 발생 현황: 2001년 (2,538명), 2002년(1,761명), 2003년(1,164명) • 신분별 발생 현황: 현역군인 1,380(25.3%), 민간인 2,582(47.3%), 제대군인 1,501(27.4%) • 후천선(DMZ)과의 거리: 대부분 30km 이내 위험지역에서 발생	
권수정 외 (2006)	5	農村醫學·地域保健學會誌	단면연구/기술통계(%)(민감도, 특이도)	• 강화군 내 말라리아 확진자 942명 • 보건의료기관에서 신속진단킷트 검사와 혈액도말검사의 동시검사자 434명	공동연구팀/질병관리본부 검사결과, 보건의료기관 검사결과	1998.1~2005.12 2004.1~2005.12	• 진단소요일: 2002년 4.68일, 2004년 3.14일, 2005년 3.31일 (감소 경향을 보임) • 신속진단킷트의 민감도/특이도: 98.2%, 98.5% • 혈액도말검사의 민감도/특이도: 97.5%, 100%	
Yeom JS et al. (2007)	11	Am J Trop Med Hyg	단면연구/기술통계(%)	• 2년 동안 전체 말라리아 신고환자 2,168명[질병관리본부/감염병관리센터] • (3년 동안 강화지역의 서식 모기)	공동연구팀/감염병신고자료	• 2004~2005 2003~2005 (매년 5~10월)	• 연도별 발생 현황: 2004년(864명), 2005년(1,304명) • 신분별 발생 현황: 현역군인 389(17.9%), 민간인 1,214(56.0%), 제대군인 565(26.1%)	Grant of Antimicrobial Resistance Program, National R&D Program of

저자(연도)		학술지	연구설계	대상	자료원/기간	주요 결과	연구비 출처
박현식 외 (2008)	6	最新醫學	단면(비교)연구/기술통계(%), t-검정, χ²-검정	혈원 및 인천 검병원(강화)의 말라리아 입원 환자 52명/40명	공동연구팀/후향적 의무기록 조사	2003.6~2008.5	• Anopheles 모기의 월별 발생 현황: 5월 초 순 시작해서 서서히 증가, 8월 최고치, 10월까지 감소 / 말라리아 고위험지역 환자가 위험지역이 아닌 자보다 입원시 체온은 낮았고, 평균 입원기간은 길었음. High수치는 낮았고, 치료 후 platelet가 늘어 유의한 차이를 보임.	National Health Institute (NIH-4800-4845-300), MoHW, ROK
염준섭 외 (2008)	2	감염과 화학요법	(종설)	국내외 삼일열 말라리아에 관한 문헌/(사업)보고서	공동연구팀/연구(논문)자료	1993~2007	• 삼일열 말라리아 발생 현황: 1993년 재출현으로 빠른 속도로 증가, 2000년에 4천명 이상 급증, 그 이후 빠르게 감소 추세로 2004년에 800여 명 발생, 2005년부터 다시 증가하여 2006년부터는 2000명 이상으로 증가 / • 방역대책의 전환 필요: 2000년 이전에는 환자 발생 억제, 2001년 이후에는 억제비성 원충의 등장 및 토착화 예방에 조점	
Lee HI et al. (2009)	6	Korean J Parasitol	단면연구/기술통계(%)	vivax 말라리아 서식지(파주시) 강화지역 794명 말 생애서의 모기채집방법	공동연구팀/채집방법 효과 평가조사	1993~2003 2003.5.4~8.2	• 말라리아(트트랩 이용, 축사 내에 베타 베타 제어 / • 말라리아(트트랩 위치: 옥내 2~2.5m 사이에서 많은 모기를 채집함 / • 축사 내부 트랩의 진걸효과 평가: 효과가 가장 큰 진걸은 4~7m임	WHO-RBM (Roll Back Malaria), National Institute of Health (Korea)
Jun G et al. (2009)	9	Am J Trop Med Hyg	단면연구/기술통계(%)	3년 동안 전체 말라리아 신고 환자 4,206명[질병관리본부 (감염병관리센터)] (2년 동안 강화지역의 서식 모기)	공동연구팀/감염병신고자료	2005~2007 2006~2007 (매년 5~10월)	• 연도별 발생 현황: 2005년 (1,311명), 2006년(2,019명), 2007년(2,187명) / • 신고별 발생 현황: 현역군인 756(18.0%), 민간인 2,559(60.8%), 제대민인 891(21.2%)	Grant of Korea Centers for Disease Control and Prevention, RoK (no. 2009-E00457-

Park JW et al (2009)	3	Korean J Parasitol	(종설)	국내외 삼일열 말라리아에 관한 문헌/(사임)보고서	공동연구팀/연구(논문)자료	1993~2007	• 삼일열 말라리아 발생 현황: 1993년 재출현으로 빠른 속도로 증가, 2000년에 4,142명으로 급증, 그 이후 빠르게 발생 감소 추세로 2004년에 864명 발병, 2005년부터 다시 증가하여 2006년에 2,019명, 2007년에 2,203명 증가 양상 • 북한의 발생 현황: 136/213개(63.8%) 지역에서 발생	00)/Grant of Samsung Biomedical Research Institute (no. C−A8−218−1)
박재원 (2010)	1	Hanyang Med Rev	(종설)	국내외 삼일열 말라리아에 관한 문헌/(사임)보고서	공동연구팀/연구(논문)자료	1993~2007	• 삼일열 말라리아 발생 현황: 1993년 재출현으로 빠른 속도로 증가, 2000년에 4,142명으로 급증, 그 이후 빠르게 발생 감소 추세로 2004년에 864명 발병, 2005년부터 다시 증가하여 2006년에 2,019명, 2007년에 2,203명 증가 양상 • 북한의 발생 현황: 136/213개(63.8%) 지역에서 발생	
Oh SS et al, (2010)	8	Korean J Parasitol	단면연구/기술통계(%)	강원도 내 9개 표본지점의 계절성 말라리아 매개모기 • 3개 표본지점: 모기/유충 • 6개 표본지점: 모기	공동연구팀/모기밀도조사 (모기유충채집)	2008.4~8	• 모기 유충: Anopheles sinensis 94.9% Anopheles pullus 72.1% • 모기의 동면주기 때문에 계절마다 모기 수 검출율가 달라짐 • 모기인신비율은 다양했으나 9월이 높았음	National Vector Control and Surveillance, Construction of Regional Diagnostic System, Incheon Research Institute for Public Health and Environment

저자	번호	학술지	연구설계/통계	연구대상	연구방법/자료	연구기간	연구결과	연구비
Yeom JS et al. (2012)	10	Trans R Soc Trop Med Hyg	단면연구/기술통계(%)	• 3년 동안 전체 말라리아 신고 환자 2,326명[질병관리본부(감염병웹신고센터)] • (2년 동안 철원지역의 서식 모기)	공동연구팀/감염병신고자료	2007~2009 2008~2009 (매년 5~10월)	• 연도별 발생 현황: 2007년(2,203명), 2008년(1,009명), 2009년(1,317명) • 신별 발생 현황: 현역군인 599(25.8%), 민간인 1,192(51.2%) 제대군인 535(23.0%) • Anopheles 모기의 월별 발생 현황: 6월 초순 시작해서 서서히 증가, 8월 말경 최고치, 10월까지 감소	Grant of Korea Centers for Disease Control and Prevention, RoK (no. 2010–E54007–00)/Grant of Basic Science Research Program in National Research Foundation of Korea(no. 2010–0023476)
Kim JY et al. (2012)	8	Malar J	단면연구/기술통계(%) ANOVA	말라리아 의심환자[보건소 방문] (부천, 김포, 파주, 강화, 철원) 25명의 혈액(P. vivax. Aldolase gene)	공동연구팀/채혈 3ml(혈액도말검사/–20℃ 혈청보관 ELISA 혈청검사)	2011	• Sequence 분석: 1,110 nucleotides의 ORF–369 amino acids • ELISA/IFAT–유의한 상관관계를 규명함	National Institute of Health (Korea)
Kim TS et al. (2013)	17	Malar J	단면연구/기술통계(%)	철원, 강화군보건소 내 말라리아 환자 및 말라리아 매개모기	공동연구팀/의무기록조사	2010~2012	• 2010년 1,772명→2011년 838명→2012년 555명 말라리아 발생이 2010년에 비해 점차 줄어듦 • 현역군인, 제대군인, 일반인 순으로 말라리아 감염자가 높게 발생함	Inha University Research Fund
Cho PY et al. (2013)	18	Malar J	단면연구/혈액검사	강화, 철원 거주자 1,825명, 1,959명의 혈액	공동연구팀/혈액검사 (혈액도말검사/ELISA 혈청검사)	2010~2011	• 연도별 지역별 API: 강화 – 2010년 4.29에서 2011년 2.23으로 감소 철원–2010년 1.88에서 2011년 1.15로 감소함 • Antibody positive CSP 비율도 감소함 • 환자 개인 간의 API와 antibody positive CSP에는 강한 상관관계를 보임	Korea Association of Health Promotion, Inha University Research Fund(2012)

			단면연구/기술통계(%)		공동연구팀/			
Seol B et al. (2017)	8	Malar J	단면연구/기술통계(%) 상관분석	• 말라리아 의심환자(보건소 방문)(부천, 검도, 파주, 강화, 철원) 20명의 혈액(P. vivax. genomic DNA) • 강화군 교동면 거주자 876명	공동연구팀/ 혈액검사 (혈액도말/ −80℃ 혈청보관) ELISA혈청검사	2012.12~ 2013	• Partial sequence분석: 1,410 nucleotides의 ORF−470 amino acids • P. vivax의 pGDH gene이 대표적임 • 재조합 pGDH 단백질에 대한 ELISA의 타당도: 민감도 84.8%, 특이도 97.2% • 재조합 pGDH 단백질 양성률: 10.39% (91/876)	Inha University Research Fund
Foley DH et al. (2017)	8	J Vector Ecol	단면연구/ 기술통계(%) (사례군분포)	강화도 3개 표본지점 말라리아 원충 모기	공동연구팀/ 매개모기채집	2009~ 2010 (매년 5~10월)	• Anopheles sinesis: 가장 많은 유형임 • 배란경력(parity)은 위치와 연도 사이의 동기 성을 보여주면서 9월에 가장 높았던 반면, 최 대 그린리스 기간 동안 가장 낮았음	Armed Forces Health Surveillance Branch, Global Emerging Infections Surveillance and Response System (AFHSB−GEIS)

(2) 한국의 비무장지대 중심으로 말라리아의 재발현

1993년 경기도 파주시 비무장지대(demilitarized zone, DMZ)[3]에서 복무 중이던 군인 1명에서 말라리아가 재발현하였다. 1997년에는 전년 대비 38%의 환자 증가를 보이는 등 급증을 계속하여 2000년에는 4,142명으로 정점을 보였고 후에 정부의 강력한 퇴치사업으로 2001~2004년까지 전년 대비 25~30% 이상의 환자 감소를 보이다 2005년 다시 증가하기 시작하였다. 2007년(2,192명) 정점을 보인 후 2008년에는 전년도 절반 수준으로 감소하였다가, 2010년에 1,721명으로 다시 증가 추세를 보인 후 감소하면서 현재까지 500여 명 수준으로 유지되고 있다. 2018년에는 501명이 보고되어 전년(436명)대비 14.9% 증가하였다(그림 8-1). 말라리아 유행 특성으로 일 년 내내 발생하였으며, 8월에 가장 많았다. 연중 말라리아 발생지수(Annual Parasite Incidence, API)는 높지 않았지만 1993년 이후 유행(위험)지역에서 꾸준히 증가하였다. 대부분의 환자는 유행지역에서 복무한 경험이 있는 제대군인이나 거주하는 지역주민이었으며, 한강 이남 민간인 환자는 모기 활동기에 유행지역을 방문한 적이 있었다.

---

3) 비무장지대(DMZ)는 국제조약이나 협약에 의해서 무장이 금지된 지역 또는 지대로서 주로 적대국의 군대 간에 발생할 우려가 있는 무력충돌을 방지하거나, 운하·하천·수로 등의 국제교통로를 확보하기 위해서 설치된다. 한국에서는 한국동란 때 UN군과 북한공산군이 휴전을 전제로 한 군사분계선과 이 선을 중심으로 남북 각 2km씩 너비 4km의 비무장지대를 설정할 것을 합의하였으나 상당 기간 휴전이 성립되지 않아 무효화하고 말았다. 그 후 1953년 7월 27일에 '한국군사정전에 관한 협정'이 체결됨으로써 군사분계선이 확정되고 이에 따라 현재의 비무장지대가 설정되었다. 동년 8월의 '민간인의 비무장지대 출입에 관한 협의'에 근거하여 비무장지대에 한국주민 거주의 '자유의 마을'과 북한주민 거주의 '평화의 마을'이 생겼다. 현재 비무장지대는 65여 년간의 출입통제구역이었기 때문에 그 자연상태가 잘 보존되어 있어 자연생태계 연구의 학술적 대상으로 주목받고 있다.

| 그림 8-1 | 연도별 한국의 말라리아 환자 발생 현황 |

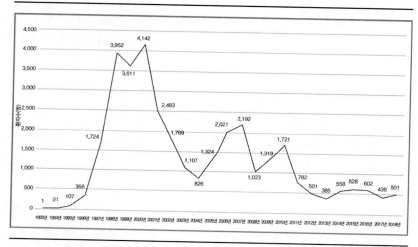

출처: 보건복지부·질병관리본부. 2019년도 말라리아 관리지침. 2019. p.49.

    발생 지역은 1993년 파주시를 시작으로 경기도 북부지역으로 점차 확대되어, 2000년에는 경기도 북부, 인천시(강화군) 및 강원도 북부 17개에서 말라리아가 보고되어 위험지역으로 분류되었다. 이에 2018년 현재 인천시 강화군, 파주시, 연천군, 철원군, 화천군 등 경기·강원의 비무장지대를 중심으로 말라리아 환자 발생이 계속되고 있다(그림 8-2).

    강화지역 말라리아 유행 관련 논문을 중심으로 발생된 환자 현황을 <표 8-5>와 같이 재정리하였다. 전국의 말라리아 환자 수 대비 강화지역에서는 1960년대 초반에 10%를 약간 상회하였는데, 재유행이 시작된 1990년대 후반에는 5% 정도를 차지하였다. 김경호 외 (2000)의 연구결과에 의하면, 강화군에서의 말라리아 발생 양상은 환자 대부분이 다른 지역과는 달리 즉, 제대군인보다는 지역주민들에서 발생되고 있어 유입성 말라리아의 2차 감염에 의한 유행 대신 토착화된 말라리아 감염모기의 노출에 의한 재유행으로 확인되었다.

그림 8-2 연도별 지역별 한국의 말라리아 확산 추이

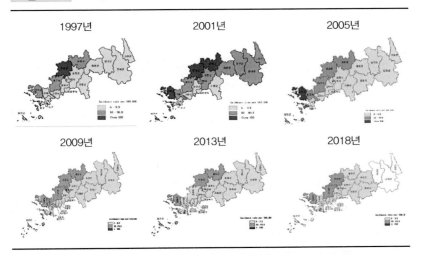

출처: 보건복지부·질병관리본부. 2019년도 말라리아 관리지침. 2019. pp.98-100.

(3) 한국의 말라리아 환자의 재발생 요인

파주시 전방지역에서 13개월 동안 계속 근무해 오던 군인(1명)이 1993년 7월 4일(첫 증상 발현) 말라리아 환자로 발견된 후 1994년에는 DMZ 5km 이내에 거주하는 민간인까지, 1995년부터 1998년까지는 DMZ 경계를 따라 동서쪽으로는 강화군에서 고성군까지, 남쪽으로는 파주시, 고양군(일산), 동두천, 의정부, 양주군 및 서울시 북부지역(상계동)까지, 즉 DMZ에서 25km 이상 확산하는 추세를 띠고 있다. 특히 임진강변을 따라 서부전선에서 유행하기 시작한 삼일열 말라리아는 임진강과 합류되는 한강 하류지역(DMZ 2km 이내)에 위치한 강화군의 지리학적 특성으로 인하여 유입 토착화되어 강화도 북쪽지역 주민들에서 많이 발생하였다(김경호 외, 2000; Oh SS et al., 2010; Foley DH et al., 2017).

이렇게 1993년 이후 급작스럽게 휴전선 남쪽에서 *P. vivax* 병원체가 다시 발생하고 있는 원인을 추정해 보면, 첫째, 1953년 휴전 이후 오랫동안 민간인 출입통제구역인 DMZ 내 지구온난화의 현상으로 인한 말라리아 모기의 최적화된 서식지의 조성을 들 수 있다. 1994년 하절기의 전국 월평균기온이 예년과 달리 2~5℃ 상승하여 고온 다습한 열대야가 장기간 지속되었다. 1995년에는 8월 초순 경기북부지역에 집중호우와 뒤이은 기온상승 현상이 이어졌으며, 1996년 7월 말에도 동일 지역에서 집중호우와 8월초 열대야가 심화되었고, 1997년 4~5월에도 이상고온 현상이 지속되어 매개모기인 중국얼룩날개모기(Anopheles sinensis)의 발생밀도 및 출현 시기가 증폭되어 모기 서식지의 증가가 관찰되었다(염용태 외, 1997). 둘째로는 휴전 이후 북한에 말라리아 감염지역(황해도 연백평야, 개풍평야 일대)이 그대로 존재하고 잔유감염상태로 토착화가 이루어지면서 경기북부지역에 *P. vivax*의 North Korean strain이 재등장한 것을 추정해 볼 수 있다. 특히 1990년대 북한의 만성적인 식량부족 현상으로 소와 돼지의 지속적인 밀도살이 자행되어, 가축 흡혈기호성인 말라리아 매개모기의 흡혈대상(소, 돼지)의 절대 부족으로 이어졌을 것으로 판단된다. 당시 DMZ에서 가까운 남한(파주시, 연천군 일대)의 축산농가에서 발산되는 소, 돼지의 체취를 감지하고 휴전선을 넘어 남하하던 모기에게 흡혈하기 좋은 야간에 휴전선 부근의 (축사의 소나 돼지 대신) 모기에 무방비 상태로 근무하던 군인들이 노출되었을 것이다(심재철 외, 1997). 셋째, 방역당국의 무증상 기생충혈증(asymptomatic parasitaemia) 환자에 대한 감시체계 구축에 의한 집중관리의 중요성을 간과하였을 가능성도 있다. 일반적으로 P. vivax는 무증상 기생충혈증 상태로 체내에 원충을 보유하고 있는 사례뿐만 아니라 동시에 생식모세포(gametocyte)를 갖고 있는 경우가 많은데

(Pampana E, 1969), 이는 무증상 기생충혈증 군인이 새로운 감염원 역할이 된다는 인식 없이 매개모기에 노출되어 감염증폭을 일으켰던 1990년 중반의 유행 양상을 일으켰을 것으로 보인다. 더군다나 말라리아 재발현 초기에 무증상 환자의 위험도에 대하여 방역당국이 (1998년까지) 환자의 조기진단과 조기치료 중심 등 환자관리사업 (passive case detection)에 치중한 나머지 2000년 초반에 폭발적인 환자 증가와 위험지역의 확대에 적절히 대응하지 못하였던 것으로 판단된다(양병국, 2004).

(4) 말라리아 환자의 재발생에 따른 한국 정부의 대응

1998년 이전까지는 DMZ 인근지역의 군인 중심으로 주로 발생하였기에 육군본부 의무감실과 국군중앙의무시험소, 국립보건원 감염질환부 역학조사과나 의동물과 주관으로 일부 의과대학의 지원을 받아 발열환자의 확진을 포함한 발생 실태 파악에 주력하였다. 1998~2000년의 3년 동안 환자 발생의 규모가 크게 증가하자 보건복지부(질병관리본부)는 이에 신속히 대응하여 국립보건원의 말라리아 방역과 관련한 모든 부서, 과거 말라리아퇴치사업의 경험이 있는 외부 전문가들로 말라리아퇴치사업단 및 자문위원회를 구성하고 민·관합동대책반을 국방부와 공동으로 운영하여 예방을 위한 교육과 홍보사업, 위험지역 선정과 차별적이고도 집중적인 관리방안, 모기서식지에 대한 소독 등 2010년까지 말라리아퇴치계획을 다음과 같이 수립하였다(양병국, 2004).

첫째, 위험지역에 대하여 선택적이고도 집중적인 방역사업을 추진한다. 위험지역의 환자발생 수준에 따라 방역수준의 강도를 높이고, 또한 최근 금강산육로관광 관련 위험지역인 고성군 등 강원도지역에 집중적인 지원을 한다.

둘째, 보건소 말라리아 관리요원의 업무 능력 향상을 위해 위험지역 보건소 관리요원(약 40명)에 대한 검사 및 방제기술에 대한 집중교육을 실시하고 학계, 국방부, 미8군, 위험지역 보건소 및 시·도, 질병관리본부 및 자문교수들과 업무의 효율적 수행을 위한 정보 교류, 워크숍 개최 등을 통해 능력 개발을 촉진한다.

셋째, 위험지역에 대한 현장 기술지도를 강화한다. 말라리아 방역소독 전문가와 질병관리본부의 관련 부서가 합동으로 위험지역을 방문하여 현장에서 방역소독 기술을 직접 시연하고 교육함으로써 효과적으로 역량 향상을 도모한다.

넷째, 2001년부터 우리나라의 말라리아 감염의 진원지로 지목되고 있던 북한을 돕기 위해 WHO, 통일부와 공조하여 남북협력기금으로 대북 말라리아사업을 시작하여 말라리아 약품과 북한 보건요원의 교육훈련비를 지속적으로 지원한다.

다섯째, 말라리아관리를 위한 매개모기 밀도조사 등 감시사업과 기초연구를 지속한다.

2000년 이후 종합적인 퇴치사업은 가시적인 성과를 보여 2013년 이후 환자가 연간 400~600여 명 정도로 급감하였다(그림 8 - 1 참조).

8.3 네팔 카일랄리 군지역(티카풀)의 말라리아관리사업

(1) 네팔에서의 말라리아 발생 현황과 대응

2073/74(2016/2017) 회계연도 현재 네팔에서의 말라리아의 총 양성 사례는 1,128건으로 전년(2015/2016) 991건에서 약간 증가하였으며, 그중 492건은 토착민에서, 636건은 정부의 감시망을 피해 외국에

서 감염되어 온 사례로서 해외유입 비율이 매우 높은 상태이다. 전체적으로 열대열원충 말라리아(P. falciparum) 감염의 비율은 2016/2017 회계연도에 13.1%로서 전년도와 비교하여 감소 추세에 있지만, 해외에서 유입된 열대열원충 말라리아 사례는 증가하고 있다. 반면에 토착화된 열대열원충 말라리아 감염률은 감소하고 있다.

임상적으로 현미경검사를 통해 진단되는 열대열 말라리아와 삼일열 말라리아(P. vivax)는 매년 감소 추세에 있는데, 이는 신속진단키트(rapid diagnostic test, RDT)의 보급 증가, 말초혈액을 이용한 현미경검사 증가, 말라리아 만연지역을 중심으로 한 모기장 보급, 지역주민의 사회 경제적 수준 향상 등이 주요 기여요인으로 추정된다(DoHS, 2017; Rijal KR et al., 2019). 이렇듯 네팔에서는 말라리아의 확산을 통제하기 위한 많은 노력이 이루어지고 있고, 질병의 부담을 줄이는 측면에서 어느 정도 성공적이었다고 할 수 있다. 그러나 끊임없이 이동하는 인구와 질병과 관련된 사회적, 환경적 요인은 말라리아 관리를 더욱 어렵게 만든다. 또한 아직도 말라리아 근절에 성공하지 못하는 것은 높은 중재 비용이나 국민들의 동기부여 부족 때문일 수도 있다. 대중매체 캠페인을 통한 모기장 사용에 대한 인식 변화와 모기약의 활용과 같은 다음의 세 가지 통합된 접근법은 이런 상황을 해결할 수 있는 방안을 제공해 준다. 그러나 이 문제를 다루는 데에는 지역공동체 수준에서 정책적 단계로 나아가기 위한 상호 간의 협력이 절대적으로 필요할 것으로 보인다(Awasthi KR et al., 2018).

1) 말라리아 관리를 위한 살충제 처리된 모기망의 활용과 중재

세계보건기구(WHO)는 말라리아를 통제하기 위한 주요 중재안으로 살충제 처리된 모기망(insecticide treated nets, ITN)과 장기적인 살충효과를 갖는 모기장(long lasting insecticidal nets, LLINs)의 사용을 권장하고 있다. ITN은 기존에 사용되던 모기장으로 주로 pyrethroids계나 non-pyrethroids계 살충제로 처리되어 있다. 반면, LLINs은 15회 정도의 세척에도 효과가 유지되도록 제작되므로 사전에 2% permethrin을 특수하게 모기망에 처리하여서 3년 이상 사용할 수 있다. 네팔 정부는 국제기구의 지원을 받아 고위험지역의 주민들과 산전관리를 위해 보건의료기관을 방문하는 임산부들에게 1,209,320개의 LLINs을 대량 보급하였다. 그 결과 모기장이 배포된 2006~2010년 동안 말라리아 발병건수가 크게 감소하였다(Dhimal M et al., 2014).

2) 집 안의 모기약 스프레이 처리

평야지대에서 숙주인 매개모기를 통제할 수 있는 또 다른 방법으로 집 안에서 뿌리는 모기약(indoor residual spraying, IRS)을 들 수 있는데, 이는 2004~2009년의 6년 동안 네팔에서 여러 말라리아 위험지역의 벡터집단 감소를 목표로 조치된 중재안이었다. Dichlorodiphenyltrichloroethane(DDT), pyrethroid계 및 non-pyrethroid계 화합물과 같은 살충제를 사용하는데, pyrethroid계 살충제 살포는 말라리아 고위험군 지역에서 1년에 두 번씩 시행되었다. 이 중재로 일부 지역에서는 말라리아를 옮기는 매개모기 개체수가 감소되었고 그 결과 말라라아 감염 환자도 따라서 감소되었으나, 어떤 지역에서는 유의한 차이를 보이지 않았다.

3) 대중매체를 통한 캠페인

네팔의 많은 지역에서는 아직도 말라리아의 심각성과 원인에 대한 인식이 매우 부족하다. 말라라아에 대한 지식이 이렇게 부족한 것은 문맹률이 높다는 것과 관련이 있다. 또한, 네팔의 학교교육은 모기장의 사용과 같은 말라리아 예방을 위한 효과적인 정보와 지식을 적절히 전달하지 못하고 있다. 따라서 대중매체는 다양한 권고사항과 예방법을 통해 위험집단에 다가갈 수 있는데, 네팔은 말라리아 근절을 위한 중재안의 하나로서 놀이와 노래, 포스터, 팸플릿, 거리공연, TV 와 라디오 등의 구조화되고 포괄적인 대중매체 캠페인(mass media campaign, MMC)을 활용할 필요가 있다.

(2) 네팔에서의 말라리아 박멸사업과 퇴치 전략

오늘날 세계보건기구는 여전히 동남아시아에서 말라리아의 관리 및 퇴치전략을 활발하게 수행하고 있는데, 약물내성이 있는 아르테미신(artemisin) 제제의 사용을 막기 위해 말라리아 만연지역을 위한 대량 약물 보급, 말라리아 관리를 위한 인력 강화, 장기적인 살충 효과를 갖는 모기장(LLINs)의 보급 등 다각도의 관리방법으로 중점을 두고 있다. 한국의 강화를 포함한 DMZ 인근지역에서의 재유행의 경험을 고려할 때 말라리아 관리사업은 지역사회 보건의료인력들이 전문교육·훈련을 받고 말라리아 위험지역에서 책임감을 가지고 장기적이고 지속적으로 모니터링하는 것이 필요하며, 다양한 민간－공공기관과의 사회적 연계 전략을 사용할 때 효과가 높아진다.

네팔도 2000년에 비해 2010년에 말라리아 이환율과 사망률이 50% 이상 감소함으로써 새천년개발목표(Millennium Development Goal., MDG)의 6 세부목표를 달성한 바 있다. 하지만 여전히 중요한 보건문제로서 네팔 정부는 2026년까지 말라리아를 근절하기 위해 2012년 말라리아의 미세층화(micro－stratification) 전략에서 시작한 말라리아 역학조사를 기반으로 국가전략계획 2014～2025(National Malaria Strategic Plan, NMSP)를 <표 8－7>과 같이 구축하였다. 이러한 배경에는 중국과 인도와의 접경을 두고 있는 네팔의 지리학적 특성과 남쪽의 떠라이(평야) 지역에서 북쪽의 고산지역까지의 지형학적 특성이 모두 복합적으로

표 8-7 네팔 정부의 말라리아 퇴치전략을 위한 중재안

중재안	고위험	중간위험	저위험	무위험
LLINs	최우선 순위: 토착민을 대상으로 하는 병동과, 2~3km 범위 내에 있는 병동으로 제한됨	두 번째 순위: 토착민을 대상으로 하는 병동과, 2~3km 범위 내에 있는 병동으로 제한됨	세 번째 순위: 전염을 막기 위해 확진환자가 있는 가정으로 한정함	적용 안 됨
IRS	감염 기간과 살충제의 잔여 효과에 따라 1~2 사이클을 적용함	적용: 말라리아가 발생하는 경우	적용: 말라리아가 발생하는 경우	적용 안 됨
유충관리	적절히 적용함	적절히 적용함	적절히 적용함	적용 안 됨
EDPT	적용	적용	적용	적용
사례조사	적용	적용	적용	적용
집중조사	적용, 차선 순위	적용, 최우선 순위	적용 안 함, 토착민 감염 사례가 보고되는 경우는 제외함	적용 안 됨
BCC	적용	적용	적용	적용

LLINs: long-lasting insecticide-treated nets, IRS: indoor residual spraying, EDPT: early diagnosis and prompt treatment, BCC: behavioral change communication
출처: Rijal KR et al. Micro-stratification of malaria risk in Nepal: implications for malaria control and elimination. Trop Med Health 2019;47(1):21.

반영되었기 때문이다. 즉, 네팔 주민들은 주로 인도와의 접경지점인 남쪽의 떠라이(평야)지역을 중심으로 하절기(특히나 집중적인 우기)에 고온 다습한 기후 특성과 함께 (도로망의 여건을 감안해볼 때) 자유로운 인구의

이동이 많아서 이 지역에 속하는 686개 VDC가 말라리아에 대한 취약성이 높은 위험지역(17.25%)으로 분류되고 있다(그림 8 - 3). 또한 말라리아에 대한 질병부담(0.3), 생태계(0.5), 취약성(0.2)을 각각 가중치로 부여하여 산정한 점수를 기준으로 네팔 전국 VDC(총 3,976개)의 전체 위험도를 분석한 결과, 54개(1.36%), 201개(5.06%), 999개(25.13%), 2,718개(68.36%) VDC들이 각각 높은 수준, 중간 수준, 낮은 수준, 낮은 수준으로 평가되었다(그림 8 - 4). 이에 HIT사업 지역인 티카풀을 포함한 카일랄리(Kailali) 군지역은 말라리아 고위험지역에 속해 있다(Rijal KR et al., 2019).

그림 8 - 3 네팔 인구이동에 따른 말라리아 감염의 취약성 비교

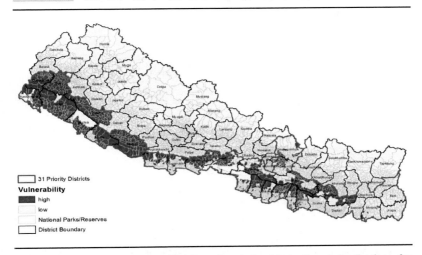

출처: Rijal KR et al. Micro - stratification of malaria risk in Nepal: implications for malaria control and elimination. Trop Med Health 2019;47(1):21.

그림 8-4 네팔 VDC별 말라리아 감염 위험도 비교

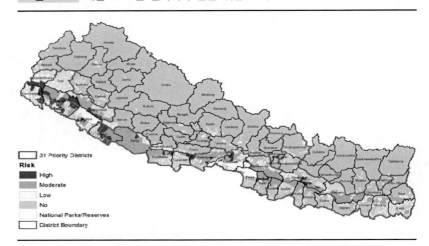

출처: Rijal KR et al. Micro-stratification of malaria risk in Nepal: implications for malaria control and elimination. Trop Med Health 2019;47(1):21.

(3) 카일랄리 군지역(티카풀)의 말라리아 발생 현황과 대응

2004년 네팔의 카일랄리(Kailali)군을 포함한 13개 말라리아 고위험 지역에서 에이즈, 결핵, 말라리아 퇴치를 위한 세계기금(The Global Fund to Fight AIDS, Tuberculosis and Malaria, GFATM)[4]은 말라리아 관리

---

4) 2001년 코피 아난 유엔 사무총장의 요청으로 각국 정부대표 및 NGO가 참가한 유엔 HIV/AIDS 특별총회를 계기로 에이즈·결핵·말라리아 퇴치를 위한 세계기금(GFATM)의 설립이 결정되었다. 이에 개도국의 저발전을 고착, 악화시키는 중대한 위협이 되고 있는 3대 감염병을 종식하기 위한 추가 자원을 유치, 활용 및 투자하는 것을 목표로 2002년 멀린다 게이츠, 빌 게이츠, 코피 아난, 제프리삭스, 아미르 아타란 주도하에 창립된 국제금융 및 파트너십 기구이다. 국제적 협력 참여 차원에서 우리나라도 2004년 50만 달러, 2005년 25만 달러를 기여금을 공여한 바 있다. 대부분의 기금은 저개발국(전체 기금의 67%), 사하라 이남 아프리카 지역 국가들(전체 기금의 61%)의 감염병 퇴치에 사용되고 있다.

사업 차원에서 LLINs 사용을 위해 RDT 키트, 아르테미신 결합치료
(ACT), 정보, 교육 및 통신/행동 변화 커뮤니케이션(information, education and
communication/behaviour change communication, IEC/BCC)에 대한 지원을
시작하였다(EDCD, 2011).

하지만 오랫동안 지속되는 모기장(LLINs)의 보급에도 불구하고
2007~2011년 사이에 조사되어 발표된 한 연구결과(Dhimal M et al.,
2014)에 의하면, 다른 동부개발지구 모랑(Morang) 군지역에 비해 극서
개발지구 카일랄리 군지역은 여전히 높은 발생률을 보이고 있다. 즉, 확
진된 말라리아 발병률(1만 명당)은 모랑군지역의 경우 2007년 2.24명에
서 2011년 0.31명으로 줄어들었다. 하지만 이와는 대조적으로 매개모
기를 줄이기 위한 중재에도 불구하고, 카일랄리군지역의 경우 3.38명
에서 8.29명으로 늘어나 오히려 반대 추세가 관찰되었다(그림 8-5).

그림 8-5 모랑군과 카일랄리군의 확진 말라리아 환자수 및 예방중재 비교(2007
~2011)

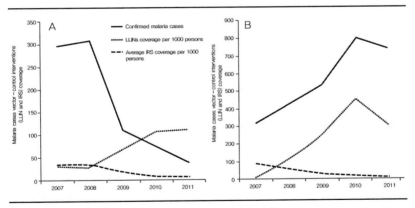

* Panel A: Morang district, Panel B: Kailali district
출처: Dhimal M et al. Spatio-temporal distribution of malaria and its association with
climatic factors and vector-control interventions in two high-risk districts of
Nepal. Malar J 2014;13:457.

말라리아 핫스팟도 모랑지역은 LLINs의 도입 이후 새로운 VDC로 옮겨간 반면, 카일랄리지역은 대부분 같은 VDC에서 지속되었다. 인근 칸차푸르(Kanchanpur) 군지역 서부에 위치한 카일랄리군의 말라케티(Malakheti), 고드와리(Godwari), 사하즈푸르(Sahajpur)지역(숲, 숲 주변 및 구릉지대) 등이 더욱 그러하였다(그림 8 - 6).

그렇다면, 그 이유는 무엇일까? 이에 말라리아의 시공간적 발생(spatio - temporal distribution of malaria) 추이를 기후 변화와 함께 분석한 결과, 최소 온도, 평균 온도 및 평균 상대습도(relative humidity)가 말라리아 발병률과 선형적으로 연관성이 있다고 밝혀졌다. 즉, (기후온난화 영향으로) 열대 및 아열대 국가에 속한 네팔 카일랄리 군지역에서

그림 8-6 연도별 카일랄리군에서의 확진 말라리아 핫스팟 추이(2007~2011)

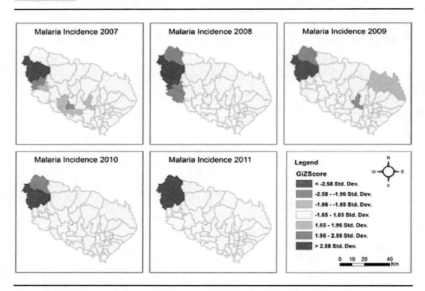

출처: Dhimal M et al., Spatio - temporal distribution of malaria and its association with climatic factors and vector - control interventions in two high - risk districts of Nepal. Malar J 2014;13:457.

그림 8-7 기후 변화에 따른 연도별 월별 카일랄리군의 말라리아 환자수 추이 (2004~2012)

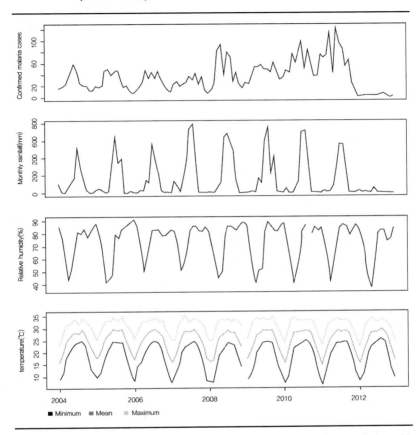

출처: Dhimal M et al. Spatio-temporal distribution of malaria and its association with climatic factors and vector-control interventions in two high-risk districts of Nepal. Malar J 2014;13:457.

도 특히 기온과 습도가 높고, 강수량이 많았던 매년 하절기에 월별 말라리아 발병건수가 비례해서 높아졌다(그림 8-7). 기후변수 중 최소 온도와 상대습도만이 말라리아 발생의 중요한 예측 변수였다. 전체적

으로 1°C의 최소 온도 상승으로 말라리아 발병률이 27% 증가(RR=
1.27, 95% CI=1.12-1.45)하였고, 평균 상대습도가 1% 증가하면 말라
리아 발병률이 역으로 9% 감소(RR=0.91, 95% CI=0.83-1.00)하였다.
말라리아 발생에 대한 최고 온도와 강우량의 영향은 그리 크지 않았
다(Dhimal M et al., 2014).

(4) HIT사업 티카풀지역의 특산품(citronella oil)을 활용한 모기퇴 치 임상시험

이러한 추세가 반영되어서인지 2012년 세계보건기구의 미세층화 역
학조사(WHO, 2013)에서 카일랄리군은 여전히 말라리아 고위험지역
(high risk malaria-endemic VDCs)으로 분류된 지역 중의 한 곳이었다(그림
8-4 참조). 카일랄리군지역의 이러한 보건문제를 사전에 인지한 HIT사
업팀은 지역 특산품인 시트로넬라 오일(citronella oil, Cymbopogon
winteratus)이 향수로도, 동시에 천연 모기퇴치제로도 사용될 수 있다
는 것을 파악하였다. 또한 시트로넬라 식물이 네팔의 테라이 벨트지역
에서 널리 재배되기 때문에 매우 저렴한 비용으로 접근할 수 있었다.

이에 HIT사업팀은 티카풀 현지에서 생산된 시트로넬라 오일의 효
과와 적용 가능성을 확인하기 위해 모기매개 말라리아 예방을 위한
모기 퇴치제로서 무작위 예비 임상시험(randomized controlled pilot trial)
을 수행하였다. 카일랄리군의 티카풀시에서 2013년 4월부터 5월까지
100% 시트로넬라 오일을 사용한 퇴치효능검사를 위해 오후 5시부터
2시간 동안 실내 노출군(indoor exposure, IE: 101명)과 실외 노출군
(outdoor exposure, OE: 140명)으로 구분하되 각 임상시험에는 실험군(시
트로넬라 오일 도포)과 대조군(시트로넬라 오일 비도포)을 배정하였다. 그 결
과, 각각 모기에 물리는 데에 대해 대조군의 IE(44명)에서는 29.5%,
OE(70명)에서는 28.6%만이 보호효과를 보인 반면에, 실험군의 IE(57명)에

서는 96.5%, OE(70명)에서는 95.7%가 보호효과를 보여 통계적으로 유의미하였다(실험군 대비 대조군, p < 0.001). 실외 노출군 시험의 모기 퇴치율은 96.7%였다. 냄새만족도 검사(127명)에서는 참여자 대부분 '좋다'에 67.7%, '매우 좋다'에 16.5%를 응답하여 만족도도 높았다.

결론적으로 HIT사업팀은 티카풀과 같은 보건의료자원이 부족한 취약지역에서 모기에 의한 말라리아를 예방하기 위해 현지에서 쉽게 저렴하게 구할 수 있는 대체 모기 퇴치제로 효과적인 시트로넬라 오일의 국소적 도포방법을 적극 활용할 것을 제안한 바 있다(Sajo ME et al., 2015).

8.4 네팔 (카일랄리군)지역의 지리학적 특성에 따른 에이즈(HIV/AIDS) 유행

(1) 네팔의 에이즈(HIV/AIDS) 유행 현황

인간면역결핍바이러스(Human Immunodeficiency Virus, HIV) 감염에 의해 발생하는 후천성면역결핍증(acquired immune deficiency syndrome, AIDS)은 네팔 중부 및 극서부개발지구의 중요한 공중보건 문제에 해당한다. 네팔에서 1988년 에이즈 환자가 처음 발견된 이후 지속적으로 증가하고 있다(Prasad S, 2009). 하지만 최근의 보고(Ruxrungtham K et al., 2004)에 의하면, 세계보건기구(WHO)는 네팔을 HIV/AIDS 신환이 25% 이상 감소한, 즉 베트남, 캄보디아와 함께 HIV 발생이 과도기에 속하는 국가로 분류하였다. 신규 감염자는 2009년 4,760명에서 2011년 1,437명으로 줄었다. 정부(보건인구부)의 최근 연간보고서(National Centre for AIDS and STD Control, 2012)는 2011년에 5만 명 이상의 국민이 에이즈로 살고 있는 것으로 추산하고 있다. 이 중에서 감염자의 28.2%는 15~49세 사이의 여성이 차지한다. 이는 전년 대비 0.4% 감소했을 뿐으로 HIV 감염에 대한 여성인구의 취약성을 보여준다. 걱정되는 다른 인구는 어머니를 통해 HIV에 감염된 어린이들이다. 2011년 0~14세 아동들의 평균 신규 발병건수를 378.13명으로 보고하였다.

　　<그림 8-8>에서와 같이 2016년 네팔의 HIV 감염 환자는 총 32,735명으로 추산되고 있는데, 그중 15세 이상의 성인이 96.4%를 차지하고 14세 이하의 어린이는 3.6%(1,197명)를 차지한다(MoH, 2016). 전체 감염자의 대부분(75%)은 15~49세 나이 범주에 속한다. 성별에 따르면, 감염자의 2/3(62%)가 남성에서, 1/3(38%)이 여성에서 각각 발생하였다. 2016/2017 회계연도 말까지 14,544명의 에이즈 환자는 항레트로바이러스 치료(antiretroviral therapy, ART)를 받았다(DoHS, 2017).

그림 8-8 연도별 네팔 HIV 감염 추정 환자수(1900~2020)

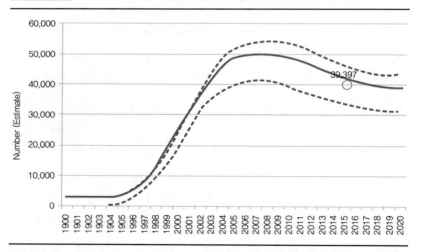

출처: Ministry of Heath Nepal. National HIV Strategic Plan 2016-2021. Nepal HIV vision 2030. Fast-Track ending the AIDS epidemic as a public health threat, by 2030. 2016.

(2) 네팔 카일랄리 군지역에서의 에이즈(HIV/AIDS) 확산 경로

네팔에서 HIV의 확산은 일반적으로 주사약 사용자(injection drug users), 성매매자(sex workers), 성매매자의 매수인(고객), 남성 이주민을 통해 이루어진다. 네팔 동부개발지구는 주사약 이용자가 상당히 많은 반면, 중부와 서부, 극서부개발지구의 인도와 접경부근인 남쪽지역은 (고속도로를 지나는 트럭운전자 등이 많아) 현재 성매매의 증가에 따라 질병

그림 8-9 네팔 HIV 유행의 확산 경로지역

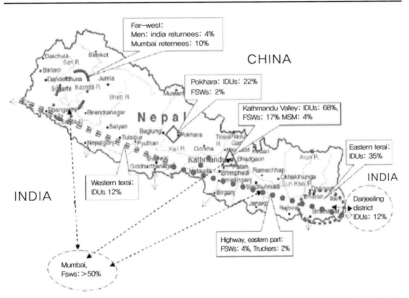

◄--► Linked by cross-border population mobility; ↔ Major border crossings between Nepal and India. These are(west to east): Dhangadi/Mahendranagar–Banbassa, Nepalgunj–Rupedia, Bhairahawa–Sunauli, Birhunj–Razaul, Biratnagar–Jogbani, and Kakarvitta–Pani Tanki/Siliguri

IDUs = Injecting drug users; FSWs = Female sex workers; MSM = Men who have sex with men.
출처: Awasthi KR, et al. HIV/AIDS: A persistent health issue for women and children in Mid and Far western Nepal. Kathmandu Univ Med J 2015;13(49):88 - 93.

부담을 느끼고 있다. 인도 뭄바이(Mumbai) 등으로부터 온 남성 이주 노동자들은 네팔의 중서부와 극서부개발지구에서의 AIDS 전파의 주요 위험경로를 제공한다(그림 8-9). 이러한 에이즈 확산 경로 특성은 극서부개발지구에서의 말라리아의 발생의 지리학적 일부 특성과 동일하였다.

(3) HIV/AIDS/(STI) 근절을 위한 네팔 정부의 중재 전략

네팔 정부는 그동안 축적한 다양한 근거를 중심으로 2016년부터 2021년까지 국가HIV전략계획(National HIV Strategic Plan)을 국가의 다른 일반적인 보건의료서비스와 함께 통합적이면서도 분권화하는 데 초점을 맞추어 구축하였다. 이는 에이즈(AIDS)와 성병(sexually transmitted infection, STI) 관리센터의 주도하에 네팔 정부, 시민사회 네트워크, 국제 파트너 및 서비스 제공자와 같은 전문가와의 광범위한 협력과 자문을 통해 준비되었다. 국가HIV전략계획의 전략적 방향은 다음과 같다(MoH, 2016).

① HIV를 예방하기 위한 여러 가지 방안을 통해 핵심 목표 인구집단을 규정한다.
② 아웃리치(outreach)를 통해 핵심 목표 인구집단에, 인리치(in-reach)를 통해 핵심 인구의 공동체에 각각 도달하도록 초점을 맞춘다.
③ CD4 림프구 수와 상관없이 HIV검사 및 서비스를 권장하고 제공한다.
④ HIV 감염자에서 바이러스가 배출되지 않을 때까지 지속적으로 치료한다.
⑤ 가장 크게 영향을 미치는 범위, 규모, 강도, 질, 혁신, 속도 등을 고려하여 가장 효과가 빠른 곳에 우선적으로 투자한다.

⑥ 중요한 프로그램과 중요한 사회활동가들을 강화한다.

⑦ 예방과 치료를 유기적으로 연결하기 위해 등록정보 공유를 통해 공공과 민간 사이의 기능적 파트너십을 수립한다.

⑧ 핵심 목표 인구집단을 위해 우선적으로 HIV를 예방하기 위해 혁신적이고 잘 조율된 통합서비스 제공에 중점을 둔다.

(4) 티카풀병원을 포함한 극서부개발지구 ART센터에서의 에이즈 관리

HIV에 감염된 채 살고 있는 사람들(people living with HIV, PLHIV)을 위한 이소니아지드 예방요법(Isoniazid preventive therapy, IPT)은 결핵을 퇴치하기 위한 입증되고 권장되는 중재방법이다. 2015년 네팔은 항레트로바이러스 치료(ART) 센터에 HIV관리를 위해 등록된 모든 PLHIV에 대해 6개월의 IPT를 의무적으로 시행하였다. 극서개발지구[5]의 11개 ART센터도 2016년 1월 이후 IPT를 시작하였지만, 이 사업의 구현 후 아직까지, PLHIV의 IPT 개시율과 완료율에 대한 체계적인 평가가 없었다.

이에 티카풀병원을 포함한 극서개발지구(FWR) 내 ART센터에서의 IPT 개시율과 완료율 평가에 대한 연구결과(Dhungana GP et al., 2019), IPT 개시 속도는 11개의 ART 센터에 걸쳐 0%~57% 범위에 속하였다(그림 8-10).

---

5) 이 극서개발지구는 9개 군(districts)으로 이루어졌고, 250만 명 정도의 인구가 살고 있다. 이 지역은 각종 보건지표가 좋지 않고 빈곤층 비율이 높으며(40%) 식자율이 30%로 낮다. 취업기회 부족과 빈곤으로 인해 네팔과 인도 인근 도시로의 일자리 관련 이주가 빈번히 이루어진다. 외부 이주민들 사이에 만연된 유행병으로, 이 지역은 전국적인 추정치(0.3%)에 비해 상대적으로 높은 HIV 유병률(0.4%)을 보이고 있다.

그림 8-10 네팔 극서개발지구의 ART센터 현황 및 IPT 개시속도 비교(2016~2017)

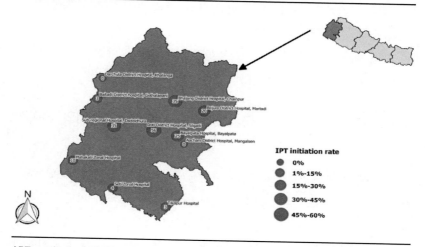

ART, antiretroviral therapy; IPT, isoniazid preventive therapy; PLHIV, people living with HIV.

출처: Dhungana GP, et al. Initiation and completion rates of isoniazid preventive therapy among people living with HIV in Far-Western Region of Nepal: a retrospective cohort study. BMJ Open 2019;9(5):e029058.

참고문헌

1. 김경호, 조남규, 고종명, 김용희. 경기 강화지역 주민에 대한 말라리아의 역학적 특성에 관한 연구(1999년). 韓國家畜衛生學會誌 2000;23(1):9-17.
2. 김대규. 결핵치료 중단자에 대한 사회의학적 조사. 결핵 및 호흡기질환 1966;13(1):71-74.
3. 金漢中, 朴東喆. 保健所 登錄以前 結核治療歷 有無와 治療效果와의 關聯性 硏究. 豫防醫學會誌 1983;16(1):129-134.
4. 대한결핵협회. 대한민국 결핵실태조사서. 1965, 1970, 1975.
5. 보건복지부·질병관리본부. 2017년 말라리아 관리지침. 2017.
6. 류승호, 이원자, 김영아, 채종일, 박재원. 현역군인 발생을 중심으로 본 2001년도 국내 삼일열 말라리아 발생 현황. 감염 2002;34(5):267-275.
7. 박재원, 김영아, 염준섭, 유정식, 양병국, 채종일. 현역 군인 발생을 중심으로 본 2000년도 국내 삼일열 말라리아 발생 현황. 감염 2001;33(4):280-284.
8. 박재원, 손정일, 허준평, 정현순, 황보영, 이상원, 기미경, 신영학, 양병국. 한국에서의 1999년도 삼일열 말라리아 발생현황. 감염 2000;32(4):335-339.
9. 보건복지부·질병관리본부. 2019년도 말라리아 관리지침. 2019.
10. 심재철, 김대성. 국내 말라리아 환자의 재발생에 대한 소고. 감염 1999;31(1):25-34.
11. 심재철, 신이현, 양돈석, 이욱교. 국내 삼일열말라리아(P. vivax) 발생지역의 모기의 계절적 소장 및 흡혈시간. 한국곤충학회지 1997;27:265-277.
12. 양병국. 우리나라 말라리아 발생현황 및 관리대책. 대한의사협회지 2004;47(7):686-688.

13. 염용태, 김순덕, 이갑노, 김대성, 임채승, 박미숙. 말라리아 역학조사사업. (경기도 보건과). 1997.

14. 염준섭, 박재원. 재출현 이후 국내 삼일열 말라리아 발생 현황. 감염과 화학요법 2008;40(4):191－198.

15. 염준섭, 이원자, 류승호, 김태선, 김영아, 안선영, 양화영, 박재원. 2002년도 국내 삼일열 말라리아 발생 현황. 감염과 화학요법 2003;35(6):385－392.

16. 李元德, 朴種龜, 徐泉炙. 私信을 利用한 農村保健所 結核患者管理改善 의 效果에 關한 硏究. 결핵 및 호흡기질환 1979;26(2):10－17.

17. 질병관리본부. 2015 결핵환자 신고현황 연보. 2016.

18. 질병관리본부. 2018 국가결핵관리지침. 2018.

19. Awasthi KR, Adefemi K, Awasthi MS, Chalise B. Public health interventions for control of malaria in the population living in the terai region of Nepal. J Nepal Health Res Counc 2018;15(3):202－207.

20. Awasthi KR, Adefemi K, Tamrakar M. HIV/AIDS: A persistent health issue for women and children in Mid and Far western Nepal. Kathmandu Univ Med J 2015;13(49):88－93.

21. Department of Health Service. Annual Report 2073/74 (2016/17).

22. Dhimal M, Ahrens B, Kuch U: Malaria control in Nepal 1963－2012: challenges on the path towards elimination. Malar J 2014, 13:241.

23. Dhimal M, O'Hara RB, Karki R, Thakur GD, Kuch U, Ahrens B. Spatio－temporal distribution of malaria and its association with climatic factors and vector－control interventions in two high－risk districts of Nepal. Malar J 2014;13:457.

24. Dhungana GP, Thekkur P, Chinnakali P, Bhatta U, Pandey B, Zhang WH. Initiation and completion rates of isoniazid preventive therapy among people living with HIV in Far－Western Region of Nepal: a retrospective cohort study. BMJ Open 2019;9(5):e029058.

25. EDCD: Nepal Malaria Strategic Plan 2011－2016 (Revised Version－

December 2011). Kathmandu: Epidemiology and Diseases Control Division, Department of Health Services, Ministry of Health and Population, Government of Nepal; 2011.

26. Foley DH, Klein TA, Kim HC, Kim MS, Wilkerson RC, Li C, Harrison G, Rueda LM. Seasonal dynamics of Anopheles species at three locations in the Republic of Korea. J Vector Ecol 2017; 42(2):335−348.

27. Lee JS, Lee WJ, Cho SH, Ree HI. Outbreak of vivax malaria in areas adjacent to the demilitarized zone, South Korea, 1998. Am J Trop Med Hyg 2002;66(1):13−17.

28. Ministry of Heath Nepal. National HIV Strategic Plan 2016−2021. Nepal HIV vision 2030. Fast−Track ending the AIDS epidemic as a public health threat, by 2030. 2016.

29. National Centre for AIDS and STD Control. Factsheet N°1: HIV Epidemic Update of Nepal, as of July, 2012. Teku, Kathmandu: Ministry of Health and Population; 2012.

30. Oh SS, Hur MJ, Joo GS, Kim ST, Go JM, Kim YH, Lee WG, Shin EH. Malaria vector surveillance in Ganghwa−do, a malaria−endemic area in the Republic of Korea. Korean J Parasitol 2010;48(1):35−41.

31. Pampana E. A Textbook of Malaria Eradication. 2nd ed. London, Oxford University Press. 1969. p.14−48.

32. Prasad S. Issues and challenges of HIV/AIDS prevention and treatment programme in Nepal. Global J Health Sci 2009;1(2):62.

33. Rijal KR, Adhikari B, Adhikari N, Dumre SP, Banjara MS, Shrestha UT, Banjara MR, Singh N, Ortegea L, Lal BK, Thakur GD, Ghimire P. Micro−stratification of malaria risk in Nepal: implications for malaria control and elimination. Trop Med Health 2019;47(1):21.

34. Ruxrungtham K, Brown T, Phanuphak P. HIV/AiDS in Asia. The Lancet 2004;364(9428):69−82.

35. Sajo ME, Song SB, Bajgai J, Kim YJ, Kim PS, Ahn DW, Khanal N, Lee KJ. Applicability of citronella oil (Cymbopogon winteratus) for the prevention of mosquito−borne diseases in the rural area of Tikapur, far−western Nepal. Rural Remote Health 2015;15(4):3532.

36. WHO: World Malaria Report 2013. Geneva: World Health Organization; 2013.

[강화지역보건사업]

<감염병: 결핵>

1. 李元德, 朴種龜, 徐泉炙. 私信을 利用한 農村保健所 結核患者管理改善의 效果에 關한 研究. 결핵 및 호흡기질환 1979;26(2):10−17.

2. 曺宇鉉, 金馹舜, 朴鐘達. 保健所에서 完治退錄한 肺結核患者에 대한 追求調査. 결핵 및 호흡기질환 1981;28(1):12−18.

3. 徐一, 金馹舜, 朴鐘達. 한 農村地域의 抗結核劑 買藥服用實態 및 그 妥當性. 결핵 및 호흡기질환 1982;29(4):189−195.

4. 金漢中, 朴東喆. 保健所 登錄以前 結核治療歷 有無와 治療效果와의 關聯性 研究. 豫防醫學會誌 1983;16(1):129−134.

5. 金漢中, 申東千, 金馹舜, 柳承欽, 曺宇鉉, 孫明世. 保健所 登錄 結核患者 中 完治退錄者와 中斷退錄者의 比較研究. 결핵 및 호흡기질환 1983; 30(2):68−78.

<감염병: 말라리아>

1. Lee JS, Kho WG, Lee HW, Seo M, Lee WJ. Current status of vivax malaria among civilians in Korea. Korean J Parasitol 1998;36(4):241−248.

2. 이종수, 이원자, 이형우, 조신형, 김남렬, 인태숙, 박미영. 말라리아 유행지

역 주민의 말라리아 항체 보유율 조사. 국립보건원보 1999;36:145－149.

3. 심재철, 김대성. 국내 말라리아 환자의 재발생에 대한 소고. 감염 1999; 31(1):25－34.

4. 곽태환, 문선임, 함영환, 강득용. 강화지역 일개병원에서 관찰된 말라리아에 대한 임상적 고찰. 가정의학회지 1999;20(4):321－327.

5. Kho WG, Jang JY, Hong ST, Lee HW, Lee WJ, Lee JS. Border malaria characters of reemerging vivax malaria in the Republic of Korea. Korean J Parasitol 1999;37(2):71－76.

6. 김동수, 이형우, 조신형, 인태숙, 이혜정, 이욱교, 김남렬. 신민철, 문승욱, 임현정, 고승연, 이종수. 말라리아 박멸을 위한 조사연구: 1. 말라리아 유행지역 주민의 항체보유율 변화. 국립보건원보 2000;37:157－158.

7. 김경호, 조남규, 고종명, 김용희. 경기 강화지역 주민에 대한 말라리아의 역학적 특성에 관한 연구(1999년). 韓國家畜衛生學會誌 2000;23(1):9－17.

8. 박재원, 손정일, 허준평, 정현순, 황보영, 이상원, 기미경, 신영학, 양병국. 한국에서의 1999년도 삼일열 말라리아 발생현황. 감염 2000;32(4):335－339.

9. 이형우, 이종수, 이원자, 조신형, 이호자. 말라리아 진단시 재조합 Circumsporozoite 단백질의 유용성 평가. Kor J Microbiol 2000;36(2): 142－149.

10. 박재원, 김영아, 염준섭, 유정식, 양병국, 채종일. 현역 군인 발생을 중심으로 본 2000년도 국내 삼일열 말라리아 발생 현황. 감염 2001;33(4):280－284.

11. Lee JS, Lee WJ, Cho SH, Ree HI. Outbreak of vivax malaria in areas adjacent to the demilitarized zone, South Korea, 1998. Am J Trop Med Hyg 2002;66(1):13－17.

12. 류승호, 이원자, 김영아, 채종일, 박재원. 현역군인 발생을 중심으로 본 2001년도 국내 삼일열 말라리아 발생 현황. 감염 2002;34(5):267－275.

13. 염준섭, 이원자, 류승호, 김태선, 김영아, 안선영, 양화영, 박재원. 2002년도 국내 삼일열 말라리아 발생 현황. 감염과 화학요법 2003;35(6):385－392.

14. Park JW, Klein TA, Lee HC, Pacha LA, Ryu SH, Yeom JS, Moon SH, Kim TS, Chai JY, Oh MD, Choe KW. Vivax malaria, a continuing health threat to the Republic of Korea. Am J Trop Med Hyg 2003;69(2):159−167.

15. 양병국. 우리나라 말라리아 발생현황 및 관리대책. 대한의사협회지 2004;47(7):686−688.

16. Sithiprasasna R, Lee WJ, Ugsang DM, Linthicum KJ. Identification and characterization of larval and adult anopheline mosquito habitats in the Republic of Korea: potential use of remotely sensed data to estimate mosquito distributions. Int J Health Geogr 2005;4:17−27.

17. Yeom JS, Ryu SH, Oh S, Lee WJ, Kim TS, Kim KH, Kim YA, Ahn SY, Cha JE, Park JW. Status of Plasmodium vivax malaria in the Republic of Korea during 2001−2003. Am J Trop Med Hyg 2005;73(3):604−608.

18. 권수정, 권오준, 윤성태, 임준, 임정수. 강화군에서 시행한 말라리아 신속 진단킷트의 유용성 평가. 農村醫學·地域保健 2006;31(2):157−164.

19. Yeom JS, Kim TS, Oh S, Sim JB, Barn JS, Kim HJ, Kim YA, Ahn SY, Shin MY, Yoo JA, Park JW. Plasmodium vivax malaria in the Republic of Korea during 2004−2005: changing patterns of infection. Am J Trop Med Hyg 2007;76(5):865−868.

20. 박현식, 김경곤, 황인철, 김윤주, 이경식, 서희선. 말라리아 고 위험지역 과 위험지역 간 말라리아 환자의 임상 양상과 검사 결과 비교. 最新醫學 2008;51(10):36−40.

21. 염준섭, 박재원. 재출현 이후 국내 삼일열 말라리아 발생 현황. 감염과 화학요법 2008;40(4):191−198.

22. Lee HI, Seo BY, Shin EH, Burkett DA, Lee JK, Shin YH. Efficiency evaluation of Nozawa−style black light trap for control of

anopheline mosquitoes. Korean J Parasitol 2009;47(2):159 – 165.

23. Jun G, Yeom JS, Hong JY, Shin EH, Chang KS, Yu JR, Oh S, Chung H, Park JW. Resurgence of Plasmodium vivax malaria in the Republic of Korea during 2006 – 2007. Am J Trop Med Hyg 2009;81(4):605 – 610.

24. Park JW, Jun G, Yeom JS. Plasmodium vivax malaria: status in the Republic of Korea following reemergence. Korean J Parasitol 2009;47 Suppl:S39 – S50.

25. 박재원. 재출현 이후 우리나라에서의 삼일열 말라리아 발생 현황. Hanyang Med Rev 2010;30(3):176 – 186.

26. Oh SS, Hur MJ, Joo GS, Kim ST, Go JM, Kim YH, Lee WG, Shin EH. Malaria vector surveillance in Ganghwa – do, a malaria – endemic area in the Republic of Korea. Korean J Parasitol 2010;48(1):35 – 41.

27. Yeom JS, Jun G, Kim JY, Lee WJ, Shin EH, Chang KS, Bang JH, Oh S, Kang JY, Park JW. Status of Plasmodium vivax malaria in the Republic of Korea, 2008 – 2009: decrease followed by resurgence. Trans R Soc Trop Med Hyg 2012;106(7):429 – 436.

28. Kim JY, Kim HH, Shin HI, Sohn Y, Kim H, Lee SW, Lee WJ, Lee HW. Genetic variation of aldolase from Korean isolates of Plasmodium vivax and its usefulness in serodiagnosis. Malar J 2012;11:159 – 167.

29. Kim TS, Kim JS, Na BK, Lee WJ, Kim HC, Youn SK, Gwack J, Kim HS, Cho P, Ahn SK, Cha SH, Park YK, Lee SK, Kang YJ, Sohn Y, Hong Y, Lee HW. Decreasing incidence of Plasmodium vivax in the Republic of Korea during 2010 – 2012. Malar J 2013;12:309 – 317.

30. Cho PY, Lee SW, Ahn SK, Kim JS, Cha SH, Na BK, Park YK, Lee SK, Lee WJ, Nam HW, Hong SJ, Pak JH, Kang YJ, Sohn Y, Bahk

YY, Cho HI, Kim TS, Lee HW. Evaluation of circumsporozoite protein of Plasmodium vivax to estimate its prevalence in the Republic of Korea: an observational study of incidence. Malar J 2013;12:448－459.

31. Seol B, Shin HI, Kim JY, Jeon BY, Kang YJ, Pak JH, Kim TS, Lee HW. Sequence conservation of Plasmodium vivax glutamate dehydrogenase among Korean isolates and its application in seroepidemiology. Malar J 2017;16(1):3－13.

32. Foley DH, Klein TA, Kim HC, Kim MS, Wilkerson RC, Li C, Harrison G, Rueda LM. Seasonal dynamics of Anopheles species at three locations in the Republic of Korea. J Vector Ecol 2017;42(2):335－348.

[네팔 HIT사업]

<감염병: 말라리아>

1. Dhimal M, O'Hara RB, Karki R, Thakur GD, Kuch U, Ahrens B. Spatio－temporal distribution of malaria and its association with climatic factors and vector－control interventions in two high－risk districts of Nepal. Malar J 2014;13:457.

2. Sajo ME, Song SB, Bajgai J, Kim YJ, Kim PS, Ahn DW, Khanal N, Lee KJ. Applicability of citronella oil (Cymbopogon winteratus) for the prevention of mosquito－borne diseases in the rural area of Tikapur, far－western Nepal. Rural Remote Health 2015;15(4):3532.

<감염병: HIV/AIDS>

1. Bhatta L, Klouman E, Deuba K, Shrestha R, Karki DK, Ekstrom AM, Ahmed LA. Survival on antiretroviral treatment among adult HIV－infected patients in Nepal: a retrospective cohort study in Far－western region, 2006－2011. BMC Infect Dis 2013;13:604.

2. Awasthi KR, Adefemi K, Tamrakar M. HIV/AIDS: A persistent health issue for women and children in Mid and Far western Nepal. Kathmandu Univ Med J 2015;13(49):88−93.

3. Dhungana GP, Thekkur P, Chinnakali P, Bhatta U, Pandey B, Zhang WH. Initiation and completion rates of isoniazid preventive therapy among people living with HIV in Far−Western Region of Nepal: a retrospective cohort study. BMJ Open 2019;9(5):e029058.

09 강화코호트 구축에 의한 만성질환관리 및 사망 수준 평가

9.1 강화 암코호트 구축에 의한 암관리사업

(1) 강화지역암등록사업의 탄생과 운영

1980년대 이후 국민소득의 증가와 함께 한국인의 주요 사망원인이 감염성질환에서 비감염성질환으로 급격히 전환되면서 심혈관계질환과 (악성) 신생물질환(암)으로 인한 빈번한 의료이용 및 질병 부담(burden of diseases)이 사회적으로 주목을 받게 되었다. 당시 흔한 사인이었던 신생물질환에 대한 연구와 함께 효과적인 관리를 위해 암의 발생, 유병과 사망에 대한 정보 수집이 절실히 필요하게 되었다.

암등록사업(cancer registration)은 암관리에 필요한 통계자료를 생산할 목적으로 암으로 진단받은 환자의 관련 기록을 지속적이고 체계적으로 수집, 관리하는 건강정보체계(modern health information system)의 한 부분이라고 할 수 있다(안윤옥, 2007). 일정지역 주민의 암발생통계를 생산할 수 있는 암등록사업은 지역암등록사업(population-based cancer registration, PBCR)과 병원내암등록사업(hospital-based cancer registry, HBCR)으로 구분한다. 암환자 관련 자료를 등록하는 방법은 PBCR와 HBCR에서 거의 동일하지만, 암등록 대상과 사업소의 위치가 다르다. 지역암등록사업은 주로 지리적 또는 행정적으로 구획된 일정지역 인구집단을 대상으로 새로 발병한 암환자를 확인하여 등록하는 사업으로 대상 인구집단에 대해 역학적 및 공중보건학적 암관리사업의 기본이 되는 중요한 부분을 차지한다. 반면, 병원내암등록사업은 특정 병원에 내원하여 진료를 받는 모든 암환자를 병원이 자체적으로 등록하는 사업으로 암환자 치료 또는 병원행정에 필요한 통계자료 생산에 주안점을 두게 된다.

지역사회를 중심으로 한 암등록사업이 필요하였지만, 우리나라 암등록사업 초기에는 각 병원을 중심으로 암환자를 모아 분석하는 것에 불과했으며 암등록의 개념조차 명확하지 않았다. 점차 암등록사업의 필요성이 늘어나면서 각 병원을 중심으로 등록체계를 구축하고 대학병원, 암센터와 원자력병원 등에서 병원 중심의 중앙암등록사업(Korea Central Cancer Registry, KCCR)을 1980년부터 시행하였다(서일 외, 1988; Shin HR, 2002). 병원 중심의 암등록사업에서는 국립의료원 암등록센터에 가입한 대학병원에 내원한 암환자를 중심으로 암등록조사서를 작성하고 국립의료원에 송부하는 형태로 환자를 등록하고 연례보고서를 작성했지만 몇 가지 문제점이 있었다. 암등록사업의 필수 구비조건 중 환자 추적조사가 이루어지지 않았고, 암등록조사서 기재사항 중 미기재된 부분이 많았으며, 참여 병원 중에서 일부 병원에서는 매년 조사서를 작성하지 않아 협조체계가 구축되지 않았기 때문에 총괄적인 관장이 어려웠다. 이러한 문제점뿐만 아니라 암등록사업에 등록된 환자들이 대도시에 편중되어 있어 우리나라 암환자를 대표할 수 없기 때문에 암 발생률의 산출, 사망과 생존에 대한 분석이 불가능해 등록된 암환자의 상대적 빈도와 병리학적 소견 등만 비교할 수 있었다(서일 외, 1988).

이러한 이유로 병원중심 암등록사업이나 연계된 중앙 암등록사업의 문제점을 해결하기 위해 지역사회를 대상으로 암등록사업이 시작되었다. 이미 1974년 강화지역보건사업의 도입기부터 결핵관리사업이나 모자보건사업 등을 통해 결핵환자 또는 임산부의 등록관리가 보건의료체계 강화에 얼마나 중요한지를 체득한 강화지역보건사업팀은 기획·조정위원회를 통해 1982년에 강화지역암등록사업을 시행하기로 결정하였다. 이러한 중대한 변화를 이끌어 낸 또 다른 두 가지 배경으로는 제5차 경제개발 계획(1982~1986)에 제2종 지역의료보험 시범사업이 시행되면서 강화군이 선정되어 강화군민 전체가 의료보장 혜택을 받은 것과, 강화군 내에 110병상 규모의 지역사회병원이 설립되어 일차-이차 의료기관 간 의료전달체계의 구축으로 더 적절한 의료이용을 이용할 수 있는 계기가 마련된 것을 들 수 있다.

이에 (경기도) 강화군에서 1982년 7월 강화군민 88,851명을 대상으로 우리나라 최초의 지역사회 암등록사업이 시작되었다. 이에 따라 강화군민이 의료이용과정에서 암으로 진단을 받게 되면 지역의료보험, 직장의료보험 및 공무원 의료보험과의 연계로 지역주민 모두가 한 시스템에 의해 의료보장을 받게 되므로 의료급여 유무 형태로 암환자를 일차적으로 쉽게 발견할 수 있었고, 또한 강화군 소재 의료기관 내 의무기록 확인을 통해 강화군에 거주하는 암환자를 찾아낼 수 있었다. 또한 강화군 각 면사무소에서 매·화장 장부와 사망신고서 장부에 암 환자로 기재된 대상자를 등록해 환자 누락이 없게 하였다. 암환자 발견 후 암 진단명으로 진료비가 청구된 환자는 진료기관의 의무기록에서 과거력, 신체검사 소견, 진단방법과 소견 및 치료방법 등에 대한 자료를 수집하고 추적조사로 자료를 수집해 암 발생률, 생존율 및 암환자의 의료이용행태 등을 분석할 수 있게 되었다.

(2) 강화지역암등록사업의 성과와 확산

1) 강화지역암등록사업의 학문적 성과와 전국으로의 확산

이렇게 국내에서 최초로 강화군 지역암등록사업을 주관한 사업팀은 그 자체 시스템을 통해 구축된 암 발생 위험요인, 암의 발생 및 치료에 관해 지속적이고 체계적으로 첫 7년 동안 수집한 자료를 분석하여 국내 학회를 포함한 국제 보건의료계에 발표하게 되었다. 그 핵심 성과물인 "한국인의 암 발생률통계(1986~1992)"는 1997년에 국제적인 공인을 받아 세계보건기구 산하 암 질환에 관한 연구 및 통계업무를 특화, 전담하는 국제암연구소(International Agency for Research on Cancer, IARC)에서 발간되는 『세계암발생통계집(Cancer Incidence in Five Continents, CI5) 제7집』에 등재되어 우리나라 최초의 국제공인 암발생통계가 되었다(Ohrr H et al., 1997). 또한 1993~1997 강화군 암발생통계도 2002년 발간된 『세계암발생통계집(Cancer Incidence in Five Continents, CI5) 제8집』에 등재되었다(Ohrr H et al., 2002; Shin HR et al., 2002; 안윤옥, 2007). 더욱이 미국 캘리포니아암등록(California Cancer Registry) 자료와의 비교연구도 가능해졌다(Gomez SL et al., 2003).

한국의 지역사회 암등록사업은 강화군을 첫 시작으로 1991년 서울특별시(Kim JP et al., 1995), 부산광역시(신해림 외, 1996), 1997년 대구광역시(천병렬 외, 2007; Lee CW et al., 2001), 1998년 인천광역시(김우철 외, 1999)와 광주광역시(최진수 외, 1999)로 확산되었다. 강화군 지역암등록사업은 강화군이 1995년 행정구역 개편으로 인천광역시에 통합되면서 인천시 지역암등록사업에 흡수되었다. 비로소 기존의 병원중심의 암등록사업을 획일적으로 운영하는 데서 발생되었던 각종 제한점들을 보완하기 위한 대안으로 각 지역의 특수성을 반영한 지역사회 암등록사업이 지역 내 공공기관, 민간기관 또는 연구기관의 협조하에 병행됨으로써 우리나라 전역을 아우를 수 있게 되었다. 그중 강화군 지역암등록사업에 이어 서울시 지역암등록사업이 암등록자료의 충실도와 정확성을 평가받아 생산된 "서울시 암발생통계" 역시 『세계암발생통계집(Cancer Incidence in Five Continents, CI5) 제8집』에 등재되어 국제공인을 받았다(Ahn YO, 2001). 이러한 성과의 배경으로, 1989년 전국민의료보험의 확대로 전국 지역사회 암등록사업 지역에 거주하는 의료보험대상자에 대한 암의 임상정보를 정리해 각 등록사업 운영기구에 통보해 주는 의료보험의 역할이 있었으며, 이는 지역사회 암등록사업이 효과적으로 운영되는 데 초석이 되었다고 본다.

따라서 당시 우리나라 암등록사업의 발전을 위해서 전국 지역암등록사업에서 사망원인 자료의 정확성을 높이려는 노력과 함께 한국형 지역암등록사업(그림 9-1)을 더욱 확대하여 발전시키고 이들의 총합체로서 전국암등록사업의 완성을 목표로 하여 나아갈 방향을 잡게 되었다. 정부는 병원중심 중앙암등록사업(당시 국립의료원 주관)을 위한 상설기구와 각 지역사회 암등록사업을 연계해 운영하는 방안을 도입해 전국적인 암등록사업의 체계를 갖추고자 모색하였다. 물론, 암등록사업이 국가 보건사업의 하나로 편입되었다 할지라도 지역암등록사업은 계속 지역적 독자성과 자율적인 운영체계를 유지해야 할 것을 국내 학계에서는 강조하였다(안윤옥, 2007).

그림 9-1 한국형 지역암등록사업의 체계 구축 및 정보의 흐름

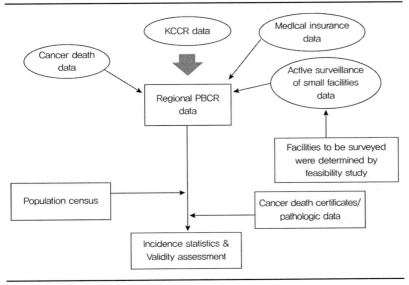

출처: 안윤옥. 암 등록사업의 현황과 추진방향. 예방의학회지 2007;40(4):265-272.

2) 국가암관리정책 추진 현황

이러한 지역 암등록사업의 영향으로 1990년대 중반부터 보건복지부는 암으로 인한 개인적 고통과 피해 및 사회적 부담을 줄이고 국민건강증진에 이바지하기 위하여 국가암관리종합계획을 수립하게 되었다. '제1차 국가암관리종합계획'(1996~2005) 시행으로 2001년 국립암센터를 설립하고, 2003년 암관리법을 제정하여 국가암관리체계를 구축하고 암등록통계사업, 5대 암검진사업 등의 기틀을 마련하였다. 또한 '제2차 국가암관리종합계획'(2006~2015)에서는 고령화와 생활습관의 서구화에 따른 질병구조 변화에 대응하기 위해 사전예방을 강조해 암예방·검진사업 등을 강화하였다. 현재 암환자·가족의 높아진 기대수준과 재정 확충 등 변화된 국내외 보건의료정책 환경을 반영하여

'제3차 국가암관리종합계획'(2016~2020)이 수립되어 시행되고 있다.

국가암관리사업이 본격적으로 확대된 2000년 이후 암환자 생존율이 지속적으로 향상되었다. 2013년 암등록통계에 따르면, 최근 5년간(2010~2014) 발생한 암환자의 5년 상대생존율(이하 생존율)은 70.3%로 향상되었다. 저소득층의 암으로 인한 사회·경제·정신적 피해를 최소화하고자 국가 차원의 5대 암검진체계를 구축하였는데 즉, 의료급여 수급자 및 건강보험가입자 하위 50%에 속한 국민은 모두 5대암(위암·유방암·자궁경부암·간암·대장암) 검진을 무료로 받을 수 있게 되었다. 2008년 이후 전국의 암검진기관 평가를 통해 2,500여 암검진기관의 질 향상을 유도하였고, 저소득층 소아 및 성인 암환자의 경제적 부담을 완화하고, 치료율을 제고하기 위하여 의료비지원사업을 추진하고 있다. 지원대상은 2010년 5만 7천여 명에서 2015년 5만 명으로 매년 5~6만 명 정도로 유지하되 그 예산은 확대되어 2017년 217억 8천만 원으로 늘어났다.

2004년부터 2011년까지 국가암관리사업의 지역 거점기관을 마련하기 위하여 13개 시·도에 12개 지역암센터의 지정을 완료하여 지역 내 암진료 및 암연구 활성화, 암관리사업(암예방 교육·홍보사업, 말기암환자·재가암환자 지원사업, 암검진사업, 암등록통계사업 등)을 추진하였으며, 2008년부터는 호스피스전문기관 지정과 관리를 통한 말기환자 가족의 삶의 질 향상을 유도하였다. 처음 30개소(2008년)에서 시작된 호스피스전문기관의 지정, 운영은 2018년 6월 현재 81개소로 확대되었다(국립암센터, 2019).

(3) 강화군 암등록사업의 주요 연구결과

강화암등록사업에 의한 강화암코호트(Kangwha Cancer Cohort) 구축으로 수행된 연구의 전반적인 흐름을 요약하면, <그림 9-2>와 같다.

그림 9-2 강화암코호트 구축에 의한 암 발생률 및 위험요인 연구의 흐름

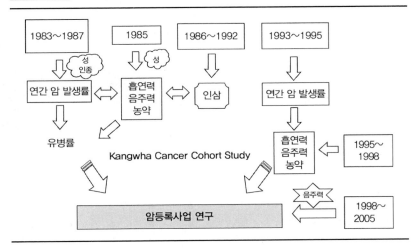

1) 강화지역암등록사업을 위한 수집 정보

1982년 7월 1일부터 시작된 강화암등록사업의 등록정보(표 9-1)에는 암환자의 성, 생년월일, 주소 등의 기본적 인적사항, 진단의 근거, 암의 발생부위와 조직학적 형태 등의 발병 암 진단내용을 포함하되 암 발생부위는 ICD-9(International Classificaion of Disease, 9판 수정본)에 의해 분류하였다(김일순 외, 1984; 김일순 외, 1985; Ohrr H et al., 1997; 김소윤 외, 1999). 강화암코호트의 생존율(생존기간) 연구에 사용된 변수의 내용은 <표 9-2>에 제시하였다. 이는 강화군 의료보험조합, 관내 (보건)의료기관 및 강화군청으로부터 강화군 거주자로서 암환자 진단 관련 정보를 얻게 되면 암등록사업 담당자가 의료기관을 직접 방문하여 해당 암환자의 의무기록을 이용해 과거력, 신체검사 소견, 시행된 진단방법과 소견, 치료방법 등 정보를 일차적으로 수집한다. 이후 강화지역사회보건원 내 스태프정기모임에서 참여연구진 간의 해당 암정

표 9-1 강화지역암등록사업: 암등록사업의 기본 조사항목

항 목	상세내용	1982~1984	1985~1987	1988~1992	1993~1995	1996~2002	2003~2006
기초적 인적사항	성명	△	●	●	●	●	●
	성						
	생년월일						
	거주지 주소						
발병 암 진단 내용	발병일(초진일)	△	△	●	●	●	●
	암의 최종 진단방법						
	원발장기명						
	조직학적 진단명						
	병기자료 출처						
인구집단 자료	0~85세 이상	△	●	●	●	●	●
	거주인구 통계	△	●	●	●	●	●
사망원인	사망진단서	△	●	●	●	●	●

△: 조사항목별 일부 상세내용만을 조사함.
●: 조사항목별 상세내용을 모두 조사함.

보를 상호 교차로 확인, 수정하고 가정방문을 거쳐 강화암코호트 구축 데이터베이스(연구용)에 (조작적 정의에 의해) 사용 변수와 측정 수준을 각각 정리해서 등록, 관리하게 된다. 예를 들면, 암등록사업 후 1차 보고한 논문(김일순 외, 1984)에 의하면 암등록 대상기간인 1982. 7. 1~1984. 6. 30의 2년간 의료보험자단체에 진료비청구명세서 등 자료원의 진단명이 악성종양으로 기재되어 1차적으로 발견된 건수는 429건이었다. 그러나 진료비청구명세서를 작성한 해당 병원의 의무기록을 대조하여 최종 진단명을 악성종양으로 확인할 수 있었던 건수는 223건(52.0%)이었다. 이 중 병리조직학적 검사로 확인한 것은 145건(65.0%), 방사선 또는 혈청학적 방법 등의 특수검사로 진단한 것은 55건(24.7%), 과거력 등 임상적 소견만으로 확인한 것은 23건(10.3%)이었다(그림 9-3).

표 9-2 강화암코호트의 생존율(생존기간) 연구에 사용된 변수의 내용

구분	변수의 정의
종속변수	생존기간 등록 후 최종 추적일시에서 진단일시를 감한 기간을 개월 수로 표시한 것
독립변수	
일반적 특성	
성	1: 남성　　　0: 여성
연령	진단 당시 연령
직업	1: 농업　　　0: 농업 외 직업
개인의 질병적 특성	
병기	국소(local stage): 암이 주발생 부위 내에만 퍼져 있음
	지역(regional stage): 암이 주발생 부위의 림프절까지 퍼져 있음
	원위(distant stage): 지역 병기 이상, 넓게 퍼져 있음
증상－진단기간	암 진단을 받게 한 증상 발현 시점부터 암 진단 받기까지 소요된 개월 수

출처: 오희철 외. 증상－진단기간이 암생존 기간에 미치는 영향. 韓國疫學會誌 1996;18(2):160－172.

등록대상 암환자로 확인된 환자는 가정방문을 수행하였으며, 이때도 미리 준비된 조사표에 의해 생존 여부와 사망일시, 치료력, 사회활동 등의 사항을 조사하였다. 이러한 가정방문은 최종적으로 이용한 의료기관에서 퇴원한 날부터 매 6개월마다 추가 정보를 얻기 위해 재방문하는 것을 원칙으로 하였다. 이상에서 설명한 강화군 암등록사업의 추진체계는 <그림 9－4>와 같다.

상기의 추진체계에 따라 조사 가능한 1차 연도에 등록된 강화지역 암환자(109명)의 의료기관 이용행태를 보면, 처음 방문한 병원급 이상의

그림 9-3 의무기록 검토에 의한 암진단 확인과정

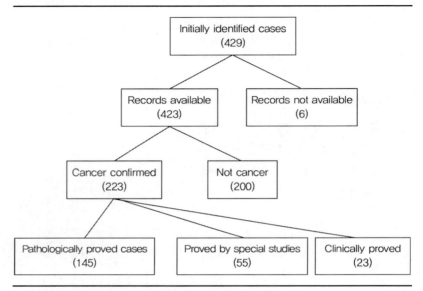

출처: 김일순 외. 江華郡 癌登錄事業에 관한 1次 報告. 韓國疫學會誌 1984;6(1):100-111.

의료기관으로는 강화병원 56명(51.4%), 세브란스암센터 24명(22.0%), 인천기독병원 25명(22.9%), 국립의료원 4명(3.7%)이었다. 강화군 내 유일한 2차 병원이었던 강화병원을 최초로 찾은 56명의 암환자들은 그 이후 37명(66.1%)이 다른 의료기관을 전혀 이용하지 않은 채 치료를 종료하였으며, 19명은 세브란스암센터(12명), 인천기독병원(5명), 국립의료원(1명), 부평가톨릭병원(1명)의 3차 상급의료기관을 방문하여 추가 의료이용을 하였다(그림 9-5).

이러한 과정을 거쳐 구축된 강화암코호트 데이터베이스를 이용해 30여 년 동안 강화지역암등록사업은 암 발생률, 암 유병률 등의 암 평가지표뿐만 아니라 암 발생 관련 요인(강화지역의 특성과 연관 있는 인삼 섭취 여부와 농약 사용 외에도 건강행태에 해당하는 흡연력, 음주력 등)의 규명에

그림 9-4 강화군 암등록사업의 추진체계

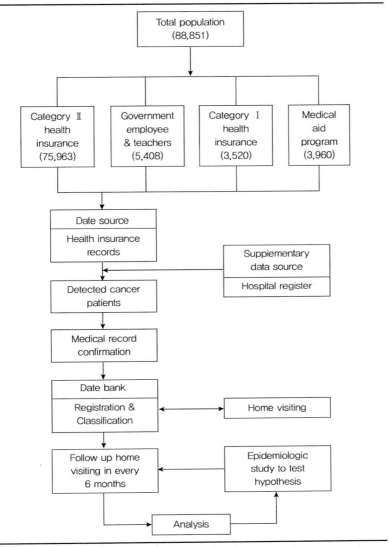

출처: 김일순 외. 江華郡 癌登錄事業에 관한 1次 報告. 韓國疫學會誌 1984;6(1):100-111.

그림 9-5 강화군 암환자의 병원이용 행태('82.7~'83.6)

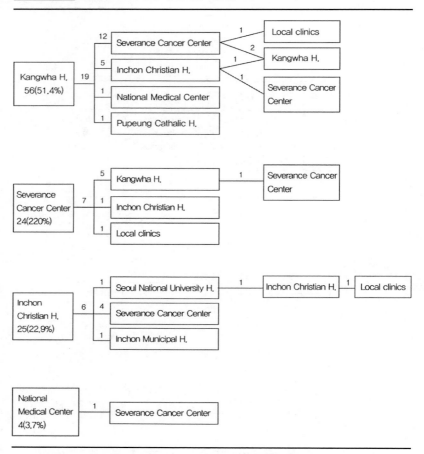

출처: 김일순 외. 江華郡 癌登錄事業에 관한 1次 報告. 韓國疫學會誌 1984;6(1):100-111.

중점을 두고 현재까지 왕성한 연구활동을 지속해 오고 있다. 강화지
역암등록사업의 연도별 주요 연구 수행과정은 <표 9-3>에 제시하였
다. 1982년 암등록을 처음 시작할 당시에는 단지 암 발생률이나 암
유병률의 추정을 목표로 자료를 수집하였으나 3년 후 1985년부터는

암 발생 관련 요인을 밝히기 위해 농약 사용, 흡연력, 음주력 등의 정보를 추가로 얻고자 역량을 집중하였다.

그동안 강화암코호트 데이터베이스를 이용해 발표된 연구결과에 대한 질적 체계적 고찰결과는 <표 9-4>에 요약하였다.

표 9-3 강화지역암등록사업: 연도별 암등록사업의 연구 수행 추이

항목	상세 내용	1983~1987	1985	1986~1992	1993~1995	1995~1998	1998~2005
연간 암발생률	전체 발생률 성별에 따른 암발생률 원발 장기에 따른 발생률 생존율	●	●	●	●	–	–
유병률	성	●	●	●	–	–	–
	인종 비교	●	–	●	–	–	–
인삼 섭취		–	–	●	–	–	–
흡연력	비흡연군 금연군 중등도흡연군 고도흡연군	–	●	●	●	●	–
음주력	비음주군 간헐적음주군 중등도음주군 고도음주군	–	●	●	●	●	●
농약	비노출군 저노출군 중간노출군 고노출군	–	●	●	●	●	–

●: 조사항목별 해당 내용이 포함됨.

표 9-4 강화지역암등록사업: 암 영역 연구논문의 질적 체계적 고찰 결과

연구논문의 기본 특성				연구방법별 특성			주요 연구결과	연구(사업비) 지원
저자(연도)	저자수(명)	발표 학술지	연구설계/통계분석	연구(표본)대상	조사형/자료수집방법	조사 또는 (보건사업) 중재 기간		
김일순 외 (1984)	5	醫學協會誌	코호트연구/기술통계, 생존분석	1983년 12월 현재 강화군 (전)주민 대상 88,851명 등록 암 223건	(공동연구팀)/ 보험청구자료조사, 의무기록조사, 사망신고자료조사(면) 가정방문조사	1982.7~1984.6	연간암발생률: 인구 10만 명당 남자 147.6, 여자 99.8 / 남녀 위암이 1순위(36.6%) / 5년누적생존율: 19.4%(진단시점), 17.0%(중상발현시점)	연세의료원 암센터 (췌해 기부금)
김일순 외 (1985)	5	대한암학회지	코호트연구/기술통계, 생존분석	1983년 12월 현재 강화군 (전)주민 대상 88,851명 등록 암 213건	(공동연구팀)/ 보험청구자료조사, 의무기록조사, 사망신고자료조사(면) 가정방문조사	1983.1~1984.12	연간암발생률:인구 10만 명당 남녀 150.9, 여자 86.9 / 남녀 위암이 1순위(37.7%) / 5년누적생존율: 19.7%(진단시점), 10.1% (중상발현시점)	
서 일 외 (1988)	2	醫學協會誌	종설	전국 병원중심 암등록사업 / 강화군 암등록사업			전국 병원중심 암등록사업: 1980. 7.1. 국립의료원 암등록센터 주관 중앙암등록사업 시작. 대학병원/의원의 수련병원 연계소(1986. 6 현재) 연계 / 강화군 암등록사업: 1982.7. 지역의료보험과 함께 지역 암등록사업 시작	
Kim IS et al. (1989)	5	Yonsei Med J	코호트연구/기술통계 (빈도, IR)/생존분석 Mentel-cox, Breslow 분석	1983년 현재 등록 대상자 92,852명 등록 암 663건	(공동연구팀)/ 보험청구자료조사, 의무기록조사, 사망신고자료조사(면) 가정방문조사	1983~1987	연간암발생률: 인구 10만 명당 남자 183.0, 여자 99.5 / 남성 호발암: 위암, 폐암, 간암 / 여성 호발암: 위암, 자궁경부암, 간암 / 자궁경부암의 5년 생존율 67.1%	Yonsei Cancer Center, Yonsei University College of Medicine(1988)

저자(연도)		학술지	연구설계/분석방법	대상	자료원	기간	결과	비고
오희철 외 (1996)	5	韓國疫學會誌	코호트연구/ 생존분석, 누적한계추정법, 로그랭크검정, 월콕슨검정, Cox 비례위험모형	5년간 등록 원발성 암환자 56건 중 다빈도 암종 (위암, 폐암, 간암, 자궁암) 460건	(공동연구팀)/ 보험청구자료조사, 의무기록조사, 사망신고자료조사(면), 가정방문조사	1987~ 1991	증상-진단기간과 병기와는 관련성이 없었음. 위암에서 증상-진단기간은 생존율에 영향을 주지 못하였으나 병기간에는 생존율에 차이를 보임. 증상-진단기간은 암생존기간과 관련성이 없었음.	
Ohrr H et al. (1997)	5	IARC Sci Pub (단행본)	코호트연구, 기술통계(빈도, IR), 생존분석, Mentel-cox, Breslow 분석	1983년 현재 등록 대상자 92,852명	(공동연구팀)/ 보험청구자료조사, 의무기록조사, 사망신고자료조사(면), 가정방문조사	1986~ 1992	연간암발생률: 인구 10만 명당 남자 183.0, 여자 99.5 남성 호발암: 위암, 폐암, 간암 여성 호발암: 위암, 자궁경부암, 간암 자궁경부암의 5년 생존율 67.1%	
Yun TK et al. (1998)*	2	Int J Epi	전향적코호트연구/ 기술통계(빈도), 다중 로지스틱 회귀분석, RR	강화읍 거주, 인삼 섭취자로 설문에 응답한 40세 이상 성인 4,684명	면접조사사업 10명/ 보험청구자료조사, 의무기록조사, 사망신고자료조사(면), 면접설문조사	1987.8~ 1989.12 (면접 및 기초조사) 1987.8~ 1992.12 (추적조사)	인삼 섭취자군 비 섭취군에 비해 위험비 감소, 장·축출된 인삼을 섭취하는 경우 위험 감소	Ministry of Science and Technology
이상목 외 (1999)	6	예방의학회지	강화연구, 유병률연구, 기술통계(빈도), IR, PR	10년간 등록자료 1,421명	(공동연구팀)/ 보험청구자료조사, 의무기록조사, 사망신고자료조사(면), 가정방문조사	1983~ 1992	전체 암 보통수병률: 10만 명당 남자 536.7, 여자 601.1 (세계표준인구 연령표준화유병률: 10만 명당 남자 436.5, 여자 462.1) 남성 호발암: 위암, 폐암, 간암 여성 호발암: 자궁경부암, 위암, 갑상선암, 유방암	
김소윤 외 (1999)	5	예방의학회지	강화연구, 발생률연구, 기술통계(빈도, IR), IR	등록 암환자 992명 (IARC 자료 미국 LA 지역 동아시아인 4개국 비교)	(공동연구팀)/ 보험청구자료조사, 의무기록조사, 사망신고자료조사(면), 가정방문조사	1986~ 1992	암환자 등록: 남자 605명(60.9%), 여자 387명 (39.1%) 세계표준인구 연령표준화발생률: 10만 명당 남자 위암 65.9, 폐암 33.8, 간암 27.7, 식도암 10.2; 여자 위암 25.0, 자궁경부암 21.8, 폐암	(한국 강화암 코호트 첫 보고)

저자(연도)		출처	연구방법	연구대상	자료원	기간	주요 결과	비고
김우철 외 (1999)*	10	대한암학회지	기술통계(빈도)	1996년 인천광역시에서 발생한 암환자 2,730명	국립의료원 중앙암등록자료 (KCCR), 의료보험단(KMI) 암상병 청구자료	1996년	8.4, 간암 7.7, 유방암 7.1 (연도별 발병 양상: 강화지역 남자의 경우 45세 이후 증가, 75세 이후 감소, 여자의 경우 30세 이후 증가, 45세에서 약간 감소후 65세까지 증가, 75세 이후 감소) KCCR: 50.8% 서울, 46% 인천, 2.6% 기타 지역 첫 방문 KIM: 43% 서울, 33.5% 인천, 18.5% 기타 지역 첫 방문 인천에서 암등록사업 시행 시 중앙암등록사 업과 연계	1997년 보건복지부 암정복 추진 연구 개발사업비
Yun TK et al. (2001)*	3	J Korean Med Sci	환자-대조군연 구/전향적코호트 연구 기술통계(빈 도), OR, RR	원자력병원 (KCCH) 에 1987.2~1988.1 등록된 905명 (환자-대조군 연구) / KCCH에 1987.2~1990.12 등록된 1,987명(환자-대조 군연구) / 강화읍 거주, 인삼 섭취자료 설문에 응답한 40세 이상 성 인 4,634명	면접설문조사	1987.2.1.~ 1988.1.31 1987.2.~ 1990.12 1987.8.~ 1989.12/ 1987.8~ 1997.12 (추적조사)	• Cancer OR–Ginseng intake 0.56 • Cancer OR–Ginseng intake 0.50, Fresh ginseng extract users 0.37, White ginseng extract users 0.57, Red ginseng extract users 0.20 • Cancer RR–Ginseng intake 0.40, Fresh ginseng extract users 0.31, White ginseng extract users 0.50, Red ginseng extract users 0.0	
Ahn YO (2001)*	1	Asian Pac J Cancer Prev	종설	Korea Central Cancer Registry (KCCR), Population-based Cancer Registries(PBCR) in Korea(Kangwha 포함)				
Ohrr H et al. (2002)	3	IARC Sci Pub (단행본)	코호트연구/ 기술통계(빈도, IR), 생존분석 Mentel–cox, Breslow 분석	1983년 현재 등록 대상자 92,852명	(공동연구/국립)/ 보험청구자료조사 의무기록조사, 사망신고자료조사(면) 가정방문조사	1986~ 1992	연간암발생율: 인구 10만 명당 남자 183.0, 여자 99.5 남성 호발암: 위암, 폐암, 간암 여성 호발암: 위암, 자궁경부암, 간암 자궁경부암의 5년 생존율 67.1%	(연구 강화암 코호트 보고)

356 Part 03 국제개발과 지역보건의 연계

저자		학술지	연구설계/분석방법	대상자	조사방법	기간	결과	연구비
Shin HR et al. (2002)	12	Cancer Res Treat	발생률연구/기술통계(빈도)	서울, 강화, 부산, 대구 암등록사업 대상자	국가 사망률 및 발생률자료 조사	1998~2000	총 연간 연령표준화암발생률: 인구 10만 명 당 남자 287.0, 여자 163.1 남성 호발암: 위암(69.6), 폐암(54.5), 간암(47.0) 여성 호발암: 위암(26.8), 유방암(20.1), 자궁경부암(18.0)	Research Grant N01B020 from National Cancer Center, Korea
설재웅 외 (2002)	6	예방의학회지	강화코흐트연구/ χ²검정, t검정, Cox비례위험모형	1985년 주민등록상 강화군 거주 55세 이상인 9,378명 대상 중 추적조사 가능한 남자 2,667명, 여자 3,591명	면접설문조사 신체검사	1985.3.1.~30 (기초자료) 1985.3.1.~1998.1.1. (13년 추적)	남성 전체 암 발생위험: 연간 농아 사용 빈도가 증가할수록 증가(소화기계 암, 비뇨생식계 암) 여성의 경우는 유의한 결과를 확인할 수 없었음 (통계적으로는 유의하지 않았지만 고노출군에서 유방암 발생위험은 비노출군에 비해 높았음)	
이상규 외 (2002)	4	예방의학회지	코흐트연구/ 기술통계(빈도), RR, Cox 비례위험회귀모형, 다변량분석	1985년 주민등록상 강화군 보건소에 거주한 만 55세 이상 남자 2,681명	전화조사 면접설문조사 사망원인확인자료	1985.3.1.~1998.1.1. (12년) 107개월 추적	비흡연자에 비해 흡연자가 전체 암으로 사망할 위험이 1.573배 높았음. 음주와 전체 암 사망과의 관계는 통계적으로 유의하지 않았음.	
변주선 외 (2003)	5	예방의학회지	강화코흐트연구/ χ²검정, t검정, Cox비례위험모형 회귀모형, HR, RR	1985년 주민등록상 강화군 거주 55세 이상인 6,374명 대상 중 추적조사 가능한 남자 2,674명	면접설문조사 신체검사	1985.3 (연령조사+신체검사) 1985.3~1998.1 (13년 추적)	인삼 섭취군의 전체 암 표준화발생비가 1.11로 비섭취군에 비해 차이가 없었음. 1990년까지 생존하고 암이 발생하지 않은 대상자의 분석결과, 섭취군의 암발생 위험이 이 비섭취군에 비해 낮은 것으로 바뀜.	
Gomez SL et al. (2003)	6	Cancer Causes Control	발생률연구/ age-adjusted incidence rate	SEER, California Cancer Registry, International Association for Research on Cancer (US), IARC, Kangwha Cancer Registry (Korea)	의무기록조사, 사망신고자료조사	1988~1992 (미국) 1986~1992 (한국)	미국에 한국인 남성에서 폐암, 여성에서 유방암이, 강화코흐트의 경우 남녀 모두 위암이 호발. 전립선암, 유방암, 대장암 발병률의 경우 강화보다 미국에 한국인에서 높았음.	N01-CN-65107 contract (National Cancer Institute, National Institute of Health) Project of Cancer Surveillance Section, subcontract 1000891(Public Health Institute)

저자(연도)	학술지		종설	대상	조사방법	연구기간	주요결과
안윤옥 (2007)*	예방의학회지	1	종설	한국중앙암등록사업(Korea Central Cancer Registry, KCCR) 지역암등록사업(Population-based Cancer Registries in Korea): 강화			암관리법 2003년 5월 제정에 따라 중앙암등록본부 및 지역암등록본부 지정으로 국가암등록사업 수행 / 전국 PBCR사업 추진 - 국가암등록 D/B 구축사업 / 2005년 암발생통계(1999~2001) 발표
Yi SW et al. (2010)	J Epidemiol	5	강화코호트연구/ χ²검정, t-검정, Cox비례위험 회귀모형, HR	1985년 주민등록상 강화군 거주 55세 이상인 6,291명	면접설문조사 신체검사	1985.3~ 2005.12 (20.8년 추적)	(과음)남성의 사망 위험(RR): 시도암 5.62, 대경향 4.59 / 앞코올 소비 증가에 따라 대장암, 담관암으로 인한 사망위험 증가
Jung SH et al. (2014)	Asian Pac J Cancer Prev	6	강화코호트연구/ χ²검정, F검정, Cox비례위험 회귀모형, HR	1985년 주민등록상 강화군 거주 55세 이상인 남자 2,677명	면접설문조사 신체검사	1985.3~ 2005.12 (20.8년 추적)	매일 복음하는 남성 사망 위험(HR): 인후암 4.82, 시도암 6.75/음주량으로 조정한 후 매일 복음하는 남성 사망 위험(HR): 인후암 4.90, 시도암 7.17 / 시도암의 경우 강한 용량반응 설비(량)-반응 관계를 보임.

* 강화지역사회보건사업과 직접적인 관련이 없는 연구에 해당함

2) 강화지역의 연도별 암 발생률과 유병률 추이

앞 절에서 제시한 <표 9-3>에 따라 강화군의 연도(등록기간)별 암 발생률에 관한 연구결과를 종합, 요약하면 <표 9-5>와 같다. 1, 2차 암등록사업기간(1982. 7.~1984. 6.)에 등록된 암은 223건이었으며, 동 기간의 세계표준인구로 연령교정을 한 연간 암발생률(보정 암발생률, age-specific incidence)은 인구 10만 명당 전체 123.0(남자 147.6, 여자 99.8)이었다(김일순 외, 1984). 등록기간을 매년 1월부터 12월말까지 조정해 발표한 결과(김일순 외, 1985)로 보면, 1983~1984년 2년간 등록된 암환자는 213건으로 인구 10만 명당 세계표준인구구조에 의해 연령교정을 한 연간 암발생률은 110.8이었다. 강화군 전체의 연도

표 9-5 강화지역 등록기간별 연간 암발생률 추이(1982~1992)

저자 \ 등록기간		전체			남자			여자		
	구분	암환자수 (명)	연간 암발생률*	보정 암발생률**	암환자수 (명)	연간 암발생률*	보정 암발생률**	암환자수 (명)	연간 암발생률*	보정 암발생률**
김일순	1982~1984	223	125.5	123.0	130	—	147.6	93	—	99.8
김일순	1983~1984	213	119.9	110.8	129	—	152.2	84	—	86.9
Kim IS	1983	113	121.7	112.0	68	143.9	141.9	45	98.7	89.7
	1984	139	154.1	141.0	89	201.9	191.8	50	108.4	100.4
	1985	132	149.4	129.4	86	199.3	192.6	46	101.7	82.1
	1986	130	149.6	134.7	81	189.0	188.5	49	111.2	94.5
	1987	149	178.0	158.8	81	197.0	190.7	68	159.7	138.8
김소윤	1986-1992	—	—	—	605	238.9	201.7	387	146.3	110.7

*: 인구 10만 명당 발생률, **: 표준세계인구구조에 따른 연령 보정 후 발생률
출처: 김일순 외. 江華郡 癌登錄事業에 관한 1次 報告. 韓國疫學會誌 1984;6(1):100-111.
  김일순 외. 江華郡 癌登錄事業의 模型과 基礎報告. 대한암학회지 1985;17(2):217-228.
  Kim IS et al. Incidence and survival of cancer in Kangwha County (1983-1987). Yonsei Med J 1989;30(3):256-268.
  김소윤 외. 강화지역 암의 발생률(1986~1992). 예방의학회지 1999;32(4):482-490.

그림 9-6 연도별 강화군 암의 보통유병률 추이(1984~1993)

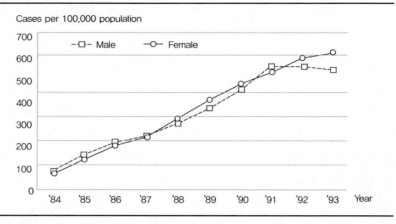

출처: 이상욱 외. 강화지역 암의 유병률. 예방의학회지 1999;32(3):333-342.

별 보정 암발생률이 1983년 112.0에서 1987년 158.8로 증가하는 추이였는데, 이는 동일 기간 내 여자(1983: 89.7 → 1987: 138.8)보다 남자(1983: 141.9 → 1987: 190.7)의 암발생률이 크게 높아졌으므로 이에 영향을 받은 것으로 보인다(Kim IS et al., 1989).

이러한 특성은 1983~1992년 10년간의 장기간 지속된 지역사회 암등록사업에 기초하여 암유병률을 추정한 최초의 강화 연구결과로도 뒷받침된다(이상욱 외, 1999). 1993년 1월 1일 당시 강화지역에서 전체 암의 보통유병률(crude prevalence)은 남자에서 인구 10만 명에 536.7명, 여자에서 10만 명에 601.1명이었고, 세계표준인구 연령표준화유병률은 남자에서 인구 10만 명에 436.5명, 여자에서 10만 명에 462.1명이었다. 이 결과를 근거로 1984년부터 1993년까지 강화의 전체 암의 성별 보통유병률의 추이를 보면, 남녀 모두 증가하였는데, 1987년 이후부터는 여자에서 남자보다 더 높게 상승하였다. 단 1991년도에 남자가 여자보다 약간 상승하였다가 그 이후 감소하는 경향을 보였다(그림 9-6).

3) 강화지역에서 암 발생과 위험요인과의 연관성

전체 암 사망의 1/3이 흡연에 기인하고, 전체 폐암 사망의 약 83%가 흡연이 직접 원인이며, 흡연뿐만 아니라 음주 등 다양한 위험요인들이 건강상의 영향을 준다고 알려져 있다.

먼저 다른 나라는 음주와 흡연이 암 사망에 미치는 영향에 대한 전향적 코호트연구가 많이 시행되었지만, 한국은 이런 연구들이 미흡한 실정이기 때문에 강화코호트 추적조사를 통해 남성에서 흡연과 음주가 전체 암 사망에 미치는 영향에 대한 연구들이 진행되었다. 강화코호트 남자 2,724명을 대상으로 1985년부터 1998년까지 추적 관찰한 바, 전화 및 방문조사, 통계청의 사망원인통계자료, 병원의무기록으로 확인된 환자만을 연구에 포함시켰다. 흡연력과 음주력은 1985년 코호트 구축 당시 면접조사를 한 자료를 이용하였다. 흡연력에 따라 비흡연군, 과거에는 담배를 피웠지만 끊은 금연군, 1일 평균 1~19개비를 피우는 중등도흡연군, 1일 평균 20개비 이상 피우는 고도흡연군으로 나누었고, 음주력은 음주빈도(거의 안 마심, 4~12회/년, 1~4회/월, 2~3회/주, 거의 매일, 매일)에 따라 비음주군, 간헐적음주군(< 138g/주), 중등도음주군(< 540g/주), 고도음주군(≥ 540g/주)으로 나누어 분석하였다(이상규 외, 2002; Yi SW et al., 2010).

추적기간 중 전체 암사망률은 인구 10만 명당 1040.0이었고, 흡연력에 따라 비흡연군에서 암사망률이 10만 명당 842.9였으며 고도흡연군에서 1322.3으로 가장 높았다. 다변량분석을 통해 흡연력에 따른 위험비를 분석한 결과, 전체 암 사망에 대한 위험비는 비흡연군에 비해 고도흡연군이 1.573(95% 신뢰구간 1.003 – 2.468)이었으며, 흡연의 정도가 많아질수록 암 사망의 위험이 유의하게 증가하였다. 특히 폐암의 경우 중등도흡연군에서 위험비가 3.54(95% 신뢰구간 1.251 – 10.018)로 비흡연군에 비해 증가하였다(표 9 – 6)(이상규 외, 2002).

표 9-6 강화군 남성의 흡연력에 따른 장기별 암 사망의 위험비

	Non−smoker	Ex−smoker (95% CI**)	Current smoker		Test for trend (p−value)
			moderate(95% CI)	heavy(95% CI)	
All sites	1.0	0.970(0.535−1.760)	1.279(0.898−1.823)	1.573(1.003−2.468)*	0.0370
Stomach	1.0	1.174(0.504−2.734)	0.787(0.444−1.397)	0.768(0.326−1.813)	0.3285
Liver	1.0	1.089(0.210−5.653)	0.954(0.339−2.684)	1.780(0.499−6.352)	0.5910
Lung	1.0	0.707(0.079−6.338)	3.540(1.251−10.018)*	4.114(1.275−13.271)*	0.0038

Age, drinking, occupation, education, and subjective health status were adjusted by Cox's proportional hazard regression
* p−value < 0.05 ** CI; confidence interval
출처: 이상규 외. 흡연과 음주가 남성 암 사망에 미치는 영향: 강화 코호트 연구. 예방의학회지 2002; 35(2):123−128.

추적기간이 20년으로 늘어난 강화코호트 1985~2005년 자료를 이용해 알코올 섭취와 암사망률의 연관성을 분석한 연구(Yi SW et al., 2010)에서는 암 발생 부위에 따라 사망 위험을 관찰하였다. 남자에서는 식도암이 비음주군에 비해 고도음주군에서 5.62배 높은 사망 상대위험비(95% 신뢰구간 1.45−21.77)를 보였고, 대장암이 4.59배(상대위험비 4.59, 95% 신뢰구간 1.10−19.2)로 그 다음이었다(표 9−7).

또한, 강화코호트 자료를 이용해서 폭음과 암사망률의 연관성을 분석한 연구(Jung SH et al., 2014)에서는 폭음의 빈도가 높은 남자에서 위장관계 암사망률이 그렇지 않은 남자에 비해 높다는, 특히 식도암의 경우 음주량이 아닌 폭음의 빈도가 암사망률을 높인다는 결과를 발표하였다.

표 9-7 강화군 남성의 알코올 섭취에 따른 장기별 암 사망의 상대위험비[a]

Type of cancer	Alcohol consumption				P for trend
	None (n = 947)	Low (< 138g/week) (n = 650)	Moderate (< 540g/week) (n = 538)	High (≧ 540g/week) (n = 561)	
All digestive cancers					
No. of cases	71	60	44	55	
RR(95% CI)	1.00	1.18(0.83 − 1.69)	1.06(0.73 − 1.56)	1.26(0.88 − 1.82)	0.26
Esophageal cancer					
No. of cases	3	3	4	9	
RR(95% CI)	1.00	1.04(0.17 − 6.32)	2.45(0.53 − 11.29)	5.62(1.45 − 21.770)	0.09
Stomach cancer					
No. of cases	35	29	16	20	
RR(95% CI)	1.00	1.19(0.71 − 1.99)	0.82(0.45 − 1.50)	1.01(0.57 − 1.77)	0.71
Liver cancer					
No. of cases	13	8	8	8	
RR(95% CI)	1.00	0.91(0.38 − 2.22)	0.94(0.38 − 2.28)	0.79(0.31 − 2.01)	0.11
Colon cancer					
No. of cases	3	4	4	6	
RR(95% CI)	1.00	1.13(0.19 − 6.83)	2.98(0.65 − 13.7)	4.59(1.10 − 19.2)	0.04
Rectal cancer					
No. of cases	3	4	0	2	
RR(95% CI)	1.00	1.86(0.41 − 8.45)	−	1.01(0.16 − 6.25)	0.75
Colorectal cancer					
No. of cases	6	8	4	8	
RR(95% CI)	1.00	1.57(0.50 − 4.91)	1.33(0.37 − 4.82)	2.61(0.88 − 7.78)	0.14
Bile duct cancer					
No. of cases	3	2	2	3	
RR(95% CI)	1.00	1.67(0.23 − 12.0)	2.01(0.28 − 14.6)	3.06(0.49 − 19.1)	0.02
Pancreatic cancer					
No. of cases	2	6	3	5	
RR(95% CI)	1.00	4.68(0.94 − 23.4)	2.77(0.46 − 16.9)	3.77(0.68 − 21.0)	0.48

[a]Adjusted for age (year of recruitment), history of chronic disease, smoking habit, ginseng intake, pesticide use, body mass index, and education status using the Cox's proportional hazard model.
Abbreviations: RR, relative risk; CI, confidence interval.
출처: Yi SW et al. Alcohol consumption and digestive cancer mortality in Koreans: the Kangwha Cohort Study. J Epidemiol 2010;20(3):204 - 211.

4) 강화지역에서 인삼 섭취와 암 발생과의 관련성

한국에서 강화군은 금산과 풍기와 함께 인삼 재배에 적합한 지역이라 인삼이 특산품으로 생산되는 곳이다. 통상 인삼의 종류는 4년생 이하를 수삼, 4~6년근 백삼, 6년근 이상을 적삼으로 구분한다(그림 9-7).

그림 9-7 강화 특산품: 인삼의 종류

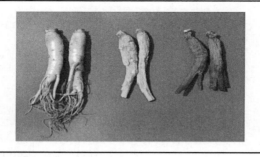

1) 수삼(좌) 2) 백삼(중앙) 3) 적삼(우)
출처: Yun TK et al. Non-organ specific cancer prevention of ginseng: a prospective study in Korea. Int J Epidemiol 1998;27(3):359-364.

인삼의 효능이 널리 알려지면서 인삼의 항암효과에 대한 연구들이 관심을 받게 되었다(Yun TK et al., 2001). 인삼의 종양 형성 억제 및 전이 억제 효과와 항암 예방효과 등을 제시한 연구들에서는 panaxytriol 인삼성분이 인체 암세포와 악성백혈병 세포의 성장을 억제하고, 인삼의 지용성 성분이 암세포 증식을 억제하는 작용이 있다고 밝혀냈다. 그뿐만 아니라 항암 효력에 미치는 사포닌 성분이 면역증강에 효과가 있다는 연구도 있었다. 그럼에도 불구하고 한국, 중국과 일본 등 전통의학에서 인삼의 효능을 인정받을 뿐 지역사회 기반의 체계적인 연구들이 없었고 특히나 환자-대조군연구나 코호트연구 또한 미흡한 실정이었다.

표 9-8 강화 코호트(1985~1997)에서 인삼 섭취에 따른 암의 보통발생률

Sites of incidence	Intake of ginseng		No−intake of ginseng		Intake of ginseng	
	CIR*	AIR+	CIR*	AIR+	SIR≠	95% CI$
All sites (C00−C97)	1292.1	1161.7	1187.6	1085.9	1.11	0.97−1.27
Digestive organs (C15−C26)	871.4	812.5	670.7	558.0	1.34	1.13−1.58
Esophagus (C15)	78.1	56.5	55.9	33.5	1.40	0.74−2.39
Stomach (C16)	438.7	458.2	307.4	278.7	1.44	1.13−1.81
Colon·rectum (C18−C21)	108.2	98.1	83.8	110.3	1.38	0.82−2.18
Liver (C22)	114.2	78.2	111.8	75.8	1.06	0.64−1.65
Gallbladder (C23−C24)	60.1	42.0	41.9	21.4	1.56	0.75−2.88
Pancreas (C25)	34.2	25.3	83.3	64.1	0.89	0.38−1.75
Respiratory organs (C30−C39)	252.4	207.6	321.4	280.3	0.82	0.59−1.11
Lung (C33−C34)	240.4	201.0	321.4	280.3	0.78	0.56−1.06

*: crude incidence rate
+: age adjusted incidence rate to 55-99 year-old population 1985-1997, in Kangwha
≠: standardized incidence ratio, standard population : no intake group of ginseng
$: condidence interval
출처: 변주선, 오희철, 이상욱, 홍재석, 손태용. 인삼 섭취와 암 발생과의 관련성에 관한 연구: 강화코호트연구. 예방의학회지 2003;36(4):367-372.

따라서 1985년에 구축된 강화코호트 자료를 이용해 인삼 섭취와 암 발생의 연관성 연구를 시행하였다. 인삼 섭취는 인삼주를 포함해 "자주 먹는다, 가끔, 어쩌다 있으면, 먹은 적 없다"라는 항목으로 조사되었고, 암 발생은 강화지역 암등록사업에서 1985년부터 1997년까지의 등록 자료를 이용해 분석하였다. 그 결과 1985년부터 1997년까지 인삼 섭취군과 비섭취군에서의 암 발생건수는 각각 215명, 85명이었다. 전체 암에서 섭취군과 비섭취군의 보통발생률은 각각 인구 10만 명당 1,292건, 1,188건이었고, 연령교정을 한 발생률은 각각 1,162건, 1,086건으로 섭취군이 비섭취군에 비해 약간 높았다. 비섭취군을 기준으로 섭취군의 전체 암 표준화 발생비(crude odds ratio)가 1.11(95% 신뢰구간 0.97-1.27)로 통계적 유의성이 없었다. 비섭취군에 비해 섭취군의 표준화발생비가 낮은 발생부위는 췌장암과 폐암이었지만 통계적으로 유의하지 않았다(표 9-8)(변주선 외, 2003).

5) 강화지역에서 인삼 섭취와 암 발생과의 관련성

지역보건사업의 대상 지역인 강화도는 전형적인 농어촌지역으로 어업 이외에도 쌀 생산 등 농업이 주산업에 속하므로 농약 사용이 빈번하였다. 이에 강화코호트 자료를 이용해 농약 사용으로 인한 암 발생과의 연관성을 분석한 연구에서는 1985년부터 1998년까지 추적조사를 통해 농약 사용 유무, 연간 농약 사용빈도, 농약 사용기간 등의 자료를 추가로 수집하였다. 농약 사용 여부는 '1년에 몇 번 정도 농약을 뿌리거나 취급해서 몇 년간 뿌려왔다'라는 문항에 기입하도록 해서 연간 농약 사용빈도와 농약 사용기간의 변수로 사용하였다.

남성에서의 농약 사용과 암 발생과의 관계를 분석한 결과를 <표 9-9>에 제시하였다. 연간 농약 사용빈도에 따른 암 발생위험은 농약 사용빈도가 증가할수록 높아지는 경향을 보였고, 고노출군에서 비노출군

보다 통계적으로 유의하게 높은 발생위험을 보였다. 위암의 발생위험
비 1.6(95% 신뢰구간 0.9~2.8)을 포함한 소화기계암과 비뇨생식기계암
에서 연간 농약 사용빈도가 증가할수록 암 발생위험이 증가하는 경향
을 보였다(설재웅 외, 2002).

표 9-9 강화코호트를 이용한, 남성에서의 연간 농약 사용 빈도에 따른 암 발생

암	상대위험비*(95% 신뢰구간)				p for trend
	비노출군 (911명)	저노출군(< 6) (486명)	중간노출군(< 10) (594명)	고노출군(≥10) (694명)	
전체 암	1	1.2(0.9−1.8)	1.3(0.9−1.8)	1.49(1.0−1.9)	0.041
소화기계	1	1.5(1.0−2.3)	1.4(0.9−2.1)	1.5(1.0−2.3)	0.057
위	1	1.2(0.6−2.3)	1.3(0.7−2.4)	1.6(0.9−2.8)	0.094
간	1	1.8(0.6−5.5)	1.2(0.4−4.1)	2.0(0.7−5.9)	0.216
담낭	1	1.8(0.1−29.7)	4.2(0.4−41.9)	9.1(1.1−77.0)	0.014
호흡기계	1	1.2(0.5−2.7)	1.6(0.8−3.2)	1.4(0.7−2.8)	0.307
폐	1	0.9(0.4−2.3)	1.6(0.8−3.1)	1.4(0.7−2.8)	0.275
비뇨생식기계	1	1.7(0.3−8.6)	0.7(0.1−4.4)	2.3(0.6−9.2)	0.232
전립선	1	100+	100+	100+	0.366
방광	1	−	0.6(0.1−6.6)	2.3(0.4−13.4)	0.178

* Adjusted for age (recruit year), history of chronic disease, smoking and drinking habits, education status.
+ more than 100.
출처: 설재웅 외. 농약사용과 암발생과의 관계. 예방의학회지 2002;35(1):24‑32.

9.2 만성질환(고혈압)관리사업을 위한 강화혈압코호트 구축

(1) 강화지역보건사업으로부터 혈압의 장기 추적조사의 초석 놓기

결핵관리사업을 포함한 감염병 예방 및 관리에 치중하였던 1960년 말경에 발표한 '한국인 사망력의 경향'에 관한 고찰 연구에서 이미 뇌혈관계질환 및 악성신생물로 인한 사망이 수위를 차지하므로 우리나라에서도 곧 주요 사인이 급성전염병으로부터 만성퇴행성질환으로 변화할 역학적 변천(epidemiologic transition)을 예고하였다(김일순 외, 1969). 그러나 그 당시 우리나라에서는 아직도 모든 국민이 광범위하게 현대 의료 혜택을 받지 못하였고, 더군다나 보건의료정보체계가 수립되어 있지 않아 이러한 만성퇴행성질환의 정확한 발생 규모, 발생 후의 경과(질병의 자연사) 등에 대한 자료는 거의 전무하다시피 하였다. 물론 일부 제한된 변수(임상정보)만으로 얻어진 병원자료로 접근해 보지만 분모가 없는 한계에 직면하게 되므로 결국 지역사회의 인구집단을 대상으로 하는 연구의 필요성이 대두되었다.

이러한 배경 가운데 1974년부터 강화지역보건사업의 도입기에 구축된 지역보건의료체계에 의한 보건정보체계가 잘 수립되어 있어 시범사업 대상지역(강화군 선원면, 내가면, 불은면)에서의 사망자 수 및 인구집단의 기본적인 정보에 대한 완전하고 정확한 파악이 가능하였다. 이에 지역사회를 중심으로 한 종합적인 뇌졸중[1]관리의 첫 단계 연구

---

1) 뇌혈관계질환은 학술명으로 뇌졸중(stroke)이라고 하는데, 우리나라에서는 오래 전부터 일반 국민에 의해 잘 알려진 中風이라는 증후군이 바로 뇌혈관계질환군에 해당된다. 중풍은 급격한 의식상실, 반신불수, 언어장애 등 중추신경계의 장애를 동반하며 심한 경우에 사망에 이르는 병으로 일반적으로 인식되고 있다. 따라

사업으로 중풍의 발생률, 유병률, 사망률을 산출하였다. 즉, 강화군 3개 면에 거주하는 인구 17,000여 명을 대상으로 1979년 5월 1일부 중풍 발생률과 1976년에서 1979년의 4년간의 중풍발생률 및 사망률 등을 구하였다. 그 결과, 중풍의 유병률은 10만 명당 272, 발생률은 10만 명당 254, 사망률은 10만 명당 195였다. 또한 중풍환자의 1년간 치명 률은 65.8%였다. 이로써 1970년대 후반 우리나라는 중풍의 발생률, 사망률, 치명률은 매우 높은 수준인 반면, 유병률은 매우 낮은 상태라 는 근거를 얻게 되었다(金馹舜 외, 1980).

이렇듯 한국인의 사인 중 가장 많은 질환이 고혈압과 관련이 깊은 뇌혈관질환으로 밝혀지면서(김일순 외, 1975; 金馹舜 외, 1980) 우리나라에 서도 1980년대 초반부터 이미 고혈압이 중요한 보건문제로 부각되고 있었다. 1980년 이전 고혈압에 대한 연구는 성인을 대상으로 한 연구 들이 많았고, 소아를 대상으로 한 연구는 소아의 혈압을 단면적으로 측 정한 연구에 지나지 않았다. 1980년대 한 연구(Suh I et al., 1987)에서 부 모가 고혈압을 가진 아동의 경우 부모가 정상 혈압을 가진 아동보다 유 의하게 혈압이 높음을, 즉 혈압의 가족집적현상(familial aggregation)이 있 음을 보고하면서 성인의 고혈압을 이해하기 위해 아동의 혈압에 대한 연구가 필요함을 시사하였다. 그러나 1980년 이후 여러 국내 연구들 에서조차 여전히 아동의 혈압 분포와 변화에 대한 정보들이 부족하였 고, 혈압 분포와 변화를 파악할 수 있는 장기 추적조사 또한 미비한

서 의학적으로 정의된 전형적인 뇌졸중의 증상과 거의 비슷하다. 그러나 뇌졸중 의 정확한 병리학적인 소견이 없이 중풍이라는 병명으로 사망원인을 분류할 때 이 것이 뇌졸중과 일치할 확률(감수성과 특이성)이 어느 정도가 될 것인지는 잘 알 수가 없으나 적어도 전형적인 중풍과 뇌졸중은 서로 일치하는 비율이 대단히 높을 것으로 판단된다. 이에 비록 정확하지는 않지만 지역사회 주민을 대상으로 중풍에 의한 사망률 조사는 어느 정도 뇌졸중의 사망률과 근사할 것으로 여겨진다.

실정이었다. 장기 추적조사는 정확한 혈압의 분포와 변화를 파악할 수 있음은 물론 혈압의 증가와 관련된 요인의 분석이 가능하기 때문에 그 필요성이 있다.

혈압 관련 강화연구의 전체적인 수행 흐름 및 수행체계는 〈그림 9-8〉과 같다. 즉, 1986년의 아동기에서 혈압측정 등의 초기 신체계측 자료를 기반으로 성장에 따른 혈압의 지속성에 대한 장기 추적조사연구뿐만 아니라 소변검사, 혈청지질검사 및 유전자분석 등을 통해 아동기, 청소년기 및 초기 성인기의 혈압 변화에 영향을 주는 요인들을 찾는 연구들이 크게 한 축을 담당하였다. 일명 이 연구를 '강화연구(Kangwha Study)'라 부르게 되었다.

또한 20년 후인 2006년부터 강화지역사회를 기반으로 40세 이상 지역주민을 대상으로 별도의 전향적 코호트연구(community-based prospective cohort study)를 구축하여 성인기에서의 설문조사, 경동맥 두께 측정 및 폐기능검사 등을 통해 심혈관질환의 위험요인들을 규명하는 연구와 함께 고혈압, 알부민이나 요산과 대상증후군 위험과의 연관성 연구, 비타민 D와 당화혈색소를 이용해 당뇨 발생위험 예측인자를 찾는 연구까지 만성질환을 예방하기 위해 또 하나의 장기 추적조사를 시도하였다. 이 연구는 나중에 일명 '한국유전체역학연구-강화연구[Korean Genome Epidemiology Study (KoGES)-Kangwha Study)]'로 명명하게 되었다(그림 9-8).

그림 9-8 강화연구의 흐름 및 수행체계

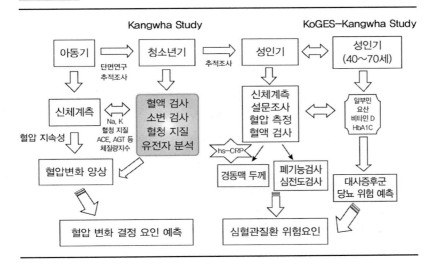

(2) 아동 혈압의 장기 추적조사: 강화연구 구축

뇌혈관질환 및 심혈관계질환의 주요 위험요인으로 알려져 있는 고혈압은 아동기나 청소년기에 높은 혈압을 가질 경우 성인이 되어 본태성 고혈압으로 진행할 가능성이 매우 크다. 상대적으로 높은 혈압을 가진 아동에서 혈압 분포와 혈압 변화에 영향을 주는 요인들을 연구함으로써 고혈압의 원인들을 예방하고 성인기에서의 고혈압 유병률을 줄이기 위한 방안을 찾아낼 수 있다. 이에 강화지역보건사업팀은 1980년대 진행되었던 아동기 혈압에 대한 단면적 연구와 더불어 우리나라 아동의 혈압 분포와 변화에 대한 기본적인 자료를 제시하기 위해 일부 초등학교 1학년 학생을 대상으로 장기 추적조사와 시계열 연구를 시행하였다.

1) 조사 대상자 선정 및 조사기간

강화보건사업의 시범지역을 포함하여 강화군 소재 4개 초등학교 (강화, 합일, 갑용, 대월) 만 6세의 1학년 학생 430명(남아 211명, 여아 219명) 을 기준 아동으로 선정하고 각 학교의 협조를 받아 매년 혈압 및 기 타 관련 요인들을 추적조사 하였다. 참여 아동 수는 1987년에 741명 (남아 358명, 여아 383명)으로 늘어났다. 또한 기준 아동들과 동거하고 있는 부모와 조부모의 혈압을 측정하고 관련 요인에 관해 조사하였다.

기준 아동에 대한 조사는 1986년 처음 시작하였고, 추적조사는 매년 6월과 7월 중에 실시하였다. 아동들이 고등학교 3학년(만 17세)이 되는 1997년까지는 매년, 그 후로는 1999년(만 19세), 2005년(만 25세), 2010년 (만 30세)에 각각 추가 조사가 진행되었다. 2005년 추적조사에서는 대상 자가 25세의 젊은 연령인 점을 고려하여 우편 및 전화 연락과 더불어 인 터넷을 통한 대상자와의 연락을 시도하였다. 2005년 당시 가입자(약 1,300만 명)가 많았던 인터넷서비스 '싸이월드(http://www.cyworld.com)'에 '강화연구클럽(http://kangwhastudy.cyworld.com)'을 개설해 홍보하고 참 여 신청을 받기도 하였다. 이로 인해 1986년부터 2010년까지 25년간 15회의 아동혈압에 대한 장기 추적조사가 완성된 강화연구(Kangwha Study) 코호트('강화아동혈압코호트'라 명명함) 데이터베이스가 구축되었다.

가족에 대한 첫 조사는 1986년 7월 17일부터 8월 18일 사이에 수 행되었으며, 1998년 6월 2일부터 7월 11일까지 코호트 구성원의 부 모들만을 대상으로 추적조사를 실시하였다(김현창 외, 1999).

2) 조사내용

기준 아동에 대해서는 수축기혈압(Korotkoff Phase I), 이완기혈압 (Korotkoff Phase IV & V), 신장, 체중, 팔둘레, 피부두께와 맥박을 측정 하였다. 기준 아동의 부모에 대해서는 수축기혈압(Korotkoff Phase IV),

이완기혈압(Korotkoff Phase V), 신장, 체중 및 맥박을 측정하였고, 혈압
상태, 혈압약 복용 여부 및 짠 음식 기호 정도에 대하여 조사하였다.
1998년 부모의 추적조사 시에는 혈압과 신체계측 이외에도 질병력,
출산력, 가족력, 생활습관, 직업 및 교육정도를 조사하고, 반정량적
식품섭취 빈도조사와 혈청지질검사를 시행하였다.

3) 조사원 선발과 교육·훈련

조사원 간의 측정오차를 줄이고 매년 측정치의 비교성을 높이기
위하여 조사원을 동질의 집단에서 선정할 필요가 있었다. 따라서 의
과대학 4학년 중 연구에 참여하고자 하는 학생들을 조사원으로 매년
10~12명을 선발하였다. 선정된 조사원들에게는 매년 일주일간 이
연구의 목적과 조사방법에 대한 교육, 혈압측정방법에 대한 강의 및
실습, 신장, 체중, 맥박, 피부두께 측정에 대해 훈련하였다. 혈압 측정
에 대한 교육은 American Heart Association(1981)이 권장하고 있는
혈압측정방법과 The Task Force on Blood Pressure Control(1977,
1987)에서 권장하는 소아혈압 측정방법에 따라 교육을 실시하였다.

또한 Texas대학교 보건대학원 역학연구센터의 『Program on
epidemiology of blood pressure in Childhood, Youth and early
adulthood』에서 사용한 훈련자료(1985)에 따라 혈압측정교육을 실시
하고 혈압측정의 정확도를 평가하여 정확도가 인정되는 측정자에게만
혈압을 측정하도록 하였다. 수축기혈압은 Korotkoff Phase I으로 하
였고, 이완기혈압은 Korotkoff Phase IV와 Phase V를 각각 측정하였
다. 피부두께는 2명의 측정자를 선발하여 『Triceps skin fold &
upper arm muscle size norms for assessment of nutritional status
(1974)』 연구에서 권장하는 방법으로 훈련하였다.

그림 9-9 초등학생 혈압측정 및 신체계측

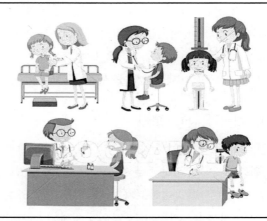

출처: https://www.gograph.com/clipart/a-set-of-children-check-up-gg104530263.html

4) 현장 조사방법

혈압을 측정하기 전 아동들에게 측정하고자 하는 항목에 대해 자세히 설명하여 혈압 측정에 대한 불안감을 없애려고 노력하였다. 혈압측정 장소로는 각 초등학교 내 조용한 곳으로 신체검사실을 마련하였고, 아동들은 혈압측정 장소에 오기 전에 소변을 보고 조용히 걸어서 온 후에 준비된 걸상에 10분 이상 앉아 안정하도록 했다. 조사는 다음과 같이 진행하였다(그림 9-9).

첫째, 팔둘레를 오른쪽 위팔의 중간지점에서 줄자로 측정한 후 팔을 자연스럽게 구부린 상태에서 오른쪽 위팔 중간지점 뒷부분에서 피부두께 측정계로 삼두박근 부위의 피부두께를 측정하였다.

둘째, 의자에 앉힌 후 수은주혈압계로 조사원이 오른쪽 위팔에서 Bladder size가 9×22cm인 cuff(소아용)를 사용하여 수축기혈압과 이완기혈압을 측정하였다. 단, 우상완 팔둘레가 22.6cm 이상인 경우는

Bladder size가 12×22cm인 cuff(성인용)를 사용하였다.

셋째, 이어 신장과 체중을 각 1회 측정하였다.

넷째, 의자에 5분 이상 조용히 앉힌 후 요동맥에서 30초간 맥박을 측정하고 안정시킨 후 같은 방법으로 두 번째 혈압을 측정하였다.

마지막으로 심폐기능에 대한 진찰을 하였다. 조사된 기준 아동 중에 심폐기능 이상이 의심되거나 백혈병 등의 질환이 있는 아동은 최종 분석 대상에서 제외하였다.

부모에 대한 조사는 기준 아동의 집을 4명의 조사원들이 직접 가정방문 하여 조사하였다. 부모를 추적조사 할 때 조사원은 조사 항목을 감안하여 간호조무사 자격을 가진 사람들을 선발하여 교육·훈련 후 수행하게 하였다.

(3) 강화아동혈압코호트의 핵심 연구 성과: 혈압의 지속현상 규명

강화연구(Kangwha Study) 연구팀은 1986년에 첫 조사를 시작하여 2010년까지 25년 동안 아동혈압에 대한 장기 추적조사로 구축된 '강화아동혈압코호트'를 통해 혈압의 지속현상(tracking phenomenon)을 국내에서 처음으로 밝혀내었다. 강화연구(Kangwha Study)에 첫 등록 후 추적조사까지 참여한 참여자 수의 연도별 현황을 〈표 9-10〉에 제시하였다. 이렇게 만 6세의 아동혈압을 기초로 하여 4년간, 5년간, 6년간, 12년간, 24년간 추적조사 하여 강화연구 시리즈로 총 6편의 연구성과들을 국내외 전문학술지에 발표하였다(서일 외, 1989; 이순영 외, 1991; 서일 외, 1993; 김현창 외, 1999; Suh I et al., 1999; Lee MH et al., 2014). 〈표 9-11〉에 강화연구(강화아동혈압코호트)로 인한 혈압의 지속현상 규명을 위한 관련 연구논문의 질적 체계적 고찰을 제시하였다.

그 주요 결과를 종합, 요약해 보면, 우선 강화연구 참여자들의 연도별 (평균) 수축기혈압(systolic blood pressure, SBP), 이완기혈압(diastolic blood pressure, DBP)과 체질량지수(body mass index, BMI)의 변화는 <표 9-12>와 같았다. 남녀 모두 공통적으로 SBP, DBP, BMI가 연령이 늘어남에 따라 선형적으로 증가하는 추세였다. 즉, 남아의 경우 SBP가 7세에 평균 99.9mmHg에서 30세에 평균 124.9mmHg로 크게 증가하였다. 여아의 경우도 SBP가 7세에 평균 100.2mmHg에서 30세에 평균 108.3mmHg로 약간 증가하여 남아와 유사한 경향을 보였지만, SBP 변화량이 8.1mmHg로서 남아(25mmHg)에 비해 훨씬 적었다. 또한 SBP는 7세 때 여아가 남아보다 0.3mmHg 더 높았으나, 30세 때에는 오히려 남아가 여아보다 16.6mmHg 더 높았다. 남아의 경우 DBP가 7세에 평균 57.0mmHg에서 30세에 평균 74.5mmHg로 크게 증가하였다. 여아의 경우도 DBP가 7세에 평균 58.2mmHg에서 30세에 평균 66.0mmHg로 증가하여 남아와 유사한 경향을 보였지만, DBP 변화량이 7.8mmHg로서 남아(17.5mmHg)에 비해 훨씬 적었다. 또한 DBP도 7세 때 여아가 남아보다 1.2mmHg 더 높았으나, 30세 때에는 오히려 남아가 여아보다 8.5mmHg 더 높았다(Lee MH et al., 2014).

표 9-10 강화연구의 연도별 참여자 수의 현황

연도	'86	'87	'88	'89	'90	'91	'92	'93	'94	'95	'96	'97	'99	'05	'10	'15
기반	484	296	30	23	22	13	160	11	15	153	8	1	1	1	0	0
2차		447	280	22	19	21	9	152	13	12	144	8	2	1	1	1
3차			430	258	25	13	16	10	150	12	9	129	8	1	1	3
4차				390	248	27	15	15	11	134	18	11	77	13	9	3
5차					363	232	24	13	15	10	129	17	4	34	20	17
6차						342	167	24	13	14	9	121	13	7	24	24
7차							324	164	22	11	13	9	70	18	12	24
8차								315	163	13	15	12	5	27	25	22
9차									306	145	16	14	10	4	14	22
10차										280	144	16	9	8	6	15
11차											268	138	13	8	9	5
12차												254	105	18	11	14
13차													156	67	35	27
14차														74	51	38
15차															45	45
16차																27
계	484	743	740	693	677	648	715	704	708	784	773	730	473	281	263	287

출처: 서일, 김현창. 강화스터디 33년(The Kangwha Study: A cohort study of cardiovascular risk factors from childhood to adulthood in Korea). 서울, 바른북스. 2019. p.48.

표 9–11 강화지역보건사업: 강화연구(강화아동혈압코흐트) 연구논문의 절차 체계적 고찰 결과 –아동 혈압의 지속현상을 중심으로 –

연구논문의 기본 특성				연구방법 특성			주요 연구결과	연구(사업)비 지원
저자 (연도)	저자수 (명)	발표 학술지 특성	연구설계/ 통계분석	연구(표)본대상	조사원/ 자료수집방법	조사 또는 (보건사업) 중재 기간		
서일 외 (1989)	7	예방의 학회지	추적연구/ 기술통계, repeat measure design	강화군 소재 초등학교 1~4학년 401명	조사원/ 신체계측	1986~ 1989	• 연령증가에 따라 혈압 증가 • 동일 연령 내 높은 혈압 아동은 연령증가에 따라 유의한 지 속성 보임 • 체중과 체위가 혈압 증가와 연관성	

이순영 외
(1991)
	3	예방의
		학회지
			추적연구/
			기술통계
				강화군 소재
				초등학교 430명
					의대생
					조사원 /
					신체계측
						1986~
						1990
							• 연령증가에 따라 혈압 증가
							• 초기 기준혈압에 대한 혈압변화율이 남녀 모두 음의 관계
							  로 아동혈압의 지속성 없음
							• 신체의 성장에 따라 추적관찰을 통해 성인혈압 수준 예측
							  가능한 지속성 나타나는 연구 요망	

서일 외 (1993)	4	예방의 학회지	추적연구/ 기술통계	6~11세, 초등학생 409명, 경기도 강화군 소재 초등학교	의사, 의대생/ 신체계측	1986.6~ 1991.6 여름	• 연령증가에 따라 남녀 모두 혈압 증가 • 혈압 변화와 신체적 요인과의 관련성	연세대학교 보건대학원 연구비
이강희 외 (1997)	9	예방의 학회지	추적연구, 강화 아동 혈압 코흐트/ 기술통계	강화군 소재 중학교 남 336명, 여 383명	조사원/ 신체계측, 혈액검사	1992~ 1996	• 남녀 모두 혈청 총콜레스테롤, LDL 콜레스테롤, HDL 콜레 스테롤 유의하게 감소 • 중성지방 남자에서 증가, 여자 변화 없음 • 혈청 지질 초기 검사와 최종 검사에서 지속성 있음	
Suh I et al. (1999)	7	Yonsei Med J	추적연구/ 기술통계	강화연구 코흐트 초등학생 219명	조사원/ 신체계측	1986~ 1997	• 초등학생 1학년부터 12년 추적조사를 통해 혈압 tracking 분석 • 아동기에서 청소년기까지 혈압 변화 나타남	Korea Science and Engineering Foundation, 1992 (92–2900–4–01 –3), #HMP–97 –M–1–0005 OF

저자(연도)		학술지	연구방법/기술통계	대상자	조사방법	연도	주요 결과	연구지원
김현향 외 (1999)	6	예방의학회지	단면연구/기술통계, relative risk 분석	강화연구 코호트 구성원 부모 대상 378명	조사원/신체계측, 혈압측정	1986, 1998	• 높은 정상혈압, BMI 수준 및 BMI 증가는 고혈압 발생과 유의한 상관성 • 고혈압 발생의 위험요인이 BMI수준과 BMI증가로 나타남. 체중관리 지침 필요	1997 Good Health R & D Project, Ministry of Health & Welfare 보건복지부 보건의료기술 연구개발사업
김정순 외 (2000)	7	예방의학회지	강화연구 추적조사 t-검정, ANOVA	1986년 강화읍 거주 초등학교 1학년 아이 219명 중 12년 추적조사 완료자 119명	4학년 의대생 10~20명 여의사 진찰-평가 신체계측	1986~ 1997	• 초경을 빨리 시작하는 집단에서 6세의 신장과 체중, 체질량지수가 늦게 시작하는 집단보다 컸음. 아동기의 신체성장이 초경시작시점을 결정하는 중요한 요인임	
Lee MH et al. (2014)	6	Yonsei Med J	추적연구/기술통계, tracking coefficient	강화연구 초등학생 430명 (남 211명, 여 219명)	조사원/신체계측, 혈압조사	1986~ 2010	• tracking coefficient는 남자에서 수축기혈압이 0.81(0.52-1.11), 여자에서 0.72(0.51-0.92)였고 이완기혈압이 남자 0.53 (0.26-0.80), 여자 0.33 (0.15-0.52)로 나타남 • 24년 추적조사를 통해 tracing coefficient가 통계적으로 유의했고 혈압 tracking은 안정적으로 나타남	National Research Foundation of Korea (NRF-2009-0077602)
Lee JH et al. (2017)	4	Lipids Health Dis	추적연구/기술통계, tracking pattern	강화연구 초등학생 430명	조사원/신체계측, 혈액검사	1987~ 1997, 1999~ 2001, 2014~ 2016	• 각 추적기간 지질 수치의 tracking pattern은 통계적으로 유의했음 • 연령, 성별, 체질량지수와 혈압을 보정한 후 tracking coefficient는 총콜레스테롤 0.58, 중성지방 0.39, 고밀도콜레스테롤 0.51로 남자보다 여자에서 높았음 • 혈청 지질 트래킹 패턴으로 고위험군 예측 가능	National Research Foundation of Korea

표 9-12 강화연구 참여자의 연도별 혈압 및 체질량지수의 변화

	Year	Age	No.	SBP(mmHg)		DBP(mmHg)		BMI(kg/m²)	
				Mean	SD	Mean	SD	Mean	SD
Males	1987	7	65	99.9	7.8	57.0	8.0	15.6	1.4
	1988	8	65	102.8	9.5	57.1	11.8	15.7	1.8
	1989	9	65	106.8	10.8	62.0	11.0	16.6	2.3
	1990	10	66	19.2	11.2	61.7	10.1	17.3	2.4
	1991	11	65	19.9	9.1	38.9	9.0	18.0	2.6
	1992	12	94	108.4	10.5	61.9	9.2	18.6	3.0
	1993	13	94	112.1	11.4	51.3	9.7	19.4	3.0
	1994	14	95	115.7	11.7	65.4	10.1	19.9	3.
	1995	15	112	120.5	11.1	64.2	9.5	19.9	2.5
	1996	16	117	117.7	11.2	65.6	9.8	20.6	2.3
	1997	17	114	121.3	11.3	65.6	11.4	21.3	2.4
	1999	19	78	126.0	10.3	66.5	13.1	22.0	2.4
	2005	25	69	126.6	14.0	73.8	8.7	22.7	2.9
	2010	30	123	124.9	12.0	74.5	8.0	24.3	3.2
Females	1987	7	86	100.2	9.1	58.2	9.0	15.1	1.2
	1988	8	88	104.8	9.5	62.9	10.0	15.3	1.5
	1989	9	87	107.4	10.2	63.6	10.1	16.0	1.7
	1990	10	87	110.1	10.2	64.3	8.9	17.1	2.2
	1991	11	93	114.3	11.5	69.7	7.8	18.0	2.4
	1992	12	108	114.3	10.9	67.2	10.0	19.3	3.5
	1993	13	109	117.4	10.5	68.6	8.9	20.2	2.9
	1994	14	111	116.9	11.1	69.4	8.9	20.5	2.9
	1995	15	141	114.7	11.7	65.4	8.8	21.1	2.7
	1996	16	139	113.4	10.4	66.0	7.8	21.2	2.7
	1997	17	135	113.7	10.2	66.0	8.3	21.9	2.9
	1999	19	112	110.2	9.8	63.4	8.7	21.0	2.5
	2005	25	84	110.1	9.9	66.8	7.4	21.1	3.2
	2010	30	143	108.3	11.1	66.0	8.3	22.0	3.4

SD, standard deviation; SBP, systolic blood pressure; DBP, diastolic blood pressure; BMI, body mass indx.

출처: Lee MH et al. A 24-year follow-up study of blood pressure tracking from childhood to adulthood in Korea: the Kangwha Study. Yonsei Med J 2014;55(2):360-6.

아동 혈압의 지속현상(tracking phenomenon)은 12년간 추적조사 하여 발표한 연구의 일부 결과인 <그림 9-10>과 <그림 9-11>에서 확인할 수 있다. 즉, 초등학교 1학년 때 동년배에 비하여 75백분위수 이상의 높은 SBP를 갖는 남아군과 영아군에서 모두 연령 증가에 따라 12년 동안 유의하게 일정 간격을 유지하면서 지속적으로 SBP가 증가하였다(Suh I et al., 1999). 물론, 이러한 지속현상은 24년간 추적조사를 한 상기의 연구(Lee MH et al., 2014)에서 Pearson 상관계수로 산정한 지속계수(tracking coefficients)가 남녀 SBP와 DBP에서 BMI-조정 수치들이 모두 통계적으로 유의하였다(p < 0.001). 즉, SBP 지속계수(95% 신뢰구간)는 남성의 경우 0.81(0.52-1.11), 여성의 경우 0.72(0.51-0.92) 그리고 DBP 지속계수(95% 신뢰구간)는 남성의 경우 0.53(0.26-0.80), 여성의 경우 0.33(0.15-0.52)이었다. 체질량지수로 조정한 후 SBP의 지속계수는 남성의 경우 0.68(0.39-0.97), 여성의 경우 0.67(0.44-0.89)이었고, DBP 지속계수는 남성의 경우 0.51(0.24-0.78), 여성의 경우 0.33(0.15-0.51)이었다. 따라서 24년간 추적조사에 의한 강화연구 참가자의 유년기에서 성인까지의 혈압 지속현상의 안정성이 확인되었다(표 9-13).

아동기 및 청소년기의 성장기에 혈압 이외에도 혈청 지질치(총/LDL/HDL 콜레스테롤), 체중과 체질량지수와의 지속성(tracking)도 관찰할 수 있었다(이강희 외, 1997; 김창수 외; 2000; Lee JH et al., 2017).

그림 9-10 남아 평균 수축기혈압의 지속현상: 12년간 추적조사

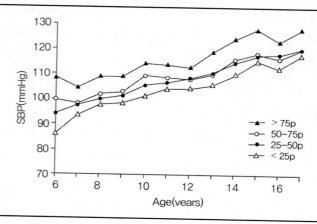

그림 9-11 여아 평균 수축기혈압의 지속현상: 12년간 추적조사

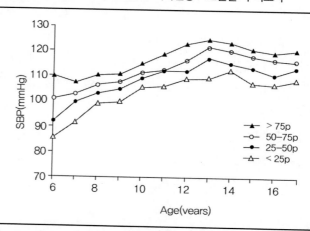

출처: Suh I et al. Twelve-year tracking of blood pressure in Korean school children: the Kangwha Study. Yonsei Med J. 1999;40(4):383-7.

표 9-13 강화연구 참여자의 24년간 성별 혈압의 지속계수

	Males(n=123)				Females(n=143)			
	Unadjusted		BMI-adjusted		Unadjusted		BMI-adjusted	
	Tracking coefficient (95%CI)	p value	Tracking coefficient (95%CI)	p value	Tracking coefficient (95%CI)	p value	Tracking coefficient (95%CI)	p value
SBP	0.81(0.52-1.11)	<0.0001	0.68(0.39-0.97)	<0.0001	0.72(0.51-0.92)	<0.0001	0.67(0.44-0.89)	<0.0001
DBP	0.53(0.26-0.08)	<0.0001	0.51(0.24-0.78)	<0.0001	0.33(0.15-0.52)	<0.0001	0.33(0.15-0.51)	<0.0001

SBP, systolic blood pressure; DBP, diastolic blood pressure; BMI, body mass index, CI, confidence interval

출처: Lee MH et al. A 24-year follow-up study of blood pressure tracking from childhood to adulthood in Korea: the Kangwha Study. Yonsei Med J 2014;55(2):360-6.

(4) 강화아동혈압코호트의 2차적 연구 성과: 혈압의 지속현상에서 혈압 변화의 결정요인으로의 확산

강화연구(Kangwha Study) 팀은 '강화아동혈압코호트'를 이용하여 단지 아동 혈압의 지속현상의 규명에만 그치지 않고 만성질환의 발생과 위험을 예측하는 요인들을 찾기 위한 다양한 연구들을 수행하였다. 즉, 아동기에서 청소년기를 거쳐 초기 성인기에 이르기까지 혈압 변화의 다양한 결정요인을 찾기 위한 단면연구나 추적연구들을 병행하여 국내외 학계에 보고하였다. 이와 관련된 국내외 학술지에 발표된 13편의 연구논문의 질적 체계적 고찰을 <표 9-14>에 요약, 제시하였다.

성장과정에서의 수축기혈압 변화에 영향을 주는 결정요인으로는 유전성분(가족집적현상), BMI 변화량, 여아의 성적성숙도(신체적 요인, 월경경험)/K 배설량, 청소년 식이 중 남아에서의 Na, K 섭취량, 중성지방/크레아티닌 및 경동맥 내중막두께 등이 강화아동혈압코호트를 통해 밝혀졌다. 또한, 이완기혈압 변화에 영향을 주는 결정요인으로는 유

전성분(가족집적현상), 여아의 성적성숙도(음모 발달, 월경 경험), 남아에서의 단백질 섭취, 중성지방/크레아티닌, 혈청 총콜레스테롤(15~16세) 및 Na 배설량 등이 유의하다고 알려졌다(표 9-15).

(5) 고혈압관리사업

지역사회 고혈압관리사업을 위해 1987년 7월부터 익년 4월까지 불은면의 20세 이상 주민(3,264명)을 대상으로 혈압을 측정하여, 2,446명(71.8%)이 완료하였다. 이 중 고혈압 유병률은 9.6%였고, 불은면 보건지소를 통해 1989년 5월까지 225명을 추적관리 받도록 하였지만 그 관리율(26.8%)이 낮아 중단되었다(유승흠 외, 1990).

(6) 성인 혈압의 장기 추적조사: KoGES-Kangwha Study 구축

강화지역보건사업의 일환으로 앞 절에서 설명한 바와 같이 아동 혈압 관련 강화연구의 혈압 지속현상 구명을 통해 혈압 그 자체가 연령 증가(영양 섭취, 신체적 성장 또는 노화의 한 현상으로 파악)와 연관성이 있음을 확인하였다. 1995년 국민건강증진법의 제정에 의해 1998년부터 시행된 국민건강영양조사 제3기 보고서(2005년)의 30세 이상 성인 고혈압 추이로도 이를 확인할 수 있었다. 즉, 한국인의 30대 성인의 고혈압 유병률은 8.8%였지만, 40대는 19.4%, 50대는 40.6%, 60대는 53.8%, 70세 이상에서는 55.4%로 연령 증가에 따라 유병률도 뚜렷이 높아지면서 국민의료비 부담 또한 급증하는 양상을 보여준다. 이렇듯 2000년대를 들어서면서 우리 사회에서 중년 이상 성인에서의 고혈압은 보건학적인 중요한 문제로 대두되고 있었다(보건복지부, 2006).

지난 30~40여 년의 시대적 흐름에 따라 질병부담의 변화로 정부(질병관리본부)는 한국인에게 흔히 발생하는 고혈압을 포함한 당뇨, 비

표 9-14 강화연구(강화아동혈압코호트)의 2차적 연구논문의 질적 체계적 고찰: 성장에 따른 혈압 변화의 결정요인을 중심으로

	연구논문의 기본 특성			연구방법별 특성				
저자 (연도)	저자수 (명)	발표 학술지	연구설계/ 통계분석	연구표본대상	조사원/ 자료수집방법	조사 또는 (본사업) 종료 기간	주요 연구결과	연구 (사업비 지원)
Suh I et al. (1987)	3	Yonsei Med J	추적조사/기술통계 상관성분석	강화지역 초등학생 469명 3대 가족구성원 1972명	조사원/ 신체계측, 혈압검사	1986.7~ 1986~8	· 가족구성원 중 혈압이 높은 가족에서 가족 적정성이 나타남	
김규상 외 (1993)	5	예방의학 회지	강화(혈압)연구/ ANOVA, 회귀분석 공분산분석	1992년 강화읍 소재 중학교 1학년 726명('86~'91 추적조사 사안 320명 포함)	4학년 의대생 16명/여의사 면접·평가 신체계측	1992.8	여아의 신체계측(신장·체외)과 혈압이 남아보 다 더 높았고 남녀 각각 성장성숙도에 따른 몸 둘레, 신장, 체중, 피부두께가 통계적으로 유의 한 차이를 보임. 여아가 남아에 비해 성장성숙 도가 높았고 58.2%에서 월경을 경험함	
최윤선 외 (1995)	3	한국 영양식량 학회지	단면연구/기술통계	강화군 소재 중학교 418명	조사원/ 신체계측, 소변검사, 사이섭취조사	1994.5	· 남학생에서 Na, K 섭취량과 수축기혈압과 상관성 · 여학생 Na, K 섭취량은 혈압과 상관성 없음 · 체중이 높은 그룹에서 Na, K 섭취수준에 따라 혈압 상승 효과	
Suh I et al. (1995)	4	Yonsei Med J	단면연구/ 기술통계	강화연구 7개 한국인 370 명, 흑인 91명, 백인 121명	조사원/ 신체계측	1986	· 한국인 백인 및 흑인 아동의 신장과 체중 비교 · 한국인 아동이 혈압이 백인에 비해 신장이 작고 수축기혈압 낮았지만 이완기혈압 비 슷한 수준 · 체중은 백인 아동이 흑인 및 한국인 아동에 비 해 많았고 체성분지수는 혈압과 상관성 없음	
서일 외 (1997)	12	예방의학 회지	추적연구/ 기술통계, 상관성분석	강화중학교, 강화여자중학교 710명	의사, 의대생/ 조사원/ 신체계측, 혈압검사, 사이섭취조사	1992~ 1996	· 남자는 체중, 여자는 신체비만지수와 혈압 상관성 · 혈청지질, 요산, 크레아티닌과 혈압과 상관성 · 에너지, 단백질 바탕민 A 섭취와 혈압 상관성	한국과학 재단

저자(연도)		학술지	연구유형/분석방법	대상	조사방법	연도	주요 결과	연구비 지원
서울 외 (1998)	7	예방의학회지	단면연구/기술통계	강화군 소재 중학교 남 318명, 여 350명	조사원/신체검사, 소변검사	1993.8	• 소변 중 Na, K 배설량과 혈압과 관련성 없음 • 다변량 분석 결과 Na, K 및 Na/K비보다 연령이 비만도가 혈압과 유의의 관련성	
서울 외 (2006)	6	예방의학회지	추적조사/환자-대조 연구, 가계도 분석	강화군 430명 초등학생	조사원/유전자 분석	1986~1997	• 남자 ADD1(G460W)와 AGT(M235T) 유전자와 고혈압 관련성 • 여자 REN 유전자와 고혈압 연관성 • 한국인 특이 유전자 발굴 필요	한국학술진흥재단
안성복 외 (2006)	7	예방의학회지	단면연구/기술통계량	강화연구 코호트 추적조사 참여 276명 대상 단면조사	조사원/설문조사, 신체계측, 혈액검사, 경동맥 내중막 두께 측정, 폐기능 측정, 심전도 측정	2005.3	• 심전도 검사에서 나타난 QTc 간격과 허리-엉덩이둘레비가 남자에서 유의한 양의 관련성 보임 • 여자에서 QTc 간격과 수축기혈압이 유의한 양의 관련성 • 지속적 추적조사를 통해 성인을 대상으로 QTc 간격과 심혈관질환 위험과의 관련성 연구 필요	보건복지부 보건의료기술진흥사업
Chang HS et al. (2007)	5	J Prev Med Public Health	단면연구/기술통계, 회귀분석	강화코호트 추적조사 자료 280명	조사원/신체계측, 혈압검사, 경동맥초음파	2005	• 초기 성인기 경동맥 내중막 두께도 심혈관 질환 위험요인으로 작용 • 남자에서 경동맥 내중막 두께도 체질량지수, 허리둘레, 엉덩이둘레, 수축기혈압, 맥박, 총콜레스테롤, 고밀도콜레스테롤과 연관성	보건복지부 Korea Health 21 R&D Project
이유정 외 (2008)	5	예방의학회지	추적조사/기술통계, 회귀분석	강화코호트 추적조사 자료 중 만 16세 70명, 만 25세 262명	조사원/신체계측, 설문조사, 혈압측정, 혈액검사, 경동맥 초음파검사	1996, 2005	• 남자에서 청소년기 비만지표가 초기 성인기 경동맥 내중막 두께와 연관성 높음 • 남자에서 청소년기의 체질량지수, 체중, 허리, 엉덩이 둘레비, 허리둘레 증가할수록 초기 성인기 경동맥 내중막 두께 증가 • 여자는 청소년기 비만지표와 성인 경동맥 내중막 두께와 관련성 없었음	보건복지부 보건의료기술진흥사업
Chae HW et al. (2013)	11	J Korean Med Sci	추적조사/기술통계	강화코호트 아동 800명 (남 359명, 여 441명)	조사원/신체계측	1986~1999	• 강화코호트 아동의 신장 변화는 남아 12세, 여아 10세에 가장 높은 성장속을 보였고 성장속도는 남아 8.62 cm/년, 여아 7.07 cm/년으로 나타남	National Research Foundation of Korea Grant(2009-0077602, 2010-0015757, 2011-0002775)

번호	학술지	연구방법	연구대상	조사방법	조사기간	주요결과	연구비 지원
6	PLoS One	강화코호트연구/ 기술통계, 상관분석, x^2검정, 단계적 회귀분석	1986년 초등학생(6세) 강화코호트 구축/ 강화군 내 2010~2011년 (거주자) 성인 256명 (남성 123, 여성 133)	조사원/ 면접설문조사, 신체계측, BMD	2010~2011 추적조사	• 강화연구 결과와 한국인성장표와 비교했을 때 남아 평균 신장은 한국인 성장표인 173cm, 강화연구는 172.5cm로 나타났고 여자에서는 비슷함 • 한국평균신장표와 비교해 표준 성장 속도를 추적한 첫 번째 연구임 • 중증우울증 유병률: 남자 11.4%, 여자 19.6% • 남성에게서 높은 K-BDI스코어는 SI와 우의 한 상관성을 보임. 우울증이 있는 남성은 골밀도지수가 유의하게 낮았으나, 여성에서는 유의하지 않았음	National Research Foundation of Korea grant(2009, 2010, 2011)
5	Lipids Health Dis	추적연구/ 기술통계, 회귀분석	강화연구 16~35세 272명	조사원/ 신체계측, 혈액검사	1997~2017	• 추적기간 20년, 11명 TG/ HDL ratio 높은 군에서 고혈압 발생 (5.4%). • 고 중성지방/고밀도콜레스테롤 비를 가진 대상자에서 고혈압 발생위험이 3.4배 높게 나타남	National Research Foundation of Korea

표 9-15 아동기-청소년기-초기 성인기의 성장에 따른 혈압 변화의 결정요인

저자(연도) / 결정요인	수축기 혈압 (systolic blood pressure, SBP) (positive)	수축기 혈압 (negative)	이완기 혈압 (diastolic blood pressure, DBP) (positive)	이완기 혈압 (negative)	비고
Suh I et al. (1987) / 가족집적현상	• 유전성분(22.3%)		• 유전성분(21.4%)		• 모든 가족(세대)에 구성원간의 SBP, DBP의 유의한 상관성 • 형제간의 혈압이 상관성은 정상군 부모보다 고혈압군 부모에서 더 높았음
김규상 외 (1993) / 성적성숙도(여아)	• 신체적 요인(9%) -음모발달(5%) -유방발달(4%) • 월경 경험 시 유의하게 높았음		• KP IV(DBP4): 신체적 요인(7%) -음모발달(7%) • KP V(DBP5): 신체적 요인(5%) -음모발달(2%) • 월경 경험 시 유의하게 높았음		• 신체적 변수(신장, BMI)로 통제함 • 남아의 경우 SBP, DBP 모두 유의하지 않았음
최윤선 외 (1995) / sodium (Na), potassium (K) 섭취량	• (남아) 상관성이 유의함		• (남아) 상관성이 없었음		• 여아의 경우 SBP, DBP 모두 상관성이 없었음 • 다변량회귀분석; 영양요인보다 성장요인이 더 중요함 • 성장요인 통제 후 고체중군에서는 Na, K 섭취 수준에 따라 혈압이 상승함
Suh I et al. (1995) / 신체계측(신장, 체중, BMI)	• BMI 변화량과의 연관성 보임 남아		• BMI 변화량과의 연관성 없음 양		• 연령 증가(7세 → 10세)에 따라 혹은 베인 아동보다 다 한국의 아동에서 혈압 증가율이 더 높았음
서일 외 (1997) / 신체적, 혈청화적 요인 및 영양소 섭취요인	• 중성지방/크레아티닌비: (음)-(양) 여아	• 연령증가에 따라 혈청총콜레스테롤: (음)-(양)	• 중성지방/크레아티닌: 양의 관련성 • 단백질 섭취: 양의 관련성 • 15~16세에서 혈청총콜레스테롤과 양의 관련성	• 14세 때 비타민A 섭취 음의 관련성	• 신체적 변수(BMI)로 통제함 • 중성지방/크레아티닌: 여아의 경우 관련성이 없었음 • 혈압 변화, BMI 변화, 혈청총콜레스테롤 변화: 남녀 모두 양의 관련성/크레아티닌은 남아에 섭 양의 관련성/크레아티닌은 남아(+), 여아(-)/Na 섭취량 관련성/크레아티닌은 남아(+), 지질섭취비율 높은 집단: (-) • 성장기 혈압 변화에 가장 큰 영향을 주는 인: 남녀 모두 BMI임

저자 (연도)	지표	구분	결과	비고
서일 외 (1998)	sodium (Na), potassium (K) 배설량	남아		• Na, K 섭취량 측정을 위해 24시간 소변검사로 배설량 조사 • 각 연령시점에서 비만도 통계량 비만도 다변량분석(혼합모형): 소변 중 Na, K, Na/K비보다는 연령과 비만도가 혈압과 관련성이 유의함 → 성인에서의 고혈압 위험 요인이 성장기 아동에서는 아닐 수 있음을 시사함 • 연령과 비만도를 통제한 다변량분석
		여아	• K와 관련성이 유의함	• Na과 관련성이 유의함
서일 외 (2006)	고혈압과 관련 유전자	남아	• ADD1(G460W), AGT(M235T): 고혈압과 연관성 있음	• 3개 기전에 의한 8개 유전자 총 15개 표지유전자 조사 • 환자-대조군 유전자형에 기초한 부모/자녀로 Trio 가계 자료에 기초하여 TDT 수행하여 연관성을 분석함
		여아	• REN(G2646A): 고혈압과 유의한 연관성 있음	
인성복 외 (2006)	심박수교정 간격 (QTc)과 심혈관질환 위험요인	남아		• 남자의 경우 QTc 간격과 허리–엉덩이둘레비와 유의한 양의 관련성 • QTc 간격과 유의한 관련성이 있는 SBP, 허리–엉덩이 둘레비는 모두 대사증후군의 중요한 특징임
		여아	• QTc 간격과 유의한 양의 관련성	
Chang HS et al. (2007)	Caroid intima–media thickness (C–IMT)		• Young men adults: odds ratio for having the top quartile carotid IMT with ≥3 risk factors (RF) versus 0–2 RF : 5.09 (95% CI, 2.05–12.64)	• cardiovascular RF including anthropometrics, BP, blood chemistry, carotid US, reviewed questionnaires on health behaviors • RF defined as values above the sex–specific 75th percentile of SBP, BMI, total cholesterol/high–density lipoprotein cholesterol ratio, fasting blood glucose, smoking status, etc.
이유정 외 (2008)	비만지표, 경동맥 내중막두께	남아	• 청소년기 모든 비만지표: 초기 성인기 C–IMT와 양의 연관성 보임	• 여아의 경우 어패한 관련성도 없었음 • 다중/로지스틱회귀분석: 허리–엉덩이둘레비와 C–IMT 간 가장 큰 연관성을 보임
		여아		
Yeom H et al. (2018)	TG/HDL–C ratio and hypertension		• High TG/HDL–C ratio in adolescence is associated with hypertension in early adulthood	• 20–year follow–up, hypertension: 11 (18.3%) in the high TG/HDL–C ratio group, 10 (5.4%) in the low TG/HDL–C ratio group

KP IV & KP V: Korotkoff Phase IV & Korotkoff Phase V, BMI: body mass index (체질량지수, 신체비만지수)

만, 대사증후군, 심혈관질환 등 만성질환 연구를 위해 한국인유전체역학조사사업(Korean Genome and Epidemiology Study, KoGES)을 2001년부터 시작하게 되었다. 이에 강화지역보건사업팀은 아동 혈압 관련 강화연구 경험을 바탕으로 강화 지역주민 중 성인을 대상으로 별도의 혈압의 장기 추적조사를 준비하게 되었다. 이미 이 당시에는 강화지역사회보건원이 폐쇄된 이후였지만, 지난 30여 년 동안 쌓아온 역학조사에 대한 지식(know-how)과 경험뿐만 아니라 강화지역과 형성된 깊은 유대관계 및 연세대학교 의과대학 내 잘 훈련된 전문인력들이 뒷받침되었다.

1) 조사 대상자 선정 및 조사기간

2006년 6월부터 2007년 8월까지 인천광역시 강화군에 거주하는 40세에서 70세 사이의 성인 중 기반조사에 참여한 사람을 대상으로 하였다. 대상자 모집방법은 우편 홍보와 지역방송 광고를 활용하였고, 강화지역 시장이나 마을회관, 보건지소 등을 다니며 홍보물을 나눠주는 방법도 병행하였다. 특히 지역방송 광고는 검진기간 내내 강화지역의 텔레비전 자막으로 송신되어 검진이 있음을 알게 하였다. 기반조사에 참여한 주민들은 총 2,534명(남자: 1,012명, 여자: 1,522명)이었다.

2) 조사내용

신체계측을 통해 신장, 체중, 허리둘레와 엉덩이둘레, 팔둘레, 피부두께 및 맥박 등을 측정하였다. 혈압은 자동혈압계(Dinamap 1846 SX/P, GE Healthcare, Waukesha, Wisconsin, USA)를 이용하여 두 번의 측정 결과를 평균하여 최종 결과로 이용하였다. 고혈압은 『The Seventh Report of the Joint National Committee on Prevention, Detection, Evaluation, and Treatment of High Blood Pressure(JNC 7 Report)』

정의에 따랐다. 또한 교육정도, 가정의 총수입, 직업 등의 사회경제적 상태에 대한 정보와 생활습관(흡연, 음주, 운동), 질병 과거력, 가족력, 약물 복용 여부 등의 정보는 구조화된 자가기입식 설문지를 통해 조사하였다.

연구 참여에 사전 동의한 대상자는 검진을 병행하기에 (검사예정일로부터 2일 전 전화로 안내해 준 대로) 검사 당일 최소한 8시간 이상의 금식 여부를 확인 후 채취한 정맥혈로부터 총콜레스테롤, 중성지방, 고밀도 지단백 콜레스테롤, 인슐린, 공복 혈당, hs－CRP를 측정하였다.

이렇게 수집된 자료를 통해 지역사회 기반 전향적 코호트(community－based prospective cohort)를 구축하게 되었다. 이는 추후 일명 '한국인유전체역학연구－강화연구'로 불리게 되었다(Song BM et al., 2014: Song BM et al., 2015).

3) 한국인유전체역학연구－강화연구의 연구 성과: 만성질환 예방을 위한 연구

한국인유전체역학연구－강화연구 연구팀은 2006년에 첫 조사를 시작하여 2011년까지 6년 동안 성인혈압에 대한 장기 추적조사로 구축된 'KoGES－Kangwha Study'를 통해 심혈관질환의 위험요인 구명과 함께 고혈압, 알부민, 요산과 대상증후군 발생 위험과의 연관성 연구, 비타민 D와 당화혈색소를 이용해 당뇨 발생위험 예측인자를 찾으려는, 즉 만성질환을 예방하기 위한 연구를 지속해 오고 있다. 이와 관련된 국내외 학술지에 발표된 8편의 연구논문을 포함한 질적 체계적 고찰을 <표 9－16>에 요약, 제시하였다.

표 9-16 한국인유전체역학연구 - 강화연구의 연구논문의 질적 체계적 고찰: 심혈관질환의 위험요인을 중심으로

저자(연도)	저자수(명)	발표 학술지	연구설계/통계분석	연구(표본)대상	조사항/자료수집방법	조사 또는(보건사업)총계 기간	주요 연구결과	연구(사업)비 지원
金馹榮 외 (1981)	5	韓國醫學會誌	단면연구/기술통계, 상관분석	강화군 거주 40~64세 성인 1,169명	조사원/신체계측, 혈액검사, 흉부 x 선 촬영	1980.7	• 혈압에 영향을 미치는 요인으로 연령, 체중, 신장 및 흡베스테롤, 헤모글로빈, 중성지방으로 나타남	
김혜원 외 (1986)	3	韓國醫學會誌	단면연구/기술통계, χ²-검정, 상관분석, 판별분석	강화병원 신환 등록 후 항고혈압제 자료 시작한 고혈압환자 127명(외래 66/응급실 62)	조사원/(간호조무원)/의무기록독사료/가정방문설문/혈압검사	1983.7.1~1984.9.30	• 자료중단율: 2회 이하 기준 80명(66.1%) • 자료중단에 영향을 미치는 요인: 연령, 교육, 주소, 파거페, 초진장소, 주중상; 경로, 자각증세(χ²-검정)/경로, 파거페, 자각증세(판별분석)	
홍두호 외 (2008)	7	農村醫學·地域保健學會誌	단면연구/회귀분석모형, 기술통계	강화군, 서구 고혈압, 당뇨 신규 408명, 고혈압, 당뇨 병내원사업의 만성질환 등록관리체계	의료기관 의뢰/설문조사	2006.1~2006.8.31	• 연령, 성, 교육정도, 지역, 건강생활실천율 등 미등록군과 등록군 차이 없음 • 직업과 질병분류 별수 차이 • 등록관리군이 미등록군에 비해 자료순응도가 높았고 프랩율 및 협압 조절이 잘됨	
이주영 외 (2009)	7	예방의학회지	단면연구/기술통계, 대응위험도	강화군 거주 40~70세 기반 조사 참여 성인 2,534명	조사원/신체계측, 설문조사, 협압측정, 폐기능검사	2006.6~2007.1	• 비만, 운동, 흡연에 따른 FEV1 predictive value (%)와 FVC predictive value *(%)는 여성 고혈압군에서 비고혈압군이 비해 유의하고 높았지만 남성은 높지 않음 • 여성에서 고혈압과 폐기능과의 유의한 관련성 • 고혈압이 있는 여성이 폐기능이 고혈압이 없는 여성에 비해 낮았음	질병관리본부 학술용역사업, 보건복지부 보건의료기술진흥사업
서민아 외 (2009)	5	예방의학회지	단면연구/기술통계, 회귀분석	강화군 성인 40~70세 2,649명	조사원/신체계측, 면접설문, 경동맥 초음파	2006.6~2007.8	• 대사증후군 유병율 남자 비해 여자 높음 • 남자의 경우배 내중막 두께 평균 높고 hs-CRP 남자에서 유의하게 높음 • 남녀 모두 hs-CRP 증가할수록 경동맥 내중막 두께 증가	질병관리본부 학술용역사업, 보건복지부 보건의료기술진흥사업

저자(연도)	번호	학술지	연구설계/분석방법	대상자	조사/측정	기간	주요 결과	연구비 지원
Oh SM et al. (2010)	5	J Prev Med Public Health	단면연구, 기술통계, 회귀분석	강화코호트 40~70세 성인 2,374명	조사원/설문조사, 경동맥 초음파	2006~2008	• 대사증후군 가진 남녀에서 높은 고기 섭취 많이 경동맥 내중막 두께와 상관성 있음 • 고기 섭취 빈도는 대상증후군과 상관없이 경동맥 아테롬성 동맥경화 발생 위험과 상관있음	Korea Centers for Disease Control and Prevention (2006 −E71011−00, 2008−E71004−00, and 2009−E71006−00), 보건복지부 Korea Healthcare Technology R&D Project
Cho HM et al. (2012)	6	J Prev Med Public Health	단면연구, 기술통계, 스피어만상관분석, 회귀분석	강화코호트 성인 3,189명	조사원/신체계측, 혈액검사, 설문조사	2006~2009	• 알부민수준에 따라 혈청지질 수치 유의적 차이 • 혈청 알부민 수준과 수축기혈압, 이완기 혈압, 총단백질 등 임상변수의 양의 상관성 • 알부민 수준이 높아질수록 남녀 모두 대사증후군 발생 위험 증가	Korea Centers for Disease Control and Prevention (2008 −E71004−00, 2009−E71006−00), the Korea Healthcare Technology R&D Project, Ministry of Health and Welfare
Lee JM et al. (2012)	6	J Prev Med Public Health	단면연구, 기술통계, 회귀분석	강화코호트 성인 2,380명	조사원/신체계측, 혈액검사, 설문조사	2008~2009	• 혈청 요산 수치는 허리둘레, 체질량지수 수축기혈압, 총단백질, 알부민, 크레아티닌 등 임상변수와 연관성 • 남자에서 연령은 혈중 요산수치와 음의 상관성, 여성에서는 양의 상관성 보임 • 요산 수치가 높아질수록 대사증후군 유병율 증가 • 연령, 흡연, 알콜섭취 등 보정 후 높은 요산수치는 대사증후군 발생 위험 높임	
Oh SM et al. (2013)	7	J Bone Miner Metab	단면연구, 기술통계, χ^2−검정, t−검정, 상관분석, ANCOVA	강화코호트 40~79세 성인 2,575명	조사원/설문조사, 초음파검사 (Achilles Express US) 골밀도검사 Fat−free mass index(FFMI)	2008~2010	• 대상자 평균 연령: 남자 59.5세, 여자 60.0세 • 양은빼질섭취량중은않음(총등움량): 남자 52.3g/ 6.7g, 여자 45.0g/3.0g • (섭취제) 혼란변수 조정 후 분석결과: 동물성단백질섭취가 높은 남성군에서 Stiffness index/FFMI 모두 유의하게 증가하는 추세	Korea Centers for Disease Control and Prevention (2008− E71004−00, 2009− E71006−00, 2010− E71003−00)/ Korea Healthcare Technology R&D Project, Ministry of Health and Welfare(A102065)

Song BM et al. (2014)	5	Yonsei Med J	단면조사/기술통계, 상관성 분석	강화연구 성인 1,200명	조사원/신체계측, 혈액검사	2006~2011	• 강화코흐트 성인에서 혈청 25-hydroxyvitamin D (25(OH)D 수치는 인슐린 저항성과 연관성이 없이 없었음	Global Research Network Program – National Research Foundation of Korea, Ministry of Education, Science and Technology (220-2009-1-E00023), Korea Centers for Disease Control and Prevention (2011-E71002-00)
Song BM et al. (2015)	7	Diabet Med	추적연구/기술통계, ROC curve	강화연구 성인 2,079명 (남 820명, 여 1,259명)	조사원/신체계측, 혈액검사	2006~2011	• 평균 추적기간 3.97년으로 당뇨발생률은 남자 7.7%, 여자 6.3%로 나타남 • 당화혈색소(HbA1C) 수치의 당뇨 발생 위험도는 남자 6.30배, 여자 3.52배로 나타남 • 당화혈색소가 정상 공복 혈당 수치를 가지지 않은 대상자에서 당뇨 발생 위험과 연관성 보임	Korea Centers for Disease Control and Prevention, Korea Health Technology R & D, Health & Welfare

9.3 예방 가능한 조기사망(preventable early death)의 감소를 위한 강화코호트 구축

사망률과 사망원인은 한 인구집단의 건강수준을 알 수 있는 가장 기초적인 지표이며, 동시에 다양한 건강 위험요인들의 질병과의 관련성을 추정하게 하는 지표이기도 하다. 우리나라에서 1970년대 당시 여전히 사회적으로 사망을 터부시하는 풍습이 남아 있어 사망 신고율이 30~70%에 불과하였으며, 사망 전후 의사에게 진찰이나 부검 등을 통해 사망원인을 진단받는 일이 적어 사망률과 사망원인을 알기 어려웠다(金馹舜 외, 1976; 金琦淳 외 1977). 강화지역사회 시범보건사업은 특히 사망률과 사망원인을 알기 어려웠던 농촌지역을 대상으로 다양한 기초 보건지표를 제공할 수 있는 계기를 마련해 주었다.

(1) 시범 지역보건사업 도입기 당시 강화지역주민의 사망자료 수집

강화지역보건사업팀은 무엇보다도 우선적으로 필요한 사업지역 내 완전한 사망보고체제를 통하여 일정 기간 발생한 모든 사망건수를 대상으로 ① 사망수와 비율을 정확히 파악하고, ② 가능한 한 정확히 사인을 규명하며, ③ 사망의 의식, 사망과 경제, 사망의 처리 등을 살펴봄으로써 사망과 관련되는 사회문화적인 요인을 파악하고자 하였다(金馹舜 외, 1976).

1) 대상지역 및 대상인구

경기도 강화군 소재 2개면(선원면, 내가면)에 살고 있는 12,623명의 인구 중에서 (강화지역사회보건원의 개소와 함께) 1975년 4월 1일부터 1976년 3월 3일까지 만 1년간 발생된 모든 사망을 조사대상으로 하였다(그 이후 사망 조사는 계속 수행되었다). 실제 사망은 이 지역에 상주하는 인구 중에서 발생된 것에 한했다. 비록 이 지역에서 일어난 사망이라고 하더라도 이 지역에 상주하는 사람이 아닐 경우에는 조사대상에서 제외하였으며, 타 지역에서 사망이 발생했다고 해도 그 사망자가 조사지역에 상주하던 인구일 경우에는 그 사망은 조사대상에 포함하였다.

대상인구의 수와 연령구조는 조사지역에서 지역사회보건사업을 위하여 1975년 3월에 실제로 실시한 센서스자료를 사용하였다.

2) 사망 보고체제

이 지역 인구 중에서 발생된 모든 사망을 보고받기 위하여 다음과 같은 보고체제를 수립, 이용하였다.

첫째, 조사지역에는 총 20개의 행정리가 있으며, 각 행정리별로 보건사업을 위하여 이미 선출하여 교육된 가정건강요원으로 하여금 담당마을에서 발생한 모든 사망을 각 면 보건요원에게 보고하게 하였다.

둘째, 이 보고를 받은 각 면 보건요원은 이를 확인하여 그의 면지역을 담당한 보건간호원과 공의에게 보고하게 하였다. 보건간호원은 사망자 가정을 직접 방문하여 준비된 조사표에 따라 사망자 가족을 직접 면접조사 하여 자료를 수집하였다.

셋째, 각 면에 배치된 공의(연세대 의대 파견 의사)는 사망을 확인하고 사망 전후의 진찰을 통하여 사망원인을 조사, 기입하게 하였다.

넷째, 사망의식 및 사망과 관련된 사회제도, 문화에 관한 사항은 준비된 조사표의 기입 외에 몇 가지 사례를 한 명의 사회학자가 직접 관찰기록하고, 동리 사람들을 면접조사함으로써 자료의 질을 높이고자 하였다.

동시에 각 리의 이장들을 수시로 방문하여 이렇게 조사된 사망에 관한 자료가 정확한지 또는 그 이외의 사망이 있었는지 확인하였다.

3) 사인의 규명

사망자의 사망원인을 정확하게 규명하기 위하여 다음과 같은 절차를 정하였다.

첫째, 모든 사망은 의사와 간호사가 참여하거나 직접 방문하여 진단을 확인하였다.

둘째, 가능한 한 사망의 가능성이 있는 환자를 사망 전에 방문하여 가장 올바른 진단을 내리도록 하였다. 그러나 진단을 완전하게 내릴 수 없는 경우를 위하여 진단의 정확성에 'Definite, Most Probable, Probable, Unknown'으로 구분하여 기록하도록 하였다.

셋째, 사망 전에 방문할 수 없었던 경우 사망 직후에 방문하여 그 가족에게 병력을 물어 가능한 한 정확히 판단하도록 하였다. 여기서도 진단의 정확성에 따라 'Definite, Most Probable, Probable, Unknown'으로 구분하여 기재하였다.

넷째, 이미 타 의료원에서 진단을 받은 경우 그 병원을 방문하여 재확인하였다.

4) 면접조사 및 사례연구

조사표에 의해서 조사된 조사내용은 주로 사망에 관련된 양적인 자료를 수집하기 위해 고안되었다. 조사내용에는 ① 사망자의 인적사항 ② 사망원인 ③ 사망과 문화(사망의식 및 사망자의 처리) ④ 사망과 관련된 경제행위 등과 같은 항목이 포함되었다. 그리고 질적으로 깊이 있는 조사(사례연구)는 자료의 미비점을 보완하고 타당성을 높이기 위해 이루어졌다.

(2) 강화지역주민의 사망력 분석

강화군의 인구 1,000명당 조사망률은 1975년에 9.9(남자 10.2, 여자 9.6)에서 1980년 7.9(남자 9.4, 여자 6.3)로 점차 감소하는 경향을 보였으며, 이러한 양상은 여자보다 남자에서 뚜렷하였다. 하지만 1979년 우리나라 전국의 조사망률(7.0)과 비교하면 여전히 사망률이 높은 편이었다. 이는 청년층이 적고 고령층이 많은 인구구조, 2개 면으로 한정된 조사대상, 강화군의 높은 자살률 때문이었다(金馹舜 외, 1976; 金琦淳 외, 1977). 연이어진 10년간의 사망조사 결과에 의하면, 인구 1,000명당 조사망률은 1981년 7.8(남자 8.8, 여자 7.4), 1985년 7.9(남자 8.7, 여자 7.4)였으며, 연령표준화한 5년 평균 사망률은 5.6(남자 6.9, 여자 4.3)이었다. 이는 1985년 우리나라 전국의 조사망률(1,000명당 6.2)보다 낮은 수치였다(그림 9-12)(吳熙哲 외, 1987).

그림 9-12 ┃ 강화군 시범사업 지역주민의 연간 조사망률 추이(1975~1985)

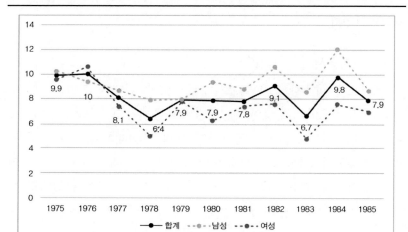

출처: 吳熙哲 외. 江華地域住民의 10年間 死亡率 및 死亡原因의 變化 (1975-1985). 韓國疫學會誌 1987;9(1):87-95.

1975년부터 1980년까지 원인별 특수사망률을 보면, 원인불명과 노화를 제외하고 뇌졸중이 10만 명당 사망률 180.8로 사망원인 1위였다. 악성신생물과 자살이 사망원인 2위와 3위로서 각각 10만 명당 사망률 94.5, 58.7이었다. 사망원인의 상위권이 감염병이 아닌 심뇌혈관질환과 악성신생물 등의 만성질환인 특성은 주로 선진국에서 보이는 현상으로, 1970년 초부터 사망원인이 후진국 양상에서 선진국 양상으로 이행하고 있었음을 알 수 있었다. 하지만 이 시기 상당히 높은 비율을 차지한 사망원인은 원인불명 및 노화로, 10만 명당 사망률 164.7이었다. 이는 사인을 규명하기 위한 부검 등이 시행되지 않았기 때문으로 사망원인 결정이 미흡할 수 있음을 드러내었다(李庸昊 외, 1981).

강화군의 주요 사망원인은 1981년부터 1985년까지도 비슷하게 이어졌으나, 자살이 사망원인 4위에서 5위로 내려갔으며 그 자리를 사고사가 차지하였다. 또한 1975년부터 1980년까지와 마찬가지로 원인불명과 노화로 인한 사망률이 10만 명당 269.0으로 높은 비율을 차지하였다. 다만, 1982년부터 지역의료보험의 실시에 따라 지역주민들의 의료이용 장벽이 낮아졌고, 전체 사망자의 70%가 사망 전 의료이용을 하였기 때문에 원인불명과 노화로 인한 사망률이 사망원인 순위에 큰 영향을 주지는 않을 것이라 판단되었다(표 9-17)(吳熙哲 외, 1987).

강화지역주민 사망원인의 한 특성인 높은 자살률에 대해서 좀 더 살펴보았다(자살조사와 관련해서는 연세의료원의 정신건강의학과와의 연계에 의해 진행되었다). 자살에 의한 사망률을 조사한 첫 해인 1977년 10만 명당 41.1부터 1987년 10만 명당 47.1에 이르기까지 10년 동안 (톱니형태로 증감의) 변동은 있었지만, 자살에 의한 사망률은 지속적으로 높아지는 경향을 보였다(그림 9-13). 비슷한 시기의 통계자료를 참고하였을 때, 도시 거주자의 자살률은 10만 명당 11.07(1981년), 농촌지역은 46.02(1981년)로 전국적으로 농촌 거주자가 도시 거주자보다 높은 자

표 9-17 강화군 시범사업 지역주민의 원인별 특수 사망률 추이(1975~1985)

원인	1975~1980		1981~1985	
	사망자 수	사망률 (10만 명당)	사망자 수	사망률 (10만 명당)
뇌졸중	157	180.8	106	139.1
악성신생물	82	94.5	92	120.7
자살	51	58.7	29	38.1
사고사	45	51.8	34	44.6
결핵	41	47.2	29	38.1
간경화	2	32.3	17	22.3
신생아 사망	17	19.6	5	6.9
폐렴	10	11.5	4	5.2
원인불명 및 노화	143	164.7	205	269.0
기타	137	157.8	131	161.4
총계	711	818.9	652	830.4

출처: 李庸昊 외. 江華地域住民의 死亡力 分析: 1975 - 1980. 韓國疫學會誌 1981;3(1):65 - 70.
　　　吳熙哲 외. 江華地域住民의 10年間 死亡率 및 死亡原因의 變化 (1975 - 1985). 韓國疫 學會誌 1987;9(1):87 - 95.

살률을 보였다. 이로 미루어 보았을 때 강화군의 높은 자살률은 도서지역적인 특징보다는 농촌지역이었기 때문에 발생한 현상에 가깝다고 볼 수 있다(신승철 외, 1989).

　자살자·자살시도자에 대한 또 다른 역학연구에 따르면, 자살률의 남녀 성비는 남자가 약 2.4배로 높았다. 또한 연령별 분포에서 60대 노인층이 가장 많았고(23%), 그 다음으로 20대(19.4%), 30대(17.5%)가 뒤를 이었다. 자살 이유로 생활고가 가장 많았고, 그 외에 만성적 신체질환, 가정불화 등이었다. 우울증 등의 뚜렷한 정신의학적 진단을 받은 환자가 전체 자살자 중 65%를 차지하였으며, 다음으로 알코올중독이 많았다(柳淳馨 외, 1981; 신승철 외, 1989).

강화지역주민의 자살 관련된 국내외 학술지에 발표된 4편의 연구논문을 포함한 질적 체계적 고찰을 <표 9-18>에 요약, 제시하였다.

그림 9-13 강화군 시범사업 지역주민의 연도별 자살률 추이(1977~1987)

(단위: 10만 명당)

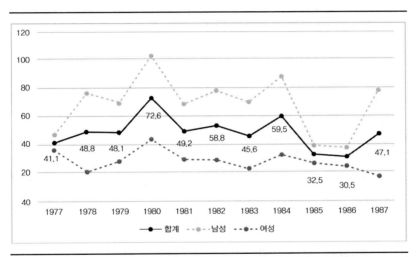

출처: 柳淳馨 외. 韓國 島嶼地方(江華郡)의 自殺에 對한 疫學 및 精神醫學的 硏究. 신경정신의학 1981;20(3):266-273.
신승철 외. 농촌지역(강화지역)의 자살에 관한 역학연구. 대한의학협회지 1989;32(1):50-60.
신승철 외. 농촌지역(강화도)의 자살기도자에 대한 역학적 연구-1982-1988-. 神經精神醫學 1989;28(5):868-874.

(3) 강화코호트 구축에 따른 강화지역주민의 사망과 영향요인 연구

1) 강화코호트

강화지역보건사업팀은 시범사업 도입 기간에 2개면에서 구축한 사망보고체제를 통하여 (거의 완전한 수준의) 사망조사의 가능성과 사망조사자료의 정확성을 확인할 수 있었다. 이에 1985년 2월 28일 현재 주민등록상 강화도 본도 10개 읍·면에 적을 둔 사람으로 연령이 만 55세 이상(출생연도가 1930년 이전)인 사람 중 건강상태에 대한 면접과 신체검사를 실시할 수 있었던 6,382명을 중심으로 강화코호트(Kangwha Cohort)를 구축하였다(그 이후 정기적으로 추적조사가 진행되었다).

2) 조사내용

강화코호트자료에는 주로 만성질환 발생의 위험요인에 관한 사항을 수집하였다. 대상자의 기본적인 인적사항(결혼상태, 직업, 교육정도, 의료보험) 이외에도 현재의 건강상태, 입원력, 과거병력, 음주와 흡연력, 장기 복용약 유무, 신장, 체중, 혈압, 식이(식사량, 음식습관, 8가지 음식에 대한 섭취 빈도), 인삼 섭취량, 농약 사용력, 임신과 폐경 등에 관한 정보가 포함되었다. 현재 개인이 인지한 건강상태는 '매우 건강하다', '건강하다', '보통이다', '나쁘다', '매우 나쁘다'로 5개 구간으로 분류하여 측정하였다.

또한 훈련된 연구원이 혈압, 신장, 체중 등을 측정하였다. BMI는 1985년 당시 조사한 체중과 신장을 이용하여 구하였다. 1992년 이전에는 매년 2차례씩 읍·면·동사무소의 주민등록자료를 이용하여 코호트 대상자의 생존, 전출, 사망 등에 대해 파악하였다. 그 이후에는 통계청의 사망원인 통계자료를 이용하였다. 암의 발생에 대해서는 '강화지역사회암등록사업' 자료를 참고하였다.

표 9-18 강화지역보건사업: 자살 영역의 연구논문의 체계적 고찰 결과

연구논문의 기본 특성					연구방법별 특성			주요 연구결과	연구사업비 지원
저자(연도)	저자 수(명)	발표 학술지	연구 협력 유형	연구설계/통계분석	연구표본대상	조사원/자료수집 방법	조사 또는 (보건사업) 중재 기간		
柳溶驥 외 (1981)	2	신경정신의학	RI4	단면연구/기술통계(%)	강화군 내 발병한 강화군민 자살자 이웃 127명 자살자의 가족, 친척, 이웃, 친구, 마을지도자 등	조사자 정신과의사 개별면담 방법/행정자료 병의무기록	1977.1.1~1979.12.31	• 자살률: 인구 10만 명당 연령군 44.6명, 연간 변동 없었음 • 자살자 특성: 성별 분포 2.3:1로 남성이 높았음. 연령분포로는 남자 30대, 여자 20대에서 최고치를 보임. 우울증, 알코올중독이 가장 많은 자살 이전 정신병리로 높은 자살위험률을 암시	
신승철 외 (1989)	4	대한의학협회지	RI1	단면연구/기술통계(%)	9년간 강화군 내 자살자 382명	(공동 연구팀)/사망진단서 (부검진단) 내사기록	1979.1.1~1987.12.31	• 평균 자살률: 10만 명당 48.7명 • 자살자 특성: 연령별로 60세 이상 노인층(23%), 20대(19.4%) 순. 자살발생은 9월까지 자살률이 높았음. 4월부터 은 농약류, 자살이 이루는 생활고, 신체정신의학적 진단으로 우울증, 알코올중독이 가장 많았음	
신승철 외 (1989)	3	神經精神醫學	RI1	단면연구/기술통계(%)	강화병원 응급실 내원한 자살기도자 531명	공동연구팀/의무기록 자료	1982.1.1~1988.12.31 (7년간)	• 평균 자살기도율: 10만 명당 91.1명(남자 106.1명, 여자 76.1명) • 자살기도자 특성: 연령별 분포로 20대 32.9%, 30대 18.6%, 40대 13.9% 순. 자살 기도방법은 대부분 농약류 사용함	
Jung M et al. (2019)	7	J Occup Environ Med	RI5	강화코호트/χ²검정, Cox비례위험모형, HR	1985년 강화코호트 구축(6,372명)(2008년까지 20.8년 추적)/강화군 코호트 기초조사 등록자 6,333명(남성 3,624, 여성 2,709)	조사/면접설문 조사 통계자료 사망진단서 매·화장 신고서	1992.1.1~2005.12.31 (통계청 자료) 1985.3~1991.12.31. (강화군 행정자료)	산림업 노동자들에서 자살 위험(1.88배) 증가 살충제 사용이 많고 중독이 있는 경우 자살률(HR 1.91)이 높았음	BSRP of National Research Foundation of Korea grant(2017), Cooperative Research Program of AS&TD, Medical Research Center Program(2017), Yonsei University Research Fund(2017)

3) 강화지역주민의 사망과 영향요인 연구

이렇게 구축된 강화코호트자료를 이용하여 강화지역주민의 사망에 미치는 영향요인에 대한 연구와 관련된 국내외 학술지에 발표된 24편의 연구논문을 포함한 질적 체계적 고찰을 <표 9-19>에 요약, 제시하였다. 이중 건강행태(음주, 흡연, 비만 여부) 및 고혈압, 인지능력 등이 사망에 미치는 영향 정도(표 9-20)를 규명한 일부 연구결과를 살펴보면 아래와 같았다.

① 건강행태-음주에 따른 사망률

우리나라는 성인 음주율이 1989년 45.8%에서 1998년 52.1%로 증가하여 세계적으로 음주율이 높은 나라에 속한다. 음주는 암, 심혈관계질환 등 여러 질병의 유발요인으로, 그 위해성에 대하여 다양한 연구들이 수행되어 왔다. 강화지역사회 시범보건사업에서도 강화코호트자료를 이용하여 음주가 다양한 질병에 미치는 영향에 대하여 연구를 수행하였다.

이상욱 외(2004)의 연구 결과에 따르면, 강화코호트 대상자 중 남자의 평균음주량은 일주일에 알코올 215g으로 소주로 환산하면 약 3병 정도이며, 여자의 평균음주량은 일주일에 알코올 6g으로 추정되었다. 남녀를 합산하였을 경우 일주일 평균음주량은 95g으로 소주 약 1병 2잔 정도이며, 이는 우리나라 15세 이상 성인의 1인당 알코올소비량(하루 소주 2잔)과 비교하였을 때 비슷한 수준으로 보였다.

강화코호트에 등록된 대상자 6,292명을 대상으로, 음주 여부, 주당 알코올 섭취량과 음주횟수가 전체 사망률에 미치는 영향을 알아보았다. 음주 여부에 따른 사망위험 차이는 비음주군에 비해 통계적으로 유의하게 음주군에서 높게 나타났다. 음주량에 따른 사망위험은 저음주군(주당 알코올 섭취량 < 70g)의 경우 비교위험도가 1.06(95% CI 0.92-

1.23), 중음주군(주당 알코올 섭취량 ≤ 504g)의 경우 비교위험도 1.09(95% CI 0.96 – 1.23), 고음주군(주당 알코올 섭취량 > 504g)의 경우 비교위험도 1.35(95% CI 1.14 – 1.60)였다(표 9 – 21). 즉, 주당 알코올 섭취량이 증가할수록 비교위험도가 증가하는 경향을 보였으나, 고음주군 밖에는 통계적으로 유의하지 않아 그 영향력의 크기가 작았다(이상욱 외, 2004). 하지만 다른 연구들에서는 통계적으로 유의하지 않은 결과를 보이기도 하였다(Sull JW et al., 2009; Sull JW et al., 2010).

악성신생물은 음주가 영향을 미치는 대표적인 질병으로, 특히 대장암, 두경부암, 간암, 식도암 등이 음주와 관련성을 보인다. 강화코호트 등록자를 대상으로 한 연구에서도 알코올 소비량이 증가할수록 비인두암(p for trend 0.019)과 식도암(p for trend 0.007), 대장암(p for trend 0.04), 담도암(p for trend 0.02)으로 인한 사망위험 증가가 확인되었다(YI SW et al., 2010; Jung SH et al., 2014).

② 건강행태 – 흡연에 따른 사망률

흡연은 암과 기관지염, 폐렴 등 여러 질병들의 원인이다. 흡연과 사망과의 연관성에 대한 연구결과에 따르면, 강화코호트 대상자들을 비흡연자, 과거 흡연자, 현재 흡연자 3군으로 나누었을 때, 비흡연자에 비하여 사망할 위험이 과거 흡연자는 1.36배, 현재 흡연자는 1.35배 높았다. 과거 흡연자에서 증가된 위험의 26%, 현재 흡연자의 증가된 위험의 25.1%가 흡연 때문으로 보인다. 최초 흡연 시작 나이가 30세 이상일 경우 비흡연자에 비해 사망위험이 1.3배 높았으며, 18세에서 29세 사이에 시작한 경우 사망위험이 1.7배 높았다. 흡연량과 사망과의 관계는 19개비 이하가 비흡연자보다 사망위험이 2.1배로 가장 높았고, 20~39개비가 1.5배, 40개비 이상이 1.7배로, 흡연량이 늘수록 사망위험이 증가한다는 기존 지식과 상반되는 결과를 보였다(표 9 – 22)(Kim IS et al., 1993).

표 9-19 강화코호트자료를 이용한 강화지역주민 사망의 영향요인 연구논문의 질적 체계적 고찰 결과

연구논문의 기본 특성			연구방법 특성				주요 연구결과	연구사업비 지원
저자 (연도)	저자수 (명)	발표 학술지	연구설계/ 통계분석	연구표본/대상	조사형/ 자료수집방법	조사 또는 (보건사업) 증진 기간		
金馹順 외 (1976)	4	中央醫學	단면연구 사례연구/ 기술통계(%)	만 1년간 강화 내가/선원면의 전체 사망 125명	가정건강요원, 의사 및 간호사/방문면접 조사 병원의무기록	1975.4.1~ 1976.3.31	• 1,000명당 연령표준화 보통사망률 10.6명, 신생아 사망률 23.4명, 영아사망률 27.2명 • 가장 흔한 사망원인으로 신혈관질환과 암이있으며, 결핵 9위, 폐렴 및 상기도감염 8위임	신한힐동재단 연구비
金玲海 외 (1977)	2	豫防醫學 會誌	단면연구 기술통계(%)	만 2년간 강화군 내가/선원면의 전체 사망 230명	가정건강요원, 응급 보건간호사, 의사/사망자료	1975.4.1~ 1977.3.31	• 1,000명당 연령표준화 보통사망률: 1975년 8.69명 1976년 7.18명 • 100,000명당 특수사망률: 1975년 217.3, 1976년 213.1 • 4대 사망원인: 뇌졸중증, 악성종양(위암)+간암 (61.3%), 원인불명의 노인 사망, 자살	1977년도 연세대학교 의과대학 교수연구비
金馹順 외 (1980)	3	韓國疫學 會誌	단면연구 기술통계(%) (발생률, 사망률, 유병률)	4년간 강화군 내가/선 읍/불은면의 중등환자 47명	가정건강요원, 보건 간호사, 의사/방문 면접조사	1976~ 1979	• 중증: 100,000명당 유병률 272, 발생률 254, 사망률 195, 중증이 1년간 치명률 65.8%	1979년/1980년 연세대학교 의과대학 통합교수연구비
李庸昊 외 (1981)	3	韓國疫學 會誌	단면연구 기술통계(%) 사망률 분석	만 6년간 강화군 3개 면 사망자 711명	가정건강요원, 간호 사, 의사/면접설문 조사 사망보고	1975~ 1980	• 5년간 평균조조사망률: 1,000명당 7.9(남자 8.6, 여자 7.2) • 5년간 평균신생아사망률 정상출생아 1,000명당 12.9, 영아사망률 18.8 • 사망원인: 인구 10만명당 뇌졸중증 180.8, 악성종양 94.5, 자살 58.7, 사고사 51.8	1981년도 (연세대학교 의과대학) 교수연구비
吳熙喆 외 (1987)	3	韓國疫學 會誌	단면연구 추세비교 연구/ 기술통계(%)	만 10년간 강화군 3개 면 사망자 (711명 + 652명)	가정건강요원, 간호 사, 의사/면접설문 조사 사망보고	1975~ 1980 기준자료 1981~ 1985 추가자료	• 5년간 평균조사망률 1,000명당 8.3(남자 9.7, 여자 6.9) • 5년간 평균신생아사망률 정상출생아 1,000명당 4.5, 영아사망률 8.9로 급격히 감소 • 사망원인: 인구 10만명당 뇌졸중증 139.1(감소, 악성신생물 120.7(증가), 사고사 3위)	1986년 연세대학교 의과대학 및 보건대학원 교수연구비

저자(연도)	번호	학술지	분석방법	코호트 자료	자료원	기간	결과	연구비
오희철 외 (1991)	3	예방의학 회지	강화코호트 연구/기술통 계(%), Cox 비례위험 회귀모형	1985년 강화코호트 구축 (55세 이상 강화 거주자로 면접 + 건강 검진 완료 6,060명)/ 5년간 추적관찰 1,07 9명 사망자	26명 대학생/ 면접설문조사 건강검진 의무기록조사	1985.3~ 1989 추적	• 농약살포 수준에 따른 남녀 연령별 특수사망률: 남녀 모두 농약살포 경험군이 비경험군에 비해 낮았음(표준화사망비) 0.80, 0.58). • 암사망률: 남자의 경우 1.59로 농약살포 경험군 이 비경험군에 비해 유의하게 높았음	
Kim IS et al. (1993)	5	Yonsei Med J	강화코호트 연구/P, χ² 검정, RR	1985년 강화코호트 구축(55세 이상 강화 거주자로 면접+건강검 진 완료(6,291명)/ 6년 간 추적관찰 1,436명 사망자	26명 대학생/ 면접설문조사 건강검진 의무기록조사	1985~ 1991 추적조사	• 남성: 비흡연군보다 (현재흡연군이나 과거 흡연 군이 RR 1.4배, 1.3배 높았음 • 55~59세 성인 ex-smoker, current smoker의 사망률의 비교위험도가 가장 높았음	Grants from Jinro Cultural Foundation (1988)
지선하 외 (1994)	3	韓國疫學 會誌	강화코호트 연구/Cox 비례 위험모 형, 다변량 분석	1985년 강화코호트 구 축 (55세 이상 거주 자로 면접+건강검진 완료 6,382명)/ 8년간 추적관찰 1,698명 사 망자	26명 대학생/ 면접설문조사 건강검진 의무기록조사	1985.2~ 1993.3 추적	• 남자 1,000명당 사망률: '매우 건강하다'군 164.2 • 여자 1,000명당 사망률: '매우 건강하다'군 84.3 • 혼란변수 통제 후 건강상태별('매우 건강하다군'에 비 '매우 나쁘다'군) 사망률의 비교위험도(남자 4.2, 여자 1.8)는 통계적으로 유의하였음	
윤수진 외 (2000)	7	예방의학 회지	강화코호트 연구/기술통 계(%), Cox 비례위험 회귀모형	1985년 강화코호트 구 축 (55세 이상 강화 주민으로 면접+건강검진 완료 6,291명)/ 10개월 동안 추적관찰 2,420명 사망자	26명 대학생/ 면접설문조사 건강검진 의무기록조사	1985.3~ 1996.1 추적	• 연령별 남녀 모두에서, 그리고 남자의 경우 자 기건강수준 인식도와 흡연에서, 여성의 경우 배우자 유무, 직업, 자기건강수준 인지, 흡연에서 BMI 수준별로 유의한 차이가 있었음 • BMI 수준에 따른 사망위험비: BMI 21~23.4 기준으로 남성 18.5 미만인 군이 1.81, 26 이상군이 1.39로, 여성 18.5 미만인 군이 1.46으로 각각 유의하게 높음 보여 U-shape임	
이상욱 외 (2003)	3	J Ginseng Res	강화코호트 연구/t-검정, χ²검정, Cox, HR	1985년 강화코호트 구 축 (55세 이상 강화 주민으로 면접+건강검진 완료 6,291명)/ 15년간 추적관찰 (2,926명) 사망자	전담사자/ 전화 및 가정방문, 통계청 사망부-사망원인 통계 자료	1985~ 1991 기본방문 1992~ 1999 사인통계	• 인삼섭취율은 남자가 여자보다 높았음 • 남성의 사망률이 인삼섭취군에서 비섭취군에 비해 유의하게 낮았음. 여성의 사망위험이 인삼 섭취군에서 비섭취군에 비해 큰 차이가 없음	

저자(연도)		학술지	연구방법	대상	자료원	조사기간	주요 결과	연구비 지원
이성욱 외 (2004)	4	예방의학회지	강화코흐트 연구/Cox비례 회귀모형	1985년 강화코흐트 구축 (55세 이상 강화 거주자로 면접＋건강검진 완료 6,254명)/15년간 추적관찰 2,926명 사망자	전담조사자/전화 및 가정방문 방문정부－사망원인통계 자료	1985～1991 기준방법/1992～1999 사인통계	• 남자의 음주율 65.1%, 여자의 음주율 10.1% • 남성 고음주군에서 전체 사망 및 순환기계질환 사망위험이 유의하게 높았음. 뇌혈관질환 사망위험이 고음주군에서 높아지는 양상임	
Hong JS et al. (2007)	4	Ann Epidemiol	강화코흐트 연구/χ²검정, HR, Cox 비례위험모형	1985년 강화코흐트 구축 (55세 이상 강화 거주자로 면접＋건강검진 완료 6,291명)/CVD 없거나 신체계측 정보가 있는 2,608명 남자 (15.8년 추적)	전담조사자/전화 및 가정방문 방문정부－사망원인통계 자료	1985.3～2001.12	• 대조군(BMI 21.0～22.9)에 비해 BMI ≥27kg/m²군의 심혈관질환과 뇌혈관질환의 조정비례위험이 각각 2.4, 3.6으로 나타남 • 한국인 남성의 사망원인인 BMI과 연관 있음	
Sull JW et al. (2009)	4	STROKE	강화코흐트 연구/mean, χ²검정, Cox 비례위험 모형	1985년 강화코흐트 구축 (55세 이상 강화 거주자로 면접＋건강검진 완료 6,157명) (stoke 없거나 음료을 섭취 정보 확보 가능자)/20.8년 추적관찰 4,065명 사망자	전담조사자/전화 및 가정방문 방문정부－사망원인통계 자료	1985～1991 기준방법/1992～2005 사인통계	• 비음주군에 비해 남성 매일 폭음군(전체 원인) 사망위험이 증가(HR 1.33). 뇌졸중과 출혈성 뇌졸중의 사망위험(HR 1.86, HR 3.39)도 증가 • 비음주군에 비해 여성 폭음군의 심혈관질환 사망위험은 증가하였으나 통계적으로 유의하지 않았음	Korea Science and Engineering Foundation (KOSEF R－01－1993－000－00073－0) grant (MOST)
Yi SW et al. (2009)	5	J Altern Complement Med	강화코흐트 연구/기술통계(%) ANOVA Cox비례 위험모형	1985년 강화코흐트 구축 (55세 이상 강화 거주자로 면접＋건강검진 완료 6,282명)/18.8년 추적관찰 3,922명 사망자	전담조사자/전화 및 가정방문 방문정부－사망원인통계 자료	1985～1991 기준방법/1992～2003 사인통계	• 남성 인삼섭취군에서의 all cause mortality가 비섭취군에 비해 유의하게 낮았음(HR 0.90) • 여성 인삼섭취군에서의 암특수사망률이 비섭취군에 비해 유의하게 낮았음(HR 0.80) • 신형관질환 사망위험은 남녀 모두 인삼섭취와 연관이 없었음	
Sull JW et al. (2010)	5	STROKE	강화코흐트 연구/t-검정, χ²검정, HR	1985년 강화코흐트 구축 (55세 이상 강화 거주자로 면접＋건강검진 완료 6,372명) (stoke	전담조사자/전화 및 가정방문 방문정부－사망원인통계 자료	1985～1991 기준방법	• 남성 비음주군에 비해 정상군의 비해 3급 고혈압환자군에서의 신혈관질환 사망위험이 현저하게 증가함(HR 12.7, HR 4.41)	Korea Science and Engineering Foundation (KOSEF R－01－1993－000－

저자(연도)		학술지	연구방법	대상/추적관찰	연구기간	결과	연구비 지원
Gombojav B et al. (2011)	5	Gerontology	강화코호트 연구/Cox비례 위험모형 HR	앓거나 알코올 섭취율 정보 확보 가능자/ 20.8년 추적관찰 1,421명(CVD+고혈압)/637명(CVD+고혈압)/ 사망유무 사망자	1992~2005 사인통계	• 심혈관질환 사망위험에 대한 고혈압과 죽음의 효과를 분리해서 분석하면 각각 HR 2.00, HR 1.88th 낮아지지만 통계적으로 유의함	00073-0) grant (MOST) Seoul City R&BD program (10526)
				1985년 강화코호트 구축 (64~101세 노인 인구 2,490명)/ 11.8년 추적관찰 1,189명 사망자	1994.3~2005.12	• 고도인지장애를 지닌 여성에서 전고혈압군과 all cause mortality가 증가함(HR 2.15, HR 2.68, HR 3.60) • 중도인지장애를 지닌 남성에서 제2단계 고혈압 환자군만이 all cause mortality가 증가함(HR 3.67)	
Kimm H et al. (2012)	5	BMC Public Health	강화코호트 연구/χ²검정, ANOVA, HR	1985년 강화코호트 구축 (1994년 2차 조사 3,600명)/11.8년 추적 관찰 1,939명 사망자 (stroke/CHD 없거나 LSI/ADL/IADL/BMI/ MMSE 조사)	1994~2005 사인원인통계 자료	• 높은 LSI점수를 받은 삶에 만족해하는 남성의 비해 낮은 LSI점수를 받고 삶에 만족하지 않는 집단의 all cause mortality가 유의하게 높았음 (HR 1.42). • 삶에 만족해하는 여성에 비해 그렇지 않는 집단 이 all cause mortality/cardiovascular mortality 가 각각 유의하게 높았음(HR 1.51, HR 2.23)	Korea Science and Engineering Foundation (KOSEF R-01-1993-000-00073-0) grant (MOST)
Lim SJ et al. (2012)	5	Maturitas	강화코호트 연구/χ²검정, Cox비례 위험모형	1985년 강화코호트 구축 (55세 이상 경내 거주자로 변경+건강검진 완료 6,291명)/ (stroke 없거나 혈압/흡 연 정보 확보 가능자/ 6,097명)/20.8년 추적 관찰 4,027명 사망자	1985~1991 기준방법 1992~2005 사인통계	• 20.8년 추적기간 동안 759명(남자 335명, 여자 424명)이 심혈관질환으로, 543명이 뇌졸중(stroke)으로 (남자 242명, 여자 301명)로 각각 사망 • 흡연 또는 고혈압에 따른 심뇌혈관질환/뇌졸중으로 인한 사망위험은 남녀간에 차이가 있었으나, 심혈관질환과 뇌졸중 사망위험에 대한 흡연과 고혈압의 통합효과는 여자보다는 남자에서 유의하게 높았음(HR 4.52, HR 6.37)	Korea Science and Engineering Foundation (KOSEF R-01-1993-000-00073-0) grant (MOST)
Ryu M et al. (2014)	5	J Epidemiol	강화코호트연구/χ²검정, COX비례 위험모형	1985년 강화코호트 구축 (55세 이상 경내 및 주소지로 변경+건강검진 완료 6,372명)	1985~1991 기준방법	• 대조군(비음주자, 심박수 61~79bpm)에 비해 실험군(저위험군, 높은 심박수 ≥80bpm)의 심혈관질환 사망위험과 all cause mortality가 각각 HR 2.25(95% CI 1.47-3.45), HR 1.37(95% CI 0.87-2.14)로 높았음	Korea Science and Engineering

저자(연도)	No.	Journal	방법	자료원	기간	결과	Funding
				(stoke 없거나 심박수/음주 정보 확보 가능한 남자 2,600명)/20.8년 추적관찰 1,990명 사망자	1992~2005 사인통계	알코올 소비 정도(비음주, 비폭음, 중간 폭음, 심한 폭음)에 따른 실험군(높은 심박수 ≥80bpm)의 심혈관질환 사망위험(HR)이 각각 1.36, 1.52, 1.71, 2.25로 선형관계로 높아짐	Foundation (KOSEF R-01-1993-000-00073-0) grant (MOST) Seoul City R&BD program (10526) Basic Science Research Program (NRF: 2012R1A1B3002939)
Hong S et al. (2015)	6	PLoS One	강화코호트 연구/기술통계, χ²검정(%), Cox비례위험모형	1985년 강화코호트 중 (55세 이상 강화군 거주자로 변경+건강검진 완료 6,166명)/23.8년 추적관찰 4,546명 사망자	1985~1991 기준방문 1992~2008 사인통계	23.8년 추적기간 동안 남성 2,174명, 여성 2,372명 사망함. 남녀 모두 대조군(BMI 23.0~24.9)에 비해 실험군(BMI≤20.9로 낮거나 BMI≥27.5로 높은 집단)의 all cause mortality가 증가하는 양상을 보여 U-shape을 보임	Korea Science and Engineering Foundation (KOSEF R-01-1993-000-00073-0) grant (MOST)
Yi SW et al. (2015)	3	Medicine	강화코호트 연구/기술통계, χ²검정, ANOVA, Cox비례위험모형	1985년 강화코호트 중 (55세 이상 강화군 거주자로 변경+건강검진 완료 6,294명)/23.8년 추적관찰 4,546명 사망자/심혈관질환 1,062명	1985~1991 기준방문 1992~2008 사인통계	대조군(SBP 100~119mmHg)에 비해 실험군 I(SBP<100mm/Hg)의 경우 혈관질환, 허혈성 심장질환의 사망위험이 유의하게 커짐(HR 2.14, 5.14). 대조군(SBP 100~119mmHg)에 비해 실험군의 경우 혈관질환(SBP≥160mm/Hg), 뇌졸중(SBP≥180mm/Hg)의 사망위험이 유의하게 커져서(HR 2.15, 3.11) 혈압변화에 따라 U-shape을 보임	Korea Science and Engineering Foundation (KOSEF R-01-1993-000-00073-0) grant(MOST)
Jang SI et al. (2015)	6	Health Policy	강화코호트 연구/ANOVA, Cox비례위험모형	1985년 강화코호트 중 (55세 이상 강화군 거주자로 변경+건강검진 완료 6,372명)(1994년 2차조사 3,300명)(건강보험 정보+BMI 정보)/1994~2008년 중 사망한 1,842명 사망자	1994~2008	(1985년에서 1994년으로 전환에 따른 구분) NHI-NHI군보다 NHI-Medicaid군의 사망위험이 더 큼(HR=1.47). 남성 대조군(NHI-NHI)보다 남성 실험군(Medicaid, NHI-Medicaid)의 사망위험이 더 커졌으나(HR=1.67, 1.46), 여성에서는 유의한 차이가 관찰되지 않았음	Korea Science and Engineering Foundation (KOSEF R-01-1993-000-00073-0) grant (MOST)

No	저자 (연도)	학술지	연구방법	자료	자료원	연구기간	주요 결과	연구비 지원
5	Ryu M et al. (2016)	J Geriatr Cardiol	강화코호트 연구/χ²검정 Cox비례위험모형	1985년 강화코호트 구축 (55세 이상 강화 거주자로 변경+건강검진 완료 6,372명) (stoke 없거나 심박수/혈압 정보 확보 가능한 55~99세 6,100명)/ 20.8년 추적관찰 4,065명 사망자	전담조사자/전화 및 가정방문 매핑정부 - 사망원인통계 자료	1985~1991 기존방법 1992~2005 사인통계	• 대조군(정상혈압, 심박수 61~79bpm)에 비해 심전도상(정상혈압, 낮음, 높은 심박수 ≤80bpm)이 고혈압 진단케의 all cause mortality, 그리고 고혈압 진단케의 심혈관질환 사망이 높이 각각 HR 1.43, 3.01, 8.34로 높았음 • 여성의 경우 심박수 80 이상, 고혈압 진단케의 심혈관질환 사망위험비가 유의하게 있었음(HR 3.54)	grant of Korean Health Technology R&D Project, (MOHW, RoK) (HI14C2686)
7	Yi SW et al. (2016)	J Epidemiol Community Health	강화코호트 연구/χ²검정 Cox비례위험모형	1985년 강화코호트 구축 (55세 이상 강화 거주자로 변경+건강검진 완료 6,372명) (stoke 없거나 음주/자살 정보 확보 가능한 6,151명)/ 23.8년 추적관찰 61명 자살자	전담조사자/전화 및 가정방문 매핑정부 - 사망원인통계 자료	1985~1991 기존방법 1992~2008 사인통계	• 23.8년 추적기간 동안 남성 37명, 여성 24명 자살함 • 비음주자보다 하루 음주량 70g 알코올(5 drinks) 이상이나 주 음주량 210g 알코올(15 drinks) 이상의 자살위험률이 더 커졌음 • 주당 음주일의 하루 증가, 음주일당 음주량 70g 추가 섭취, 주당 음주량 140g 추가 섭취할 경우 자살의 상대위험도가 각각 17%, 38%, 12% 더 커짐 • 여성의 경우 남성에 비교할 때 알코올 소비량과 자살의 상대위험도가 더 높았음	Korea Science and Engineering Foundation (KOSEF R-01-1993-000-00073-0) grant (MOST)

표 9-20 강화코호트자료를 이용한 직접 체계적 고찰: 건강행태에 따른 사망위험

연구논문의 기본 특성				연구방법별 특성			주요 연구결과	연구(사업)비 지원
저자 (연도)	저자수 (명)	발표 학술지	연구설계/ 통계분석	연구표본/대상	조사원/ 자료수집방법	조사 또는 (본인/사회) 종료 기간		
ⓐ 건강행태(음주)에 따른 사망위험								
이상욱 외 (2004)	4	예방의학 회지	강화코호트연구/ Cox비례회귀 모형	1985년 강화코호트 구축 (55세 이상 강화 거주자로 연접 6,254명)/ 강검진 완료 6,254명/ 15년간 추적관찰 2,926명 사망자	전담조사사/ 전화 및 가정방문, 매장장부 – 사망원인 통계자료	1985~ 1991 기존방법 1992~ 1999 사인통계	• 남자의 음주율 65.1%, 여자의 음주율 10.1% • 남성 고음주군에서 전체 사망 및 순환계 질환별 사망위험이 유의하게 높았음 을 뇌혈관질환 사망위험이 고음주군에서 높아지는 양상임	
Sull JW et al. (2009)	4	STROKE	강화코호트연구/ mean, χ^2검정, Cox비례위험 모형	1985년 강화코호트 구축 (55세 이상 강화 거주자로 연접 점진 완료 6,157명) (stoke 앞 점진 완료/20.8년 추적관찰 가능자/20.8년 사망자 4,065명 사망자	전담조사사/ 전화 및 가정방문, 매장장부 – 사망원인 통계자료	1985~ 1991 기존방법 1992~ 2005 사인통계	• 비음주군에 비해 남성 매일 흡연군이 (전체 원인) 사망위험의 증가(HR 1.33). 뇌졸중과 출혈성 뇌졸중이 사망위험(HR 1.86, HR 3.99)도 증가 • 비음주군에 비해 여성 흡연군의 신혈관질환 사망위험은 증가하였으나 통계적으로 유의하지 않았음	Korea Science and Engineering Foundation (KOSEF R-01-1993-000-00073-0) grant (MOST)
Yi SW et al. (2010)	5	J Epidemiol	강화코호트연구/ Cox비례회귀 모형	1985년 강화코호트 구축 (55세 이상 강화 거주자로 연접 6,291명)/ 20.8년 추적관찰	전담조사사/ 전화 및 가정방문, 화장부 – 사망원인통계자료	1985~ 2005	• 남성의 경우 암교육성취취업에 따라 사망위험이 담보성으로 인한 사망 위험이 증가하였음 • 단맛에서 알코올 섭취율을 540g/week로 섭취하는 군이 비음주군보다 식도암(HR 5.62)과 대장암(HR 4.59)으로 인한 사망 위험이 증가하였음	
Jung SH et al. (2014)	6	Asian Pac J Cancer Prev	강화코호트연구/ ANOVA, χ^2검정, Cox 비례위험 회귀모형	1985년 강화코호트연구 (55세 이상 강화 거주자로 연접 점진 완료 6,263명)/ 20.8년 추적관찰 3,381명	전담조사사/ 전화 및 가정방문, 매장부 – 사망원인통계자료	1985~ 1991 기존방법 1992~ 2005 사인통계	• 흡연군이 비음주군보다 빈인두암(HR 3.57)과 식도암(HR 4.62)으로 인한 사망 위험이 증가하였음	

저자	번호	학술지	연구방법/통계	자료(구축/추적)	조사방법	기간	주요 결과	연구비
Kim IS et al. (1993)	5	Yonsei Med J	강화코호트연구/ F, χ²검정, RR	1985년 강화코호트 구축 (55세 이상 강화 거주자로 변경+건강검진 완료 6,291명)/ 6년간 추적관찰 1,436명 사망자	26명 대학생/ 면접설문조사 건강검진 의무기록조사	1985~1991 추적조사	• 남성: 비흡연군보다 (현재 과거 흡연군이나 과거 흡연군의 RR 1.4배, 1.3배 높았음 • 55~59세 성인 과거 흡연군, 현재 흡연군의 사망률의 비교와 현재가 가장 높았음	Grants from Jinro Cultural Foundation(1988)

저자	번호	학술지	연구방법/통계	자료(구축/추적)	조사방법	기간	주요 결과	연구비
은수진 외 (2000)	7	예방의학회지	강화코호트연구/ 기술통계(%), Cox 비례위험 회귀모형	1985년 강화코호트 구축 (55세 이상 강화 거주자로 변경 + 건강검진 완료 6,291명)/10년 107개월 동안 추적관찰 2,420명 사망자	26명 대학생/ 면접설문조사 건강검진 의무기록조사	1985.3~1996.1 추적	• 연령별 남녀 모두에서, 그리고 남자의 경우 자기건강수준 인식도와 흡연에서, 여성의 경우 배우자 유무, 직업, 자기건강수준 인지, 흡연에서 BMI 수준별로 유의한 차이가 있었음 • BMI 수준에 따른 사망위험비: BMI 21~23.4 기준으로 남성 18.5 미만인 군이 1.81, 26 이상군이 1.39로, 여성 18.5 미만인 군이 1.46으로 각각 유의하게 높은 사망률을 보여 U-shape을 보임	
Hong JS et al. (2007)	4	Ann Epidemiol	강화코호트연구/ χ²검정, HR, Cox 비례위험모형	1985년 강화코호트 구축 (55세 이상 강화 거주자로 변경 + 건강검진 완료 6,291명)/CVD 없거나 신체계측 정보가 있는 2,608명 남자(15.8년 추적)	건강검진자/전화 및 가정방문, 배화앙부 사망원인통계자료	1985.3~2001.12	대조군(BMI 21.0~22.9)에 비해 BMI ≥27kg/m² 군의 심혈관질환과 뇌혈관질환의 조정비례위험이 각각 2.4, 3.6으로 밝혀짐. 한국인 남성의 사망원인인 심혈관질환이 BMI와 연관이 있음	
Hong S et al. (2015)	6	PLoS One	강화코호트연구/ 기술통계(%), Cox비례위험 모형	1985년 강화코호트 구축(55세 이상 강화 거주자로 변경 및 건강검진 완료 6,166명)/ 추적관찰 23.8년 4,546명 사망자	건강검진자/전화 및 가정방문, 배화앙부 사망원인통계자료	1985~1991 기초방문 1992~2008 사망통계	• 23.8년 추적기간 동안 남성 2,174명, 여성 2,372명 사망함 • 남녀 모두 대조군(BMI 23.0~24.9)에 비해 상한군(BMI≤20)일 낮거나 비만 BMI≥27.5로 높은 경단의 all cause mortality가 증가하는 양상을 보여 U-shape을 나타냄	Korea Science and Engineering Foundation (KOSEF R-01-1993-000-00073-0) grant(MOST)

표 9-21 강화코호트자료를 이용한 음주와 사망률 간의 관계

저자 (연도)	분류 \ outcome	전체 사망률	심혈관계	고혈압	허혈성 심질환	뇌혈관질환	비고
이상욱 외 (2004)	Low drinker	1.06 (0.92–1.23)	0.98 (0.69–1.37)	0.51 (0.19–1.37)	1.03 (0.31–3.49)	1.09 (0.70–1.69)	• 비음주군이 reference group임 • 연령, 과거력, 흡연력, 고혈압 유병여부, BMI를 보정함
	Moderate drinker	1.09 (0.96–1.23)	1.06 (0.80–1.39)	0.98 (0.51–1.88)	0.38 (0.10–1.48)	1.08 (0.76–1.54)	
	Heavy drinker	1.35 (1.14–1.60)	1.52 (1.06–2.19)	1.43 (0.61–3.32)	0.94 (0.19–4.54)	1.66 (1.03–2.65)	
Sull JW et al. (2009)	Non–binge drinker	1.09 (0.99–1.20)	1.12 (0.89–1.42)	1.32 (0.72–2.42)	0.71 (0.36–1.41)	1.17 (0.89–1.54)	• 비음주군이 reference group임 • 연령, 만성질환 유병여부, 흡연력, BMI, 고혈압 유병여부, 교육수준을 보정함 • 뇌혈관질환은 뇌출혈에 해당됨
	Binge drinker	1.09 (0.96–1.24)	1.22 (0.90–1.64)	1.31 (0.60–2.85)	0.58 (0.21–1.63)	1.32 (0.94–1.87)	
Sull JW et al. (2010)	Non–binge drinker	–	1.02 (0.77–1.36)	1.61 (0.68–3.79)	–	0.98 (0.71–1.37)	• 비음주군이 reference group임 • 연령, 만성질환 유병여부, 당뇨 유병여부, 흡연력, BMI, 고혈압 유병여부, 직업력, 교육수준을 보정함 • 뇌혈관질환은 뇌출혈에 해당됨
	Moderate binge drinker	–	0.97 (0.65–1.44)	0.82 (0.23–2.97)	–	1.00 (0.64–1.58)	
	Heavy binge drinker	–	1.98 (0.96–4.10)	5.79 (1.27–26.5)	–	1.49 (0.61–3.64)	

표 9-22 흡연 여부에 따른 사망위험

나이	비흡연자		과거 흡연자		현재 흡연자	
	사망자 수	상대위험도	사망자 수	상대위험도	사망자 수	상대위험도
55~59	3	1.0	4	4.4	24	2.5
60~69	36	1.0	20	1.6	176	1.4
70~79	53	1.0	24	1.3	263	1.4
80+	36	1.0	6	1.0	104	1.1
총합	128	1.0	54	1.4	567	1.3
연령보정				1.36		1.35

출처: Kim IS et al.. Smoking and total mortality: Kangwha cohort study, 6-year follow-up. Yonsei Med J 1993;34(3):212-222.

③ 건강행태 – 비만에 따른 사망률

BMI는 임상에서 흔히 비만도를 측정하기 위해 사용하는 지표이다. BMI는 사망률과 밀접한 관련이 있는데, BMI가 정상보다 낮은 군과 높은 군 모두에서 사망률이 높아지는 U자 모양의 연관성을 갖는다. 강화코호트 연구에서는 BMI를 총 5개의 하위집단(<18.5, 18.5~21, 21 ~23.5, 23.5~26, ≥26)으로 나누었을 때, 남성의 경우 BMI가 평균(21~ 23.5)인 군의 사망위험이 가장 낮았다. 반면, 여성의 경우 일반적으로 알려진 사실과 다르게 BMI가 가장 낮은 'BMI < 18.5'인 군만 BMI가 정상인 군보다 사망위험이 1.46배(95% CI 1.19-1.78) 높았으며, 다른 군들의 비교위험도는 통계적으로 유의하지 않았다(윤수진 외, 2000) 이후에 실시된 연구에서 BMI를 더 세부적으로 나누었을 때 기존의 U모양의 이론을 재확인할 수 있었다. 경향성 검정도 통계적으로 유의하였다(표 9-23)(Hong S et al., 2015). BMI와 관련된 사망원인으로 사망률을 세분하여 보면, 특히 심혈관계질환이 전체 사망률처럼 BMI와 U자모양의 관계를 가짐을 확인할 수 있다(Hong JS et al., 2007).

표 9-23 BMI에 따른 사망위험*

BMI 구분	남성			여성		
	사망자 수	HR	(95% CI)	사망자 수	HR	(95% CI)
< 16	26	2.40	(1.61−3.59)	26	2.07	(1.42−3.17)
16−18.4	203	1.87	(1.58−2.22)	233	1.37	(1.17−1.62)
18.5−20.9	737	1.29	(1.14−1.46)	627	1.13	(1.01−1.29)
21−22.9	603	1.02	(0.90−1.16)	571	1.05	(0.92−1.18)
23−24.9	382	1.00	1.0	454	1.00	1.0
25−27.4	162	1.05	(0.87−1.26)	279	0.91	(0.76−1.03)
≥ 27.5	61	1.39	(1.06−1.83)	182	1.20	(0.96−1.35)

* 연령, 흡연력, 알코올 섭취력, 과일 및 채소 섭취량, 직업, 교육수준, 건강보험 상태, 만성질병력이 보정되었음

BMI: body mass index, HR: hazard ratio, CI: confidence interval

출처: Hong S, Yi SW, Sull JW, Hong JS, Jee SH, Ohrr H. Body mass index and mortality among Korean elderly in rural communities: Kangwha Cohort Study. PLoS One 2015;10(2):e0117731.

④ 혈압이 사망에 미치는 영향

일반적으로 고혈압은 모든 원인에 의한 사망과 심혈관계질환의 위험인자이다. 고혈압이 모든 원인에 의한 사망과 심혈관계질환으로 인한 사망에 영향을 미치는 과정에는 다양한 조절인자들이 존재한다. 강화코호트를 이용한 연구로는 흡연, 심박동수, 인지능력과 혈압의 상승작용에 대해 다룬 연구들이 있다(Gombojav B et al., 2011; Lim SJ et al., 2012; Ryu M et al., 2016).

그중 흡연은 심혈관계질환의 잘 알려진 위험인자이다. Lim SJ et al.(2012)의 연구결과에 따르면, 고혈압이 있을 경우 없는 경우보다 심혈관계질환으로 사망할 확률이 2.52배(95% CI 1.59−3.99) 높았다. 연구대상자를 흡연 상태와 고혈압 유병 여부로 세분할 경우, 고혈압이 있으면서 담배를 피우는 사람은 혈압이 정상이면서 비흡연자인 사람에 비해 심혈관계질환으로 사망할 확률이 4.52배 높아져, 고혈압과 흡연 사이에 심혈관계질환으로 인한 사망률을 올리는 상승작용이 있음을

알 수 있다. 대상을 여성으로 바꾸거나, 대상 질환을 뇌졸중으로 바꾸어도 비슷한 결과를 보였다(그림 9-14).

고혈압의 조절인자를 살펴본 다른 연구로는 Gombojav et al.(2011)이 고혈압과 인지장애가 상승작용을 일으키는 것을 보고한 바 있다. Yi SW et al.(2015)이 65세 이상에서 혈압이 낮은 군은 정상 혈압군(BP 100 - 119)에 비해 혈관 질환으로 사망할 확률이 2.14배(95% CI 1.18 - 3.88) 높았으며, 허혈성 심질환으로 사망할 확률도 5.14배(95% CI 1.02 - 25.96) 높음을 보이기도 하였다.

강화코호트를 이용한 혈압에 관한 연구논문의 질적 체계적 고찰을 <표 9-24>에 제시하였다.

그림 9-14 심박동수와 흡연, 혈압 간의 사망위험에 대한 상승작용

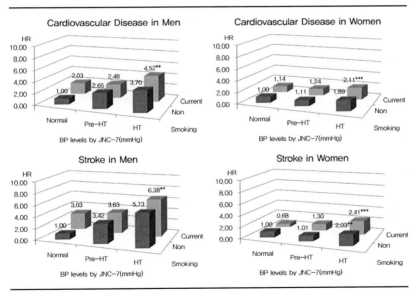

출처: Lim SJ et al. Gender - specific combined effects of smoking and hypertension on cardiovascular disease mortality in elderly Koreans: The Kangwha Cohort Study. Maturitas 2012;73(4):331 - 336.

표 9-24 강화코호트자료를 이용한 질적 체계적 고찰: 혈압에 따른 사망위험

연구논문의 기본 특성				연구방법 특성				
저자(연도)	저자수(명)	발표학술지	연구설계/통계분석	연구표본/대상	조사원/자료수집방법	조사 또는 (보건사업)중재 기간	주요 연구결과	연구(사업비) 지원
Gombojav B et al. (2011)	5	Gerontology	강화코호트 연구/ Cox비례위험모형 HR	1985년 강화코호트 구축(66~101세 노인인구 2,460명)/ 11.8년 추적관찰 1,189명 사망자	전담조사자/사망원인통계자료	1994.3~2005.12	• 고도인지장애를 지닌 여성에서 전고혈압환자군, 제1단계 및 제2단계 고혈압환자군의 all cause mortality가 증가함(HR 2.15, HR 2.68, HR 3.60) • 중도인지장애를 지닌 남성에서 제2단계 고혈압환자군만이 all cause mortality가 증가함(HR 3.67)	
Lim SJ et al. (2012)	5	Maturitas	강화코호트 연구/ χ^2검정, Cox비례위험모형	1985년 강화코호트 구축 (55세 이상 강화 거주자료 연령+건강검진 완료 6,291명) (stroke 앓거나 혈압/혈압 정보 확보 가능자 6,097명)/20.8년 추적관찰자 4,027명 사망자	전담조사자/전화 및 가정방문, 매 화장부-사망원인통계자료	1985~1991 기존방법 1992~2005 사인통계	• 20.8년 추적기간 동안 759명(남자 335명, 여자 424명)이 심혈관질환으로, 543명이 stoke (남자 242명, 여자 301명)로 각각 사망 • 흡연 또는 고혈압에 따른 심혈관질환/뇌졸중으로 인한 사망위험은 남녀간에 차이가 없었으나, 심혈관질환과 뇌졸중 사망위험에 대한 흡연과 고혈압의 통합효과는 여자보다 남자에서 우위하게 높았음(HR 4.52, HR 6.37)	Korea Science and Engineering Foundation (KOSEF R-01-1993-000-00073-0)grant (MOST)
Yi SW et al. (2015)	3	Medicine	강화코호트 연구/ 기술통계량(%), χ^2검정, ANOVA, Cox비례위험모형	1985년 강화코호트 구축 (55세 이상 강화 거주자료 연령+건강검진 완료 6,294명) / 23.8년 추적관찰 4,546명 사망자 (혈관질환 1,062명)	전담조사자 및 가정방문, 매 화장부-사망원인통계자료	1985~1991 기존방법 1992~2008 사인통계	• 미초군(SBP 100~119mmHg)에 비해 실험군(SBP<100mm/Hg)의 경우 혈관질환, 허혈성 심장질환의 사망위험이 우위하게 늘어짐(HR 2.14, 5.14) • 미초군(SBP 100~119mmHg)에 비해 실험군의 경우 혈관질환(SBP≥160mm/Hg), 뇌졸중(SBP≥180mm/Hg)의 사망위험이 우위하게 늘어지고(HR 2.15, 3.11) 혈압별 뇌화에 따라 U-shape을 보임	Korea Science and Engineering Foundation (KOSEF R-01-1993-000-00073-0) grant (MOST)

| Ryu M et al. (2016) | J Geriatr Cardiol | 강화코호트 연구/ χ^2-검정, Cox비례 위험모형 | 1985년 강화코호트 구축 (55세 이상 강화 거주자료 면접+건강검진 완료 6,372명) (stoke 없거나 심박수(맥) 정보 확보 가능한 55~99세 6,100명)/ 20.8년 추적관찰 4,065명 사망자 | 진단조사자/전화 및 가정방문, 매 화장부-사망원 인통계자료 | 1985~1991 기존방법, 1992~2005 사인통계 | • 대조군(정상혈압, 심박수 61~79bpm)에 비해 심박군(고혈압, 남성, 높은 심박수 ≥80bpm)의 고혈압 전단계와 고혈압의 all cause mortality, 고혈압 전단계와 고혈압 사망위험이 제2단계 심혈관질환 사망위험이 각각 HR 1.43, 3.01, 8.34로 높았음 • 여성의 경우 심박수 80 이상, 고혈압 전단계와 심혈관질환 사망위험비가 유의하게 있음(HR 3.54) | grant of Korean Health Technology R&D Project, (MOHW, RoK) (HI14C2686) |
| 5 | | | | | | | |

참고문헌

[강화 암코호트 구축]

1. 국립암센터. 국가암관리사업. 2019 http://www.ncc.re.kr/main. ncc?uri =manage01_1 (2019.8.2. 접속).

2. 김소윤, 오희철, 강형곤, 김석일, 이상욱. 강화지역 암의 발생률(1986 – 1992). 예방의학회지 1999;32(4):482 – 490.

3. 김일순, 김한중, 오희철, 김병수, 이윤. 江華郡 癌登錄事業에 관한 1次 報告. 韓國疫學會誌 1984;6(1):100 – 111.

4. 김일순, 김한중, 오희철, 김병수, 이윤. 江華郡 癌登錄事業의 模型과 基礎 報告. 대한암학회지 1985;17(2):217 – 228.

5. 김우철, 홍윤철, 부유경, 오재환, 김주영, 우제홍, 이태훈, 오희철, 안돈희, 노준규. 인천광역시 암환자의 의료 이용 형태에 관한 연구. 대한암학회지 1999;31(2):386 – 395.

6. 변주선, 오희철, 이상욱, 홍재석, 손태용. 인삼 섭취와 암 발생과의 관련성 에 관한 연구: 강화코호트연구. 예방의학회지 2003;36(4):367 – 372.

7. 서일, 김일순. 우리나라 암등록사업 실태와 문제점. 韓國疫學會誌 1988;10 (1):40 – 43.

8. 설재웅, 이상욱, 손태용, 지선하, 남정모, 오희철. 농약사용과 암발생과의 관계. 예방의학회지 2002;35(1):24 – 32.

9. 신해림, 이덕희, 박태수, 안돈희, 안윤옥, 정덕환. 부산지역 암발생 확인 조사 방법에 관한 연구. 대한암학회지 1996;28(6):943 – 950

10. 안윤옥. 암 등록사업의 현황과 추진방향. 예방의학회지 2007;40(4):265 – 272.

11. 오희철, 강희정, 지선하, 손태용, 김희옥. 증상-진단기간이 암생존 기간
    에 미치는 영향. 韓國疫學會誌 1996;18(2):160－172.

12. 이상규, 남정모, 이상욱, 오희철. 흡연과 음주가 남성 암 사망에 미치는
    영향: 강화 코호트 연구. 예방의학회지 2002;35(2):123－128.

13. 이상욱, 오희철, 이강희, 김석일, 강형곤, 지선하. 강화지역 암의 유병률.
    예방의학회지 1999;32(3):333－342.

14. 천병렬, 양진훈, 송정흡, 임지선. 대구광역시 5년간 연평균 암 발생률과
    연간 암 발생률 추이, 1997~2001. 한국역학회지 2007;29(1):59－69

15. 최진수, 손석준, 나백주, 선병환, 박경수, 권순석, 임정수, 김영진, 황태주.
    광주광역시 지역 암등록사업의 타당성 조사. 대한암학회지 1999;31(4):
    749－757

16. Ahn YO. Population－based cancer registries in Korea. Asian Pac J
    Cancer Prev 2001;2 (IACR Supple):39－42.

17. Gomez SL, Le GM, Clarke CA, Glaser SL, France AM, West DW.
    Cancer incidence patterns in Koreans in the US and in Kangwha,
    South Korea. Cancer Causes Control 2003;14(2):167－174.

18. Jung SH, Gombojav B, Park EC, Nam CM, Ohrr H, Won JU.
    Population based study of the association between binge drinking
    and mortality from cancer of oropharynx and esophagus in Korean
    men: the Kangwha cohort study. Asian Pac J Cancer Prev
    2014;15(8):3675－3679.

19. Kim IS, Suh I, Oh HC, Kim BS, Lee Y. Incidence and survival of
    cancer in Kangwha County (1983－1987). Yonsei Med J
    1989;30(3):256－268.

20. Kim JP, Park IS, Ahn YO, Shin MH, Ahn DH, Kang TW, Ko UR, Ku
    PS, Kim KY, Kim KH, Kim NK, Kim DJ, Kim DH, Kim BS, Kim SH,
    Park CT, Min JS, Park TK, Woo BH, Yoo H, Lee SW, Lee SJ, Cho
    KS, Joo HZ, Ham EK. 1991 cancer incidence in Seoul, Korea:

results of the Implementation Study of the Seoul Cancer Registry. J Korean Med Sci 1995;10(2):74−84.

21. Lee CW, Lee MY, Lim HS, Sohn SS, Jeon JK. Cancer Incidence in Daegu in 1997~98: The First Results of the Daegu Cancer Registry 대한암학회지 2001;33(2):136−148.

22. Ohrr H, Kim IS, Kim HO, Kang HG, Suh I, et al. Kangwha County, Korea. in Parkin DM, Whelan SL, Ferlay J, Raymond L, Young J (eds). Cancer Incidence in Five Continents. Volume VII. Lyon: IARC Scientific Publications, No. 143. 1997

23. Ohrr H, Yi SW, Sull JW. Kangwha County cancer registry, Korea. in Parkin DM, Whelan SL, Ferlay J, Teppo L, Thomas DB. Cancer Incidence in Five Continents. Volume VIII. Lyon: IARC Scientific Publication No. 155. 2002

24. Shin HR, Ahn YO, Bae JM, Shin MH, Lee DH, Lee CW, Ohrr HC, Ahn DH, Ferlay J, Parkin DM, Oh DK, Park JG. Cancer Incidence in Korea. Cancer Res Treat 2002;34(6):405−408.

25. Yi SW, Sull JW, Linton JA, Nam CM, Ohrr H. Alcohol consumption and digestive cancer mortality in Koreans: the Kangwha Cohort Study. J Epidemiol 2010;20(3):204−211.

26. Yun TK, Choi SY. Non−organ specific cancer prevention of ginseng: a prospective study in Korea. Int J Epidemiol 1998;27 (3):359−364.

27. Yun TK, Choi SY, Yun HY. Epidemiological study on cancer prevention by ginseng: are all kinds of cancers preventable by ginseng? J Korean Med Sci 2001;16 Suppl:S19−27.

[강화혈압코호트 구축]
1. 김일순, 서일, 오희철, 이용호, 오대규. 江華地域의 一般 成人人口를 對象

으로 한 高血壓의 危險要因 硏究. 韓國力學會誌 1981;3(1):37−43.

2. 김일순, 이동우. 最近 韓國人의 死亡力의 傾向에 關한 考察. 豫防醫學會誌 1969;2(1):61−76.

3. 김일순, 이영랑. 일반 한국 농촌 성인의 순환기질환 이환율. 순환기 1975;5:87.

4. 김현창, 서일, 지선하, 이강희, 김창수, 남정모. 강화지역 성인남녀의 12년간 고혈압 발생률과 위험요인: 강화연구. 예방의학회지 1999;32(4):435−442.

5. 보건복지부, 한국보건사회연구원. 국민건강 영양조사 제3기 (2005) −총괄−. 2006

6. 서민아, 이주영, 안성복, 김현창, 서일. 일부 농촌 지역 성인에서 C−reactive protein농도와 경동맥 내중막 두께. 예방의학회지 2009;42(1):29−34.

7. 서일, 김일순, 남정모, 이순영, 오희철, 김춘배, 박은철. 아동혈압의 시계열 변화 양상 및 평균혈압에 관련된 요인 분석. 예방의학회지 1989;22(3):303−312.

8. 서일, 김현창. 강화스터디 33년(The Kangwha Study: A cohort study of cardiovascular risk factors from childhood to adulthood in Korea). 서울, 바른북스. 2019.

9. 서일, 남정모, 김성주, 신동직, 허남욱, 강대룡. 청소년 고혈압 관련 유전자의 연관성 분석: Kangwha Study. 예방의학회지 2006;39(2):177−183.

10. 서일, 남정모, 이강희, 지선하, 김석일, 김규상, 김춘배. Sodium(Na)과 Potassium(K) 섭취가 청소년의 혈압 변화에 미치는 영향. 예방의학회지 1998;31(3):384−394.

11. 서일, 남정모, 지선하, 김석일, 김영옥, 김성순, 심원흠, 김춘배, 이강희, 하종원, 강형곤, 오경원. 성장기 청소년의 혈압변화와 결정요인. 예방의학회지 1997;30(2):308−326.

12. 서일, 이순영, 남정모, 김일순. 초등학생의 6년간 혈압의 변화양상과 혈압변화와 관련된 요인 분석. 예방의학회지 1993;26(1):96−109.

13. 안성복, 김현창, 허남욱, 하경수, 장후선, 김진배, 서일. 젊은 성인에서 교정 QT간격과 심혈관질환 위험요인의 관련성: 강화연구. 예방의학회지

2006;39(6):455−461.

14. 이강희, 서일, 지선하, 남정모, 김성순, 심원흠, 하종원, 김석일, 강형곤. 강화지역 청소년의 4년간 혈청 지질의 변화와 지속성. 예방의학회지 1997;30(1):45−60.

15. 이순영, 서일, 남정모. 아동혈압의 지속성에 관한 시계열 분석. 예방의학 회지 1991;24(2):161−170.

16. 이유정, 남정모, 김현창, 허남욱, 서일. 청소년기 비만지표와 초기 성인기 경동맥 내중막 두께와의 관련성: Kangwha Study. 예방의학회지 2008;41(2):107−114.

17. 이주영, 안성복, 최동필, 서민아, 김현창, 김영삼, 서일. 일부 농촌 지역 성인에서 고혈압과 폐기능의 관련성. 예방의학회지 2009;42(1):21−28.

18. 최윤선, 김영옥, 서일. Sodium, Potassium 섭취와 성장기 혈압과의 관계. 한국식품영양과학회지 1995;24(4):493−501.

19. 홍두호, 강경희, 임준, 김은주, 서화정, 임정수, 오대규. 고혈압·당뇨병 신규 환자 발견 이후 지역사회 협력을 통한 등록관리가 치료순응도 및 혈압 및 혈당 조절에 미치는 영향. 農村醫學·地域保健學會誌 2008;33(3):316−323.

20. Chae HW, Suh I, Kwon AR, Kim YJ, Kim YH, Kang DR, Kim HY, Oh SM, Kim HC, Kim DH, Kim HS. Longitudinal standards for height and height velocity in Korean children and adolescents: the Kangwha study. J Korean Med Sci 2013;28(10):1512−1517.

21. Chang HS, Kim HC, Ahn SV, Hur NW, Suh I. Impact of Multiple Cardiovascular Risk Factors on the Carotid Intima−media Thickness in Young Adults: The Kangwha Study. J Prev Med Public Health 2007;40(5):411−417.

22. Cho HM, Kim HC, Lee JM, Oh SM, Choi DP, Suh I. The association between serum albumin levels and metabolic syndrome in a rural population of Korea. J Prev Med Public Health 2012;45(2):98−104.

23. Lee JH, Kim HC, Kang DR, Suh I. The 23 – year tracking of blood lipids from adolescence to adulthood in Korea: the Kangwha study. Lipids Health Dis 2017;16(1):221.

24. Lee JM, Kim HC, Cho HM, Oh SM, Choi DP, Suh I. Association between serum uric acid level and metabolic syndrome. J Prev Med Public Health 2012;45(3):181 – 187.

25. Lee MH, Kang DR, Kim HC, Ahn SV, Khaw KT, Suh I. A 24 – year follow – up study of blood pressure tracking from childhood to adulthood in Korea: the Kangwha Study. Yonsei Med J 2014;55(2):360 – 6.

26. Suh I, Kim IS, Chae YM. Familial aggregation of blood pressure. Yonsei Med J 1987;28(3):199 – 208.

27. Suh I, Nam CM, Jee SH, Kim SI, Lee KH, Kim HC, Kim CS. Twelve – year tracking of blood pressure in Korean school children: the Kangwha Study. Yonsei Med J 1999;40(4):383 – 7.

28. Suh I, Webber LS, Cutler JA, Berenson GS. Relationship of change in body mass to blood pressure among children in Korea and black and white children in the United States. Yonsei Med J 1995; 36(5):402 – 11.

29. Oh SM, Kim HC, Ahn SV, Chi HJ, Suh I. Association Between Meat Consumption and Carotid Intima – Media Thickness in Korean Adults with Metabolic Syndrome. J Prev Med Public Health 2010; 43(6):486 – 495.

30. Oh SM, Kim HC, Kim KM, Ahn SV, Choi DP, Suh I. Association between depressive symptoms and bone stiffness index in young adults: The Kangwha study. PLoS One 2013;8(7):e69929(1 – 7).

31. Oh SM, Kim HC, Rhee Y, Park SJ, Lee HJ, Suh I, Feskanich D. Dietary protein in relation to bone stiffness index and fat – free

mass in a population consuming relatively low protein diets. J Bone Miner Metab 2013;31(4):433-441.

32. Song BM, Kim HC, Choi DP, Oh SM, Suh I. Association between serum 25-hydroxyvitamin D level and insulin resistance in a rural population. Yonsei Med J 2014;55(4):1036-41.

33. Song BM, Kim HC, Lee JY, Lee JM, Kim DJ, Lee YH, Suh I. Performance of HbA1c for the prediction of diabetes in a rural community in Korea. Diabet Med 2015;32(12):1602-10.

34. Yeom H, Kim HC, Lee JM, Jeon Y, Suh I. Triglyceride to high density lipoprotein cholesterol ratio among adolescents is associated with adult hypertension: the Kangwha study. Lipids Health Dis 2018;17(1):212.

[강화코호트(Kangwha Cohort) 구축]

1. 金琦淳, 李炳穆. 韓國 農村地域住民의 死亡率 및 死亡原因에 對한 研究 -京畿道 江華郡을 中心으로-. 豫防醫學會誌 1977;10(1):142-149.

2. 金馹舜, 金泳起, 朴泰根, 金文湜. 韓國 農村地域 住民의 死亡樣相에 對한 研究 -京畿道 江華郡을 中心으로-. 中央醫學 1976;13(2):177-189.

3. 신승철, 김소희, 황순택, 이호영. 농촌지역(강화지역)의 자살에 관한 역학 연구. 대한의학협회지 1989;32(1):50-60.

4. 신승철, 이종섭, 이호영. 농촌지역(강화도)의 자살기도자에 대한 역학적 연구 1982~1988. 神經精神醫學 1989;28(5):868-874.

5. 吳熙哲, 李庸昊, 金馹舜. 江華地域住民의 10年間 死亡率 및 死亡原因의 變化 (1975~1985). 韓國疫學會誌 1987;9(1):87-95.

6. 淳馨, 金馹舜. 韓國 島嶼地方(江華郡)의 自殺에 대한 疫學 및 精神醫學 적 研究. 신경정신의학. 1981;20(3):266-273.

7. 윤수진, 이상욱, 김소윤, 오희철, 이순영, 박윤희, 손태용. BMI와 사망과의 관련성: 강화 코호트 연구. 예방의학회지 2000;33(4):459-468.

8. 이상욱, 유상현, 설재웅, 오희철. 음주와 순환기계질환 사망 및 전체사망과의 관련성. 예방의학회지 2004;37(2):120－126.

9. 李庸昊, 吳熙哲, 金馸舜. 江華地域住民의 死亡力 分析: 1975－1980. 韓國疫學會誌 1981;3(1):65－70.

10. Gombojav B, Yi SW, Sull JW, Nam CM, Ohrr H. Combined effects of cognitive impairment and hypertension on total mortality in elderly people: the Kangwha Cohort study. Gerontology 2011;57(6):490－496.

11. Hong JS, Yi SW, Kang HC, Ohrr H. Body mass index and mortality in South Korean men resulting from cardiovascular disease: a Kangwha cohort study. Ann Epidemiol 2007;17(8):622－627.

12. Hong S, Yi SW, Sull JW, Hong JS, Jee SH, Ohrr H. Body mass index and mortality among Korean elderly in rural communities: Kangwha Cohort Study. PLoS One 2015;10(2):e0117731.

13. Jung SH, Gombojav B, Park EC, Nam CM, Ohrr H, Won JU. Population based study of the association between binge drinking and mortality from cancer of oropharynx and esophagus in Korean men: the Kangwha cohort study. Asian Pac J Cancer Prev 2014;15(8):3675－3679.

14. Kim IS, Ohrr HC, Jee SH, Kim HL, Y. Smoking and total mortality: Kangwha cohort study, 6－year follow－up. Yonsei Med J 1993;34(3):212－222.

15. Lim SJ, Gombojav B, Jee SH, Nam CM, Ohrr H. Gender－specific combined effects of smoking and hypertension on cardiovascular disease mortality in elderly Koreans: THe Kangwha Cohort Study. Maturitas 2012;73(4):331－336.

16. Ryu M, Bayasgalan G, Kimm H, Nam CM, Ohrr H. Association of resting heart rate and hypertension stages on all－cause and

cardiovascular mortality among elderly Koreans: the Kangwha Cohort Study. J Geriatr Cardiol 2016;13(7):573－579.

17. Ryu M, Gombojav B, Nam CM, Lee Y, Han K. Modifying effects of resting heart rate on the association of binge drinking with all－cause and cardiovascular mortality in older Korean men: the Kangwha Cohort Study. J Epidemiol 2014;24(4):274－280.

18. Sull JW, Yi SW, Nam CM, Choi K, Ohrr H. Binge drinking and hypertension on cardiovascular disease mortality in Korean men and women: a Kangwha cohort study. Stroke 2010;41(10):2157－2162.

19. Sull JW, Yi SW, Nam CM, Ohrr H. Binge drinking and mortality from all causes and cerebrovascular diseases in korean men and women: a Kangwha cohort study. Stroke 2009;40(9):2953－2958.

20. Yi SW, Hong S, Ohrr H. Low systolic blood pressure and mortality from all－cause and vascular diseases among the rural elderly in Korea; Kangwha cohort study. Medicine (Baltimore) 2015;94(2): e245.

21. Yi SW, Sull JW, Linton JA, Nam CM, Ohrr H. Alcohol consumption and digestive cancer mortality in Koreans: the Kangwha Cohort Study. J Epidemiol 2010;20(3):204－211.

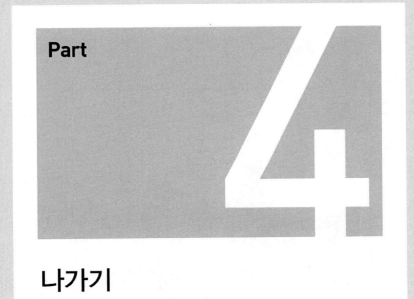

Part

4

나가기

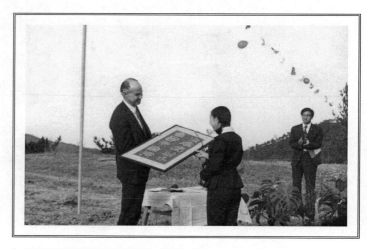

▮ 거제지역사회개발 보건사업: 거제를 떠나는 Dr. Sibley
 (유승흠 명예교수 소장 사진)

chapter 10

강화와 티카풀 지역보건사업의 국제보건과 지역개발에서의 함의

10.1 강화와 티카풀은 한국의 국제보건사업 모델 개발 및 평가에 어떤 의미를 보여주었는가?

대한민국 강화와 네팔 티카풀에서 실시되었던 지역보건사업은 지리적으로나 시기적으로 동떨어진, 언뜻 보면 다소 무관해 보이는 별도의 사업일지 모른다. 그러나 두 사업은 대한민국이 원조 수원국으로서 또 공여국으로서 지역보건사업을 수행한 경험을 집약적으로 보여주는 사례라는 점에서 그 연결점을 찾을 수 있다. 우리나라가 원조 수원국으로서, 또 공여국으로서의 경험을 모두 보유한 국가라는 사실은 세계적으로도 매우 이례적인 경우로 알려져 있다. 물론 이러한 특수한 경험적 유산으로 인해 우리의 개발 경험과 원조 방식이 무조건 옳다는 편협한 사고로 귀결되어서는 안 되겠지만, 이 책에서는 수원국으로서의 경험과 공여국으로서의 경험을 엮는 과감한 시도를 해보고자 하였다. 강화와 티카풀의 지역보건사업은 원조를 통해 지역보건 체계라는 제도를 주입(instill)하는 것이 아니라 지역사회의 맥락에서 자리 잡도록(install) 하려는 취지를 가졌다는 점에서 시사하는 바가 크다. 특별히 이 책을 통해 두 지역의 보건사업을 함께 살펴보고자 했던 것은 각각의 경험들이 향후 개발도상국에서의 국제보건사업을 개발하고, 또 평가하는 접근법을 개선하는 데 기여할 수 있을 것이라 기대되기 때문이다. 더 구체적으로는 아래와 같이 네 가지 정도를 제언하고자 한다.

첫째, 지역보건사업을 구상하기에 앞서 건강문제에 대한 면밀한 파악이 전제되어야 한다는 점이다. 사실 사업 구상 단계에서 매우 직관적이고 당연해 보이는 과정이기는 하지만, 해당 지역 건강문제의 핵심을 파악하는 것은 생각보다 오랜 시간이 걸릴 수 있다. 지역(사회)별로 그리고 국가별로 해결해 나가야 할 건강문제의 우선순위는 여러 이해관계자들의 합의를 거쳐 도출되어야 하기 때문이다. 또 건강문제를 파악하기 위한 기초자료의 접근성 및 이용가능성 정도도 제각각인데 대부분의 개발도상국은 관련 행정자료나 건강 관련 데이터를 수집하기 위한 체계가 잘 갖추어지지 않은 경우가 많다. 여기에 더하여 건강문제와 지역사회 구성원들의 수요는 지속적으로 변화하므로 이를 반영한 장기적인 계획을 수립하기란 쉽지 않다. 특히 사업을 진행함에 따라 그 결과로 건강수준이 향상되면서 건강문제의 우선순위가 변해갈 가능성도 고려해야 하니 여간 어려운 작업이 아닐 수 없다. 따라서 사업의 초기 단계에서 건강문제를 파악함과 동시에 지속적으로 모니터링이 필요할 것이다. 가령, 강화 지역보건사업이 수행된 지 10여 년이 흐른 뒤, 영유아 건강, 산전후 관리, 가족계획 등의 분야에 대한 수요가 상당 부분 감소한 것을 파악하였는데, 이는 지역주민들의 인식 및 실천의 변화로 인한 성과임과 동시에 모자보건분야 사업 모형 혁신의 지점이기도 했다. 또한 강화 지역보건사업을 통해 지역의료보험을 도입함으로써 의료서비스 이용 양상에도 상당한 변화가 나타났는데, 이 역시 2차, 3차 사업 단계에서 지역보건사업의 구성요소를 변화시킬 원동력의 예시라 할 수 있다. 강화지역의 경우, 일차보건의료의 문제가 어느 정도 해결됨에 따라 2차, 3차 의료기관에 대한 수요가 부각되기도 하였다.

앞서 논한 것처럼 국제보건사업을 기획하기 위해 현재의 건강문제를 파악하고 가까운 미래나마 예측하는 작업은 시간과 노력이 많이 드는 작업이다. 그나마 다행인 것은 국제보건사업의 주요 해당 지역인 개발도상국의 건강문제가 어느 정도는 비슷한 양상을 보이는 경우가 많다는 점이다. MDGs에서 아동사망, 산모건강, HIV/AIDS, 말라리아 등을 해결해야 할 주요 건강문제로 선정한 것도 이와 무관하지 않다.

둘째, 지역보건사업을 수행하는 과정에서 지역주민들과 행정당국의 참여를 이끌어 내는 데에 많은 노력이 필요하다는 점이다. 강화와 티카풀 지역보건사업 모두 참여적 사업기획 및 수행에 중점을 두어 진행되기는 하였지만, 그 과정에서 여러 어려움들이 있었다. 먼저 지역주민들의 입장을 생각해보면, 건강(특히 가족계획이나 식수위생사업 등은 더욱 민감한 문제일 수 있다)과 같은 매우 사적인 영역을 외부 사업팀과 이야기하는 것 자체가 부정적이거나 불편한 경험으로 느껴질 수 있다. 그리고 건강증진을 위한 보건사업에 참여할 필요성을 설득하는 과정도 쉽지 않다. 특정 환자집단을 대상으로 한 의료서비스 제공의 경우에 비해 특히 인구집단을 대상으로 하는 지역보건사업의 경우에는 개인이 체감할 만한 가시적인 효과를 단기간에 입증할 수 있는 부분에 한계가 있기 때문이다. 또한 대부분 외부의 지원으로 진행되는 국제보건사업의 경우에는 지역주민 당사자의 이익보다는 지원기관의 목적을 달성하기 위한 것이 아닌지 먼저 의구심을 갖게 할 수도 있다. 한편 관련 지역 행정기관의 입장에서는 외부 지원기관의 협조 요청이 중앙정부나 상위기관과 관련된 업무의 우선순위보다 낮을 수 있다.

또 중앙 행정당국의 입장을 설득하는 데에 시간을 들이다가 지방 행정기관과의 협조가 불가피하게 지체될 수 있다. 그리고 비록 해당 기관의 장이 사업의 필요성을 인식하고 추진력을 갖는다 하더라도 중간 관리자의 잦은 교체나 인사이동, 수행기관 인력의 부족 등으로 적극적인 협조를 이끌어 내기 쉽지 않을 수 있다. 지역보건사업은 그 특성상 장기적으로 수행되어야 하는 만큼 지속적이고 자발적인 참여가 필수적이다.

셋째, 국제보건사업을 가능하게 하는 주요 자원인 재정과 인력 운영의 어려움을 미리 인지해야 한다는 점이다. 국제보건사업의 재원조달은 공여국이나 외부 지원기관이 그 주도권을 갖는 경우가 많지만, 최근 수원국이나 사업 해당 지역의 기존 자원을 함께 활용하는 경우도 늘고 있다. 이 과정에서 누가, 얼마만큼 부담할 것이며, 어떻게 그 재원을 각 영역에 할당할 것인가 하는 어려운 의사결정과정이 개입된다. 각 상황에 맞는 재원조달 방식이 있겠지만, 외부 지원에 지나치게 의존적인 접근법이나 지속 가능성이 없는 재원조달 방식은 피해야 할 것이다.

국제보건 분야에서 재원조달의 여러 접근법들이 있지만, 그 가운데 한 가지 사례를 소개하고자 한다. 중저소득국가의 감염병 예방을 위한 백신 접근성을 향상하기 위해 설립된 국제백신동맹(GAVI Alliance)의 경우, 각 국가가 GAVI에 지원 요청을 할 때 일정 부분 자국 재정부담의 의무를 부과함(co-financing)으로써 예방접종사업의 자발적 참여와 책임 있는 운영을 강조한다. 이때 핵심은 GAVI 지원 대상 국가가 재정적으로 자립할 수 있을 때까지 점차적으로 자국 부담의 의무를 늘려간다는 것이다. 그리고 GAVI 졸업 국가(소득수준이 높아져 재정적으로 GAVI의 지원으로부터 독립한 국가)들의 경우, 과도기에 프로그램 운영 전략 지원을 일시적으로 제공함으로써 완전한 자립을 할 수 있도록 도모한다.

이 책에서 소개한 강화 지역보건사업의 경우에도 외국기관으로부터의 재정 지원이 종료된 후 지속적으로 사업의 운영 및 유지를 위한 재원이 필요하였는데, 이를 위해 연세대학교에서 재원을 자체 지원토록 하였다. 전하는 바에 따르면 당시 연세대학교 의과대학에 지역사회의학을 교육과정에 포함하고 강의 및 실습을 진행하면서 사업 지원에 박차를 가하게 되었지만, 사업 초창기에만 해도 의과대학 구성원들에게 사업의 필요성을 설득하는 것이 쉽지 않은 분위기였다고 한다. 그럼에도 불구하고 당시 김효규 의료원장과 양재모 의과대학장은 적극적으로 리더십을 발휘하여 지원을 아끼지 않았다.

재원조달 및 운영의 어려움뿐 아니라 인력 공급 및 운영도 국제보건사업에서 쉽지 않은 과제이다. 재원의 경우와 마찬가지로, 개발도상국의 보건의료 전문인력이 부족한 경우가 많다 보니 적재적소에 자격 요건을 갖춘 인력을 배치하여 함께 사업을 이끌어 나간다는 것이 큰 고민이 되기도 한다. 또 단기적이거나 일회성의 사업과는 달리 장기간 수행되는 지역보건사업의 경우에는 관련 인력의 잦은 교체가 사업의 원활한 운영에 걸림돌이 되는 경우도 있다. 실제로 여러 국제보건사업의 평가에서 자주 지적되는 부분은 인력의 부족과 잦은 교체일 정도이니 강화와 티카풀 지역보건사업에서도 비슷한 어려움을 겪었다는 것이 그리 놀랄 일은 아닐 것이다.

인력 부족의 문제를 해결하기 위해 강화 지역보건사업에서는 가정건강요원 제도와 다목적 보건요원 제도를 도입하였으며, 티카풀의 경우에도 기존 여성지역보건자원봉사요원(female community health volunteers, FCHVs) 조직을 활용하여 인력 부족의 어려움을 극복하고자 하였다.

이러한 문제에 대비하기 위해 체계적인 인수인계나 관리자의 교관교육(training of trainers, ToT) 등을 위한 역량 강화방안을 모색해야 하고, 장기적으로는 인적자원 풀(pool)의 양과 질을 향상할 수 있는 교육기관의 설립이나 상호 교육교환프로그램 등을 고려할 수 있다.

넷째, 지역보건사업을 기획하는 단계에서부터 사업 평가에 대한 논의가 시작되어야 한다는 점이다. 국제보건 분야에서 사업의 평가는 이미 독립적인 사업 구성요소의 한 영역으로 자리 잡은 지 오래이다. 평가의 중요성에 대해서는 여러 의견을 보탤 수 있겠지만 세 가지로 정리하자면, "의사결정의 질을 향상하고, 효율성을 증진하며, 어떤 사업은 효과가 있고 어떤 사업은 그렇지 않은지 파악하는 역량을 기르게 한다(The Lancet, 2010)"라고 할 수 있겠다. 그 중요성에 대해서는 대부분 인정하는 분위기이지만, 평가를 제대로 수행하기란 여간 어려운 일이 아니다. 먼저, 치료를 주목적으로 하는 의료서비스사업과 비교하여 건강증진을 목적으로 하는 지역보건사업은 그 효과를 단기간에 평가하는 것이 상대적으로 어렵다. 또한 사업 전과 후를 비교하였을 때 관련 지표가 개선되었다고 할지라도 그것이 지역보건사업으로 인한 효과인지 아니면 다른 여러 요인들이 더 많이 기여한 것인지 계량한다는 것이 쉽지 않다. 설사 계량이 가능하다 할지라도 현실적으로 관련 데이터를 수집하고 관리하는 데 어려움이 따른다. 그런데 다른 관점에서 생각해 보면 지역사회를 대상으로 보건사업을 진행한다는 것은 인구집단 수준의 데이터를 추적 관찰하고 수집할 수 있는 기회가 된다.

강화 지역보건사업에서도 사업의 평가 및 연구의 목적으로 코호트 자료나 행정자료 등 귀중한 데이터들이 수집될 수 있었으며, 이를 통해 여러 연구결과들이 도출되었다. 티카풀 지역보건사업에서도 관련 데이터를 수집하고자 하는 노력을 통해 사업 평가 및 연구의 자료로 활용하고자 하였다. 그 결과로 모자보건, 감염병관리, 건강행태, 환경 보건 등 다양한 분야의 연구를 진행하여 학술논문을 출판하고 향후에 널리 활용될 수 있도록 했다.

사업 평가나 연구목적의 데이터를 수집하기 위해서는 기본적으로 사업 전과 후를 비교할 수 있는 기초선 자료가 수집되어야 하므로 사업 착수 이전 단계에서부터 기획이 필요하다. 구체적으로는 얼마의 기간 동안, 어떤 항목을 조사하며, 어떤 연구방법 혹은 조사방법을 사용할 것인지, ─가령 인터뷰를 할 것인지 설문조사를 할 것인지 혹은 둘 다 수행할 것인지 등─ 또 자료 수집 후에는 어떻게 자료를 분석할 것이며, 향후에 평가나 연구결과를 어떻게 활용할 것인지와 같은 세부적인 내용들을 합의해야 할 것이다. 그리고 자료를 수집하는 과정에서 지역주민들이나 해당 지역 관리자들과 관계를 형성할 때 사회문화적인 환경을 세심하게 고려해야 하며, 그들에게 부담이 되거나 피해가 될 정도로 개입해서는 안 될 것이다. 자료의 양과 질, 자료 수집을 위한 이용 가능한 자원, 수집과정에서의 효율성 등도 고려하여 자료 수집계획을 수립해야 할 것이다.

10.2 지역보건사업으로서 강화와 티카풀은 지역사회 개발에 어떤 함의를 주는가?

강화와 티카풀 지역에서 수행된 지역보건사업은 국가 전체가 아닌 지역사회를 사업 단위로 하여 진행되었다는 점에서 공통점을 찾아볼 수 있다. 그리하여 자연스럽게 지역사회 단위의 건강 관련 문제를 해결하기 위한 지역보건사업이 결국 지역사회개발이라는 영역과 맞물려

있음을 인식하고, 지역사회개발을 함께 추진하고자 하였다. 지역사회
개발이라는 개념을 한마디로 정의하기란 쉽지 않지만, '인간 조건 혹
은 삶의 개선(betterment of the people)'을 위한 사회적 변화를 일으키
는 지역사회 단위의 활동들을 포괄적으로 가리킨다고 할 수 있다
(Summers, 1986). 더 궁극적으로는 그러한 활동들을 통하여 지역사회
가 직면하게 되는 여러 문제들을 스스로 극복하고 해결할 수 있는 능
력을 갖게 하는 것이 지역사회개발의 핵심이라 할 수 있다. 오늘날
세계화의 심화와 신자유주의적 발전의 패러다임의 결과로 지역사회는
점점 공동화되어 가고 있으며, 불평등이 심화되어 가고 있다. 과거의
원조 또는 중앙정부 의존적 지역개발에 대한 많은 실패 사례와 한계
들이 노출되면서, 주민 주도 또는 주민의 역량강화를 통한 지속 가능
한 지역사회개발이 점점 강조되고 있다. 서론에서 언급하였듯이, 최
근 원조 패러다임의 요소로서 원조의 책무성(accountability)뿐만 아니
라 수원국 주민의 역량부여(empowerment)와 주도권(ownership)이 강조
됨에 따라 지역단위의 통합적인 개발프로젝트들이 국제개발사업의 중
요한 접근방법으로 인식되고 있다. 강화의 경우 이미 그 당시에 지역
주민에서 선발된 가정건강요원 중심으로 대부분의 지역보건사업들이
수행되었을 뿐만 아니라 이들에게 최소한의 활동비를 지원하기 위하
여 지역사회개발 차원에서 사업 초창기에 지역사회를 조직하고, 지역
개발기금[1]과 부엌개량기금[2]을 조성, 운영하였다(김일순 외, 1985). 티카

---

1) 독일의 세계구호기금(Bread for the World)으로부터 2,000만 원을 지원받아 선
   원면 및 내가면에 지역개발기금 관리위원회를 조직하여 1,000만 원의 기금을 가
   축 사료의 공동 구입 및 판매, 건축용 합판의 판매 사업 등에 이용하였다.
2) 1977년 이후 주한 외교사절 부인들의 모임인 국제부인회(International Women's
   Association)로부터 600만 원을 희사받아 가정건강요원이 있는 3개면(선원면, 불
   은면, 내가면) 37개 리마다 19~20만 원씩의 기금을 할당하여, 급수시설이 되어

풀의 경우에도 모자보건사업을 주도한 여성지역보건봉사요원(FCHV)의 참여와 함께 티카풀병원이나 지역주민의 수익 창출을 위한 지역개발 사업(허브농장, 양계 및 제빵 사업 운영)이 KOICA의 원조와 연계하여 별도로 병행되었다. 이렇게 국제보건 ODA사업들은 파편화된 사업들로 단순 하드웨어적인 단기적 성과달성 프로젝트 중심에서 보건의료 중심의 다양한 영역과 결합하는 통합적인 프로젝트 모델을 지향해야 한다. 사실 이러한 접근방식은 연세대학교 빈곤문제국제개발연구원(Institute for Poverty Alleviation and International Development, IPAID)이 그동안 지향하였던 한국연구재단 중점연구사업의 모델이기도 하다.

우리가 뮈르달, 센 그리고 UN이 지향하는 개발/발전의 개념에 따라 지역사회개발을 지역사회의 다양한 제도와 구성원들의 역량과 삶의 질을 향상하는 것이라고 한다면, 지역사회의 일차보건의료 관련 사업은 단순히 지역사회개발이 추구하는 여러 목표들 가운데 하나의 하위 목표라기보다 지역사회개발이 추구해야 할 다양한 목표들의 달성을 가능하게 하는 중심적이며 기본적인 사업이라고 할 수 있다. 지역사회 구성원들이 건강해야 그 지역사회의 문제를 자발적으로 발견하고 해결하기 위한 사회, 경제, 정치적 활동을 할 수 있기 때문이다. 즉, 센의 역량이론(capability)에 따라, 개개인에게 자유롭고 자기실현할 수 있게 하는 객관적이며 보편적인 필요(need)를 꼽으라면, 그것은 건강이기 때문이다. 또한 상호작용의 관점에서 지역사회개발은 지역사회 단위의 건강증진을 위한 사업들을 원활하게 진행하도록 하는 원동력이 되기도 한다. 가령 지역사회 구성원을 대표하는 지역사회 단위

있는 지역에서 수도관을 부엌까지 연결하는 일이나 각 가정에서의 생활 편의시설(싱크대, 냉장고, 가스레인지, 기타 취사도구, 탈수기, 세탁기 등)을 구입하는 데에 낮은 금리로 대여하였다.

의 의사결정 협의체가 이미 구성되어 있을 경우, 건강행동 증진을 위한 활동계획을 수립하고 참여를 독려하는 과정의 정당성과 효율성을 확보하기 용이할 수 있다. 사실 이론적으로는 지역보건사업과 지역사회개발은 함께 보조를 맞추어 가야겠지만, 이론과 실제 사이에는 괴리가 있기 마련이다. 지역보건사업 수행에서 지역사회개발을 함께 추진하는 일에는 여러 어려움이 따른다. 강화지역보건사업의 10년 성과를 논하는 총서에서 저자가 "보건사업과 지역사회개발의 양립은 쉽지 않다"라고 토로하였으니 그 어려움의 정도를 어느 정도 짐작해 볼 수 있다(김일순 외, 1985). 지역보건사업과 지역사회개발 사이에 보조를 맞추기 위해 다음과 같은 두 가지 정도를 고려해 볼 수 있을 것이다.

첫째, 보건의료 분야와 지역사회개발의 전문성을 갖춘 인력을 확보해야 한다. 즉, 보건의료 분야의 전문성에 더해 (지역)사회, 정책, 행정, 경영, 교육 등 여러 분야의 전문성과 실무 역량이 함께 요구되는 것이다. 지역보건사업을 진행하다 보면 지역사회 구성원들과의 합의 도출을 위한 협상과정이나 지역주민들의 협조 요청과정, 그 지역사회의 맥락에 맞는 해결방안 도출과정 등이 개입된다. 이때 다학제적인 전문성과 실무 역량이 뒷받침된다면 더 원활하게 사업을 진행할 수 있을 것이다. 예를 들어 네팔 티카풀 지역보건사업의 일환으로 지역주민 워크숍, 라디오방송 캠페인, 지도층 인사들의 인식 개선활동을 시행하였는데, 이러한 활동들을 지속적으로 가능하게 하는 구심점은 지역사회개발이라 할 수 있겠다.

둘째, 지역사회개발의 실천을 위한 여러 가지 활동들 및 그 결과와 지역보건사업 사이의 연계성을 고려해야 한다. 지역사회개발로 인하여 지역주민들의 인식이 변화하고, 소득수준이 증대되거나 생활수준이 향상됨에 따라 지역보건사업의 구상도 반응해야 한다. 건강문제는 개인, 지역사회, 국가를 둘러싼 사회경제적 환경에 의해 상당 부분 결정된다는 건강의 사회적 결정요인(social determinants of health)이라는 개념은 이러한 관계를 잘 설명한다.

이러한 상호의존적인 관계를 설명하는 예를 한 가지 들자면, 강화 지역보건사업의 봉화의료보험조합을 생각해 볼 수 있다. 봉화의료보험조합은 그 자체로 지역사회개발이자 지역보건사업이라고 할 수 있다. 주민들이 자발적으로 가입하는 것을 전제로 출발한 의료보험조합은 지역사회 단위의 의료보험조합이라는 개념이 매우 생소하고, 또 보험료 납부에 대한 거부감이 팽배하였던 당시 상황에서 존립 자체에 대한 의구심이 있을 수밖에 없었다. 그러나 1976년 조합이 결성된 이후 가입자가 증가하고, 보험료 미납률이 감소하며, 의료서비스 이용이 증가하는 등(물론 이로 인한 보험재정에의 영향은 차치하고서라도) 긍정적인 성과를 거두었다. 이러한 의료보험조합이 가능했던 배경에는 지역사회개발로 인한 지역 주민들의 소득 구조, 건강 관련 인식 및 우선순위, 지역주민들의 자발적 문제해결 역량 등의 변화가 있었던 것이다. 의료보험조합의 도입으로 인한 지역사회 건강증진의 효과는 단기간에 그 인과관계를 파악하는 데에 한계가 있지만 적어도 지역사회개발 및 지역보건사업으로서의 의의를 찾을 수 있다. 의료보험조합은 지역사회개발로 인한 사회 변화를 전제로 지역사회의 자발적 참여를 이끌어냈다는 점에서 지역사회개발에 시사하는 바가 있다. 나아가 이러한 자발적인 참여를 바탕으로 보건의료서비스 접근성의 향상에 일정 부분 기여했다는 점에서 지역보건사업으로서의 의미를 되새겨볼 수 있다.

10.3 결론

대한민국 강화와 네팔 티카풀의 이야기를 마무리 지으며 두 사업이 기여한 바가 무엇인지 정리해 보고자 한다. 첫째는 자원이 절대적으로 부족한 환경(resource-limited setting)에서 지역사회 중심의 의료전달체계 모형을 개발하였다는 점을 들 수 있다. 강화와 티카풀 지역보건사업 모두 각 지역의 상황에서 가용할 수 있는 자원들을 활용하며 지역사회의 보건의료수요를 반영한 지역보건의료체계 모형을 도출하였다. 예를 들어 강화사업에서는 약 100가구가 거주하는 행정리에 마을보건소(health post)를 설립, 약 10,000명이 거주하는 면 단위에는 면 보건지소를 조직, 군 수준에는 기존 보건소와 함께 50병상의 지역사회병원을 건립하여 기존의 의료전달체계를 최대한 활용하되 사업이 수행됨에 따라 지역사회의 맥락에 맞게 의료전달체계를 수정해 나갔다. 네팔 지역보건사업의 경우에는 농촌지역을 중심으로 식수나 화장실의 위생상태가 좋지 않아 발생하는 감염병이나 보건의료서비스 필요성에 대한 인식 부족 등으로 인해 예방을 위한 활동이나 일차의료서비스 제공이 시급하였는데, 이를 위해 보건소와 보건지소를 신축하였다. 또한 티카풀병원 내에 모자보건센터를 설립함으로써 응급의료를 위한 진료체계를 구축하여 의료서비스 공급의 지연을 최소화하고자 하였다. 또한 민간요법에 의존하는 비율이 높은 지역의 특성을 존중하여 허브나 약용식물을 활용할 수 있는 대체의학교육을 실시하고 농원과 관련 시설을 설치하였다.

둘째는 지역주민들의 태도 변화와 건강 향상을 들 수 있다. 조사방법의 한계나 현실적인 이유로 인해 지역보건사업의 건강증진 효과를 정확하게 측정할 수는 없지만, 사업의 성과를 평가하고자 하는 시도는 매우 중요하다. 두 사업 모두 사업 시작 전 시점과 종료 후 시점에서 관련 건강지표들이 어떻게 변화하였는지 살펴보기 위한 자료를 수집하였다. 강화 지역보건사업의 경우, 성인 및 영아사망률이나 임신, 출산 관련 자료, 결핵이나 홍역 등 감염병 관련 자료를 체계적으로 수집하여 시계열자료를 구축한 결과, 주민들의 의료이용행태나 건강증진에 긍정적인 변화 경향을 파악할 수 있었다. 네팔 티카풀 HIT 사업에서도 보건의료서비스 이용률이나 시설분만율과 같은 지표의 향상과 더불어 차우파디 관습(Chaupadi, 여성의 생리기간을 부정하게 여겨 여성을 비위생적인 곳에 격리하는 네팔의 문화)의 감소, 신설 화장실이나 우물이용률 등 보건위생 관련 인식 및 태도가 개선된 것도 확인할 수 있었다. 물론 이러한 변화들이 두 사업의 직접적인 결과로 인한 것인지 그 인과관계를 섣부르게 판단해서는 안 되겠지만, 지역사회에 긍정적인 변화의 가능성을 제시하였다고 평가할 수 있다.

셋째는 후속 사업 및 미래 세대를 위한 유산을 남겼다는 점이다. 강화 지역보건사업의 경우, 의과대학 및 간호대학생들의 실습이 이루어지도록 함으로써 향후 전문인력으로서 활동하기 위한 현장감 넘치는 교육을 제공하였다. 지역사회의학을 새로운 교과과정의 일부로 받아들인 연세대학교는 학생들이 2~3주간 지역사회에 머물며 그 지역의 보건문제를 파악하고 연구발표회나 보건협의회에 참여하도록 하는 등 실질적인 역량을 키워가도록 하였다. 1981년에는 실습교육에 대한 만족도 평가를 실시하여 실습교육의 개선점을 파악하고자 하는 시도를 하기도 하였다. 또한 향후 지역사회 단위의 보건사업을 기획하고 평가하기 위한 기초자료로 활용할 수 있는 보건관리정보체계를 개발하여 시범사업을 실시하였다. 이를 통해 보건소업무를 전산화함으로써 업무의 효율성을 증진하고 통계의 질을 개선하고자 하였다. 그리고 코호트연구를 수행하여 보건의료분야 연구에 활용할 수 있는 양질의 데이터를 구축하기도 했다. 네팔 티카풀의 경우에는 중간평가 및 외부 종료평가를 통해 지역사회보건사업의 성과를 체계적으로 평가하고자 하여 피드백을 제공할 수 있도록 하였다는 점에서 그 의의를 찾을 수 있다. 또한 티카풀 보건의료 환경개선사업의 경제적 타당성을 분석하는 시도도 이루어졌는데, 이는 향후 유사한 사업의 기획을 위한 중요한 참고자료로 활용될 수 있을 것이다. 중간, 종료 평가 및 경제성 분석과정과 결과는 상세하게 기록되어 있으므로 향후 사업 개발 및 평가에도 활용할 수 있을 것으로 기대된다. 사업 종료 즈음에는 수집한 자료들을 바탕으로 연구를 수행하여 학술지에 게재하는 등 성과의 확산에도 노력을 기울였다.

참고문헌

1. 김일순, 유승흠, 박태근, 김한중, 오희철, 이용호, 조우현, 서일, 손명세, 이영두. 강화 지역사회보건 연구 및 교육사업 −10년의 성과와 교훈−. 연세대학교 의과대학 예방의학교실. 1985.

2. (사)글로벌발전연구원 ReDI.『서남아시아, 태평양 지역 프로젝트 종료평가: 제2장 네팔 티까풀지역 보건의료환경 개선사업 종료평가』. 2018.

3. 유승흠. (예방의학교실) 김일순, 김한중, 채영문, 오희철, 이용호, 조우현, 노재훈, 서일, 손명세, 신동천, 이영두, 이태용, 이명근, 전기홍, 전병율, 박은철, 강종두, 정상혁, 김춘배, 이순영, 이선희. (정신과학교실) 이호영, 이만홍, 신승철, 김병후, 김진학. (예방치과학교실) 김종열, 정성철, 권호근. (내과학교실) 김현승. (보건간호사) 조규옥, 이영자, 박상애, 김희주. 강화지역사회보건사업, 1984~1989. 연세대학교 의과대학 예방의학교실. 1990.

4. GAVI, the Vaccine Alliance. Co−financing Policy Version 2.0. 2016.

5. KOICA. 사업기획을 위한 경제적 타당성 평가 사례연구. 2016.

6. Summers GF. Rural community development. Annu Rev Sociol 1986; 12:347−371.

7. The Lancet. Evaluation: the top priority for global health. The Lancet 2010;375(9714):526.

8. UN. United Nations Millennium Development Goals−the United Nations. https://www.un.org/millenniumgoals/

CHAPTER

부록

UN 새천년개발목표와 지속가능발전목표

부표 1-1 새천년개발목표, 세부목표 및 이행 평가지표

목표 및 세부목표 (새천년선언으로부터)	이행과정을 평가하기 위한 측정지표*
목표 1: 절대빈곤 및 기아 퇴치	
세부목표 1.A: 1990~2015년간 1일 소득 $1.25 미만 인구비율 반감	1.1 1일 소득 $1.25(PPP) 미만 인구비율 1. 빈곤 격차 비율[a] 2. 국민 소비에서 가장 가난한 5분위수 비율
세부목표 1.B: 완전하고 생산적인 고용 및 여성과 청년층을 포함한 모두에게 일다운 일자리 제공	3. 고용인 1인당 GDP 성장률 4. 고용 대 인구비율 5. 1일 $1.25(PPP) 미만 취업자 비율 6. 자기계정비율, 총취업에서의 가족근로자의 기여비율
세부목표 1.C: 1990~2015년간 기아 인구 비율 반감	7. 5세 미만의 저체중 아동의 유병률 8. 식품 에너지 소비의 최소 수준 이하의 인구비율
목표 2: 보편적 초등교육 달성	
세부목표 2.A: 2015년까지 전 세계 모든 아동에게 초등교육의 기회 제공	2.1 초등교육 순등록률 9. 초등과정 1학년이 마지막 학년까지 도달한 학생의 비율 10. 15~24세 여성과 남성의 식자율
목표 3: 양성평등 및 여성 지위 향상	
세부목표 3.A: 교육에서 성별 간 차별에 대하여 초중등교육은 2005년까지, 모든 교육은 2015년까지 제거	3.1 초등, 중등, 3차 고등교육에서 여학생 대 남학생 비율 11. 비농업부문의 임금고용에서 여성 비중 12. 여성 국회의원의 의석 비율
목표 4: 아동사망률 감소	
세부목표 4.A: 1990~2015년간 5세 미만 아동사망률 2/3 감소	4.1 5세 미만 아동사망률 13. 영아사망률 14. 1세 아동의 홍역예방접종 비율

목표 5: 모성보건 증진

세부목표 5.A: 1990~2015년간 산모사망률 3/4 감소	5.1 모성사망률 15. 숙련된 보건의료인력에 의해 분만한 출생아 비율
세부목표 5.B: 2015년까지 생식보건에 대한 보편적 접근 확대	16. 피임유병률 17. 청소년 출산율 18. 산전관리 보장률(1회 이상 및 4회 이상 방문) 19. 가족계획에 대한 미충족 필요

목표 6: 후천성면역결핍증(HIV/AIDS), 말라리아, 기타 감염병 퇴치

세부목표 6.A: 2015년까지 HIV/AIDS 확산 저지 및 감소	6.1 15~24세 인구 중 HIV 유병률 20. 마지막 고위험 성관계에서의 콘돔 사용 21. HIV/AIDS에 대한 종합적인 올바른 지식을 가진 15~24세 인구비율 22. 10~14세 고아 대 비고아의 학교 출석률
세부목표 6.B: 2010년까지 필요한 사람들에게 후천성면역결핍증(HIV/AIDS) 치료의 보편적 보급	23. 항레트로바이러스제에 대한 접근성이 용이한 HIV감염 인구비율
세부목표 6.C: 2015년까지 말라리아 및 기타 감염병 발생 저지 및 감소	24. 말라리아와 관련된 발생률, 사망률 25. 살충제－처리 침대용 모기망 안에서 자는 5세 미만 아동 비율 26. 적정한 항말라리아제로 치료받는 5세 미만 아동의 비율 27. 결핵과 관련된 발생률, 유병률, 사망률 28. 단기간 직접 관찰 치료방법(directly observed treatment short course)을 적용하고 치유된 결핵환자 비율

목표 7: 지속가능한 환경 확보

세부목표 7.A: 지속가능개발 원칙을 국가정책으로 통합 및 환경자원 손실 복원 세부목표 7.B: 2010년까지 생물다양성 감소 억제 및 감소율의 현저한 저하	7.1 삼림지대의 비율 29. 총 1인당 및 $1 GDP(PPP)당 CO_2 배출량 30. 오존파괴물질(ozone－depleting substances, ODS)의 소비 31. 안전한 생물학적 한계 이내의 어획량 비율 32. 사용된 총수자원의 비율

	33. 육상 및 해양 영역의 보호 비율 34. 멸종 위기에 처한 종의 비율
세부목표 7.C: 2015년까지 안전한 식수 및 기초적 위생환경에 대한 접근성이 부족한 인구비율 반감	35. 개선된 음용수 공급원을 이용한 인구비율 36. 개선된 위생시설을 이용한 인구비율
세부목표 7.D: 2020년까지 최소 1억명의 빈민가 거주자 생활 여건 현저한 향상	37. 빈민가에 거주하는 도시인구비율[b]

목표 8: 개발을 위한 글로벌 파트너십 구축

세부목표 8.A: 개방적이고 공정하며 예측가능하고 차별 없는 무역 및 금융체계 발전	아래에 열거된 지표들 중 일부는 최빈국, 아프리카, 내륙국 및 소규모 도서지역 개발도상국에 대해 별도로 모니터링된다.
(국내외적으로 건전한 거버넌스, 개발 및 빈곤 퇴치에 대한 헌신을 포함) 세부목표 8.B: 최빈국(*least developed countries, LDCs*)의 특수한 문제 해결 [최빈국의 수출에 대한 관세 및 쿼터 자유화로 접근; 부채가 많은 빈곤국가(heavily indebted poor countries, HIPC)에 대한 채무 경감 프로그램 강화와 양자간 공적원조에 의한 부채의 탕감; 그리고 빈곤 감소에 헌신하는 국가들에 대한 보다 관대한 ODA 포함]	<u>공적개발원조(Official development assistance, ODA)</u> 8.1 OECD/DAC 공여국의 국민총소득 비율로서 순 ODA, 총 ODA 및 최빈국에 대한 ODA 38. 기초사회서비스(기본교육, 일차보건의료, 영양, 안전한 물, 위생)에 대한 OECD/DAC 공여국의 양자 간 및 부문별 총 ODA 비율 39. OECD/DAC 공여국의 양자 간 무상 공적개발원조 비율 40. 자국 국민총소득의 비율로서 내륙국에서 받은 ODA 41. 자국 국민총소득의 비율로서 소규모 도서지역 개발도상국에서 받은 ODA
세부목표 8.C: 내륙국(*landlocked developing countries, LLDS*) 및 소규모 도서지역 개발도상국(*small island developing States*)의 특수한 문제 해결 (작은 도서개발국가의 지속가능한 발전을 위한 행동계획과 총회의 제22차 임시회 결과를 통하여)	<u>시장접근성</u> 42. 개발도상국 및 최빈국으로부터의 선진국의 총수입(재화별 및 무기 제외) 비율(무관세로 인정) 43. 선진국이 개발도상국의 농산물, 섬유, 의류에 부과하는 평균관세 44. 국내 총생산의 백분율로서 OECD 회원국을 위한 농업 지원 추정치 45. 무역 역량 강화를 위한 ODA 제공 비율

세부목표 8.D: 장기적으로 지속가능한 외채 수준 유지를 위한 개발도상국 외채 문제의 포괄적 해결	부채 지속가능성
	46. HIPC 결정 순간에 도달한 총 국가 수 및 HIPC 완료 지점에 도달한 국가 수(누적)
	47. HIPC 및 MDRI 이니셔티브에 따른 채무 경감
	48. 재화와 용역의 수출비율로서 부채서비스
세부목표 8.E: 민간 제약회사의 협력, 필수 의약품의 개발도상국 제공	49. 지속가능한 기반에서 저렴한 필수의약품에 접근할 수 있는 인구비율
세부목표 8.F: 민간부문과 협력하여 정보통신 등의 신기술 혜택 확산	50. 주민 100명당 유선전화 가입
	51. 주민 100명당 이동전화 가입
	52. 주민 100명당 인터넷 사용자

* 모든 지표는 가능한 한 성별과 도시/농촌으로 구분되어야 한다.
a. 국가 빈곤 추이를 모니터링하기 위해, 가능한 경우 국가 빈곤선에 기초한 지표를 사용해야 한다.
b. 빈민가에 거주하는 사람들의 실제 비율은 (a) 개선된 물 공급에 대한 접근성 부족, (b) 개선된 위생시설에 대한 접근성 부족, (c) 과밀인구(방당 3명 또는 그 이상), (d) 비내구성 재료로 건축된 주택의 4가지 특성 중 적어도 하나를 가진 가구에 거주하는 도시인구로 대표되는 대리지표로 측정된다.

출처: The Official United Nations site for the MDG Indicators. Millennium Development Goals Indicators. 2008. http://mdgs.un.org/unsd/mdg/Host.aspx?Content=Indicators/OfficialList.htm

부표 1-2-1 SDGs의 17개 목표

순서	17개 SDGs 목표	주요 내용
①	빈곤퇴치(No Poverty)	모든 곳의 모든 형태의 빈곤 종식
②	기아퇴치와 식량 안보(Zero Hunger)	굶주림을 없애고, 식량 안보를 성취하며, 영양 상태를 개선하며 지속가능한 농업 지원
③	건강과 웰빙 (Good Health and Well-being)	모든 연령의 사람들에게 건강한 삶을 보장하며 웰빙 장려
④	양질의 교육(Quality Education)	양질의 교육 보장과 평생 교육 기회 장려
⑤	성평등(Gender Equality)	성평등 달성과 여성과 소녀의 역량 강화
⑥	물과 위생 (Clean Water and Sanitation)	모든 사람들에게 물, 위생의 이용 가능성, 지속가능한 관리를 보장
⑦	지속가능한 에너지 (Affordable and Clean Energy)	신뢰가능하고 지속가능한 에너지 접근성 보장
⑧	좋은 일자리와 경제성장 (Decent Work and Economic Growth)	지속가능한 경제적 성장과 생산적 고용 촉진
⑨	지속가능한 산업, 혁신, 인프라 (Industry, Innovation and Infrastructure)	지속가능한 산업화 지원, 혁신 육성, 재생가능한 인프라 건설
⑩	불평등 해소(Reduced Inequalities)	국가 간 및 국가 내 불평등 감소
⑪	지속가능한 도시, 커뮤니티 (Sustainable Cities and Communities)	도시와 주거지를 안전하고 지속가능하게 만들기
⑫	지속가능한 소비생산 (Responsible Consumption and Production)	지속가능한 생산과 소비 패턴 만들기
⑬	기후변화와 대응(Climate Action)	기후 변화와 그 효과에 대응하는 긴급한 행동 취하기
⑭	해양생태계 보존(Life below Water)	해양 자원을 보존하고 지속가능한 방식으로 사용
⑮	육상생태계 보존(Life on Land)	육지 생태계를 보호, 복원하며 지속가능한 방식의 사용을 촉진, 사막화 대응, 토양오염 및 생물다양성 감소 저지
⑯	평화, 정의를 위한 제도 (Peace, Justice and Strong Institutions)	지속가능한 발전을 위한 평화롭고 포괄적인 사회 촉진, 정의에의 접근 보장, 효과적이고 책임 있는 제도 구축
⑰	글로벌 파트너십 (Partnerships for the Goals)	지속가능한 발전을 위한 실행 수단 강화와 글로벌 파트너십 활성화

부표 1-2-2 지속가능발전목표(Sustainable Development Goals, SDGs)의 보건분야 세부목표

	목표 3. 모두를 위한 전 연령층의 건강한 삶 보장과 웰빙 증진
3.1	2030년까지 전 세계 산모사망률을 100,000명당 70명 미만 수준으로 낮춘다.
3.2	2030년까지 모든 국가들이 출생 인구 1,000명당 적어도 신생아사망률을 12명, 5세 미만 사망률을 25명까지 낮추는 것을 목표로 하여, 신생아, 영유아, 5세 미만 아동의 예방 가능한 사망을 근절한다.
3.3	2030년까지 AIDS, 결핵, 말라리아, 소외열대질환(neglected tropical diseases, NTD)과 같은 감염병을 근절하며, 간염, 수인성 식중독, 기타 감염병을 퇴치한다.
3.4	2030년까지 예방과 치료를 통해 비감염성 질환으로 인한 조기사망을 1/3 수준으로 줄이고, 정신건강과 웰빙을 증진한다.
3.5	마약류, 알코올을 포함한 약물 오남용의 예방과 치료를 강화한다.
3.6	2020년까지 세계적으로 도로교통사고로 인한 사망 및 상해를 절반으로 줄인다.
3.7	2030년까지 가족계획, 정보와 교육, 생식보건을 국가 전략 및 계획에 통합하는 것을 포함하여 성 및 생식보건 서비스에 대한 보편적인 접근을 보장한다.
3.8	재무위험관리, 양질의 필수 보건서비스에 대한 접근, 양질의 안전하고 효과적이며 적정가격의 필수 약품 및 백신에 대한 접근을 보장함으로써, 모두를 위한 보편적 의료보장(universal health coverage, UHC)을 달성한다.
3.9	2030년까지 유해한 화학물질이나 대기오염, 수질오염, 토지오염으로 인한 사망 및 질병을 대폭 줄인다.
3.a	모든 국가에서 적절하게 세계건강기구 담배규제기본협약(World Health Organization Framework Convention on Tobacco Control)의 이행을 강화한다.
3.b	개발도상국에 주로 영향을 미치는 감염병 및 비감염성 질환에 대한 백신 및 의약품의 연구개발을 지원하고, 공중보건을 보호하고, 특히 모든 사람에게 의약품에 대한 접근을 보장하기 위해, 무역 관련 지적재산권 협정의 모든 조항을 활용할 수 있는 개발도상국의 권리를 확인하는 TRIPS 협정과 공중보건에 관한 도하선언 (Doha Declaration on the TRIPS Agreement and Public Health)에 따라, 적정가격의 필수 의약품과 백신에 대한 접근을 제공한다.
3.c	개발도상국 특히 최빈국과 소규모 도서지역 개발도상국에서의 보건재원과 보건인력의 채용, 개발, 훈련, 확보를 대폭 확대한다.
3.d	모든 국가, 특히 개발도상국에서 국내 및 국제적 건강위험에 대한 조기 경보, 위험 경감과 관리를 위한 역량을 강화한다.

출처: UN Sustainable Development Goals. Goal 3: Ensure healthy lives and promote well-being for all at all ages. 2015. (https://www.un.org/sustainabledevelopment/health/)

한국의 일차보건의료 시범보건사업 관련 지역별 보고서 및 연구논문 목록

■ 옥구군 개정면 농촌위생(보건)사업

〈보고서/서적〉
• 김경식. 개정농촌보건소의 사업보고서(1956~1957).
• 홍성원. 쌍천 이영춘 박사의 생애: 흙에 심은 사랑의 인술. 쌍천 이영춘 박사 기념사업회. 1993.
• 강창민. 이 땅 농촌에 의술의 불을 밝힌 쌍천 이영춘: 빛 가운데로 걸어가다. 푸른사상사. 2007.

〈논문〉
1. 金庚湜. 韓國 農村民의 身體發育에 關한 硏究 −特히 湖南平野部 農村民에 對하여−. Medical Digest 1962;4(1):1579−1609.
2. 金庚湜. 韓國 일 農村의 학령전 아동의 기생충감염률. Medical Digest 1962;4(2):1707−1710.
3. 李永春. 農民의 人口動態. 대한의학협회지 1966;9(6);463−467.
4. 金庚湜. 農村學童의 點心缺食 理由와 도시락의 營養價調査. 最新醫學 1966;9(12):1193−1199.
5. 李永春, 金庚湜, 許程, 金正根, 姜南熙. 우리나라 農村住民의 傷病과 醫療에 關한 調査硏究. 農村衛生 1969;3(1):1−74.
6. 李永春, 金庚湜, 尹德鎭. 全北地方 農山漁村民의 出生·死亡 및 死因에 關한 硏究: 第1報 開井面民의 出生·死亡 및 死因의 推移에 關한 硏究. 農村衛生 1969;3(1):75−88.

7. 金庚湜. 全北地方 農山漁村民의 出生·死亡 및 死因에 關한 研究: 第2報 山間部 住民의 出生·死亡 및 死因에 關한 研究. 農村衛生 1969;3(1):93-105.

8. 金庚湜. 全北地方 農山漁村民의 出生·死亡 및 死因에 關한 研究: 第3報 島嶼住民의 出生·死亡 및 死因에 關한 研究. 農村衛生 1969;3(1):107-118.

9. 金庚湜, 李煜鉉, 李泰鎬. 農村住民의 高血壓症에 對한 疫學的 考察. 農村衛生 1969;3(1):235-247.

10. 金庚湜. 崔春鎬, 李途榮, 金應振. 우리나라 農村住民의 糖尿病에 關한 疫學的 研究. 당뇨병 1972;1(1):17-24.

11. 金庚湜. 金芳枝, 南相玉, 崔貞信. 農村 嬰幼兒의 營養狀態에 關한 調査研究. 豫防醫學會誌 1974;7(1):1-28.

12. Kim EJ, Kim KS, Lee TH, Kim DY, Hwang JW, Kim YK, Shin SH. The incidence of diabetes mellitus in urban and rural population in Korea. 함춘내과 1976;7(1):13-17.

13. Kim YK. The incidence of diabetes mellitus in urban and rural population in Korea. 적십자병원지 1976;3(2):110-114.

■ 충청남도 기초보건 시범사업(공주군)

1. 홍사용. 학교보건을 돕는 보건지소 소식 -공주군 정안보건지소-. 학교보건 1976;3(1):32.

2. 嚴次順. 새로운 健康事業을 위한 看護와 示範事業 -공주군 지역사회 보건사업-. 대한간호 1976;15(5):23-28.

■ 거제지역사회개발 보건사업

〈보고서/서적〉

- Im JC. Survey Report in Preparation for the Koje Do Community Health and Development Project. Cooperative Education Institute. Seoul. 1969.
- 협동교육연구원조사부. 거제도 지역사회 보건 및 개발사업을 위한 조사보고서. 1969.
- Sibley JR. Koje Community Health Project: 1971 Outpatient Clinic Data Report. Koje Health Reports Vol I. 1972.
- 이경식, 김화중, 정희섭. 거제지역 보건실태. 거제보건원. 1977.
- 채영애. 마을건강돌보기－거제기독건강원 마을건강사업. 수문사. 1982.

〈논문〉

1. Johnson KG, Sibley JR, Kim CN, Kim IS. Koje Island illness and health care patterns. Yonsei Med J 1970;11(2):160－172.
2. Johnson KG. Analyzing your health delivery system. Yonsei Med J 1970;11(2):208－219.
3. Johnson KG, Yu SH. Peer, consumers and community leaders evaluation of the Koje Community Health Project. 豫防醫學會誌 1972;5(1):141－151.
4. Yu SH, Johnson KG. Health care and days of disability survey: Koje Island, Korea. 豫防醫學會誌 1972;5(1):133－140.
5. 유인숙. 부산시 및 경남 거제군 내 국민학교의 기초 결핵교육 실태 조사. 부산의대잡지 1972;12(1):343－351.

6. Yu SH, Sibley JR, Cauthen G. Tuberculosis treatment defaulter survey on Koje Island. 결핵 및 호흡기질환 1972;19(4):105 – 115.

7. 이종균. 일부 농촌지역에 있어서 순환기 질환 관리를 위한 기초적인 조사 연구. 釜山醫大雜誌 1974;14(2):117 – 123.

8. 김화중. 우리나라 일부 도서지역 어린이들의 식이 및 성장상태에 대한 조사 연구. 最新醫學 1974;17(6):828 – 834.

9. 李璟湜. 새로운 保健事業을 위한 看護와 示範事業 －巨濟지역사회 보건의료사업을 중심으로－. 대한간호 1976;15(2):10 – 14.

10. 辛泳祐, 劉邦鉉. 巨濟島에서의 結核有病率에 關한 調査研究. 대한내과학회잡지 1976;19(6):523 – 535

11. 김돈균. 거제군 일부지역 주민들의 사회의학적 조사연구 －특히 옥포조선단지 조성으로 인한 이주민들을 중심으로－. 中央醫學 1976;30(4):447 – 469.

12. 吳承浩, 張壽慶, 朴明潤. 巨濟島 住民의 營養實態調査. 韓國營養學會誌 1977;10(4):231 – 246.

13. 신영우. 거제지역 결핵 진료소 등록 폐결핵 患者의 추구 관찰. 결핵 및 호흡기질환 1978;25(4):149 – 160.

14. 유승흠, 조우현, 박종연, 이명근. 도서지역주민의 의료이용양상과 그 결정요인. 예방의학회지 1987;20(2):287 – 300.

■ 완주군 (소양면, 용진면, 고산지역) 지역보건사업

〈보고서/서적〉

• 김기순, 김천식, 김영기, 조선웅, 송정기. 예수병원 지역사회보건사업 −용진면 및 고산지역을 중심으로−. 예수병원 기독의학연구원. 전주, 대성사 인쇄부. 1987.

〈논문〉

1. 김강미자. 지역사회보건 실습장에서의 보건교육의 효과에 대하여 −교육을 실시한 소양면 위봉부락과 실시하지 않은 구이면 교동부락과의 비교 검토−. 最新醫學 1974;17(10):1409−1415.

2. 엄재정. 새로운 保健事業을 위한 看護와 示範事業 −소양면, 중화산동 지역사회 보건사업−. 대한간호 1976;15(3):15−28.

3−1. 金琦淳. 申東千. 李淑載. 金惠京. 일부 저염식 피교육자의 식염 섭취 및 뇨중 Sodium 배설양상 −장류 및 김치류 등 고식염 함유 식품을 중심으로−. 韓國營養學會誌 1980;13(4):187−194.

3−2. 金琦淳. 申東千. 李淑載. 金惠京. 일부 저염식 피교육자의 식염 섭취 및 뇨중 Sodium 배설양상. 예수병원학술지 1982;3(1):312−319.

4. 金琦淳, 朴昌業, 李行勳, 鄭成玉. 一部 農村地域 高血壓管理事業의 追跡調査 (I). 韓國疫學會誌 1981;3(1):45−54.

5−1. 주형규, 오상은, 김기순. 일부 농촌지역 학동의 BCG 접종 후 Tuberculin 반응에 관한 연구. 가정의 1986;7(10):1−10.

5−2. 주형규, 오상은, 김기순. 일부 농촌지역 학동의 BCG 접종 후 Tuberculin 반응에 관한 연구. 예수병원학술지 1987;8(1):275−284.

6−1. 문정주, 김기순, 김종준. 고혈압 환자의 치료지속에 관한 연구 −한 종합병원과 농촌 의원을 비교하여−. 가정의 1986;7(12):10−21.

6-2. 문정주, 김기순, 김종준. 고혈압환자의 치료지속도에 관한 연구 - 한 종합병원과 농촌 의원을 비교하여-. 예수병원학술지 1987;8 (1):251-262.

7. 김기순. 예수병원 지역사회보건사업 -고산지역을 중심으로-. 대한기독병원협회지 1986;9(1):87-110.

8. 최재현, 남 현, 이원덕, 문정주, 김기순. 농촌지역 가정의학과 모델 클리닉의 입원환자에 대한 분석. 가정의 1987;8(11):26-27.

9. 윤종률, 최재현, 이원덕, 정영숙. 농촌지역 1차 의료기관의 응급실 내원환자 분석 -손상 및 약물중독을 중심으로-. 가정의 1987;8 (11):37-38.

10-1. 문정주, 함선희, 최경애, 육미이, 채영희, 김기순. 고혈압의 위험요인에 관한 연구 -고산 5개면 지역을 중심으로-. 가정의 1989;10(7):18-30.

10-2. 문정주, 함선희, 최경애, 육미이, 채영희, 김기순. 고산 5개면 지역의 고혈압의 위험요인에 관한 연구. 예수병원학술지 1989;10 (1):256-269.

11. 남현, 강신녕, 정의식, 최종태, 김기순. 한 농촌지역 가정의학과 크리닉에서의 요당 양성자에 대한 추적 조사연구. 가정의 1990; 11(7):29-34.

12-1. 김연희, 박창일, 김기순, 신정순. 농촌지역 지체장애자의 실태 및 주민의 태도에 관한 조사. 大韓再活醫學會誌 1990;14(1):76-89.

12-2. 김연희, 박창일, 김기순, 신정순. 농촌지역 지체장애자의 실태 및 주민의 태도에 관한 조사. 예수병원학술지 1991;12(1):257-270.

13-1. 문정주, 함선희, 최경애, 육미이, 채영희, 김기순. 일부 농촌지역 주민의 요중 전해질 측정을 통한 식염 섭취량 추정과 고혈압

과의 관계 연구. 예방의학회지 1991;24(1):8-15.

13-2. 문정주, 함선희, 최경애, 육미이, 채영희, 김기순. 일부 농촌지역 주민의 요중 전해질 측정을 통한 식염 섭취량 추정과 고혈압과의 관계 연구. 예수병원학술지 1992;13(1):230-238.

14. 최남현, 김홍기, 이혜리, 김기순. 고혈압 환자의 순응도에 영향을 미치는 요인에 대한 연구 -한 농촌 고혈압 크리닉 등록 환자를 중심으로-. 가정의 1991;12(10):1-12.

15-1. 김기순, 김종준, 김민철, 최종태. Doxazosin의 강압효과에 대한 임상적 연구. 순환기 1991;21(5):948-956.

15-2. 김기순, 김종준, 김민철, 최종태. Doxazosin의 강압효과에 대한 임상적 연구. 예수병원학술지 1992;13(1):29-38.

16. 김기순, 박종. 일부 농촌지역 고혈압자의 사망에 미치는 요인 - 12년 추적 연구-. 韓國農村醫學會誌 1993;18(1):43-54.

■ 용인군 지역보건사업

〈보고서/서적〉

1. Yu SH. Report on the operations research study on basic health services in Yongin Gun, Republic of Korea. WHO WPRO, Philippines. 1977.

〈논문〉

1. 金命鎬, 李元德, 金榮玉, 金文湜. 한국에 있어서의 학교급식 개선을 위한 연구 -II. 자활급식 2년간의 관찰-. 豫防醫學會誌 1976;9(1):95-108.

2. Matheson EF, 김진순. 새로운 健康事業을 위한 看護와 示範事業 -龍仁郡 지역사회 종합보건개발사업-. 대한간호 1976;15(3):6-9.

3. 牟壽美, 李貞遠. 京畿道 龍仁郡 農村地域의 就學前 어린이의 成長 發育과 營養攝取에 關한 研究. 大韓保健協會誌 1978;4(1):75－84.

4. Park TK, Berlin P. Prevalence of exclusive and extended breastfeeding among rural Korean women. Yonsei Med J 1981;22(2):108－121.

5. 李丁秀, 李寶京, 牟壽美. 京畿道 龍仁郡 就學前 어린이의 季節 및 調査期間別 食品·營養攝取 實態調査. 韓國營養學會誌 1983;16 (1):41－55.

6. 김복희, 윤혜영, 최경숙, 이경신, 모수미, 이수경. 경기도 용인군 농촌형 급식시범국민학교 아동의 영향실태 조사. 韓國營養學會誌 1989;22(2):70－83.

■ 경기도 이천시 보건간호사업

1. 金命鎬, 李鍾守. 韓國農村에 있어서의 保健看護事業의 試圖에 關한 研究(I). 中央醫學 1973;24(1).

2. 김명호. 농촌보건사업의 증진을 위한 보건행정학적 연구 －경기도 이천군에서의 보건간호사업을 중심으로－. 最新醫學 1974;17(5): 633－655.

■ 춘성군 지역사회 보건사업

〈보고서/서적〉

• 서울대학교 보건대학원. 춘성군 지역사회 보건사업. 서울대학교. 1973

• School of Public Health. Seoul National University. Chunseong Gun Community Health Program. 1975.

- 서울대학교 보건대학원. 춘성군 지역사회 보건사업 —농촌보건사업에 관한 연구. 1981.
- 서울대학교 보건대학원. 서울대학교 강원도 보건사업 평가연구 보고서. 1985.
- 김동규 외. 고혈압의 일부 관련요인에 관한 Cross—sectional Study. 춘성군 지역사회보건실습보고서 1985.
- 서울대학교 보건대학원. 춘성군 지역사회 보건사업 —농촌보건사업에 관한 연구. 1987.

〈논문〉

1. 金祥洽, 鄭文植, 李弘根. 江原道 春城郡 新東地域의 共同 井戸에 對한 環境衛生學的 調査. 公衆保健雜誌 1972;9(2):481—488.

2. 이선자. Health Care Delivery System. 대한간호 1973;12(4):52—53.

3. 이선자. 일부 농촌지역 어린이들의 젖떼기 실시방법, 시기 및 보충식이 음식에 대한 조사. 最新醫學 1974;17(7):979—980.

4. 鄭景洙, 鄭文植. 江原道 春城郡 新東地域 井戸水의 鹽素要求量 및 鹽素消毒에 關한 調査研究. 公衆保健雜誌 1974;11(1):147—153.

5. 金貞順, 李迎雨. 一部 韓國 農村 成人의 循環器疾患 罹患率. 순환기 1975;5(2):45—52.

6. 鄭文鎬. 一部 農村地域의 토양 및 채소類에서의 寄生蟲卵 調査. 韓國環境衛生學會誌 1975;2(1):1—4.

7. 김화중. 새로운 保健事業을 위한 看護와 示範事業 —春城郡 지역사회 보건사업—. 대한간호 1976;15(3):10—14.

8. 鄭文植, 李弘根, 李容旭. 春城郡地域 保健事業地域의 環境衛生狀態 調査. 公衆保健雜誌 1976;13(3):1—17.

9. 李璟湜, 金花中. 一部 農村地域의 保健醫療 施設 利用에 關한 實

態調査. 公衆保健雜誌 1976;13(3):41-52.

10. 奇允鎬. 一部 農村地域의 給水施設 및 糞尿處理에 對한 衛生學的 調査. 韓國環境衛生學會誌 1977;4(1):1-9.

11. 鄭文植, 李弘根, 李容旭. 春城郡地域의 環境改善方案에 對한 研究 -給水施設과 便所改良을 中心으로-. 保健學論集 1977;14(2):168-201.

12. 金貞順. 追求傷病調査에 反映된 示範保健事業의 效果. 保健學論集 1977;14(2):211-225.

13. 鄭文鎬. 一部 農村地域의 上下水 衛生實態 調査. 韓國環境衛生學會誌 1977;4(1):41-46.

14. 鄭文鎬. 醫療保險 事例研究: 春城醫療保險組合을 中心으로. 대한병원협회지 1977;6(4):52-64.

15. Kim JS, Chung MH, Kim I, Cho SH, Paik D. Morbidity survey of rural Koreans by means of interview and medical examination. 大韓保健協會誌 1977;3(2):49-135.

16. 任在恩, 金貞順, 李榮子. 一部 農村地域住民의 保健意識 및 行態와 諸 關聯要因에 關한 研究. 大韓保健協會誌 1978;4(1):61-73.

17. 金正根, 朴仁和. 地域 妊娠追跡調査 結果에 依한 韓國婦人의 可姙力, 胎生期 生命現象 및 嬰幼兒期 發育評價 分析(第2報 基本 妊娠力, 出産力 및 家族計劃事業의 人口學的 效果). 인간과학 1978;2(1):29-66.

18. 李善子, 金正根. 地域 妊娠追跡調査 結果에 依한 韓國婦人의 可姙力, 胎生期 生命現象 및 嬰幼兒期 發育評價 分析(第3報 嬰幼兒期 發育評價). 인간과학 1978;2(3):37-64.

19. 五十嵐忠孝, 金正根. 地域 妊娠追跡調査 結果에 依한 韓國婦人

의 可姙力, 胎生期 生命現象 및 嬰幼兒期 發育評價 分析(第4報 地域人口分析調査 結果에 依한 差別移動 現象). 인간과학 1978;2(4):1－45.

20. 김정근, 이선자, 이종섭, 김정완, 박인화. 지역 임신추적조사 결과 에 의한 한국부인의 가임력, 태생기 생명현상 및 영유아기 발육평가 분석(제5보 영문요약 및 건의). 인간과학 1978;2(6):61－74.

21. 金貞順. 綜合診察에 依한 一部 農村住民의 高血壓症. 韓國疫學 會誌 1979;1(1):69－75.

22. 鄭慶均, 李弘根, 鄭文鎬. 江原道 새마을 示範保健事業 評價研究. 保健學論集 1980;30:137－143.

23. 金貞順, 朴榮洙, 朴宰用, 鄭文鎬, 鄭海元, 金振元, 金德聖. 保健 事業의 評價에 關한 研究 －春城示範事業 評價를 中心으로－. 韓國疫學會誌 1980;2(1):111－134.

24. 鄭文鎬, 宋金順. 一部 農村 地域의 簡易 上水道와 Pump水의 水 質에 關한 比較 研究調査 －春城郡 地域을 中心으로－. 韓國環 境衛生學會誌 1983;9(1):77－84.

25. 鄭文鎬. 一部 農村 地域의 簡易 上水道와 Pump水의 季節別 水 質에 關한 研究調査 －春城郡 地域을 中心으로－. 韓國環境衛生 學會誌 1984;10(1):21－31.

26. 김정순, 정문호, 윤희섭, 전인숙, 이인숙, 허봉열. 腦血管疾患의 危險要因에 관한 研究(I). 韓國疫學會誌 1983;5(1):55—66.

27. 金貞順, 鄭文鎬, 尹希燮, 梁淑子, 許龍, 許鳳烈. 一部 農村 및 中 小都市를 對象으로 한 腦血管疾患의 危險要因과 管理樣相에 關 한 研究(Ⅱ). 韓國疫學會誌 1984;6(1):112－123.

28. 金貞順, 全仁淑, 李振洙. 一部 農村 高血壓患者의 危險要因에 關

한 硏究. 保健學論集 1984;36:1－7.

29. 張淳模, 金貞順, 李振洙. 一部 農村地域 高血壓患者에 對한 危險 要因으로서의 生化學的 檢査値에 關한 硏究. 人間科學 1984; 8(6):347－357.

30. 장성희. 보건진료원 사례: 신남보건진료소의 일차 보건의료사업. 대한간호 1985;24(4):103－111.

31. 金貞順. 春城郡住民의 高血壓管理 對策에 關한 硏究. 保健學論 集 1986;39:1－12.

32. 李善子, 金正根. 小兒泄瀉疾患의 豫防과 管理에 對한 實驗的 保 健事業 運營에 對한 硏究(I): 發生頻度와 醫療機關 利用 樣相. 保健學論集 1986;39:13－37.

33. 정문호, 이인숙. 서울대학교 강원도 시범 보건사업소 정보관리시 스템 개발을 위한 연구. 大韓保健協會誌 1987;13(1):75－94.

34. 김진순. 일부 농촌지역주민의 의료이용량 및 진료비분석. 韓國農 村醫學會誌 1991;16(2):125－133.

35. 이선자, 장숙랑. 농촌 노인의 안과적 증상 및 안질환 실태. 韓國 老年學 1999;19(3):155－165.

36. 이선자, 장숙랑. 지역사회 중심의 노인 안보건사업 평가 －강원도 춘 천시를 중심으로－. 韓國保健看護學會誌 2000;14(1):114－121.

37. 이선자, 정문호, 김신자, 이미자. 춘천지역 노인 안 보건사업 운영 연구 (1997－1999년도 사업). 保健學論集 2001;38(1):15－26.

38. 고병준, 전은정, 배윤영, 이진희, 박경아, 장미정, 최슬기, 오현복, 이선자. 일개 농촌지역의 우울증상 유병률 및 관련요인 분석. 대 한임상건강증진학회지 2008;8(4):228－234.

■ (남양주군) 수동면 지역보건사업

〈보고서/서적〉

• 이화여자대학교 의료원 지역사회보건위원회. 『이화여자대학교 남양
주군 지역사회 보건시범사업』. 1977

〈논문〉

1. 구연철, 이기용, 강지용. 대한민국 일개 농촌지역의 결핵감염율. 결
핵 및 호흡기질환 1969;16(4):10−16.

2. 구연철, 이기용, 강지용. 우리나라 일개 농촌지역의 결핵환자 가족
과 비결핵 가족의 결핵감염의 비교. 결핵 및 호흡기질환 1970;
17(2):27−32.

3. 안연균. 일부 농촌의 가족계획 실천에 관한 조사연구. 이화간호학
회지 1976;10(1):29−35.

4. 魏滋炯, 崔三燮. 한 農村保健支所에 있어서 住民의 一次的 醫療受
惠 實態에 關한 調査. 最新醫學 1976;19(2):177−181.

5. 魏滋炯. 1975年度 楊州郡 水洞面 保健支所 嬰幼兒 豫防接種事
業에 關한 考察. 最新醫學 1976;19(2):182−186.

6. 具然哲, 崔三燮, 魏滋炯. 農村地域社會 醫療制度 發展 및 地域社
會醫學敎育 具顯에 關한 研究. 最新醫學 1977;20(4):103−112.

7. 魏滋炯. 1個 農村保健支所를 利用한 住民의 傷病實態에 關한 考
察 −水洞面保健支所를 中心으로−. 中央醫學 1978;34(1):33−38.

8. 魏滋炯. 農村 마을保健員 候補主婦의 保健醫療에 關한 知識 및
態度에 關한 調査 −마을 保健員 訓練을 爲한 豫備調査−. 最新
醫學 1978;21(1):73−77.

9. 魏滋炯, 崔三燮, 具然哲. 農村 마을保健員의 保健醫療傳達에 대한 態度
와 實踐度에 關한 調査研究. 梨花醫大誌 1978;1(2):141−148.

10. 具然哲, 魏滋炯, 黃先正, 崔三燮. 우리나라 農村地域에 부합하는 1次 保健醫療傳達體系 定着 具現에 관한 研究 -마을 保健任員 開發-. 豫防醫學會誌 1979;12(1):13-23.

11. 鄭惠瓊, 崔三燮. 一部 農村地域 主婦의 保健醫療에 대한 知識, 態度 및 實踐度에 관한 調査 -마을保健任員組織 活動地域 中心-. 豫防醫學會誌 1979;12(1):107-120.

12. 김혜원, 이혜경, 황기현. 경기도 양주군 수동면의 인구에 관한 조사. 이화의학지 1979;11:10-16.

13. 이옥엽, 박순복, 원규숙, 이내숙, 외영문. 우리나라 1개 농촌지역 주민의 질병상태에 관한 조사 -경기도 양주군 수동면-. 이화의학지 1979;11:28-34.

14. 강영희, 고영숙, 궁미경, 서정완. 일개 농촌지역의 주민 이병실태에 관한 조사 -경기도 남양주군 수동면-. 이화의학지 1980; 12:1-7.

15. 위자형. 농촌지역 보건조직이 주민보건지소 이용에 미치는 영향. 梨花醫大誌 1981;4(3):97-101.

16. 김정숙, 이화영, 한복순, 홍성란. 일개 농촌지역의 주민 이병실태에 관한 조사 -1980년도 경기도 남양주군 수동면-. 이화의학지 1981;13:1-11.

17. 朴正鮮. 一部 農村住民의 傷病 및 醫療實態에 關한 調査研究. 豫防醫學會誌 1981;14(1):65-74.

18. 위자형. 농촌가정경제가 주민 보건지소 이용에 미치는 영향. 梨花醫大誌 1982;5(4):233-237.

19. 김태경, 선한규, 이정규, 정인영. 일개 농촌지역의 주민 이병 실태에 관한 조사 -1981년도 경기도 남양주군 수동면-. 이화의학지 1982;14:3-11.

20. 김혜현, 이필화, 황경원. 일개 농촌지역의 주민 이병 실태에 관한 조사 −1981년도 경기도 남양주군 수동면−. 이화의학지 1983; 15:3−14.

21. 강호경, 김유희, 서상아, 조원식. 일개 농촌지역의 주민 이병실태에 관한 조사 −경기도 남양주군 수동면−. 이화의학지 1984; 16:3−16.

22. 신동선. 일부 농촌지역주민의 보건지소 이용에 관한 조사 −이화여자대학교 농촌지역사회 보건시범지역을 중심으로−. 豫防醫學會誌 1984;17(1):31−36.

23. 박정현, 양정인, 이향미. 일개 농촌지역주민 이병실태에 관한 조사 −경기도 남양주군 수동면−. 이화의학지 1985;17:26−39.

24. 강지용, 위자형, 박정선. 1일 섭취식품수와 영양균형에 관한 조사연구 −일부 도시·농촌 임신부를 대상으로−. 예방의학회지 1987; 20(2):352−361.

25. 강지용, 위자형, 박정선. 경기도 남양주군 수동면 주민들의 보건의료 이용에 관한 K.A.P. 조사연구. 梨花醫大誌 1987;10(3):137−145.

26. Wie CH. A study on affecting factors to utilization of a rural health subcenter for primary health care in Korea. 韓國農村醫學會誌 1988;13(1):97−103.

27. 위자형. 일부 농촌지역 주민의 면보건지소 이용도에 미치는 영향요인에 관한 고찰. 梨花醫大誌 1988;11(2):71−77.

28. 위자형. 1개 농촌지역의 노인 건강 실태와 일상생활 행태에 관한 조사. 梨花醫大誌 1988;11(4):257−264.

29. 위자형. 일부 농촌지역에서의 보건지소 의료인의 정의적인 태도가 주민의 보건지소 이용에 미치는 영향. 韓國農村醫學會誌

1989;14(1):30－36.

30. 강지용, 위자형, 박정선, 하은희, 곽정옥. 일부 농촌 지역사회 주부의 식품섭취상태와 그 관련된 요인 및 영양교육지표에 관한 연구 －경기도 남양주군 수동면 중심으로－. 예방의학회지 1989; 22(3):406－421.

31. 위자형. 일부 농촌지역 노인의 건강관리 실태에 관한 고찰. 韓國農村醫學會誌 1990;15(1):41－48.

32. 위자형. 한 농촌보건지소에서의 보건관리 실태에 관한 고찰 －수동면 보건지소의 조직과 인력을 중심으로－. 韓國農村醫學會誌 1991;16(1):3－9.

33. 김영복, 위자형. 일개 농촌지역주민의 면보건지소 이용실태에 관한 고찰 －경기도 남양주군 수동면－. 韓國農村醫學會誌 1994; 19(1):31－39.

34. 위자형, 곽정옥. 일부 농촌지역주민의 보건의식과 일차의료 이용실태에 관한 조사. 韓國農村醫學會誌 1995;20(1):51－60.

35－1. 위자형. 일부 농촌주민의 일차의료이용실태와 그 관련요인에 관한 연구. 韓國農村醫學會誌 1995;20(2):157－168.

35－2. 위자형. 일부 농촌주민의 일차의료이용실태와 그 관련요인에 관한 연구. 이화의학지 1995;20(2):159－171.

36. 조희숙, 위자형. 일개 농촌 면단위지역 주민의 보건지소 의료 이용 추이. 韓國農村醫學會誌 1996;21(2):151－157.

37. 강지용, 위자형, 하은희, 곽정옥, 김인숙. 국민영양조사 개선을 위한 지역사회영양조사연구 －지식, 실기, 태도, 식행동을 중심으로－. 韓國農村醫學會誌 1997;22(2):147－158.

38. 위자형, 이보은. 한 농촌 면단위지역 영아의 예방접종실태에 관한

조사. 韓國農村醫學會誌 1998;23(2):205 – 213.

39. 위자형, 하은희, 이선희, 조희숙, 김정연, 김선희, 배현아. 일개 농
촌 면단위 지역 주민의 보건지소 의료이용실태에 관한 조사. 韓
國農村醫學會誌 1998;23(2):243 – 250.

■ 서울 연희지역사회보건사업

〈논문〉

1. 梁在謀, 金命鎬. 延世地域에 對한 保健基礎調査. 豫防醫學會誌
1968;1(1):25 – 36.

2. 柳承欽, 丁英淑, 李京子, 金光鐘. 연세지역 아파트 주민의 모자보
건에 관한 실태조사. 豫防醫學會誌 1971;4(1):77 – 87.

3. 박태근, 김일순, 윤방부. 국민학교 아동들의 튜버큐린반응에 관한
고찰. 豫防醫學會誌 1973;6(1):119 – 131.

4. 김일순, 김기순, 박태근. 연희지역 주민의 질병 및 의료양상. 最新
醫學 1973;16(4):541 – 553.

5. 윤방부, 최인숙. 연희지역 영세민의 모자보건에 관한 실태조사. 最
新醫學 1973;16(4):559 – 574.

6. 이정숙. 일부 연세지역 부인들의 자녀를 원하는 이유의 분석에 대
한 기초연구. 看護學會誌 1973;3(2):81 – 90.

7. 노순영. 일부 도시영세민의 가족계획 실태에 관한 연구. 看護學會
誌 1973;3(3):50 – 61.

8. 최인숙. 연희 영세지역 주민의 먹는 피임약 복용상태에 관한 조사
연구. 대한간호학회지 1974;4(1):121 – 134.

9. 김명호, 정영숙, 윤방부. 도시영세민의 상병통계에 관한 연구. 中
央醫學 1976;31(4):367 – 374.

10. 강혜영. 일선 보건요원의 가정방문에 대한 조사연구 ―연희지역 보건관리소를 중심으로―. 最新醫學 1977;20(6):111―116.

11. 김인숙. 연희지역 아파트주부의 건강관리실천의 결정요인분석에 관한 조사연구. 간호학회지 1978;8(2):89―102.

12. 윤방부, 강남부, 경영후. 먹는 피임약 부작용중 소화기 계통 부작용에 관한 연구. 最新醫學 1979;22(12):49―62.

■ 서울 구로구 구로6동/반월(안산) 도시영세민 일차보건사업

〈보고서/서적〉
• 차철환, 염용태, 송동빈, 이명숙. 도시 일차보건의료사업을 위한 기초조사―서울특별시 구로구 구로6동을 중심으로―. 고려대학교 지역사회보건개발위원회. 1989.

〈논문〉
1. 趙炳熙, 車喆煥, 廉容泰. 半月, 九老, 驪州 地域住民의 保健醫療行態에 관한 基礎研究. 韓國農村醫學會誌 1981;6(1):44―60.

2. 李在東, 車喆煥, 金順德. 大氣汚染이 國民學校 兒童의 肺機能에 미치는 影響에 關한 調査. 最新醫學 1982;25(8):979―986.

3. 南貞祐, 趙炳熙, 宋東彬, 車喆煥. 一部 地域住民의 醫療體制에 對한 認識에 關한 研究. 韓國農村醫學會誌 1982;7(1):25―32.

4. 禹哲濟, 車炯勳, 趙炳熙, 廉容泰. 症狀認識과 豫期的 醫療追求에 관한 研究. 韓國農村醫學會誌 1982;7(1):33―42.

5. 崔榮珠, 車炯勳, 廉容泰. 一部 住民의 醫療機關에의 態度 및 醫療利用에 對한 研究. 韓國農村醫學會誌 1983;8(1):35―43.

6. 김영하, 차형훈, 염용태. 일부 도시지역 주민의 가족계획 실천에 관한 연구. 韓國農村醫學會誌 1984;9(1):27―38.

7. 朴元宗, 姜得姬, 林國煥. 一部都市 零細民의 社會的 組織網과 醫療行爲에 對한 硏究. 大韓保健協會誌 1984;10(2):131－144.

8. 崔永澤, 李恩一, 金孝中. 一部 地域社會 住民의 醫療 行態에 關한 硏究 －半月邑 住民의 Shopping－around 現象을 中心으로－. 韓國農村醫學會誌 1986;11(1):44－54.

9. 崔慶宇, 李淳來, 金孝中. 醫療機關에 對한 態度가 醫療 追求行爲에 미치는 影響. 韓國農村醫學會誌 1986;11(1):55－63.

10. 유호상, 송동빈, 염용태, 차철환. 일부 도시지역 주민의 약물 장기복용에 관한 사회의학적 연구. 韓國農村醫學會誌 1987;12(1):102－110.

11. 崔翔旭, 李明淑, 廉容泰. 도시주민의 B형 간염에 대한 예방적 건강행위 이행에 관한 연구. 高醫大論集 1990;27(3):647－662.

12. 문현창, 염용태, 이명숙. 도시주민 건강진단 수진에 관한 행동변인 연구. 韓國疫學會誌 1990;12(2):184－190.

13. 염용태, 이명숙, 조병희, 송동빈. 도시지역 보건사업에서 컴퓨터의 활용방안에 관한 연구. 高醫大論集 1990;27(2):523－534.

14. 李恩珠, 李明淑, 車喆煥. 영유아예방접종시 보건소 이용 가정과 병의원 이용 가정의 사회계층적 특성에 관한 분석연구. 高麗大論集 1991;28(3):717－729.

15. 洪性煥, 廉容泰. 도시 일차보건사업의 평가에 관한 실험적 연구. 高麗大論集 1991;28(3):731－740.

■ 여주군 점동면 농촌지역 일차보건사업

〈보고서/서적〉

• 차철환, 염용태, 송동빈, 이순래, 이명숙. 지역사회보건사업 평가－고려대학교 여주 및 구로지역 일차보건의료사업을 중심으로－. 고

려대학교 지역사회보건개발위원회. 1988.

• 차철환, 염용태, 이명숙, 조병희. 도시·농촌별 일차보건의료의 접근. 고려대학교 지역사회보건개발위원회. 1992.

〈논문〉

1. 朱炅煥, 崔得麟, 林漢鍾. 京畿道 驪州郡에 있어서의 肝吸蟲感染實態調査. 韓國農村醫學會誌 1982;7(1):43-49.

2. 차민영, 차형훈, 염용태. 농약의 사용과정과 중독에 관한 사회의학적 고찰. 韓國農村醫學會誌 1984;9(1):18-26.

3. 李恩一, 閔在基, 宋東彬. 一部 農村住民이 傷病 現況調査와 調査技法의 比較研究. 韓國農村醫學會誌 1984;9(1):39-45.

4. 趙聲鍾, 宋東彬, 車喆煥. 鹽分最小感應値와 血壓의 聯關性에 關한 疫學的 研究. 高醫大論集 1985;22(3):85-96.

5. 서윤석, 염용태, 송동빈, 차철환. 일부 농촌주민의 약물장기복용에 관한 사회의학적 연구. 最新醫學 1985;28(8):99-105.

6. 정명숙, 이준상, 임한종, 염용태, 차철환, 구범환. 농촌지역 주민(여주읍)에 있어서 간흡충 감염현황 조사 -학생을 통한 대변 수집 방안 및 결과-. 韓國農村醫學會誌 1986;11(1):3-11.

7. 허달영, 이명숙, 염용태, 김순덕. 농촌 일차 보건사업에 있어서 마을건강원 업무량 및 업적에 관한 연구. 韓國農村醫學會誌 1987; 12(1):36-53.

8. 김양수, 염용태, 송동빈, 김순덕. 일부 농촌지역의 모자보건 및 가족계획실태에 관한 연구. 韓國農村醫學會誌 1987;12(1):54-62.

9. 오영주, 황인주, 우순자. 驪州地域 農村主婦들의 營養素 攝取實態. 한국영양학회지 1987;20(5):301-308.

10. Cha CW. Changes of health seeking behavior of rural

residents induced by the primary health care project. 韓國農村醫學會誌 1988;13(1):79－81.

11. 金順德, 廉容泰, 李明淑. 일부 농촌부인의 자궁경부암 집단검진 시 수진과 관련된 결정요인의 분석연구. 高醫大論集 1988; 25(3):650－664.

12. 朴相潤, 李明淑, 廉容泰. 출산율 및 피임수용에 작용하는 가족계획 외적 요인에 관한 분석 연구. 高麗大論集 1991;28(3):703－716.

13. 손길수, 염용태, 장성훈. 건강검사를 통한 농촌주민의 건강문제 분석연구. 韓國疫學會誌 1991;13(2):197－203.

14. 임경진, 염용태, 이명숙. 환자의뢰제도를 통한 일차보건사업의 병원과 연계에 관한 실험적 연구. 高麗大論集 1992;29(1):85－100.

15. 한명화, 이명숙, 이송자. 일부 농촌지역의 의뢰환자 프로그램 운영에 관한 연구. 한국보건간호학회지 1992;6(1):15－24.

16. 염용태, 이명숙, 조병희. 농촌지역사회 보건요원의 교육을 통한 주민의 보건복지 향상에 관한 사회의학적 연구. 韓國農村醫學會誌 1992;17(1):34－45.

17. 유지소, 염용태. 농촌 집단검진시 재검수진 행위이행에 관한 연구 －Papanicolau 세포진 검사를 중심으로－. 高大論文集 1992; 29(3):557－564.

18. 이명숙, 한명화, 이금련. 마을건강원 역할 및 업무내용에 관한 고찰. 한국보건간호학회지 1993;7(1):1－16.

19－1. Park SG, Yum YT. Experimental approach to community participation in rural primary health care. Dankook Med J 1995;1(1):123－133.

19－2. Park SG, Yum YT. Experimental approach to community participation in rural primary health care. 高醫大論集 1995;

32(1):45 – 53.

20. Lee HT, Park JK, Choi SY, Choi BY, Kim MK, Mori M, Yamori Y, Lim YH, Shin J. Mediating effects of nocturnal blood pressure and morning surge on the contributions of arterial stiffness and sodium intake to morning blood pressure: A path analysis. Blood Press 2016;25(1):28 – 35.

■ 경산군 지역보건사업

〈논문〉

1. Yu SH, Park JH, Woo KH. Evaluation of community health practitioners' activities. Yonsei Med J 1984;25(1):46 – 5

2. 朴正漢, 金貞男, 禹克鉉. 都市와 農村地域의 嬰幼兒 豫防接種率 比較調査. 豫防醫學會誌 1985;18(1):137 – 147.

3. 이충원, 윤능기, 이성관. 일부 농촌과 도시의 건강선별조사 자료로 본 백혈구수와 고혈압과의 관계. 예방의학회지 1991;24(3):363 – 372.

4. 손지연, 김귀연, 이종영, 김두희. 일부 농촌지역 노인들에서 Edinburgh 파행 설문지를 이용한 말초동맥질환 유병률. 예방의학 회지 1995;28(2):364 – 372.

■ 홍천, 군위, 옥구 마을건강사업

〈보고서/서적〉

• 한국보건개발연구원. 한국의 보건시범사업. 1977.
• 한국보건개발연구원. 보건시범사업 종합평가보고서. 1980.
• 송건용, 김홍숙, 김영임. 농어촌벽지 보건의료에 관한 연구 －보건 진료원 활동성과 평가를 위한 기초조사－. 한국인보건연구원. 1983.

- 한국인구보건연구원. 도시일차보건의료 자문회의 보고서. 1985.
- 김진순, 오영애. 보건진료소 이용도 평가. 『농촌일차보건의료사업 연구보고서 －지도감독체계 및 보건진료소 이용도 평가－』. 한국인구보건연구원. 1985.
- 김진순 외. 2000년을 향한 1차 보건의료의 기본계획수립 연구. 한국인구보건연구원. 1986.
- 김진순 외. 보건진료소 운영분석 연구. 한국인구보건연구원. 1987.
- 김공현 외. 마을건강원 활용방안에 관한 연구. 한국인보건연구원. 1987.

〈논문〉

1. 朴明潤, 蔡範錫, 金瑛南, 牟壽美, 一部 江原道 農村 就學前 어린이의 營養調査. 大韓保健協會誌 1979;5(2):55－71.
2. 朴明潤, 崔善惠, 牟壽美. 통합마을보건지도자료의 평가. 大韓保健協會誌 1980;6(2):11－24.
3. 朴明潤, 金英淑, 牟壽美. 農村保健事業地域의 어린이 營養 實態調査. 大韓保健協會誌 1980;6(1):109－121.
4. 朴明潤, 金英淑, 牟壽美, 農村保健事業地域의 離乳 및 어린이 食行動에 關한 調査. 大韓保健協會誌 1980;6(2):25－34.
5. Park TK, Berlin P. Prevalence of exclusive and extended breastfeeding among rural Korean women. Yonsei Med J 1981;22(2):108－121.
6. 趙留香. 一部 農村地域의 嬰兒死亡에 關한 調査硏究 (軍威·沃溝·洪川). 대한간호 1981;20(4):77－85.
7. 박정한, 김신향, 천병렬, 김귀연, 예민해, 조성억, 조재연. 추적조사에 의한 농촌여성의 출산력과 임신소모율. 예방의학회지 1988;

21(1):21−30.

8. Park JH, Yeh MH, Chun BY, Cho SE, Kim H, Chung HJ, Cho JY, Song JH, Kim GY, Kim JR. Cohort infant mortality rate of Gunwee and Hapchun counties and an MCH center in Taegu. 예방의학회지 1990;23(1):87−97.

■ 충청남도 서산군 지역보건의료사업

〈보고서/서적〉

• Bang S. A comparative study of the effectiveness of a family planning program in rural Korea. 1968.

• 순천향대학교 의학부 예방의학교실. 가족계획 및 모자보건의 효율적 통합방안에 관한 연구 −기초조사보고서−. 1983.

〈논문〉

1. 洪鍾寬, 兪勳, 姜南熙. 農村住民의 醫療實態에 關한 調査研究 −忠清南道 瑞山郡−. 順天鄉醫報 1976;1(2):37−73.

2. 金恩實, 方坂. 家族計劃 및 母子保健의 效率的인 統合方案에 關한 研究 −保健支所의 機能統合을 위한 瑞山郡 現地調査 事例報告−. 韓國農村醫學會誌 1983;8(1):81−87.

3. 韓聖鉉. 우리나라 一部 農村의 家族計劃 및 母子保健事業 實態. 순천향대학논문집 1983;6(2):171−193.

4. 김영옥, 정혜경, 방숙. 韓國 農村住民의 營養狀態 水準과 그 결정요인에 관한 研究 문헌고찰(I). 식품과 영양지 1984;5(3):20−25.

5. 방숙, 김영옥, 정혜경, 한성현. 농촌 미취학아동의 영양건강상태에 미친 요인에 관한 연구. 韓國疫學會誌 1985;7(2):284−298.

6. 方埱, 韓聖鉉, 李仁淑. 우리나라 農村地域에서의 效率的인 母子保健事業에 관한 硏究 —保健支所 內에 助産員 投入後 母子保健事業의 效果를 中心으로—. 순천향대학논문집 1985;8(2):175－192.

7. 방숙, 한성현, 김영옥, 정혜경. 우리 나라 일부 농촌지역사회에서 어린이 건강에 영향을 주는 요인분석. 순천향대학논문집 1985;8(4):411－426.

8. 韓聖鉉. 우리나라 一部 農村地域社會에서 周産期 및 嬰兒死亡에 影響을 주는 要因에 關한 硏究 —Multiple Log—linear analysis를 적용하여—. 순천향대학논문집 1986;9(2):229－238.

9. Bang S, Kim YO, Chung HK. Field appraisal of the nutritional status of preschool children and their mothers and the investigation of its determinants in rural Korea. 韓國疫學會誌 1986;8(2):269－313.

10. 金琅昊, 方埱, 金貞順, 許龍, 丁海寬, 安文永, 李鍾求, 구자일, 김헌, 권순만, 張友鉉. 一部 農村部落에서 集團發生한 細菌性 痢疾의 疫學的 特性. 韓國疫學會誌 1986;8(2):330－336.

11. 방숙, 한성현, 이정자, 안문영, 이인숙, 김은실, 김종호. 가족계획과 모자보건 통합을 위한 조산원의 투입효과 분석 —서산지역의 개입연구 평가보고—. 예방의학회지 1987;20(1):165－203.

■ 충청북도 음성군 지역보건의료사업

〈보고서/서적〉

• Bang S. Field Appraisal of the Nutritional Status of Preschool Children and their Mothers and the Investigation of its Determinants in Rural Korea. Institute of Population and

Community Medicine, Soonchunhyang University. 1986.

• 방숙, 강득희, 김양호, 김은실, 김종호, 안문영, 이정자, 이종인, 정경희, 조홍준, 한성현, 채영문, 정영철, 백귀순, 최정심. 순천향 음성병원 진료권내 보건의료사업 연구보고서 −지역의료자원의 활성화를 위한 다학문적 접근−. 순천향대학 인구 및 지역사회의학연구소. 1989.

〈논문〉

1. 韓聖鉉, 金琅昊, 李成秀. 우리나라 一部 農村地域社會에서 高血壓의 危險要因 및 患者管理 狀態에 關한 研究(Ⅰ). 韓國疫學會誌 1986;8(1):23−36.

2. 徐壽亨, 方埱. 일부 농촌지역의 모자보건쎈타 이용실태와 분만장소 선택에 대한 형태연구. 순천향대학논문집 1987;10(1):45−62.

3. 韓聖鉉, 金琅昊, 李成秀. 우리나라 農村 保健支所에서 高血壓患者의 追求管理 方案 및 그 效果에 關한 研究. 순천향대학논문집 1987;10(2):387−407.

4. 한성현, 이성수. 일부 농촌지역에서 뇌졸중의 위험요인에 관한 연구 −환자 대조군 연구−. 예방의학회지 1988;21(1):82−88.

5. 한성현, 정경희, 방숙. 보건지표로 본 지역사회 보건의료사업의 평가 −음성지역 보건의료사업을 중심으로−. 韓國疫學會誌 1988;10(2):174−194.

6. 方埱, 金鐘溟, 李鍾仁. 農村夫人의 母子保健서비스 利用에 미치는 社會文化的 要因에 관한 研究 −陰城地域의 母性保健 事例를 中心으로−. 순천향대학논문집 1988;11(1):13−39.

7. 한성현, 정경희, 방숙. 우리나라 농촌지역의 가족보건서비스 이용상태 및 가족보건서비스 이용 요인분석. 순천향대학논문집 1988;

11(3):253－304.

8. 이정자, 최정심, 김종호, 방숙. 농촌지역의 임산부와 영유아를 위한 영양개선사업에서 마을건강원의 역할. 순천향대학논문집 1988;11(3):305－324.

9. 백귀순, 방숙. 한국농촌에서 출산력조절과 여성의 역할관계에 대한 연구. 순천향대학논문집 1988;11(3):355－374.

10. 안문영, 최정심, 방숙. 지역(군수준) 모자보건인력에 대한 교육과정 및 교육자료 개발에 대한 연구. 순천향대학논문집 1988;11(3):375－412.

11. 한성현, 채영문, 정영철, 이정자, 김영희, 안상은, 방숙. 모자보건사업의 관리정보 체계개발에 관한 연구 －면보건지소를 중심으로－. 순천향대학논문집 1988;11(3):413－489.

■ 서울 신림동/상계동 도시영세민 일차보건사업

〈보고서/서적〉

• 변종화 외. 도시 저소득층 지역 보건의료실태 보고서. 한국인보건연구원. 1982.

• 김공현, 김현옥, 안성규. 도시저소득층 지역 보건서비스 개발을 위한 기초조사 연구보고. 한국인보건연구원. 1983.

• 한규호, 김공현, 박윤성, 최정수, 박연우, 장성희. 도시 1차보건의료 시범사업 종합보고. 한국인보건연구원. 1986.

〈논문〉

1. 金鎭順. 都市 低所得層住民의 醫療利用實態. 韓國農村醫學會誌 1990;15(1):28－40.

2. 文玉綸, 姜聲道. 大都市 零細民을 爲한 1次 保健醫療事業 開發에 關한 研究. 國民保健研究所 研究論叢 1991;1(1):131－160.

■ 곡성군 일차보건사업

〈논문〉

1. 이진희, 고기호, 김용식, 이정애. 일부 농촌주민과 도시영세민의 상병 및 의료이용에 관한 연구. 예방의학회지 1988;21(2):404－418.

2. 주형규, 최진수. 농촌지역 고혈압 및 당뇨병 환자들의 치료순응도에 관한 연구. 가정의학회지 1994;15(7);446－464.

3. 황민홍, 김석일, 박종, 류소연, 이철갑, 안현옥, 김양옥, 김기순. 蟾津江流域 谷城地域의 肝吸蟲 感染實態 및 關聯要因. 韓國農村醫學會誌 1997;22(2):239－252.

4. 김석일, 박종, 김기순, 양애향, 김영락. 간흡충 만연 일 지역에서 투약 후 유병률 및 재감염율 조사. 韓國農村醫學會誌 1999;24(2):225－232.

5. 김석일, 윤우상. 섬진강 유역 곡성군, 순창군 지역 주민의 간흡충증 관리. 韓國農村醫學會誌 2004;29(1):163－175.

6. Choi SW, Lee YH, Kweon SS, Song HR, Ahn HR, Rhee JA, Choi JS, Shin MH. Association between total bilirubin and hemoglobin A1c in Korean type 2 diabetic patients. J Korean Med Sci 2012;27(10):1196－1201.

7. An MS, Kim SA, Lee JH, Choi SW, Shin MH. Glycated hemoglobin and all－cause mortality in Korean type 2 diabetes. Chonnam Med J 2017;53(3):223－228.

■ 대구 남구 대명동 일차보건의료에 기초한 도시지역 보건의료체계 연구개발사업

〈보고서/서적〉

• 박정한, 이성국, 박재용, 우극현. 도시 영세지역 일차보건의료사업을 위한 기초조사. 경북대학교 의과대학 예방의학교실. 1984.

• 강복수, 정종학, 김창윤, 김석범, 사공준. 지역사회 진단을 위한 기초조사. 영남대학교 의과대학 예방의학교실. 1989.

• 강복수, 정종학, 김창윤, 김석범, 사공준, 이경수, 정문속, 구자엽, 정한진, 이재무, 이수연, 조용숙. 일차보건의료에 기초한 도시지역보건의료체계 연구개발사업 결과보고서. 영남대학교 의과대학 예방의학교실. 1992.

〈논문〉

1. 강복수. 일차보건의료에 기초한 지역보건의료체계. 영남의대학술지 1988;5(1):1−7.

2. 김석범, 강복수. 대구시민의 의료기관 이용률과 연관요인. 예방의학회지 1989;22(1):29−44.

3. 김귀연, 박정한. 모자 보건 센터에서의 고위험 산모 의뢰 기준의 타당성. 예방의학회지 1989;22(1):146−152.

4. 강복수. 일차보건의료 접근을 통한 건강한 도시 가꾸기 사업. 영남의대학술지 1991;8(1):12−23.

5. 강복수, 이경수, 김창윤, 김석범, 사공준, 정종학. 도시 영세지역 주민의 상병양상과 의료이용행태. 영남의대학술지 1991;8(1):107−126.

6. 김창윤, 사공준, 김석범, 강복수, 정종학. 도시 영세지역 주민의 건강진단 결과. 영남의대학술지 1991;8(2):150−157.

7. 김복연, 김석범, 김창윤, 강복수, 정종학. 의료보호대상자의 의료이용 양상. 영남의대학술지 1991;8(2):185－199.

8. 황인수, 이경수, 김창윤, 강복수, 정종학. 도시 영세지역의 가계 의료비 지출. 영남의대학술지 1993;10(1):91－102.

9. 김석범, 강복수. 지역의료보험 실시 전후 도시 일부주민의 의료이용양상 비교. 예방의학회지 1994;27(1):117－134.

■ 연천군 지역의료체계 시범사업

〈보고서/서적〉

• 서울대학교 의과대학. 연천지역보건사업. 1996

〈논문〉

1. 이상일, 최현림, 안형식, 김용익, 신영수. 1개 군지역 의료보험제도에서의 보험료 부담수준별 병·의원 의료이용에 관한 연구. 예방의학회지 1989;22(4):578－590.

2. 김수경, 김용익. 보건의료원이 설립된 군지역 주민의 의료이용양상 변화 분석. 보건행정학회지 1992;2(1):147－166.

3. 김용익, 안문영, 이종구, 김덕원. 사례보고－I. 연천군의 고혈압관리사업 사례. 韓國農村醫學會誌 1993;18(1):31－38.

4. 이영성, 김창엽, 김용익, 신영수, 고재욱. 한 농촌지역에서 실시한 소아 급성호흡기감염 관리사업의 평가 －항생제 사용을 중심으로－. 韓國農村醫學會誌 1993;18(2):105－119.

5. 이건세, 김창엽, 김용익, 신영수. 농촌지역의 방문보건서비스에 대한 요구조사. 韓國農村醫學會誌 1994;19(1):41－52.

6. 김창엽, 김용익, 신영수. 한 농촌 지역사회의 성인 임의예방접종 실태조사. 감염 1994;26(3):207－215.

7. Park Y, Lee H, Koh CS, Min H, Yoo K, Kim Y, Shin Y. Prevalence of diabetes and IGT in Yonchon County, South Korea. Diabetes Care 1995;18(4):545−548.

8. 백희영, 류지영, 최정숙, 안윤진, 문현경, 박용수, 이홍규, 김용익. 한국 농촌 성인의 식이 섭취 조사를 위한 식품섭취 빈도 조사지의 개발 및 검증. 韓國營養學會誌 1995;28(9):914−922.

9. 이은식, 이종욱, 김용익, 신영수. 한국인에서 전립선 비대증 유병율 추정: International Prostate Symptom Score(IPSS)를 이용한 연천지역에서의 역학적 조사. 大韓泌尿器科學會誌 1995;36(12):1345−1352.

10. 강기철, 유근영, 김진규, 박용수, 이홍규, 이건세, 김창엽, 김용익, 신영수. 한국인 농촌 건강주민에서 비만지표와 혈청지질치와의 상관성 연구. 韓國脂質學會誌 1996;6(2):101−110.

11. 박용수, 이홍규, 김성연, 고창순, 민헌기, 이종구, 안문영, 김용익, 신영수. 인슐린비의존형 당뇨병의 위험인자 분석. 당뇨병 1996; 20(1):14−24.

12. 신찬수, 김현규, 김원배, 박경수, 김성연, 조보연, 이홍규, 고창순, 김용익, 신영수, 백희영, 오태근, 박용수, 양병국. 경기도 연천지역에서 당뇨병의 발생률. 당뇨병 1996;20(3):264−272.

13. Park Y, Lee H, Koh CS, Min H, Rowley M, Mackay IR, Zimmet P, McCarthy B, McCanlies E, Dorman J, Trucco M. The low prevalence of immunogenetic markers in Korean adult−onset IDDM patients. Diabetes Care 1996;19(3):241−245.

14. Park Y, Lee H, Koh CS, Min H, Zimmet PZ, Rowley MJ,

Mackay IR, Trucco M, Dorman JS. Low prevalence of immunogenetic markers of IDDM in adult Koreans with diabetes detected on OGTT. Diabetes Res Clin Pract 1996;34 Suppl:S37－S43.

15. Park Y, Lee H, Koh CS, Min H. Community－based epidemiologic study on atherosclerotic cardiovascular risk factors. Diabetes Res Clin Pract 1996;34 Suppl:S65－S72.

16. 신찬수, 이홍규, 박용수. 경기도 연천지역에서 심혈관계 질환의 위험인자. 韓國脂質學會誌1997;7(2):S109－S115.

17. 우종인, 이정희, 유근영, 홍진표, 김창엽, 김용익, 이강욱. 한국의 한 농촌 지역에 거주하는 노인에서의 치매의 유병률. 神經精神醫學 1997;36(1):92－102.

18. 이홍규, 김성연, 고창순, 민헌기, 이종구, 안문영, 김용익, 신영수. 지역사회를 대상으로 한 당뇨병 및 당내인성장애 유병률 연구. 대한내과학회지 1997;52(2):184－190.

19. 박용수, 이경진, 김태화, 김목현, 이홍규, 김성연, 고창순, 민헌기. 성인에서 발생하는 인슐린의존성 당뇨병 유병율 추정. 대한내과학회지 1997;52(5):661－671.

20. 박건상, 신찬수, 박경수, 김성연, 이홍규, 권순자, 박용수. 한국인에서 인슐린비의존형 당뇨병 발생의 한 예측인자로서 공복 프로인슐린의 농도. 당뇨병 1997;21(4):365－371.

21. Lee E, Park MS, Shin C, Lee H, Yoo K, Kim Y, Shin Y, Paik HY, Lee C. A high－risk group for prostatism: a population －based epidemiological study in Korea. Br J Urol 1997; 79(5):736－741.

22. Shin CS, Lee HK, Koh CS, Kim YI, Shin YS, Yoo KY, Paik HY, Park YS, Yang BG. Risk factors for the development of NIDDM in Yonchon County, Korea. Diabetes Care 1997; 20(12):1842－1846.

23. 심재은, 류지영, 백희영, 신찬수, 이홍규, 박용수. 반정량적 식품 섭취 빈도법을 이용한 농촌 성인의 만성 퇴행성 질환에 영향을 미치는 식이요인 연구. 韓國疫學會誌 1997;19(1):42－57.

24. 서혜숙, 최진욱, 이홍규, 민병구. 인슐린비의존형 당뇨병의 위험 인자 분석을 위한 신경망의 도입. 대한의료정보학회지 1998;4 (2):127－131.

25. 박영주, 정인경, 신찬수, 박경수, 김성연, 이홍규, 권순자. 연천지 역에서 시행한 당뇨병을 진단하기 위한 공복혈당검사의 가치 평 가. 당뇨병 1998;22(3):372－380.

26. 안윤진, 백희영, 이홍규, 박용수. 한국 농촌 성인의 당뇨 신환군과 비당뇨군의 식품섭취빈도 조사법에 의한 식품섭취 비교 연구. 한 국식품영양과학회지 1998;27(1):182－190.

27. 송윤주, 백희영. 연천 지역 성인의 계절별 영양소 및 식품섭취 비 교 연구. 한국식품영양과학회지 1998;27(4):775－784.

28. 이심열, 주달래, 백희영, 신찬수, 이홍규. 24시간 회상법으로 조사 한 연천지역 성인의 식생활 평가(1): 영양소 섭취평가. 韓國營養 學會誌 1998;31(3):333－342.

29. 이심열, 주달래, 백희영, 신찬수, 이홍규. 24시간 회상법으로 조사 한 연천지역 성인의 식생활 평가(2): 식품섭취평가. 韓國營養學 會誌 1998;31(3):343－353.

30. 홍진표, 김윤, 배재남, 정유진, 강영호, 양병국, 김용익, 김병후,

이철, 조맹제. 중증 만성정신질환자 수의 추산 −두 지역사회 조사를 중심으로−. 神經精神醫學 1998;37(2):330−339.

31. Lee E, Yoo KY, Kim Y, Shin Y, Lee C. Prevalence of lower urinary tract symptoms in Korean men in a community−based study. Eur Urol 1998;33(1):17−21.

32. 조맹제, 하양숙, 한경자, 박성애, 송미순, 김용익, 이군희, 김한규, 김창윤, 홍진표. 일 농촌지역의 우울 증상에 관한 역학 연구 −위험요인 및 요인구조 분석−. 神經精神醫學 1999;38(2):266−277.

33. Woo JI, Lee JH, Yoo KY, Kim CY, Kim YI, Shin YS. Prevalence estimation of dementia in a rural area of Korea. J Am Geriatr Soc 1998;46(8):983−987.

34. 함봉진, 김장규, 조맹제. 지역사회 노인들의 치매와 우울장애의 유병율, 발병율 및 위험인자 분석: 2단계 1년 추적연구. 노인정신의학 1999;3(2):140−148.

35. 김재현, 박경수, 박건상, 김숙경, 박도준, 김성연, 조보연, 이홍규, 강봉선. 한국인 성인의 미토콘드리아 DNA 16189 변이 빈도와 인슐린 저항성과의 연관성. 당뇨병 1999;23(3):299−306.

36. 정인경, 문민경, 김상완, 박영주, 김선욱, 신찬수, 박도준, 박경수, 김성연, 조보연, 김노경, 이홍규. 연천지역 주민에서 내당능장애와 공복혈당장애의 임상적 특성 비교. 당뇨병 2000;24(1):71−77.

37. Park KS, Shin CS, Park YS, Park DJ, Koh JJ, Kim SY, Lee HK. Comparison of glucose tolerance categories in the Korean population according to World Health Organization and American Diabetes Association diagnostic criteria. Korean J Intern Med 2000;15(1):37−41.

38. 서국희, 김장규, 연병길, 박수경, 유근영, 양병국, 김용익, 조맹제. 노년기 치매와 우울증의 유병률 및 위험인자. 神經精神醫學 2000;39(5):809-824.

39. 배강우, 안윤진, 박용수, 박경수, 양병국, 이홍규. 연천 지역사회를 대상으로 하는 당뇨병 환자에서의 사망률 조사. 당뇨병 2001; 25(5):384-398.

40. Moon JJ, Cho SY. Incidence patterns of vivax malaria in civilians residing in a high-risk county of Kyonggi-do (Province), Republic of Korea. Korean J Parasitol 2001; 39(4):293-299.

41. Kim JH, Park KS, Cho YM, Kang BS, Kim SK, Jeon HJ, Kim SY, Lee HK. The prevalence of the mitochondrial DNA 16189 variant in non-diabetic Korean adults and its association with higher fasting glucose and body mass index. Diabet Med 2002;19(8):681-684.

42. 조성진, 김용익, 조맹제, 서동우, 박계식, 배재남, 신철진, 지경환, 함봉진, 정인원. 지역 사회에 거주하는 저소득층 만성 정신질환자의 요구도조사. 神經精神醫學 2003;42(6):771-783.

43. Lee JY, Chang SM, Jang HS, Chang JS, Suh GH, Jung HY, Jeon HJ, Cho MJ. Illiteracy and the incidence of Alzheimer's disease in the Yonchon County survey, Korea. Int Psychogeriatr 2008;20(5):976-985.

44. Shim JE, Paik HY, Shin CS, Park KS, Lee HK. Vitamin C nutriture in newly diagnosed diabetes. J Nutr Sci Vitaminol (Tokyo) 2010;56(4):217-221.

■ 화천군 시범보건사업

〈보고서/서적〉

• 한림대학교 사회의학연구소. 보건소망을 통한 고혈압관리사업-화천군 사업의 체험과 교훈-. 1993.
• 한달선, 김병익, 배상수, 권순호, 이인숙, 이석구. 농촌 지역보건사업의 발전방향-화천사업의 체험과 교훈을 기반으로-. 한림대학교 사회의학연구소. 1996.

〈논문〉

1. 이인숙, 박정분, 배상수. 공공보건기관에서의 만성질환 관리를 위한 가정방문사업 고찰. 大韓保健協會誌 1992;18(1):3-23.
2. 이인숙, 배상수. 보건소조직을 통한 고혈압관리사업. 보건행정학회지 1993;3(2):25-56.
3. 배상수, 이인숙, 김순미, 우선옥, 이영조, 김병익, 한달선, 이석구. 고혈압환자의 치료순응도에 영향을 미치는 요인. 보건행정학회지 1994;4(1):25-48.
4. 권태봉, 이정선, 이명헌, 우영국, 김영현, 주진순. 40세 이상 강원도 화천지역 주민의 영양섭취 실태조사. 한국노화학회지 1994;4(2):125-130.
5. 이정선, 이명헌, 권태봉, 주진순. 강원도 화천지역에 거주하는 40대 이상 주민의 혈청지질 농도 및 이와 관련된 요인 분석. 韓國營養學會誌 1996;29(9):1035-1041.
6. 주진순, 이정선, 우영국, 권태봉. 위암발증 원인균에 대한 생활습관 및 영양섭취에 있어서 농촌지역 주민조사. 한국식품영양학회지 1997;10(3):330-338.

7. 원장원, 김창식, 김병성, 최현림, 김동현. 건강한 노인과 청장년간의 심전도 소견 차이 −1개 군 지역주민을 대상으로−. 가정의학회지 1998;19(1):2−7.

8. 권태봉, 이정선, 우영국, 이명헌, 정철원, 주진순. 위암발증 원인에 대한 생활습관 및 영양섭취에 있어서 농촌지역 주민조사 −강원도 화천군 주민의 Helicobacter pylori 감염률을 중심으로−. 한국식품영양학회지 1999;12(1):13−19.

9. 배상수, 김지, 민경복, 권순호, 한달선. 지역단위 고혈압사업에 있어서 환자의 치료순응도와 결정요인. 예방의학회지 1999;32 (2):215−227.

네팔의 일차보건의료 시범보건사업 관련 지역별 연구논문 목록

Ⅰ. Far-western Region

■ Far-western Region 공동 수행

1. Manzardo AE, Dahal DR, Rai NK. The Byanshi: an ethnographic note on a trading group in far western Nepal. Contrib Nepalese Stud. 1976;3(2):83-118.

2. Awasthi KR, Adefemi K, Tamrakar M. HIV/AIDS: A persistent health issue for women and children in Mid and Far western Nepal. Kathmandu Univ Med J 2015;13(49):88-93.

3. Dhungana GP, Thekkur P, Chinnakali P, Bhatta U, Pandey B, Zhang WH. Initiation and completion rates of isoniazid preventive therapy among people living with HIV in Far-Western Region of Nepal: a retrospective cohort study. BMJ Open 2019;9(5):e029058.

■ Achham District

4. Schwarz D, Andrews J, Gauchan B. Visceral leishmaniasis in far western Nepal: another case and concerns about a new area of endemicity. Am J Trop Med Hyg 2011;84(3):508.

5. Basnet B, Gauchan B, Shrestha R, Baruwal A, Karcles G, Silver Z. Strengthening free healthcare in rural Nepal. J Nepal

Med Assoc 2014;52(194):856−861.

6. Johnson DC, Bhatta MP, Smith JS, Kempf MC, Broker TR, Vermund SH, Chamot E, Aryal S, Lhaki P, Shrestha S. Assessment of high−risk human papillomavirus infections using clinician− and self−collected cervical sampling methods in rural women from far western Nepal. PLoS One 2014;9(6):e101255.

7. Johnson DC, Bhatta MP, Gurung S, Aryal S, Lhaki P, Shrestha S. Knowledge and awareness of human papillomavirus (HPV), cervical cancer and HPV vaccine among women in two distinct Nepali communities. Asian Pac J Cancer Prev 2014; 15(19):8287−8293.

8. Raut A, Thapa P, Citrin D, Schwarz R, Gauchan B, Bista D, Tamrakar B, Halliday S, Maru D, Schwarz D. Design and implementation of a patient navigation system in rural Nepal: Improving patient experience in resource−constrained settings. Healthc (Amst) 2015;3(4):251−257.

9. Johnson DC, Lhaki P, Bhatta MP, Kempf MC, Smith JS, Bhattarai P, Aryal S, Chamot E, Regmi K, Vermund SH, Shrestha S. Spousal migration and human papillomavirus infection among women in rural western Nepal. Int Health 2016;8(4):261−268.

10. Acharya B, Tenpa J, Thapa P, Gauchan B, Citrin D, Ekstrand M. Recommendations from primary care providers for integrating mental health in a primary care system in rural Nepal. BMC Health Serv Res 2016;16:492.

11. Maru S, Rajeev S, Pokhrel R, Poudyal A, Mehta P, Bista D, Borgatta L, Maru D. Determinants of institutional birth among women in rural Nepal: a mixed−methods cross−sectional study. BMC Pregnancy Childbirth 2016;16:252.

12. Maru D, Maru S, Nirola I, Gonzalez−Smith J, Thoumi A, Nepal P, Chaudary P, Basnett I, Udayakumar K, McClellan M. Accountable care reforms improve women's and children's health in Nepal. Health Aff (Millwood) 2017; 36(11):1965−1972.

13. Amatya P, Ghimire S, Callahan KE, Baral BK, Poudel KC. Practice and lived experience of menstrual exiles (Chhaupadi) among adolescent girls in far−western Nepal. PLoS One 2018;13(12):e0208260.

14. Kumar A, Schwarz D, Acharya B, Agrawal P, Aryal A, Choudhury N, Citrin D, Dangal B, Deukmedjian G, Dhimal M, Dhungana S, Gauchan B, Gupta T, Halliday S, Jha D, Kalaunee SP, Karmacharya B, Kishore S, Koirala B, Kunwar L, Mahar R, Maru S, Mehanni S, Nirola I, Pandey S, Pant B, Pathak M, Poudel S, Rajbhandari I, Raut A, Rimal P, Schwarz R, Shrestha A, Thapa A, Thapa P, Thapa R, Wong L, Maru D. Designing and implementing an integrated non−communicable disease primary care intervention in rural Nepal. BMJ Glob Health 2019;4(2):e001343.

■ Doti District

15. Poudel KC, Okumura J, Sherchand JB, Jimba M, Murakami I, Wakai S. Mumbai disease in far western Nepal: HIV infection and syphilis among male migrant−returnees and non− migrants. Trop Med Int Health 2003;8(10):933−939.

16. Poudel KC, Jimba M, Okumura J, Sharma M, Poudel Tandukar K, Wakai S. Migration in far western Nepal: a time bomb for a future HIV/AIDS epidemic? Trop Doct 2004;34(1):30−31.

17. Poudel KC, Jimba M, Okumura J, Joshi AB, Wakai S. Migrants' risky sexual behaviours in India and at home in far western Nepal. Trop Med Int Health 2004;9(8):897−903.

18. Poudel KC, Jimba M, Joshi AB, Poudel−Tandukar K, Sharma M, Wakai S. Retention and effectiveness of HIV/AIDS training of traditional healers in far western Nepal. Trop Med Int Health 2005;10(7):640−646.

19. Poudel KC, Jimba M, Okumura J, Wakai S. Emerging co− infection of HIV and hepatitis B virus in far western Nepal. Trop Doct 2006;36(3):186−187.

20. Vaidya NK, Wu J. HIV epidemic in Far−Western Nepal: effect of seasonal labor migration to India. BMC Public Health 2011;11:310. <Achham 공동 수행>

21. Mallinson T. Management of paediatric head injury in remote Nepal. BMJ Case Rep 2012;2012.

22. Bam K, Thapa R, Newman MS, Bhatt LP, Bhatta SK. Sexual

behavior and condom use among seasonal Dalit migrant laborers to India from Far West, Nepal: a qualitative study. PLoS One 2013;8(9):e74903. <Achham 공동 수행>

23. Bhandari GP, Bhusal CL. Cholera outbreak in far−western region of Nepal. J Nepal Health Res Counc 2013;11(23):6−8. <Achham 공동 수행>

24. Yadav RN, Joshi S, Poudel R, Pandeya P. Knowledge, attitude, and practice on menstrual hygiene management among school adolescents. J Nepal Health Res Counc 2018;15(3):212−216.

■ Bajura District

25. Thapa S. Challenges to improving maternal health in rural Nepal. Lancet 1996;347(9010):1244−1246.

26. Thapa S, Thapa DK, Buve A, Hannes K, Nepal C, Mathei C. HIV−related risk behaviors among labor migrants, their wives and the general population in Nepal. J Community Health 2017;42(2):260−268. <Bajhang 공동 수행>

■ Bajhang District

27. Tuladhar H. An overview of reproductive health of women in Bajhang district. Nepal Med Coll J 2005;7(2):107−111.

28. Onta S, Choulagai B, Shrestha B, Subedi N, Bhandari GP, Krettek A. Perceptions of users and providers on barriers to utilizing skilled birth care in mid− and far−western Nepal:

a qualitative study. Glob Health Action. 2014;7:24580.
<Kanchanpur 공동 수행>

29. Bhandari GP, Subedi N, Thapa J, Choulagai B, Maskey MK, Onta SR. A cluster randomized implementation trial to measure the effectiveness of an intervention package aiming to increase the utilization of skilled birth attendants by women for childbirth: study protocol. BMC Pregnancy Childbirth 2014;14:109. <Kanchanpur, Dailekh 공동 수행>

30. Choulagai BP, Onta S, Subedi N, Bhatta DN, Shrestha B, Petzold M, Krettek A. A cluster−randomized evaluation of an intervention to increase skilled birth attendant utilization in mid− and far−western Nepal. Health Policy Plan. 2017; 32(8):1092−1101. <Kanchanpur 공동 수행>

■ Darchula District

31. Kunwar RM, Shrestha KP, Bussmann RW. Traditional herbal medicine in far−west Nepal: a pharmacological appraisal. J Ethnobiol Ethnomed 2010;6:35.

32. Kunwar RM, Fadiman M, Cameron M, Bussmann RW, Thapa −Magar KB, Rimal B, Sapkota P. Cross−cultural comparison of plant use knowledge in Baitadi and Darchula districts, Nepal Himalaya. J Ethnobiol Ethnomed 2018;14(1):40.
<Baitadi 공동 수행>

■ Baitadi District

33. Locks LM, Pandey PR, Osei AK, Spiro DS, Adhikari DP, Haselow NJ, Quinn VJ, Nielsen JN. Using formative research to design a context—specific behaviour change strategy to improve infant and young child feeding practices and nutrition in Nepal. Matern Child Nutr 2015;11(4):882−896.

■ Dadeldhura District

34. Manandhar NP. Native phytotherapy among the Raute tribes of Dadeldhura district, Nepal. J Ethnopharmacol 1998;60 (3):199−206.

35. Bhusal CL, Singh SP, Bc RK, Dhimal M, Jha BK, Acharya L, Thapa P, Magar A. Effectiveness and efficiency of Aama Surakshya Karyakram in terms of barriers in accessing maternal health services in Nepal. J Nepal Health Res Counc 2011;9(2):129−137. <Arghakhachi, Manang, Sarlahi, Sunsari 공동 수행>

36. Yang Y, Bekemeier B, Choi J. A cultural and contextual analysis of health concepts and needs of women in a rural district of Nepal. Glob Health Promot 2018;25(1):15−22.

■ Kanchanpur District

37. Reisen WK, Pradhan SP, Shrestha JP, Shrestha SL, Vaidya RG, Shrestha JD. Anopheline mosquito (Diptera: Culicidae)

ecology in relation to malaria transmission in the inner and outer terai of Nepal, 1987−1989. J Med Entomol 1993; 30(4):664−682.

38. Joshi YP, Mishra PN, Joshi DD. Prevalence of pulmonary tuberculosis in far Western Nepal. J Nepal Med Assoc 2005; 44(158):47−50.

39. Sakota V, Fry AM, Lietman TM, Facklam RR, Li Z, Beall B. Genetically diverse group A streptococci from children in far −western Nepal share high genetic relatedness with isolates from other countries. J Clin Microbiol 2006;44(6):2160−2166.

40. Awasthi S, Pant BP, Dhakal HP. Reduced vision and refractive errors, results from a school vision screening program in Kanchanpur District of far western Nepal. Kathmandu Univ Med J 2010;8(32):370−374.

41. Dixit S, Bhandari GP, Karmacharya DB, Shrestha S, Manandhar S, Maskey MK. Molecular screening of major bacterial enteropathogens in human stool samples from diarrhoeal outbreak sites. J Nepal Health Res Counc 2011;9(2):181−185.

42. Shah Y, Katuwal A, Pun R, Pant K, Sherchand SP, Pandey K, Joshi DD, Pandey BD. Dengue in western Terai region of Nepal. J Nepal Health Res Counc 2012;10(21):152−155.

43. Choulagai B, Onta S, Subedi N, Mehata S, Bhandari GP, Poudyal A, Shrestha B, Mathai M, Petzold M, Krettek A. Barriers to using skilled birth attendants' services in mid−

and far−western Nepal: a cross−sectional study. BMC Int Health Hum Rights 2013;13:49.

44. Chapagain RH, Adhikari K, Kamar SB, Singh DR. Retrospective study of HIV infection in Anti Retroviral Treatment center of Mahendranagar, Nepal. Kathmandu Univ Med J 2016; 14(53):54−57.

■ Kailali District

45. Khan S, Khan IU, Aslam S, Haque A. Retrospective analysis of abdominal surgeries at Nepalgunj Medical College (NGMC), Nepalgunj, Nepal: 2 year's experience. Kathmandu Univ Med J 2004;2(4):336−343.

46. Pant BP, Ghising R, Awasthi S, Pant SR, Bhatta RC. Refractive status among the students presenting to Geta Eye Hospital, Kailali, Nepal. Nepal Med Coll J 2010;12(2):95−99.

47. Shrestha A, Shrestha A, Bhandari S, Maharjan N, Khadka D, Pant SR, Pant BP. Inferior conjunctival autografting for pterygium surgery: an alternative way of preserving the glaucoma filtration site in far western Nepal. Clin Ophthalmol 2012;6:315−319.

48. Lee KJ, Yoon YS, Sajo ME, Kim CB, Khanal NK, Do YA, Kim PS, Ahn DW. Assessment of drinking water and sanitation habits in rural Tikapur, Nepal. Rural Remote Health 2013; 13(1):2401.

49. Bhatta L, Klouman E, Deuba K, Shrestha R, Karki DK,

Ekstrom AM, Ahmed LA. Survival on antiretroviral treatment among adult HIV−infected patients in Nepal: a retrospective cohort study in Far−western region, 2006−2011. BMC Infect Dis 2013;13:604. <Achham, Doti, Kanchanpur 공동 수행>

50. Dhimal M, O'Hara RB, Karki R, Thakur GD, Kuch U, Ahrens B. Spatio−temporal distribution of malaria and its association with climatic factors and vector−control interventions in two high−risk districts of Nepal. Malar J 2014;13:457.

51. Freidoony L, Chhabi R, Kim CS, Park MB, Kim CB. The components of self−perceived health in the Kailali district of Nepal: a cross−sectional survey. Int J Environ Res Public Health 2015;12(3):3215−3231.

52. Sajo ME, Song SB, Bajgai J, Kim YJ, Kim PS, Ahn DW, Khanal N, Lee KJ. Applicability of citronella oil (Cymbopogon winteratus) for the prevention of mosquito−borne diseases in the rural area of Tikapur, far−western Nepal. Rural Remote Health 2015;15(4):3532.

53. Ranabhat C, Kim CB, Choi EH, Aryal A, Park MB, Doh YA. Chhaupadi culture and reproductive health of women in Nepal. Asia Pac J Public Health 2015;27(7):785−795.

54. Ranabhat CL, Kim CB, Singh DR, Park MB. A comparative study on outcome of government and co−operative community−based health insurance in Nepal. Front Public Health 2017;5:250.

55. Ranabhat CL, Kim CB, Park MB, Bajgai J. Impact of spiritual

behavior on self—reported illness: A cross—sectional study among women in the Kailali District of Nepal. J Lifestyle Med 2018;8(1):23−32.

56. Freidoony L, Ranabhat CL, Kim CB, Kim CS, Ahn DW, Doh YA. Predisposing, enabling, and need factors associated with utilization of institutional delivery services: A community—based cross—sectional study in far—western Nepal. Women Health 2018;58(1):51−71.

57. Park MB, Kim CB, Ranabhat C, Kim CS, Chang SJ, Ahn DW, Joo YK. Influence of community satisfaction with individual happiness: comparative study in semi—urban and rural areas of Tikapur, Nepal. Glob Health Promot 2018;25(3):22−32.

II. Mid‑western Region

■ Pyuthan District

1. Angdembe M, Kohrt BA, Jordans M, Rimal D, Luitel NP. Situational analysis to inform development of primary care and community—based mental health services for severe mental disorders in Nepal. Int J Ment Health Syst 2017;11:69.

2. Jordans MJD, Aldridge L, Luitel NP, Baingana F, Kohrt BA. Evaluation of outcomes for psychosis and epilepsy treatment delivered by primary health care workers in Nepal: a cohort study. Int J Ment Health Syst 2017;11:70.

3. Jordans MJ, Kohrt BA, Luitel NP, Lund C, Komproe IH.

Proactive community case—finding to facilitate treatment seeking for mental disorders, Nepal. Bull World Health Organ 2017;95(7):531—536. <Chitwan 공동 수행>

4. Upadhaya N, Jordans MJD, Gurung D, Pokhrel R, Adhikari RP, Komproe IH. Psychotropic drugs in Nepal: perceptions on use and supply chain management. Global Health 2018;14 (1):10. <Chitwan, Kathmandu 공동 수행>

■ Rolpa District

5. Dhungana RR, Khanal MK, Joshi S, Kalauni OP, Shakya A, Bhrutel V, Panthi S, Kc RK, Ghimire B, Pandey AR, Bista B, Sapkota B, Khatiwoda SR, McLachlan CS, Neupane D. Impact of a structured yoga program on blood pressure reduction among hypertensive patients: study protocol for a pragmatic randomized multicenter trial in primary health care settings in Nepal. BMC Complement Altern Med 2018;18(1):207.
<Surkhet, Kaski, Rupandehi/ Dhading, Nuwakot, Ramechhap 공동 수행>

■ Jajarkot District

6. Onta SR, Sabroe S, Hansen EH. The quality of immunization data from routine primary health care reports: a case from Nepal. Health Policy Plan 1998;13(2):131—139.

■ Jumla District

7. Pandey MR, Daulaire NM, Starbuck ES, Houston RM, McPherson K. Reduction in total under−five mortality in western Nepal through community−based antimicrobial treatment of pneumonia. Lancet 1991;338(8773):993−997.

8. Bishai D, Niessen LW, Shrestha M. Local governance and community financing of primary care: evidence from Nepal. Health Policy Plan 2002;17(2):202−206. <Nawal Parasi 공동 수행>

9. Clarke S, Richmond R, Worth H, Wagle RR. A study protocol for a cluster randomised trial for the prevention of chronic suppurative otitis media in children in Jumla, Nepal. BMC Ear Nose Throat Disord 2015;15:4.

10. Clarke S, Richmond R, Worth H, Wagle R, Hayen A. Effect of a participatory intervention in women's self−help groups for the prevention of chronic suppurative otitis media in their children in Jumla Nepal: a cluster−randomised trial. BMC Pediatr 2019;19(1):163.

■ Mugu District

11. Sharma KR. Malnutrition in children aged 6−59 months in Mugu district. J Nepal Health Res Counc 2012;10(21):156−9.

12. Paudel M, Javanparast S, Newman L, Dasvarma G. Health system barriers influencing perinatal survival in mountain villages of Nepal: implications for future policies and practices. J Health Popul Nutr 2018;37(1):16.

■ Humla District

13. Ranabhat C, Kim CB, Park MB, Kim CS, Freidoony L. Determinants of body mass index and intelligence quotient of elementary school children in mountain area of Nepal: An explorative study. Children (Basel). 2016;3(1).

■ Dailekh District

14. Feldhaus I, LeFevre AE, Rai C, Bhattarai J, Russo D, Rawlins B, Chaudhary P, Thapa K. Optimizing treatment for the prevention of pre−eclampsia/eclampsia in Nepal: is calcium supplementation during pregnancy cost−effective? Cost Eff Resour Alloc 2016;14:13.

■ Banke District

15. Bhatt P, Gurubacharya VL, Vadies G. A unique community of family−oriented prostitutes in Nepal uninfected by HIV−1. Int J STD AIDS 1993;4(5):280−283. <Dang 공동 수행>
16. Shrestha R, Baral K, Weir N. Community ear care delivery by community ear assistants and volunteers: a pilot programme. J Laryngol Otol 2001;115(11):869−873.
17. McPherson RA, Tamang J, Hodgins S, Pathak LR, Silwal RC, Baqui AH, Winch PJ. Process evaluation of a community−based intervention promoting multiple maternal and neonatal care practices in rural Nepal. BMC Pregnancy Childbirth

2010;10:31. <Jhapa 공동 수행>

18. Hodgins S, McPherson R, Suvedi BK, Shrestha RB, Silwal RC, Ban B, Neupane S, Baqui AH. Testing a scalable community —based approach to improve maternal and neonatal health in rural Nepal. J Perinatol 2010;30(6):388－395. <Jhapa 공동 수행>

19. Khan S, Priti S, Ankit S. Bacteria etiological agents causing lower respiratory tract infections and their resistance patterns. Iran Biomed J 2015;19(4):240－246.

20. Ghimire PG, Ghimire P, Rana R. Spectrum of typical and atypical clinico—histopathological and radiological presentation of soft tissue and muscular cysticercosis in Mid—Western and Far—Western region of Nepal. J Clin Diagn Res 2015;9(9):EC01－3.

■ Dang District

21. Gurung G, Derrett S, Gauld R, Hill PC. Why service users do not complain or have 'voice': a mixed—methods study from Nepal's rural primary health care system. BMC Health Serv Res 2017;17(1):81.

22. Gurung G, Gauld R, Hill PC, Derrett S. Citizen's Charter in a primary health—care setting of Nepal: An accountability tool or a "mere wall poster"? Health Expect 2018;21(1):149－158.

23. Gurung G, Derrett S, Hill PC, Gauld R. Nepal's Health Facility Operation and Management Committees: exploring

community participation and influence in the Dang district's primary care clinics. Prim Health Care Res Dev 2018; 19(5):492－502.

Ⅲ. Western Region

■ Palpa District

1. Yee R. An ART field study in western Nepal. Int Dent J. 2001 Apr;51(2):103－108.

■ Tanahau District

2. Timilshina N, Ansari MA, Dayal V. Risk of infection among primary health workers in the Western Development Region, Nepal: knowledge and compliance. J Infect Dev Ctries 2011;5(1):18－22. <Kaski 공동 수행>

■ Kaski District

3. Sepehri A, Pettigrew J. Primary health care, community participation and community－financing: experiences of two middle hill villages in Nepal. Health Policy Plan 1996;11(1):93－100.

4. Neupane D, Mclachlan CS, Gautam R, Mishra SR, Thorlund M, Schlütter M, Kallestrup P. Literacy and motivation for the prevention and control of hypertension among female

community health volunteers: a qualitative study from Nepal. Glob Health Action 2015;8:28254.

5. Gyawali S, Rathore DS, Shankar PR, Kc VK, Jha N, Sharma D. Knowledge and practice on injection safety among primary health care workers in Kaski District, Western Nepal. Malays J Med Sci 2016;23(1):44−55.

6. Neupane D, McLachlan CS, Christensen B, Karki A, Perry HB, Kallestrup P. Community−based intervention for blood pressure reduction in Nepal (COBIN trial): study protocol for a cluster−randomized controlled trial. Trials 2016;17(1):292.

7. Poudel A, Mohamed Ibrahim MI, Mishra P, Palaian S. Assessment of utilization pattern of fixed dose drug combinations in primary, secondary and tertiary healthcare centers in Nepal: a cross−sectional study. BMC Pharmacol Toxicol 2017;18(1):69.

8. Khanal S, Veerman L, Nissen L, Hollingworth S. Use of healthcare services by patients with non−communicable diseases in Nepal: A qualitative study with healthcare providers. J Clin Diagn Res 2017;11(6):LC01−LC05.

9. Gyawali B, Neupane D, Vaidya A, Sandbæk A, Kallestrup P. Community−based intervention for management of diabetes in Nepal (COBIN−D trial): study protocol for a cluster−randomized controlled trial. Trials 2018;19(1):579.

10. Neupane D, McLachlan CS, Mishra SR, Olsen MH, Perry HB, Karki A, Kallestrup P. Effectiveness of a lifestyle intervention

led by female community health volunteers versus usual care in blood pressure reduction (COBIN): an open—label, cluster —randomised trial. Lancet Glob Health 2018;6(1):e66—e73.

11. Gyawali B, Mishra SR, Virani SS, Kallestrup P. Low levels of ideal cardiovascular health in a semi—urban population of Western Nepal: a population—based, cross—sectional study. Heart Asia 2019;11(1):e011131.

12. Adhikari M, Thapa R, Kunwar RM, Devkota HP, Poudel P. Ethnomedicinal uses of plant resources in the Machhapuchchhre rural Municipality of Kaski District, Nepal. Medicines (Basel) 2019;6(2).

■ Mustang District

13. Gnyawali S, Bhattarai D, Upadhyay MP. Utilization of primary eye health services by people from a rural community of Nepal. Nepal J Ophthalmol 2012;4(1):96—101.

14. Fitchett JR, Bhatta S, Sherpa TY, Malla BS, A Fitchett EJ, Samen A, Kristensen S. Non—surgical interventions for pelvic organ prolapse in rural Nepal: a prospective monitoring and evaluation study. JRSM Open 2015;6(12): 2054270415608117.

■ Baglung District

15. Costello AM. Strengthening health care systems to improve infant health in rural Nepal. Trans R Soc Trop Med Hyg

1989;83(1):19−22.

16. Gyawali S, Rathore DS, Kc B, Shankar PR. Study of status of safe injection practice and knowledge regarding injection safety among primary health care workers in Baglung district, western Nepal. BMC Int Health Hum Rights 2013; 13:3.

17　Robinson H. Chaupadi: The affliction of menses in Nepal. Int J Womens Dermatol 2015;1(4):193−194.

■ Arghakhanchi District

18. Shrestha JR, Manandhar DS, Manandhar SR, Adhikari D, Rai C, Rana H, Poudel M, Pradhan A. Maternal and neonatal health knowledge, service quality and utilization: Findings from a community based quasi−experimental trial in Arghakhanchi District of Nepal. J Nepal Health Res Counc 2015;13(29):78−83.

■ Kapilvastu District

19. Acharya D, Paudel R. Assessment of critical knowledge on maternal and newborn care services among primary level nurse mid−wives in Kapilvastu District of Nepal. Kathmandu Univ Med J 2015;13(52):351−356.

20. Ghimire N, Dhakal P, Norrish D, Dangal G, Sharma D, Dhimal M, Aryal KK, Jha BK, Karki KB. Menopausal health

status of women of Kapilvastu District of Nepal. J Nepal Health Res Counc 2015;13(31):182－187.

21. Acharya D, Paudel R, Gautam K, Gautam S, Upadhyaya T. Knowledge of maternal and newborn care among primary level health workers in Kapilvastu District of Nepal. Ann Med Health Sci Res 2016;6(1):27－32.

■ Nawalparasi District

22. Mahato PK, van Teijlingen E, Simkhada P, Sheppard ZA, Silwal RC. Factors related to choice of place of birth in a district in Nepal. Sex Reprod Healthc 2017;13:91－96.

Ⅳ. Central Region

■ Kathmandu District

1. Pandey MR1, Sharma PR, Gubhaju BB, Shakya GM, Neupane RP, Gautam A, Shrestha IB. Impact of a pilot acute respiratory infection (ARI) control programme in a rural community of the hill region of Nepal. Ann Trop Paediatr 1989;9(4):212－220.

2. Peak A, Rana S, Maharjan SH, Jolley D, Crofts N. Declining risk for HIV among injecting drug users in Kathmandu, Nepal: the impact of a harm－reduction programme. AIDS 1995;9(9):1067－1070.

3. Singh M. A harm reduction programme for injecting drug

users in Nepal. AIDS STD Health Promot Exch 1997;(2):3－6.

4. Bhatta DN. Involvement of males in antenatal care, birth preparedness, exclusive breast feeding and immunizations for children in Kathmandu, Nepal. BMC Pregnancy Childbirth 2013;13:14.

5. Bhatta DN, Aryal UR. Paternal factors and inequity associated with access to maternal health care service utilization in Nepal: A community based cross－sectional study. PLoS One 2015;10(6):e0130380.

6. Gurung D, Upadhyaya N, Magar J, Giri NP, Hanlon C, Jordans MJD. Service user and care giver involvement in mental health system strengthening in Nepal: a qualitative study on barriers and facilitating factors. Int J Ment Health Syst 2017;11:30. <Chitwan 공동 수행>

7. Upadhaya N, Jordans MJD, Pokhrel R, Gurung D, Adhikari RP, Petersen I, Komproe IH. Current situations and future directions for mental health system governance in Nepal: findings from a qualitative study. Int J Ment Health Syst 2017;11:37. <Chitwan 공동 수행>

8. anday S, Bissell P, van Teijlingen E, Simkhada P. The contribution of female community health volunteers (FCHVs) to maternity care in Nepal: a qualitative study. BMC Health Serv Res 2017;17(1):623. <Dhading, Sarlahi 공동 수행>

■ Bhaktapur District

9. Hosono S, Okazaki M, Kagimoto S, Ogawa K, Matunaga K, Oishi T, Ohno T, Yamaguchi S, Joh K, Akashi S, Yamamoto K, Kohno S, Honma T, Shakya KN. An evaluation of infants' growth in the Kingdom of Nepal. Acta Paediatr Jpn 1998;40(4):350−355.

10. Upadhyay MP, Karmacharya PC, Koirala S, Shah DN, Shakya S, Shrestha JK, Bajracharya H, Gurung CK, Whitcher JP. The Bhaktapur eye study: ocular trauma and antibiotic prophylaxis for the prevention of corneal ulceration in Nepal. Br J Ophthalmol 2001;85(4):388−392.

11. Vaidya A, Pradhan B. Community participation in health: a brief review and the experience of Kathmandu Medical College with the Duwakot community. Kathmandu Univ Med J 2008;6(24):526−532.

12. Shakya−Vaidya S, Povlsen L, Shrestha B, Grjibovski AM, Krettek A. Understanding and living with glaucoma and non−communicable diseases like hypertension and diabetes in the Jhaukhel−Duwakot Health Demographic Surveillance Site: a qualitative study from Nepal. Glob Health Action 2014;7:25358.

13. Elsey H, Khanal S, Manandhar S, Sah D, Baral SC, Siddiqi K, Newell JN. Understanding implementation and feasibility of tobacco cessation in routine primary care in Nepal: a mixed methods study. Implement Sci 2016;11:104.

■ Lalitpur District

14. Wright C, Nepal MK, Bruce—Jones WD. Mental health patients in primary health care services in Nepal. Asia Pac J Public Health 1989;3(3):224—230.

15. Paswa B, Barnett L. Care or cash: assessing quality of care provided by drug retailers in Nepal. Int Q Community Health Educ 1992;13(4):317—328.

16. Allaby MA. Doctors for the poor in urban Nepal. Trop Doct 2003;33(2):83—85.

17. Basnet D. Infant and young child feeding practices among mothers at Chapagaun VDC. J Nepal Health Res Counc 2016;14(33):116—121.

■ Makwanpur District

18. Mesko N, Osrin D, Tamang S, Shrestha BP, Manandhar DS, Manandhar M, Standing H, Costello AM. Care for perinatal illness in rural Nepal: a descriptive study with cross—sectional and qualitative components. BMC Int Health Hum Rights 2003;3(1):3.

19. Manandhar DS, Osrin D, Shrestha BP, Mesko N, Morrison J, Tumbahangphe KM, Tamang S, Thapa S, Shrestha D, Thapa B, Shrestha JR, Wade A, Borghi J, Standing H, Manandhar M, Costello AM; Members of the MIRA Makwanpur trial team. Effect of a participatory intervention with women's groups

on birth outcomes in Nepal: cluster−randomised controlled trial. Lancet 2004;364(9438):970−979.

20. Morrison J, Tumbahangphe KM, Budhathoki B, Neupane R, Sen A, Dahal K, Thapa R, Manandhar R, Manandhar D, Costello A, Osrin D. Community mobilisation and health management committee strengthening to increase birth attendance by trained health workers in rural Makwanpur, Nepal: study protocol for a cluster randomised controlled trial. Trials 2011;12:128.

21. Pradhan S, Deshmukh A, Giri Shrestha P, Basnet P, Kandel RP, Lewallen S, Sapkota YD, Bassett K, Yin VT. Prevalence of blindness and cataract surgical coverage in Narayani Zone, Nepal: a rapid assessment of avoidable blindness (RAAB) study. Br J Ophthalmol 2018;102(3):291−294.
    <Chitwan, Parsa, Bara, Rautahat 공동 수행>

■ Kabhrepalanchok District

22. Pande BR. Making life easier in the rugged countryside through the Panchkhal Panchayat Health Movement. JOICFP Rev 1985;10:16−19.

23. Shrestha S, Shrestha A, Koju RP, LoGerfo JP, Karmacharya BM, Sotoodehnia N, Fitzpatrick AL. Barriers and facilitators to treatment among patients with newly diagnosed hypertension in Nepal. Heart Asia 2018;10(2):e011047.

■ Sindhuli District

24. Sangraula M, Van't Hof E, Luitel NP, Turner EL, Marahatta K, Nakao JH, van Ommeren M, Jordans MJD, Kohrt BA. Protocol for a feasibility study of group—based focused psychosocial support to improve the psychosocial well—being and functioning of adults affected by humanitarian crises in Nepal: Group Problem Management Plus (PM+). Pilot Feasibility Stud 2018;4:126.

■ Dhading District

25. Butcher K, Kievelitz U. Planning with PRA: HIV and STD in a Nepalese mountain community. Health Policy Plan 1997; 12(3):253—261.
26. Shrestha B, Onta S, Choulagai B, Poudyal A, Pahari DP, Uprety A, Petzold M, Krettek A. Women's experiences and health care—seeking practices in relation to uterine prolapse in a hill district of Nepal. BMC Womens Health 2014;14:20.

■ Chitwan District

27. Prasai Dixit L, Shakya A, Shrestha M, Shrestha A. Dental caries prevalence, oral health knowledge and practice among indigenous Chepang school children of Nepal. BMC Oral Health 2013;13:20.
28. Jordans MJ, Kohrt BA, Luitel NP, Komproe IH, Lund C.

Accuracy of proactive case finding for mental disorders by community informants in Nepal. Br J Psychiatry 2015; 207(6):501 – 506.

29. Jordans MJ, Luitel NP, Pokhrel P, Patel V. Development and pilot testing of a mental healthcare plan in Nepal. Br J Psychiatry 2016;208 Suppl 56:s21 – 28.

30. Kohrt BA, Luitel NP, Acharya P, Jordans MJ. Detection of depression in low resource settings: validation of the Patient Health Questionnaire (PHQ – 9) and cultural concepts of distress in Nepal. BMC Psychiatry 2016;16:58.

31. Luitel NP, Jordans MJD, Kohrt BA, Rathod SD, Komproe IH. Treatment gap and barriers for mental health care: A cross – sectional community survey in Nepal. PLoS One 2017;12 (8):e0183223.

32. Rocca CH, Puri M, Shrestha P, Blum M, Maharjan D, Grossman D, Regmi K, Darney PD, Harper CC. Effectiveness and safety of early medication abortion provided in pharmacies by auxiliary nurse – midwives: A non – inferiority study in Nepal. PLoS One 2018;13(1):e0191174. 〈Jhapa 공동 수행〉

33. Kohrt BA, Jordans MJD, Turner EL, Sikkema KJ, Luitel NP, Rai S, Singla DR, Lamichhane J, Lund C, Patel V. Reducing stigma among healthcare providers to improve mental health services (RESHAPE): protocol for a pilot cluster randomized controlled trial of a stigma reduction intervention for training primary healthcare workers in Nepal. Pilot Feasibility Stud

2018;4:36.

34. Rathod SD, Luitel NP, Jordans MJD. Prevalence and correlates of alcohol use in a central Nepal district: secondary analysis of a population−based cross−sectional study. Glob Ment Health (Camb) 2018;5:e37.

35. Luitel NP, Baron EC, Kohrt BA, Komproe IH, Jordans MJD. Prevalence and correlates of depression and alcohol use disorder among adults attending primary health care services in Nepal: a cross sectional study. BMC Health Serv Res 2018;18(1):215.

36. Jordans MJD, Luitel NP, Garman E, Kohrt BA, Rathod SD, Shrestha P, Komproe IH, Lund C, Patel V. Effectiveness of psychological treatments for depression and alcohol use disorder delivered by community−based counsellors: two pragmatic randomised controlled trials within primary healthcare in Nepal. Br J Psychiatry 2019;215(2):485−493.

37. Jordans MJD, Luitel NP, Kohrt BA, Rathod SD, Garman EC, De Silva M, Komproe IH, Patel V, Lund C. Community−, facility−, and individual−level outcomes of a district mental healthcare plan in a low−resource setting in Nepal: A population−based evaluation. PLoS Med 2019;16(2):e1002748.

■ Sarlahi District

38. Kozuki N, Mullany LC, Khatry SK, Ghimire RK, Paudel S, Blakemore K, Bird C, Tielsch JM, LeClerq SC, Katz J.

Accuracy of home−based ultrasonographic diagnosis of obstetric risk factors by primary−level health care workers in rural Nepal. Obstet Gynecol 2016;128(3):604−612.

39. Kozuki N, Mullany LC, Khatry SK, Tielsch JM, LeClerq SC, Kennedy CE, Katz J. Perceptions, careseeking, and experiences pertaining to non−cephalic births in rural Sarlahi District, Nepal: a qualitative study. BMC Pregnancy Childbirth 2018; 18(1):89.

■ Dhanusha District

40. Yadav DK. Utilization pattern of health care services at village level. J Nepal Health Res Counc 2010;8(1):10−14.

41. Shrestha BP, Bhandari B, Manandhar DS, Osrin D, Costello A, Saville N. Community interventions to reduce child mortality in Dhanusha, Nepal: study protocol for a cluster randomized controlled trial. Trials 2011;12:136.

42. Saville NM, Shrestha BP, Style S, Harris−Fry H, Beard BJ, Sengupta A, Jha S, Rai A, Paudel V, Pulkki−Brannstrom AM, Copas A, Skordis−Worrall J, Bhandari B, Neupane R, Morrison J, Gram L, Sah R, Basnet M, Harthan J, Manandhar DS, Osrin D, Costello A. Protocol of the Low Birth Weight South Asia Trial (LBWSAT), a cluster−randomised controlled trial testing impact on birth weight and infant nutrition of Participatory Learning and Action through women's groups, with and without unconditional transfers of fortified food or

cash during pregnancy in Nepal. BMC Pregnancy Childbirth 2016;16(1):320. <Mahottari 공동 수행>

43. Singh JK, Kadel R, Acharya D, Lombard D, Khanal S, Singh SP. 'MATRI−SUMAN' a capacity building and text messaging intervention to enhance maternal and child health service utilization among pregnant women from rural Nepal: study protocol for a cluster randomised controlled trial. BMC Health Serv Res 2018;18(1):447.

44. Acharya D, Singh JK, Kandel R, Park JH, Yoo SJ, Lee K. Maternal factors and the utilization of maternal care services associated with infant feeding practices among mothers in rural southern Nepal. Int J Environ Res Public Health 2019;16(11).

V. Eastern Region

■ Taplejung District

1. Oswald IH. Are traditional healers the solution to the failures of primary health care in rural Nepal? Soc Sci Med 1983; 17(5):255−257.

■ Saptari District

2. Radl CM, Rajwar R, Aro AR. Uterine prolapse prevention in Eastern Nepal: the perspectives of women and health care

professionals. Int J Womens Health 2012;4:373−382. <Siraha
공동 수행>

■ Sunsari District

3. Jha N, Pokhrel S, Sehgal R. Awareness about a national
immunization day programme in the Sunsari district of Nepal.
Bull World Health Organ 1999;77(7):602−606.

4. Ranabhat CL, Kim CB, Kim CS, Jha N, Deepak KC, Connel
FA. Consequence of indoor air pollution in rural area of
Nepal: a simplified measurement approach. Front Public
Health 2015;3:5.

5. Sunny AK, Khanal VK, Sah RB, Ghimire A. Depression among
people living with type 2 diabetes in an urbanizing
community of Nepal. PLoS One 2019;14(6):e0218119.

■ Jhapa District

6. Parajuli K, Ghimire P. Epidemiology of malaria in two Eastern
districts of Nepal. Kathmandu Univ Med J 2010;8(29):45−50.
<Morang 공동 수행>

강화지역사회 보건사업 연구진

1. 도입기 – 정착기(1974~1979)

역할	보건사업 연구진
事業代表者	梁在謨
事業責任者	金馹舜
事業 企劃 및 調整	池 姬, 金泳起
事業 實行	金琦淳, 徐 炅, 朴泰根, 朴鍾龜. 金文湜, 金榮玉, 金漢中, 池貞玉
事業 支援	柳承欽, 曺宇鉉, 李元德, 李庸昊, 李炳穆, 曺圭玉, 吳熙哲

2. 정착기 – 적응기(1980~1984)

역할	보건사업 연구진
사업책임자	김일순
연구사업 진행	김기순, 김문식, 김영기, 김영옥, 김한중, 노재훈, 박종구. 박태근, 서 경, 서 일, 손명세, 신동천, 오대규, 오희철, 유승흠, 이병목, 이영두, 이용호, 이원덕, 이태룡, 조우현, 정호근, 지 희
보건간호원	이경희, 지정옥, 신유선, 조규옥, 김복자, 이영자

3. 적응기 – 확장개편기(1984~1989)

역할	보건사업진
사업책임자	유승흠
사업진	예방의학교실 김일순, 김한중, 채영문, 오희철, 이용호, 조우현, 노재훈, 서일, 손명세, 신동천, 이영두, 이태용, 이명근, 전기홍, 전병율, 박은철, 강종두, 정상혁, 김춘배, 이순영, 이선희
	정신과학교실 이호영, 이만홍, 신승철, 김병후, 김진학
	예방치과학교실 김종열, 정성철, 권호근
	내과학교실 김현승
보건간호사	조규옥, 이영자, 박상애, 김희주

네팔 HIT사업 운영팀

1. HIT사무소 상주전문가

역할	파견자	파견기간	비고	담당업무
PM	이규재	2012. 6. 29. ~ 2013. 12. 31.	한국 의사 (교수)	• 사업 수행 총괄 • 현장사무소 운영 책임 • 보건프로그램 계획 수립, 운영 및 평가 • 사업결과 보고
	Niraj Kumar Sinha	2014. 1. 1. ~ 2014. 6. 30.	네팔 의사	
	황의강	2014. 3. 1. ~ 2015. 2. 28.	한국 의사 (외과전문의)	
FM	윤양숙	2012. 6. 29. ~ 2014. 6. 30.	행정	• 현장사무소 운영 지원 • 수원국과 협력 업무 • 보건프로그램 수행 지원
	김은하		간호사	• 보건프로그램 수행
PA	정상원	2014. 10. 16. ~ 2015. 1. 15.	행정	• 현장사무소 운영 지원

2. HIT사무소 현지 사업인력

역할	근무자	담당업무
Field manager	Pradhan Subhadra	• 보건프로그램 수행 지원 • 통역 및 번역 수행
Assistant manager	Sandipa Shakya	• 보건프로그램 수행 지원
Program officer	Ankur Paykurel	• 보건프로그램 수행 지원
Administrative officer	Govinda Bajgai	• 현장사무소 운영 지원
Driver	Lokendra Bahadur Medashi Thajuri	• 차량 운행 및 관리

3. HIT사업 한국사무소 지원인력

역할	근무자	담당업무
Project leader	안동원	• HIT사업 총괄 운영
Project coordinator	김춘배	• HIT사업 운영 및 조정 • 보건프로그램 전문가 자문
Program consultant	최태선	• 의료기자재 지원 및 관리운영
	남은우	• 티카풀병원 경영 자문 및 매뉴얼 제공
	안양희, 정인배, 남궁미경, 허명숙, 양정숙	• 모자보건사업 현지 인력 교육 및 자문
	김판석, 부혜진, 천지수	• HIT사업 거버넌스 자문 및 조사 지원
Construction support team	민원기, 현석호	• 현장 건축 지원 및 자문
Good Neighbors International (Nepal)	고성훈, Chhabi Ranabhat, Ram Yadav	• 티카풀 현지조사 운영 및 지원

강화지역보건사업의 연구논문(기타 영역)의 질적 체계적 고찰

표 5-1 강화지역사회보건사업: 정신건강 영역의 연구논문의 체계적 고찰(안)

연구논문의 기본 특성				연구방법 특성			주요 연구결과	연구사/헤께 지원
저자(연도)	저자수(명)	발표 학술지	연구설계/통계분석	연구표본/대상	조사시/자료수집방법	조사 또는 (보건사업) 중재 기간		
柳承欽 외 (1981)	2	신경정신의학	단면연구/기술통계(%)	강화군 내 발생한 강화군민 자살자 이웃 127명 자살의 가족, 친척, 이웃 친구, 마을지도자 등	조사자 정신과의사 개별면접방법 행정자료 병원의무기록	1977.1.1~ 1979.12.31	• 자살률: 인구 10만 명당 연평균 44.6명, 연간 변동 없음 • 자살의 특성: 성별 분포 2,3:1로 남성이 높았음 연령 분포로는 남자 30대, 여자 20대에서 최고치를 보임. 우울증, 알콜중독이 가장 많음 없는 자살 이전 정신 병리로 높은 자살위험을 암시	
李賢弘 (1985)	1	신경정신의학	(종설)	강화도 정신보건사업 (서안)	(연구제안자)/문헌고찰 타 사업과 연계		• 미국 지역사회 정신의학의 시발요소와 그 교훈 • 지역사회정신보건사업을 위한 전제와 원리 • 정부의 보건의료 정책체계 정신보건 전달체계 • 일 농촌지역(강화도)의 정신보건사업의 모델	
이만홍 외 (1986)	10	신경정신의학	타당도연구/기술통계(%)	5개 방위읍(서울, 원주) 일원/외래환자 155명	(공동연구팀) 면담요원 17명/문진고찰 환자면접조사	1985.7 (3갤/간)입원 1985.7~ 8(1달간) 외래	• 한국판 진단용 면담검사의 개발과 타당검사 • 임상진단 – DIS 간의 일치: 우울성장애(0.81), 조증 정신분열증, 주정중독 순으로 높았음	
李賢弘 외 (1987)	1	정신건강연구	(종설)	정신과 역학연구 방법론 개발	(연구제안자)/문헌고찰		• 연구디자인 • 표본추출: 모집단의 정의와 특성, 표본의 화률추출 과 변이도, 표본의 크기 • 면접가구의 표준화: 진단검사기구의 신뢰도와 타당 도, 잔인체 면접검사 한국판의 작성	
이호영 외 (1988)	10	最新醫學	(종설)	강화지역사회 정신보건사업 체계 구축	(공동연구팀)/ 문헌고찰 지역사회 참여		• 정부 구상안의 정신보건의료전달체계에 대한 검토 • 강화지역사회 정신보건 시범사업의 목적 • 강화지역사회로 강애를 선정한 이유 • 시범사업의 내용/지역사회 참여/일차 사업	

저자(연도)		분야	연구설계/분석방법	대상	자료수집방법	연구기간	주요결과	연구비
신승철 외 (1989)	4	대한의학협회지	단면연구/기술통계(%)	9년간 강화군 내 자살자 382명	(공동연구회)/사망진단서(부검결과)/군경찰서(민사자) 내사기록	1979.1.1~1987.12.31	• 평균 자살률: 10만명당 48.7명 • 자살자 특성: 연령별로 60세 이상 노인층(23%), 20대(19.4%) 순. 4월부터 9월까지 자살률이 높았고, 자살방법 농약음독, 자살하는 이유는 생활고, 사전 정신의학적 진단으로 우울증, 알콜중독이 가장 많았음	
신승철 외 (1989)	4	神經精神醫學	단면연구/기술통계(%)/χ²검정	강화도 4개 지역(읍, 3개면)/2단계 층화집락표본추출방법/65세 이상 노인인구 1,005명	면담요원 14명/면접설문조사(가구방문조사)	1987.5~6 (1.5개월)	• 전체 면담반응 반응률 82.4% • 노인 정신질환 역학조사를 위한 연구설계 맞춤지 조사방법 기술 • 면담도구: 한국어판 OARS/노인 척도응/DIS, MMSE, 정신질환 screening test 활용	유한 CMB, 세계보건기구(WHO) 연구비
이호영 외 (1989)	2	神經精神醫學	단면연구/기술통계(%)/χ²검정	강화도 4개 지역(읍, 3개면)/2단계 층화집락 표본추출방법/65세 이상 노인인구 1,005명	면담요원 14명/면접설문조사(가구방문조사)	1987.5~6 (1.5개월)	• 인지장애유병률 20%(경도 17%, 고도 3%) • 많은 노인들이 독립적이고 일상생활을 충분히 수행하기에 큰 어려움을 갖고 있음. 정신건강에 관한 대부분의 본인은 사회인구학적 변인과 유의한 상관성을 보임	유한 CMB, 세계보건기구(WHO) 연구비
신승철 외 (1989)	2	神經精神醫學	단면연구/기술통계(%)	강화읍, 선원면 6개리 381가구/구성원(배우자를 우선 표본추출방법), 각 가구당 18세 이상 60세 이하 남녀 중 응답자 1명	간호대생 4명/면접설문조사(가구방문조사)	1988. 7.15~8.3 (20일간)	• 지역주민의 정신보건에 대한 인지 영향 자문문제 가족갈등, 이혼, 무관심 순이었음 • 자료행제: 주구 양성은 대부분 어떤 도움도 청하지 않았다거나 모르겠다의 응답을 보임	
신승철 외 (1989)	3	神經精神醫學	단면연구/기술통계(%)	강화병원 응급실 내원한 자살기도자 531명	공동연구회/의무기록자료	1982.1.1~1988.12.31 (7년간)	• 평균 자살기도율: 10만명당 91.1명(남자 106.1명, 여자 76.1명) • 자살기도자 특성: 연령별 분포로 20대 32.9%, 30대 18.6%, 40대 13.9% 순. 자살기도방법은 대부분 농약류 사용함	
이민흥 외 (1989)	8	神經精神醫學	단면연구/기술통계(%)/1단계 무작위집락표본추출	3개면 17개읍/선원면, 내가면, 불은면, 강화읍) 18세 이상 65세 미만 성인인구 1,450명	면담요원 26명/정신과의사 4명/면접설문조사	1985.8.1~9.2	• 역학조사: 표본추출, 연구도구(DIS조사표) 타당도 검사, 면담요원 교육훈련 및 조사 시행 • 면담완성률: 66.1%	

저자(연도)		게재지	연구설계/통계	표본	조사방법	조사기간	주요결과	연구비
이훈영 외 (1989)	8	神經精神醫學	단면연구 기술통계(%)	3개면 2개읍·선원면, 내가면, 붐은면, 강화읍 18세 이상 65세 미만 성인인구 1,450명 1단계 무작위단표본추출	면접요원 20명/ 면접설문조사 (가정방문조사)	1985.8.1~ 9.2 (1개월간)	• 평생유병률 주정사용장애 26.87%, 병적도박 6.38%, 범불안장애 5.9% • 주정사용장애, 인지기능장애는 농어군에서 높았음	유한 CMB, 세계보건기구 (WHO) 연구비
남궁기 외 (1989)	5	神經精神醫學	단면연구 기술통계(%) x^2-test	강화도 4개 지역(소 3개면) 18개 리 전체 충화집락표본추출방법 65세 이상 노인인구 977명	면접요원 14명/ 면접설문조사 (가정방문조사)	1987.5~6 (1.5개월)	• 노인 주정중독 평생유병률 21.2%, 알코올남용 16.6%, 알코올의존 4.6% • 주정중독의 진행과정에 따른 구분: 40세 이전발병 (early-onset type) 72.2%	유한 CMB, 세계보건기구 (WHO) 연구비
Shin SC et al (1989)	4	Yonsei Med J	단면연구 (비교문화 연구)/ t-test	강화군전집단·방문환자 16명(신체질환자), 신경증환자 21명, 정상인 24명(대조군-가족이나 친지 정보 수집)	조사자/면접설문조사		• Korean version of Geriatric Social Readjustment Questionnaire (K-GSRQ) 개발 • 한국인과 미국인의 비교문화연구	CMB-Yuhan grant(1987) WHO grant(1987)
Lee HY et al (1989)	2	Yonsei Med J	단면연구 기술통계(%) x^2검정	강화도 4개 지역(소 3개면) 2단계 충화집락표본추출방법 65세 이상 노인인구 1,005명	면접요원 14명/ 면접설문조사 (가구방문조사)	1987.5~6 (1.5개월)	• K-OARS, MMSE 활용 • 경도인지 장애 17%, 고도 인지장애 3%	CMB-Yuhan grant(1987) WHO grant(1987)
김소야자 외 (1991)	4	연세대 간호학 논집	전향적 연구 기술통계(%) t-test	1988년 강화지역사회 정신간호사례 등록된 환자 25명 (장기 가정방문치료 진행된 자)	지역사회정신건강조사/ 면접설문조사	1988.10~ 1989.12	• 증상이 가정방문치료 실시 후 재가치료 실시 전 보다 호전됨 • 대화, 사회적 활동 역할 수행, 사회적 기능, 감정표현 정도 등 증상이 통계적으로 유의한 차이를 보임	
Namkoong K et al (1991)	5	Yonsei Med J	단면연구 (비교문화 연구)/ 기술통계(%) x^2검정	18세 이상 65세 미만 성인인구 강화 1,450명(1단계 무작위표본추출)/중국 Yanbian 1,532명(다단계 무작위 집락표본추출) 각 65명/면접설문조사 (가정방문조사)	면접요원 20명 강화, 연변에서 생	1985.8.1~ 9.2 (1개월간)	• 평생 유병률(주정사용장애): 강화 26.71%, Yanbian 18.46% • 알코올남용: 강화 16.48%, Yanbian 6.95% • 알코올의존도: 강화 10.23%, Yanbian 11.5%	United States ECA project
민성길 외 (1997)	8	神經精神醫學	단면연구 기술통계(%) (t-검정 외) x^2검정	강화군 9개면 소재 20개 초 등학교 소재 3,021명	조사담당자/ 자기기입설문 조사/ 신체검사 정밀검사(위사) (정신보건센터)	1991.5~ 1992.9	• 8.31%(251명) 문제아동으로 평가. 남녀생이 다르지 않았음 • 정신과적 장애5가지 출현, 7%에서 정신과적 장애가 있는 것으로 판단. 주로 주의력결핍과잉운동장애, 파괴적 공격성 반 항남, 행동, 우울, 불안 정서장애(애)가 나타남	학술진흥재단 1992년도 학술연구조성비

528 부록

	저자(연도)	Journal	분석방법	연구대상	조사방법	기간	결과	연구비
5	Oh SM et al. (2012)	Maturitas	단면연구/기술통계[%](t-검정, x^2검정, OR (회귀분석))	강화군 내 2008~2009년 60~80세 인구 932명 (남성 422, 여성 510)	조사원/면접설문조사, 신체계측, BMD	2008~2009	우울증이 있는 남성은 (연령 및 다변량 조정 모델에서) 우울증이 없는 남성에 비해 골밀도지수가 유의하게 낮았으나, 여성에서는 유의하지 않았음	Grant from KCDC (2008-E71004-00/2009-E71006-00), Korea Healthcare Technology R&D Project of Ministry of Health and Welfare (A102065)
6	Oh SM et al. (2013)	PLoS One	강화코호트연구, 기술통계, 상관분석, x^2검정, 단계적 회귀분석	1986년 국민학생(6세) 강화코호트 구축, 강화군 내 2010~2011년 29~32세(거주자) 256명 (남성 123, 여성 133)	조사원/면접설문조사, 신체계측, BMD	2010~2011 추적조사	중증우울증 유병률: 남자 11.4%, 여자 19.6% 남성에게서 높은 K-BDI스코어는 SI와 유의한 상관성을 보임. 우울증이 있는 남성은 골밀도지수가 유의하게 낮았으나, 여성에서는 유의하지 않았음	National Research Foundation of Korea grant(2009, 2010, 2011)
5	Kim NH et al. (2015)	BMJ Open	강화코호트연구, 단면연구/기술통계[%](t-검정, x^2검정, 로지스틱 회귀분석)	2006년 KoGES-Kangwha 코호트 구축 (강화군 거주자 39~85세 남성 731명, 여성 1,249명)/여성 비율 연자 1,201명	조사원/면접설문조사, 기초건강검사+BMD	2008~2011 기초검진	ETS 노출군이 더 우울한 경향을 보임. ETS 노출군이 높은 BDI를 조사함	Grant from KCDC (2008-E71004-00/2009-E71006-00), Korea Healthcare Technology R&D Project of Ministry of Health and Welfare (HI13C-0715)
6	Choi H et al. (2017)	Korean J Intern Med	강화코호트의 구단면연구/기술통계[%](x^2검정, 선형화 회귀분석)	2006년 KoGES-Kangwha 코호트 구축 수면설문조사(2010~2011년에 수면설문조사 완료한 36~88세 대상자) 남자 544명, 여자 816명	조사원/면접설문조사/수면조사	2010~2011 수면조사	여성에서 장시간(9시간 이상) 수면하는 경우 높은 serum creatinine, 낮은 eGFR, CKD를 보임. 수면시간을 1시간씩 증가시킬 때 CKD가 24.6% 증가하는 경향을 보임 남성에서는 유의한 연관성을 보이지 않았음	Grant from KCDC (2010-E71003-00/2011-E71002-00), Korea Healthcare Technology R&D Project of Ministry of Health and Welfare (HI13C-0715)

저자(연도)		학술지	분석방법	연구대상	자료원	연구기간	주요결과	연구비 지원
Jung M et al. (2019)	7	J Occup Environ Med	강화코호트, x^2검정, Cox비례위험모형, HR	1985년 강화코호트 구축(6,372명) 2008년까지 20.8년 추적)/강화군 코호트 기초조사 등록자 6,333명(남성 3,624, 여성 2,709)	조사원 면접설문조사 통계청자료 사망진단서 매화장신고서	1992.1.1~ 2005.12.31 (통계청 자료) 1985.3~ 1991.12.31. (강화군 행정자료)	살충제 노출군에서 자살 위험(1.88배) 증가 살충제 사용이 많고 중독이 있는 경우 자살률(HR 1.91) 이 높았음	BSRP of National Research Foundation of Korea grant(2017), Cooperative Research Program of AS&TD, Medical Research Center Program(2017), Yonsei University Research Fund(2017)
금성숙 외 (2015)	2	J Korean Acad Psychiatriment Health Nurs	단면연구/ 기술통계, t-검정, ANOVA, 상관분석, 단계적 다중회귀분석	강화도 소재 1개 해병대 소속 병사 122명 편의추출방법	공통연구팀/ 자기기입식 설문 조사	2015.9.12~20	정서적 방임, 신체적 방임, 신체적 학대, 정서적 학대, 성적 학대 순으로 아동기 외상경험이 높았음. 3가지 이상의 다중 외상을 경험한 대상자가 11.5%, 해리장애의 절단점 이상을 보인 대상 자가 9.0%로 병사들의 아동기 외상경험과 해리증상 에 주목하여야 함.

* 강화지역사회보건사업과 직접적인 관련이 없는 연구에 해당

연구논문의 기본 특성				연구방법 특성			주요 연구결과	연구(사업)비 지원
저자(연도)	저자수(명)	발표 학술지	연구설계/통계분석	연구표본대상	조사원/자료수집방법	조사 또는 (보건사업) 중재 기간		
나은우 외 (1997)	6	大韓再活醫學會誌	단면연구/기술통계(%) 유병률	• 강화군 거주(강화군보건틀) 65세 이상 노인 재활대상자와 의사(4,385명) 중 노인 지체장애 에노인 139명 • 송해면 65세 이상 노인 542명	조사원/ 재활의학과의사 및 조사원/ 직접면접조사 (장애실태조사)	• 1994.7~8 • 1995.8	• (송해면) 지체장애 노인 유병률 35명(6.5%), 다빈도 장애 원인-신경계질환 40.6%(뇌졸중), 근골격계질환 47.5% • 장애 발생후 첫 방문 보건의료기관: 병의원(45.3%), 한의원, 민간요법 이용 순임 • 지체장애 노인 38.1%, 가족 40.3%가 적절한 자료를 희망함 • 강화도 내 재활의료 전문인력은 물리치료사 3명뿐임	1994년 한국과학재단 연구비
한혜경 외 (2005)	4	대한지역사회영양학회지	단면연구/기술통계(%) x^2검정, t-검정	강화지역 거주 85세 이상 장수노인 103명 (남자 36명, 여자 67명)	조사원/ 직접면접조사 식습관·식이섭취조사	2003.12.7~12.28	• 식습관: 대부분 가족과 함께 식사를 식사했다는 하루 3끼, 식사는 대체로 일정 시간에 함 • 건강식품 섭취하지 않는 비율: 남자 79.4%, 여자 85.1% • 영양제복용: 규칙적인 남녀 각각 30.6%, 75.8% 섭취 • 단백질섭취량: 권장량의 남녀 각각 82.3%, 85.1% 섭취(부족한 수준)	
한혜경 외 (2005)	4	대한지역사회영양학회지	단면연구/기술통계(%) x^2검정, t-검정	강화지역 거주 85세 이상 장수노인 103명 (남자 36명, 여자 67명)	조사원/ 직접면접조사 신체계측	2003.12.7~12.28	• 평균현재: 남자 91.0세, 여자 91.1세 • 건강상태 음주율-남자 30.6%, 여자 7.5% • 흡연율-남자 25%, 여자 18.8% • (과거) 규칙적인 운동마실천율 - 남자 63.9%, 여자 82.1%	
김영희 외 (2005)	4	대한지역사회영양학회지	단면연구/기술통계(%) x^2검정, t-검정, ANOVA	강화지역 거주 85세 이상 장수노인 96명 (남자 32명, 여자 64명)	조사원/ 직접면접조사 신체계측 식습관·식이섭취조사	2003.12.7~12.28	• 장수노인 식습관섭취율 평균 비율: 우수군 9.4%, 보통군 54.2%, 불량군 36.5% • BMI: 우수군 20.9±1.9, 보통군 20.7±3.4, 불량군 22.3± 3.6 (모두 정상범위) • 식습관 3군 모두 대부분이 가족과 함께 식사, 혼자 식사하는 경우-불량군(40%)이 제일 높았음	

저자(연도)	인용수	학술지	연구방법	연구대상	기간	주요결과	연구비
Youm Y et al. (2016)	2	Ann Geriatr Med Res	단면연구/ 기술통계(%) 로지스틱 회귀분석	강화지역 양소면 60세 이상 거주주민 및 배우자 731명 [코호트연구: 한국인의 사회적 삶, 건강과 노화에 대한 조사 Korean Social Life, Health, and Aging Project, KSHAP]	2011.12~ 2012.3	• 자기-기입 건강수준: 우수함(1.1%), 보통(33.5%), 나쁨(8.6%), 양호(50.1%), 매우 양호(6.7%) • 평균연령 71.8세, 평균 거주기간 47.5년 • 종교활동 연간 30.5일, 노인회 행사(51.2%) 참여로 평균 3.3개 사회연결망, 연결망 빈도는 거의 1 정도됨 • 5개로 뚜렷한 사회연결망 형성요인 규명, 78.7% 구성원이 가장 큰 규모의 연결망에 속해 있음(연결망 크기 768)	National Research Foundation of Korea Grant (NRF-2014S1A3A20 44496)
박주호 외 (2018)	8	노인 정신의학	단면연구/ 기술통계(%) χ²검정, t-검정, 단일 및 다중 로지스틱회귀 분석	강화군 양소면 60세 이상 거주주민(노인) 516명	2012.12~ 2013.2	• 1년 동안 1회 이상 낙상경험률: 121명(23.4%) • 표준이상 경험률: 43.2% • 낙상 병력군의 경우 여성(OR 2.02 p=0.014), 표준이 경험 노인(OR 1.70, p=0.018), 당뇨 진단받은 노인(OR 2.41, p=0.013)이 유의하게 많았음	교육부 및 한국연구재 단 연구비(NRF- 2017S1A3A20 67165)/보건복지부 정신건강기술개발사 업(HM15C0995)
김민성 외 (2018)	4	한국 사회학	단면연구/ χ²검정, t-검정, 다중 로지스틱회 귀분석	강화군 양소면 60세 이상 거주주민(노인) 배우자 중 동거자가 없는 독거노인 98명, 비독거 자 고령자 688명	2011.12~ 2012.2	• 독거고령자는 비독거고령자에 비해서 신체적 건강수준이 낮아, 열린 상자관계가 발달된 동동 독거고령자의 신체적 건강수준이 높았음. 단힌 상자관계도 독거고령자의 신체적 건강과 밀접한 연관성을 보임 • 단힌 상자관계와 신체적 건강 수준 사이에 관계에서 감정적 친밀도의 조절효과가 발견	교육부 및 한국연구재 단 연구비(NRF- 2017S1A3A2067165)
朴泰根 (1975)	1	학교보건	단변(소고)	강화군 학교보건협의회	1975	회의/토의 자료 • 1974년 전체 인구 중 학생이 20% 이상 차지, 농촌/지역사회의 서의 교과현의 지도자의 위치 확고, 학교의 지역사회 개발의 발족 중심적 역할이 강조되는 가정되는 학교보건협의회 발족(1975년) • 향후 학교별 보건현황 교육 1) 학교별 보건현황 제도 작성 2) 양호교사의 교육 3) 각종 예방접종 4) 정규 교과과정에 보건교육 시간 삽입 5) 양호실의 구급약의 처방기준 작성 6) 특수학급의 운영지도	

번호	저자(연도)	학술지	연구설계/통계	대상자/표본	조사방법/자료	기간	주요 결과	비고
1	朴泰根 (1976)	호교보건	환자-대조군 연구, 추적조사	강화군 시범학교/ 선원국민학교 사례	호교보건의 자료	1975	• 연세대 지역사회보건연구사업의 시범마을지역으로 강화군 선정에 따른 호교보건연합의회 발족 • 한국학교보건연합의회로부터 정기도 호교보다 시범학교로 선정 국민학교 지정 • 강화군 교육청-각급 학교 해임자 참여로 호교보건간에 대한 관심 고무, 보건교육 시행, 양호담당교사 운영	
2	최윤선 외 (1999)	대한지역사회영양학회지	단면조사/ 기술통계(%), x^2검정, t-검정, ANOVA 로지스틱 회귀분석	강화읍 소재 강화중학교, 강화여자중학교 중 1학년 중 4년간 추적조사 대상된 남학생 197명, 여학생 286명('92, '94, '96 3회 실시)	조사자/ 직접면접조사 신체계측 혈청성분 성장 성숙도 식이섭취조사	1992~1996	• BMI에 의한 비만 이환율: 9.5% • 상체비만 남자 93.7%, 여자 26.7% • 하체비만 남자 0%, 여자 10.0% • 상체비만의 경우 성장성숙도가 식이섭취 유형보다 더 중요한 요인으로 파악됨	
5	Kim JH et al. (2005)	J Korean Med Sci	단면연구/ 기술통계, t-검정, 상관분석	인천 17개교 중학생 124명 (남 75명, 여 49명), 강화 17개교 중학생 244명 (남 125명, 여 119명)	조사자/ 직접면접조사 폐기능검사(PFT) 환경부 2000년 월 별오염자료 (PM10)	2000.3~12	• 인천, 강화 지역간 월 평균 PM10농도의 유의한 차이는 없었음 (55.3 µg/m³ 대 52.3 µg/m³) • 3월과 12월간 PM10농도는 두 지역에서 모두 유의한 차이를 보임 (인천-64 대 96 µg/m³, 강화-64 대 54 µg/m³) • 두 지역에서 모두 PFT 수치가 12월보다는 3월에 더 낮았음	Fund of Seoul National University Pediatrics Alumni
1	김은미 (2017)	동아시아식생활 생활학회지	단면연구/ 기술통계(%), x^2검정, 상관분석	강화군 어린이급식관리 지원센터 등록 유치원 (1개)과 어린이집(20개)의 유아 368명	조사자/ 직접면접조사법 설문조사법 (영양지수) 신체계측	2016. 5.13~25	• 평균연령: 영아 2.73세, 유아 5.07세 • 평균 BMI: 영아 16.54 kg/m², 유아 16.01 kg/m² (정상) • 영유아의 전반적인 식행동 및 식습관 점수: 중간범주에 속함 • 식사의 다양성, 올바른 식생활 실천 영역은 낮은 상태임	2016학년도 강료대학교 연구비
7	김춘배 외 (1995)	韓國農村醫學會誌	단면연구/ 기술통계(%), x^2검정, 로지스틱 회귀분석	강화군 2개 면(송해면, 하점면) 20세 이상의 거주민 141명	공동연구원/ 직접면접조사 피부반응검사	1995.7~9	• 성별연령별 1000명당 노출된 사람에 있어서 증상 표준화 발현율: 남자 283명, 여자 206명(전체 234명) • 양곡 분가루에 노출된 사람에 있어서 알레르기 증상 발현율은 그렇지 않은 사람에 비해 3.3배 높았음 • 양곡 분가루에 의한 개방시험 결과: "2시간 및 96시간 노출군 모반에서 각각 10명, 1주일 후에 8명 양성 반응을 보이면서 통계적으로 유의함	1995학년도 연세대학교 의과대학 교실에 대한 학생연구비

저자(연도)		연구유형	연구방법/통계	조사대상	조사자/조사방법	조사기간	주요 결과
박근택 (1978)	1	석사논문	단면연구/기술통계(%)	강화읍, 선원면, 길상면, 내가면 4개 지역에서 25가구씩 무작위 표본추출	치과의사(2명)/치대생(16명)/직접면접조사 구강검사	1977. 8.1~6	• 한달 이내 스스로 느끼거나 자각하고 있는 치과질환 이환율: 19.6% • 치과질환 구분 : 치아 81.1%, 그 다음이 잇몸, 의치 순임, 통증정도는 매우 심함 47.3%, 보통 33.1%, 참을 만하다 19.6% • 자각적인 치과수요: 치료를 받은 경우 44.3%
楊晧根 (1981)	1	석사논문	단면연구/기술통계(%), 유병률	강화지역 국민학생, 중학생 1,241명	치과의사/구강검사	1981.7.1~10	• 세계보건기구가 추천한 방법에 따라 치과의료인력 추계 • 추계 인력(치과의사): 1) 국민학생 10,000명당 Type I 1.8명, Type II 2.5명, Type III 2.0명, Type IV 3.6명 2) 중학생 10,000명당 Type I 2.0명, Type II 2.4명, Type III 2.2명, Type IV 3.6명 • 추계 인력(치과의사/위생사~치면세마만 담당 가정): 1) 국민학생 10,000명당 치과의사/위생사 Type I 1.3명/0.5명, Type II 1.8명/0.7명, Type III 1.3명/0.7명, Type IV 2.2명/1.4명 2) 중학생 포함 10,000명당 치과의사/위생사 Type I 1.4명/0.6명, Type II 1.6명/0.8명, Type III 1.4명/0.8명, Type IV 2.2명/1.4명
권호근 외 (1994)	2	대한구강보건학회지	단면연구/기술통계(%), x²검정, t-검정, 로지스틱 회귀분석 다중분석 분석	강화읍 강화여자중학교, 강화남자중학교 2학년 592명(남 267명, 여 325명)	조사자/직접면접조사 (구강검진요원, 4인1설취요인) 구강조사 (치아우식증조사 구강상태 측정)	1993.4	• 치아교합면의 소와 열구 깊이가 치아우식 경험 유무에 가장 크게 영향을 주는 변수 • 전체 치아우식 경험 유무와 각 영양소 섭취량의 관련성: 전체 치아우식 경험도와 섭취는, ascorbic acid의 섭취량이 통계적으로 유의한 상관관계 • 교합면 치아우식증은 섬유소 섭취량과 유의한 음의 상관관계 potassium 섭취량과 유의한 양의 상관관계 • 평활면 치아우식증은 niacin 및 potassium의 섭취량과 유의한 양의 상관관계 • 치아우식경험이 있는 집단의 우식경구치변수는 탄수화물과 niacin 섭취량과 유의한 양의 상관관계, 에너지 섭취량은 음의 상관관계를 보임

Kwon HK et al. (1997)	7	Yonsei Med J	단면연구/ 기술통계(%), χ²검정, t-검정, 로지스틱회귀분석, 다중회귀 분석	강화읍 강화여자중학교, 강화남자중학교 2개년생 592명(남 267명, 여 325명)	조사자/ 직접면접조사, (구강면접요인) 이설해요인), 구강조사, (치아우식증사 구강병태 측정)	1993.4
임통혁 (2002)	1	대한치과 의사 협회지	사업평가/ 기술통계(%)	강화군 보건소/보건지 소 구강보건사업 5년간 실적	강화군 구강보건 사업 자료	1997~ 2001

Kwon HK et al. (1997):
- 치아교합면의 소와 열구 깊이가 치아우식 경험 유무에 가장 크게 영향을 주는 변수
- 전체 치아우식 경험 유무와 각 영양소 섭취와의 관련성: 전체 치아우식 경험도와 섬유소, ascorbic acid의 섭취량이 통계적으로 유의한 음의 상관관계
- 교합면 치아우식증은 섬유소 섭취량과 유의한 음의 상관관계, potassium 섭취량과 유의한 양의 상관관계
- 평활면 치아우식증은 niacin 및 potassium의 섭취량과 유의한 양의 상관관계
- 치아우식경험이 있는 집단의 우식영구치면수는 탄수화물과 niacin 섭취량과 유의한 양의 상관관계, 에너지 섭취량은 음의 상관관계를 보임

KOSEF for 1992 (NO: 92-2900-04 -01-3)

임통혁 (2002):
- 5년간 보건소/보건지소 불소용액양치사업은 모두 연간 4,500여건 수준에서 시행
- 5년간 지면세마사업은 보건소의 경우 '97년 3,036건에서 '01년 555건으로 감소, 보건지소의 경우 714건에서 2,669건으로 증가
- 5년간 발치는 보건소의 경우 '97년 1,713건에서 '01년 1,100건으로 감소, 보건지소의 경우 3,012건에서 1,791건으로 증가
- 학교구강보건실 구강보건사업 연례로 강화등학교 12세 아동의 우식경험 영구치지수(1.80)가 전국적인 수치에 비해 매우 낮은 수준임

네팔 HIT사업 수행지역-카일랄리군 관련 연구 논문의 질적 체계적 고찰

부표 6-1 네팔 HIT사업 수행지역-카일랄리군 관련 연구논문의 질적 체계적 고찰

	연구논문의 기본 특성			연구방법 특성					주요 연구결과	연구(사)에게 지원
	저자(연도)	저자수(명)	발표 학술지	연구설계/통계분석	연구표본/대상	조사원/자료수집방법	조사 또는 (보건사업)증재 기간	조사지역		
건강수준/건강행태										
	Freidoony L et al. (2015)	5	Int J Environ Res Public Health	단면연구/기술통계(%), χ²검정, 로지스틱 회귀분석	• 2014 Baseline Survey(HIT Project) • 309가구 선정 – 304명 응답(98.4%)	조사원/가정방문 면접조사	2014.2~3	Kailali District –Tikapur Municipality Narayanpur VDC	• 응답자 중 244명/60명이 '건강이 좋다/나쁘다'라고 응답함 • 규칙적인 운동을 하지 않고, 음주와 잦은 흡연 하며, 행복감이 낮은 응답자에게서 낮은 자가인식(건강 정도를 보임 • 개인의 규칙적인 건강행동과 정신적 wellbeing이 자가건강인식을 향상시키고 있음	Government of Korea, National Research Foundation of Korea(2013)
	Pananhat CL et al. (2018)	4	J Lifestyle Med	단면연구/χ²검정, 로지스틱 회귀분석(OR)	Kailali 지역에서 무작위로 선정된 453명 여성	조사원/가정방문 면접조사	2015.1~2	Kailali District	• 농촌지역에 거주자(89%), 의무교육을 받지 않음(51.4%), 흡연자(43.2%), 요가(42.1%), 규칙적인 종교생활(16.9%) • 안전한 화장실 사용 및 비흡연자에서의 뱀에 걸리지 않을 OR: 2.48 및 2.86로 유의하게 높았음 • 규칙과 요가, 규칙적인 운동 및 종교생활 실천자에서 그렇지 않은 자에 비해 뱀에 걸리지 않음 OR: 2.56, 2.81, 4.56으로 유의하게 높았음	Government of Korea, National Research Foundation of Korea(2013)

의료이용/보건체계 강화

저자(연도)		학술지	연구설계/분석	대상	자료수집	기간	지역	주요 결과	비고
Park MB et al. (2018)	7	Glob Health Promot	비교연구/상관관계, 다중회귀분석	Tikapur Municipality 인근 semi-urban/rural 지역주민 267명	조사원/가정방문 면접조사	2014.2~3	Kailali District- Tikapur Municipality Narayanpur VDC	• Semi-urban 지역의 경우 인생이 행복관계를, rural 지역의 경우 의료서비스는 음이, 농업은 양의 상관관계를 각각 보였음 • 인생, 식품(농산물), 교육, 의료서비스는 행복감의 결정요인으로 분석됨	Government of Korea, National Research Foundation of Korea(2013) /Pai Chai University (2017)
Khan S et al. (2004)	3	Kathmandu Univ Med J	후향적연구/기술통계(%)	Nepalgunj Medical College Teaching Hospital 외과: 복부수술(laparotomy) 환자 177명	의무기록	2001~2003	Banke, Bardiya, Dang, Dailake, Kailali, Tikapur, Kanchanpur, Surkhet	• 응급개복술의 가장 흔한 원인: 복막염(소화성궤양, 장천공, 충수돌기염)으로 인한 천공 • 선택적 개복술의 가장 흔한 원인: (반성 충수돌기염 및 위문 폐색으로 인한) 담석을 동반한 만성 담낭염	
Pant BP et al. (2010)	5	Nepal Med Coll J	후향적연구/기술통계(%) (visual acuity)	Geta 안과병원: 439명 방문 한생 중 32명명 대상	의무기록	2007.5.1. ~7.30	Kailali District	• 정상 시력(6/6): 221명(67.4%) • 시력 감소(6/6 이하): 107명(32.6%) • 23명(7.0%): 양호한 눈 죽의 6/18 보다 더 나쁜 시력을 보임 • 이중 8명(2.4%): 교정되어도 6/18보다 개선되거나 동일했음 • 105명(32.0%): 유의한 굴절 이상 • 39명(12.0%): 근시 • 37명(11.3%): 난시 • 29명(8.8%): 원시	
Shrestha A et al. (2012)	7	Clin Ophthalmol	전향적 비교 중 제4세대 시리즈인 구기술통계(%)	Geta 안과병원: 50명 양성 안구 환자의 인과 시술자	의무기록	2010.11.1 ~2011.10.30	Dhangadhi	• 평균 연령: 43±7.97(26~64세) • 이상편 유형: 1등급(64%), 2등급(34%) • 이상편의 평균 크기: 3.2±0.60mm • 경미한 합병증: 발생했거나 단 4%만 재수술(양성, 발생했거나 수술후 3개월째 확인)	

		연구설계/분석	대상	자료수집방법	기간	지역	결과	질/연구비
Ranabhat CL et al. (2017)	Front Public Health	관찰 및 (상호)교차 기술연구 (연결조사), 기술통계, Mann-Whitney U 검정	Community based health insurance 12개 기반	공동연구원 연접조사	2016~2017	Tikapur Hospital (2006) 외 11개 지역	• 의료이용률은 증가(정부 107%, 협동조합 137%)하였으나, 양측 모두에서 신규 등록은 증가하지 않았음. 급여범위는 양측 모두 거의 동일하였고, 포괄성은 정부 유형에서 더 높았음	GiZ (MoH, Nepal), KOICA Nepal, National Research Foundation of Korea(2016)

모자보건

Ranabhat CL et al. (2015)	Asia Pac J Public Health	단면연구/기술통계(%), x^2검정, 로지스틱 회귀분석 (OR)	출산 무작위 추출 방법 12~49세 (초경 포함) 생리를 하는 여성 672명	조사원/가정방문 면접조사	2014.6~8	Kailali/Bardiya District: 6 VDC	• Chhaupadi 경험함. • 생리보건관련 통반 최초경험(64.0%) 기원(55.4%), 바깥생활 분비(물)(요.2%) 통증/월경 냄새(39.5%). • 월경기간 중 Chhaupadi 관습은 물 사용 등 생식보건문제와 통계적으로 유의하게 연관성을 보임	Good Neighbors International Nepal, National Research Foundation of Korea (2013)
Freidoony L et al. (2018)	Women Health	단면연구 의료이용행태(Andersen)/기술통계(%), t-검정, x^2검정, 로지스틱 회귀분석	조사 시작 전 5년 동안 출산 경험이 있는 모성 500명	조사원/가정방문 면접조사 (HIT 프로젝트 종료조사)	2015.1~2	Kailali District	• 328명(65.6%): 시설분만을 이용함 • 중증 이상 환자, Durgauli지역 거주자(티카플병원 인근 지역), 유배우자, 남편 직업이 전문적인 경우, 4번 이상 ANC를 받은 경우 시설분만율이 유의하게 증가하였음	Good Neighbors International Nepal, KOICA, National Research Foundation of Korea (2016)

감염병:HIV/AIDS

Bhatta L et al. (2013)	BMC Infect Dis	후향적 코호트연구/기술통계 (%), Cox 회귀분석	ART치료를 시작한 15세 이상 1,024명 HIV 감염환자	공동연구원/의무기록조사 설문면접조사	2006. 5.15.~2011.5.15	Far-western region의 7개 ART기관 (Tikapur Hospital 포함)	• 19.1개월(중위수) 추적 • 조사대상률 6.3%(95% CI 5.3~7.6), 조사대상률이 3배 이상 높았음 (21.9%, 95% CI 16.6~28.8) • 사망의 위험요인(hazard ratio): 남성 4.55, 기초조사 시 정상생활(<50% >50%) 2.05/3.41, 체중감소(1 SD) 1.04, 엽악한 WHO 임상상태(III/IV단계) 2.96/3.28	Department of Community Medicine, University of Tromsø, Norway

Awasthi KR et al. (2015)	Kathmandu Univ Med J	3	체계적(문헌)고찰	Google Scholar/Web of Knowledge database (HIV/AIDS)	공동연구원/논문 고찰	2001~2003	Mid & Far-western region	• 위험 행태: 다자 파트너 및 성매매종사자들과의 무분별한 성관계로 HIV 감염 증가함 • 안전하지 않은 성관계의 촉진요인: 약물 남용, 외로움, 가족과 떨어짐, 동료 압력, 장시간 근로, 가난한 생활 상태 등	AIDS Healthcare Foundation (USA), SORT IT training program & open access publication costs by Department for International Development (UK), La Foundation Veuve Emile Metz-Tesch (Luxembourg)
Dhungana GP et al. (2019)	BMJ Open	6	후향적 코호트연구/기술통계(%), log binomial regression	ART센터에서 HIV 감염자(people living with HIV, PLHIV)로 Isoniazid 예방요법(IPT) 시행자 492명	공동연구원/의무기록조사	2016.1.~2017.12	Far-western region의 11개 모든 ART기관 (Tikapur Hospital 포함)	• 477명(97.0%) 등록시 활동성 결핵 없었음 • 이중 141명(29.8%) IPT 시행, 85명(17.8%)은 34.1%)이 IPT 시행, 등록 3개월 이내에 시행 • 등록 141명 중 133명(94.3% 95% CI 89.1~97.5%)이 IPT 6개월 과정을 완료함 • IPT 시행과 관련하여 60세 이상의 노인인구(RR 1.3, 95% CI 1.1~1.7), 이주노동자(RR 1.3, 95% CI 1.1~1.4), ART센터에서 시작하지 않은 집단(RR 1.4, 95% CI 1.1~1.8)이 유의한 연관성을 보임	

감염병:말라리아

Dhimal M et al. (2014)	Malaria J	6	후향적연구 (발병률:)/공간 분포)/혼합지역 (hotspot) 분석	(2011 Census of Nepal) • Morang District: 964,709명 66 VDCs, 1,855km²	2차 자료 수집 (월별 지역별 누적 말라리아	2007~2011	• Morang/Kailali District	• 말라리아 발생률: LLINs 시행 이후, 인구 10,000명 당 2007년부터 2011년까지 ① Morang지역: 2.24명→0.31명으로 감소, 호랑지역이 새로운 마을로 이동함	German Academic Exchange Services (DAAD) PhD

저자(연도)	질	학술지	연구설계/통계	대상/세팅	발생자료	연구기간	중재	결과
Sajo ME et al. (2015)	8	Rural Remote Health	Generalized additive mixed model (GAMM)	• Kailali District: 775,709명, 44 VDCs, 3,235km²	발생자료: EDCD, DoHS, MoHP, GoN		• 중재 프로그램(long-lasting insecticidal nets, LLINs, indoor residual spraying, IRS) 2006년에 시행	② Kailali지역: 3.38명 → 8.29명으로 증가, 호발지역이 동일한 마을에서 지속됨 → Kailali지역보다 Morang지역의 발생률이 더 낮은 수준(82%)임(RR=0.18) • 최저/평균기온이 1°C 증가하면 발생률이 27%(RR=1.27)/25% 증가함(RR=1.25) 증가함 • LLINs 1단위 증가 시 25% 발생률 감소 scholarship, LOEWE of Ministry of Higher Education, Research, Arts of the State of Hesse, Germany
환경보건								
	8	Rural Remote Health	실험연구/기술통계(%), t-검정, χ²검정	• 티카를 소재 2개 요가트레이닝센터의 참여자 • Indoor exposure (IE) 101명 (남녀 47/54) • Outdoor exposure (OE) 140명 (남녀 110/30)	공동연구팀 IE & OE test	2013.4~5 (2013.4.9~12 오후 5~7시)	• Tikapur Municipality, 중재 프로그램(citronella oil 도포)	• 대조군(IE 29.5%, OE: 28.6%)에 비해 실험군에서 IE(96.5%), OE(95.7%) 모두 모기 물림에 유의한 차단 효과를 보였음 • 냄새맡음조사에서 참여자 대부분이 높은 만족감(좋음 67.7%, 매우 좋음 16.5%)을 보였고 IE와 OE 간에는 유향을 사하였음 • (피부자극민감도검사에서 대부분 없음/거기(87.4%)나 약간(12.6%) 자극을 받았다고 응답함)
Lee KJ et al. (2013)	8	Rural Remote Health	단면연구/기술통계(%)	5개 지역의 4,204 가구	조사원/가정방문조사(음용)수질검사	2012.6~9	Tikapur Municipality, 4 VDCs (Kailali)	• 음용수로 관수를 사용(97.3%); 정화해서(4%), 끓여서(1.3%), 친에 걸러서(0.1%), 염소처리(0.5%)해서 음용 마심 • (음용)수질검사(Inductively Coupled PlasmaMass Spectrometry, ICP-MS) 결과, 망간농도가 기준치 2.262 mg/L), 4‰ 관수물에서 고농도의 비소가 측정됨

[A]

access 237
accountability 438
Accra Agenda for Action, AAA 36
acquired immune deficiency
 syndrome 325
age－specific incidence 359
Alma－Ata Declaration 41
Annual Parasite Incidence 309
Anopheles sinensis 312
antiretroviral therapy 326
artemisin 317
Asia Development Bank, ADB 4
asymptomatic parasitaemia 312
auxiliary health worker 176
Ayurvedic physician 272

[B]

Baidya 272
baseline survey 163
bilateral aid 33
body mass index 376
Bread for the World 186
burden of diseases 340

[C]

cancer registration 340
capability 439
cardiovascular diseases 71
Chaupadi 273, 443
China Medical Board 90, 103

citronella oil, Cymbopogon
 winteratus 324
coinsurance 236
cold chain 122
comity arrangement 90
communicable diseases 80, 291
community－based prospective
 cohort 391
community health practitioner 109
completed fertility 269
content analysis 144
continuum of care 275
Country Partnership Strategy 159
crude odds ratio 366
crude prevalence 360
electrical medical record 247
evidence－based policy 144
exit strategy 16
expanded programme in
 immunization 116
extreme poverty 3, 80
extreme poverty line 53
demilitarized zone 309

[D]

Deutsche Gesellschaft für
 Internationale
 Zusammenarbeit 110
Development Assistance Group,
 DAG 33
diastolic blood pressure 376
Dichlorodiphenyltrichloroethane 316

[V]

Village Development
  Committee, VDC   116, 160
village health post   106, 154
village health station   108
village health workers   101, 272

[W]

Washington Consensus   34
World Bank   4
World Council of Churches   90, 99
World Food Programme, WFP   32
World Health Report   62

연세빈곤문제연구총서10
일차보건의료: 티카풀네팔이 강화대한민국를 만나다!

초판발행	2019년 8월 30일
중판발행	2021년 9월 10일
지은이	김춘배 · 박은영 · 이규재 · 이서현 · 정무권 · 최정란 · Chhabi Lal Ranabhat
펴낸이	안종만 · 안상준
편 집	전채린
기획/마케팅	손준호
표지디자인	조아라
제 작	고철민 · 조영환
펴낸곳	(주) **박영사**
	서울특별시 금천구 가산디지털2로 53, 210호(가산동, 한라시그마밸리)
	등록 1959. 3. 11. 제300-1959-1호(倫)
전 화	02)733-6771
f a x	02)736-4818
e-mail	pys@pybook.co.kr
homepage	www.pybook.co.kr
ISBN	979-11-303-0804-3 93350

copyright©김춘배 외, 2019, Printed in Korea

정 가   34,000원